KB179960

한의학을 말하다

한의학을 말하다

탕윈唐雲 지음

이문호·김종석 옮김

청홍

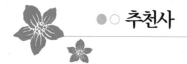

생동감 넘치게 풀어가는 한의학 이야기

지난 수십 년 동안 한의학은 서양의학과의 충돌과 대화를 거치며 인재양성과 처방 방향, 진단방식, 이론연구 등의 방면에서 점차 현대의학의 색채를 띠기 시작했다. 이런 흐름 속에서 한의학 자체의 가치평가 체계에도 큰 변화가 발생했다. 동물과 의료기기를 이용한 실험과 연구가 최선이고, 서양의학의 이론과 사유를 이용해 한의학을 연구하고 분석하는 것이 발전의 조류에 부합하는 것처럼 인식됐으며, 논문에 인용한 각종 현대적인 실험과 통계수치가 과학의 상징처럼 인식됐다.

이런 현상은 크게 비난할 일은 아니지만, 이렇게 해서 한의학은 날로 서구화의 길로 접어들게 됐다. 임상치료에서는 갈수록 한의학의 이론과 한약의 약성藥性을 추구하지 않게 되고 망문문절望聞問切은 형식화됐으니, 치료효과는 불분명해지고 환자의 불신은 점차 커져만 가서 작금의 어쩔 수 없는 국면을 맞게 됐다. 대중의 눈에는 '중약서용, 폐의존약中藥西用, 廢醫存藥(한방제제를 서양의가 사용함으로써 한방의료는 사라지고 한약만 남는 상태)'이 한의학의 마지막 출구처럼 보이게 됐다. 이 어찌 개탄할 일이 아닌가!

또 하나, 수많은 한의학 종사자 가운데 처음 한의학에 입문했을 때는 그 깊고 방대한 이론에 놀랐다가 막상 임상에 들어가서는 한의학을 부정하는 수가 적지 않으며, 자각하던 자각하지 못하던 서양의학의 이론으로 처방하는 경우도 많다. 이렇게 수십 년간 의료에 종사하다가 나이 마흔이 돼서야 문득 질병에 대한 서양의학의 편협한 인식과 약 사용의 폐해를 발견하게 된다. 그런 연후에는 한의학을 다시 새롭게 인식하

4

고 깊은 연구를 통해 긍정하게 된다. 이것이 한의학계에 만연한 재미있는 40세 현상과 50세 현상이다.

탕윈唐雲은 비록 젊지만 한의학에 대한 애착과 집중력이 동년배 중에 으뜸이다. 처음으로 내 시선을 끈 것은 그가 절강중의학원浙江中醫學院에서 수학할 때로, 경전을 근거로 시험지에 거침없이 써 내려간 답안이 일반 학생들의 교과서를 옮겨 놓은 듯한 판에 박힌 답안과는 전혀 다른 점이었다. 이후 사제지간으로 십 년 가까운 시간을 함께 보내면서 그의 한의학에 대한 이해와 탐구에는 확실히 독창성과 깊이가 있음을 또 한 번 느끼게 됐다. 이 때문에 《走近中醫》의 원고를 들고 와 서문을 부탁했을 때 흔쾌히 응낙했다.

원고를 펼쳐 읽으면서 놀라움과 기쁨을 금할 수 없었다. 쉽고 생동감 넘치는 문장이 펼쳐 내보이는 것은 저자가 한의학에 종사한 10여 년 동안 몸과 마음으로 깨닫고 체험한 의술의 진리로, 한의학의 기초이론부터 진단과 처방에 이르기까지 흥미진진하게 풀어냈다. 한의학에 대한 이해가 전혀 없는 사람이라도 이 책을 통해 한의학의 진단과 처방, 치병의 이치를 이해하고, 건강과 질병을 바라보는 전혀 새로운 관점을 체험할 수 있을 것이다. 또 한의학에 종사하는 사람이라면 한의학이 내포하고 있는 깊고 충만한 지혜를 탐색하는 방식과 선견지명의 사유방식을 깨달음으로써 한의학에 대한 믿음을 더욱 견고히 할 수 있을 것이다.

단숨에 읽어 내려가니 가슴이 벅차면서, 좋은 차를 마신 듯 입안에 향기가 가득하고, 통쾌한 마음 금할 길 없다. 주옥같은 글이라고는 하지 못하겠으나 한의서 중에서는 보기 드문 저작이다.

훌륭한 학생의 훌륭한 문장! 스승으로서의 행복이 이 추천사에 있다.

절강중의학원 기초의학과 주임/
절강중의약학회 의사분과위원회 주임위원　예신먀오葉新苗

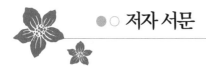

불신의 위기에서 벗어나야 한다

한의사는 고의든 아니든 사기꾼에 불과하다

'한의학' 하면 많은 사람들이 노신魯迅 선생의 말을 떠올린다. "한의사는 고의든 아니든 사기꾼에 불과하다." 노신이 한의사를 이렇게 폄하한 데는 다 이유가 있다. 노신이 어렸을 때 아버지가 병으로 자리에 눕자 그 지방에서 가장 유명한 한의사를 초빙해 진찰을 받았다. 하지만 이 명의의 처방은 아주 이상했다. '한겨울의 갈대뿌리', '삼 년간 서리를 맞은 사탕수수', '교미 중인 귀뚜라미', '열매 맺은 자금우紫金牛'……. 어린 노신은 늘 까치발을 하고 자신의 키보다 훨씬 높은 계산대로 약방문을 건네고 약을 지어 와서는 이것을 달여 아버지께 드렸다. 하지만 이런 특이한 약은 전혀 신기한 효능을 내지 못했고, 아버지의 병은 날로 위중해져 끝내 세상을 뜨고 말았다. 이로 인해 노신의 가슴에는 '한의사는 사기꾼'이라는 인상이 깊이 각인됐다.

중국에서는 국민당정부 시절부터 한의사를 아무짝에도 쓸모없는 인간으로 멸시했고, 한의학을 차별하고 배척했다. 여운수余云岫(1879~1954)의 주도로 1929년 〈한의학을 폐지함으로써 위생의료업의 장애를 제거하는 방안〉이 중앙위생위원회에 제출됐다. 비록 많은 지식인의 반대와 투쟁으로 한의학은 폐지되지 않고 존속됐으나 서양의학이 중국에 유입됨에 따라 그 영향력은 날로 미약해졌다. '한의학 부흥'의 구호를 얼마나 부르짖었으며, '한의학의 현대화 운동'을 얼마나 펼쳐 왔는가? 하지만 우리가 본 것은 무엇인가? 그저 자신과 남을 속이는 '상황이 아주 좋다'는 공허한

말 뿐이지 않은가!

　현재 의료계에 대한 생각에는 하나의 '정론'이 보편화돼 있다. 바로 '양의는 효과가 빠르고 한의는 효과가 느리다. 양의는 겉을 치료하고 한의는 본질을 치료한다. 한의는 만성병과 생명을 위협하지 않는 가벼운 병만을 치료할 수 있다. 양의로 치료할 수 없을 때에야 어쩔 수 없이 한의를 선택한다'는 내용이다. 누가 자신의 생명과 건강을 제대로 고치지 못하는 의사에게 맡기겠는가? 무엇이 현재의 한의학을 이와 같이 어쩔 수 없는 국면에 빠뜨렸는가? 한의학의 이론이 낙후되어 현대과학에 의해 점차 도태됐기 때문인가, 아니면 또 다른 원인이 있는가?

　실제로 서양의학이 전래되기 이전, 수천 년의 동양문명사 속에서는 바로 한의학이 국민의 건강을 보호하는 중책을 맡았다. 급성병이나 만성병을 불문하고 한의학은 확실한 치료효과를 보였다. 한의학으로 각종 급성병을 치료할 때에도 병이 가벼운 환자는 빨리 쾌유하고 병이 무거운 환자는 호전되어 안정을 찾은 사실을 옛사람들이 물려준 의안醫案에서 볼 수 있다. 그런데 왜 현재의 한의학은 병을 제대로 치료하지 못한다고 인식되고 있는 것일까? 임상에서 치료효과를 나타내지 못하는 것은 한의학 본래의 한계 때문인가, 아니면 한의학 종사자들의 수준이 낮기 때문인가? 치료효과가 좋지 않은 것은 한의학이론의 문제인가, 아니면 근본적으로 한의학이론으로는 병을 고칠 수 없기 때문인가? 이것이 우리가 깊이 생각해봐야 할 문제다.

한의사는 강호의 술사?

　또 다른 면에서 볼 때, 한의학 종사자 중에는 '사이비 한의사'가 매우 많다. 그들은 한의학에 대한 이해도 전혀 없이 한약으로 병을 치료하고, 환자들 앞에서는 한의사, 심지어 한의학 전문가로 행세한다. 그러나 이런 사이비 한의사가 시장에 판치는 가장 주된 이유는 바로 한의학에 대한 우리의 인식에 다음과 같은 오류가 있기 때문이다.

당신이 어느 이론을 이용하던 한약만 처방하면 한의사다. 환자 또한 한약을 복용했다면 이 한약이 한의학이론에 근거를 두고 처방됐는지 아닌지를 불문하고 한방치료를 받은 것으로 인식하게 된다. 대부분 사람들의 눈에는 한의학은 아주 신비하고 이해하기 어려운 의학으로 보인다. 귀에 거슬리겠지만, 이 '신비함'은 바로 모호함의 대명사다. 뭐가 '음양오행陰陽五行'이고, 뭐가 '풍한서습風寒暑濕'인지 듣는 이로 하여금 어리둥절하게 한다. 한의사가 그렇다고 하니 그런가보다 하는 것이다.

사이비 한의사에 대해 얘기해보자. 대부분의 사람들이 진정한 한의가 무엇인지 제대로 이해하지 못한다면, 저자와 같은 한의사는 당연히 한몫 볼 수 있을 것이다. 근거로 말하자면, 옛사람들이 이미 "의醫는 의意다."라고 말하지 않았던가! 이 말은 바로 마음으로 깨달을 수는 있어도 말로 전할 수는 없다는 뜻이다. 더 무슨 근거가 필요한가? 약으로 말하자면, 인내심을 갖고 먹으라고, 한약 아닌가, 일 년 반은 먹어야 효과가 있다고. 먹고 좋아졌으면 내 재주가 좋은 것이고, 먹고도 좋아지지 않으면 한의학이 쓸모없는 것이다.

이렇게 됐으니 한의학계에 현재와 같은 기괴한 국면이 나타난 것도 전혀 이상할 게 없다. 일찍이 언제부터인가 한의학은 강호 떠돌이의학의 간판이 돼 버렸다. 무슨 병이든 못 고치는 병이 없다. 신문, 잡지, 텔레비전 할 것 없이 광고가 범람하고, 도처에 '한의학 전문가'고 '한의학의 권위자'다. '조상 대대로 전해진 한의학', '조상 대대로 전해진 비방'이라는 간판을 걸고 떠는 허풍을 부끄러워하지도 않는다. 며칠이면 간염을 고치고, 또 며칠이면 백전풍白癜風을 고치고, 암은 말할 것도 없다. 진정 이럴진대 왜 노벨의학상은 한 번도 타지 못하는가? 왜 한의사는 사람들을 속이게 되는가? 바로 대중이 한의학에 대해 제대로 이해하고 인식하지 못하기 때문이다. 그래서 '풍습風濕'이니 '혈어血瘀'니 하는 명사만 나열하면 환자는 대충 넘어가 버리고 만다.

현대 중국 한방 이비인후과의 초석을 닦은 건조망乾祖望 선생은 일찍이 이 점을 신랄하게 지적했다.

"지금은 척추교정, 괄사刮痧요법[1], 솔수甩手요법(손 털기), 족저안마, 아시혈阿是穴[2] 침자, 조상 전래의 비방 등 민간요법과 사람을 우롱하고 돈을 편취하는 것들에 모두 '한의'라는 간판을 달고 감언이설로 부당하게 이익을 챙기고 있다. 더욱 웃기는 일은 미용실에서조차도 '한의'나 '한방'이라는 겉포장을 애용한다는 점이다. 사방팔방에서 이런 쓰레기들을 '한의'의 몸에 뿌려대니 어찌 깨끗할 수 있겠는가? 하지만 이보다 더 유감스럽고 이상한 일은 왜 '이것들은 전부 가짜야!'하고 외치는 사람이 아무도 없냐는 것이다. 이것은 모두 진정한 '한의'가 어떤 것인지를 인식하지 못하기 때문이다. 진짜를 모르는데 어찌 가짜를 구별해 내겠는가?"

한의학계가 장돌뱅이 한의사들 때문에 억울한 누명을 적잖이 뒤집어쓰고 있는 것도 사실이지만, 소위 '한의학의 현대화 운동'이라는 미명하에 한의학의 정수精髓가 날로 소멸되고 있다는 점이 우리를 더욱 통탄케 한다. 바로 이 '한의학의 현대화'라는 허울을 쓰고 한약을 처방하는 의사가 양산됐다. 이런 의사들의 손에 의해 한의학은 서양의학의 이론에 종속된 약방문의 단순한 나열과 조합으로 전락하고 말았다. 여기에서 말하는 '한약을 처방하는 의사'는 '한의사'가 아니다. 한의학이론을 바탕으로 약을 처방하고 질병을 치료하는 의사만이 진정한 한의사다.

이론적 토대를 잃은 한의학은 뿌리가 잘려나간 나무와 다를 바 없다. 당연히 생명의 활력을 발산할 방법도, 임상에서 환자를 만족시키는 치료효과를 거둘 방법도 없다. 따라서 치료과정은 길어지기 일쑤고, 시간이 지날수록 한의학은 대중의 눈에 '게으른 낭중郎中[3]'으로 밖에 비치지 않게 됐다. 당신이 감기나 급성위장염에 걸렸다면 제일 먼저 한의원을 떠올리겠는가? 열이면 아홉하고 반은 그렇지 않을 것이다. 왜 '아

---

1) 괄사(刮痧)요법 : 급성 위장염 따위에 쓰이는 민간요법. 동전에 물 또는 기름을 묻혀 환자의 가슴이나 등 따위를 긁어서 국부의 피부를 충혈 시켜 위장의 염증을 경감시킨다.
2) 아시혈(阿是穴) : 침놓는 자리의 하나로 침구(鍼灸)에서는 손가락으로 눌러 가장 명확히 아픈 부위나 환부를 말한다.
3) 낭중(郎中) : 본래 고대 관직명이나, 중국 남방에서는 의사를 높여 낭중이라 불렀다.

흡하고 반'일까? 한의사를 찾는 한 명도 한방처방과 아울러 양약에 의한 치료도 요구할 것이기 때문이다.

한의학이 갈 길은 어디인가?

이미 대중의 마음에는 한의학으로는 만성병 밖에 치료할 수 없다는 관념이 뿌리 깊게 박혀 있으며, 서양의학으로도 치료할 수 없거나 치료효과가 기대에 미치지 못할 때 '안 될 줄 알면서도 다른 방법이 없기 때문에 하는 선택'이 되고 말았다. 수많은 환자들이 한방치료를 선택하는 것은 치료효과를 믿어서라기보다는 서양의학으로도 더이상 좋은 치료방법이 없을 때 심리적으로 위안이라도 받으려는 이유에서다. 사실 한방치료도 대부분의 급성병에 확실하고 믿을 만한 치료효과를 낸다.

앞으로 소개할 여러 치험례들을 보면, 한의학은 급하고 위중한 질병의 치료에도 특출한 효과가 있으며, 질병에 대한 한의학의 치료는 적극적이면서 주동적이고, 인체의 능동적인 성질을 적절히 조절함으로써 질병치료의 목적을 실현한다는 사실을 알수 있다. 이 때문에 한의학이론에 정통하면 이론 속에 감추어진 지혜와 예지를 파악해 치료 시에 일말의 주저함도 없이 믿고 사용할 수 있을 것이다. 한의학 종사자들이 한의학을 불신한다면, 감히 한약을 쓰지 못하거나 병을 치료함에 아무 주관도 없거나 약을 쓰는 데 아무 근거도 없다면, 누가 한의학을 믿을 것이며 한의학에 무슨 희망이 있겠는가!

신뢰를 회복하고 새롭게 태어나야

한의학을 진흥, 발전시키자는 몇몇 구호와 함성은 아무 쓸모없다. 단순히 정부의 지원정책에 기대는 것 또한 부질없는 일이다. 의학의 한 분야로서 진정한 발전을 얻기 위해서는 의료행위를 하는 가운데 한의학의 존재가치와 작용을 체현해내야 한다. 이 목표를 실현하기 위해서는 한편으로 질병치료에 한의학이론을 흔들림 없이 적용해 더 많은 사람들로 하여금 한의학의 진정한 치료효과를 체험하도록 해야 하고, 또 한편으로는 점차 한의학에 대한 대중의 신뢰를 확산시켜나가야 한다. 대중의 신뢰가 있어야만 한의학의 우수성을 펼쳐 보일 진정한 기회를 얻을 수 있다.

대중의 신뢰 문제를 해결하기 위한 가장 좋은 방법은 바로 더욱 많은 사람들로 하여금 한의학으로 어떤 병을 치료할 수 있으며, 한의학의 치병원리가 무엇인지 이해하도록 하는 일이다. 이렇게 해야만 한의학이 대중에게 받아들여지고 신뢰를 얻을 수 있다. 그리고 한의학을 이해하는 첩경은 바로 한의학의 머리에 씌워진 '현玄(신비함)'이라는 모자를 벗겨내는 일이다. 한의학의 본질을 명명백백히 대중에게 드러내어 대중이 한의학의 진면목을 분명히 볼 수 있도록 하는 일이 과학적인 태도다.

한의학은 최종적으로 어디로 갈 것인가? 사람들의 말처럼 한의학은 조만간 '도태'되고 말 것인가? 저자가 생각하기에 실천이야말로 진리를 검증하는 유일한 척도다. 의학의 한 분야가 되기 위해서는 치료효과가 있어야 한다. 그것이 바로 한의학의 존재가치를 증명하는 길이다. 저자가 한의학을 공부해 실천에 옮기고 있는 지금까지 십여 년이 흘렀다. 공부와 실천의 과정 속에서, 또 한의학과 서양의학의 이론을 비교 연구하는 과정 속에서 점차 나 자신만의 생각과 관점이 생겼다. 이런 생각과 관점이 한의학을 인식하고 이해하는 데 어느 정도 도움이 될 것이라 생각하며, 대중이 한의학에 좀 더 가까이 다가갈 수 있는 디딤돌이 되기를 희망한다.

●○ 목차

제1편 　생명生命

원음元陰과 원양元陽은 인체를 구성하는 기본물질로, 원음과 원양의 상호작용으로 각
종 생명활동에 필요한 효능이 발생한다. 이 때문에 원음과 원양을 '생명근원물질生
命根源物質'이라고 하며, 모든 생명활동의 원동력이 된다.

01_ 건강의 본질

제2편 진단診斷

망문문절望聞問切의 사진법은 증상과 병변이 일어나는 기전機轉 사이의 관계를 살펴 질병을 진단하는 방법이다. 비록 첨단 진단기기를 사용하지는 않지만, 내재한 동태 평형動態平衡의 상황을 제때에 파악해서 정확하고 객관적인 판단을 내릴 수 있다.

10_ 망진望診

11_ 설진舌診

제3편 치료治療

질병을 유발하는 원인은 무수히 많지만 근원은 하나, 바로 동태평형動態平衡의 파괴다. 따라서 부정扶正과 거사祛邪의 방법으로 파괴된 동태평형을 원상태로 회복시키는 일을 치료의 최종 목표로 삼아야 한다.

18_ 처방處方의 비밀

제4편 　 팔법八法

허증虛證이면 손상된 물질에 따라 다양한 보법補法을 쓰고, 실증實證이면 사기邪氣의 성질과 침입한 부위에 따라 다양한 거사법祛邪法을 쓴다. 보허補虛와 거사祛邪의 원칙이 있기에 한의학은 풍부하고 다채로운 치법治法을 연출할 수 있다.

19_ 한법汗法

20_ 토법吐法

치험례 목차

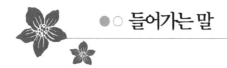

한의학을 신비의 제단에서 끌어내려라

음양오행陰陽五行은 가없이 아득하고, 현사진맥懸絲診脈은 신비하고도 신비하다

한의학은 수많은 사람들의 관념 속에서 '음양오행陰陽五行'이나 '현사진맥懸絲診脈'과 같은 말과 뒤엉켜 있다. 무엇이 '음허陰虛' '양허陽虛'고, 무엇이 '목화토금수木火土金水' 인지 우리의 생활과는 아주 동떨어진 말처럼 들린다. 한의사는 그저 보고, 묻고, 만지는 것만으로 당신의 병이 어디에 있는지 안다고 하니 의심쩍고 허무맹랑하지 않을 수 없다. 더 터무니없는 것은 환자의 손목에 묶은 실만 잡고도 환자의 병세를 알 수 있다고 하니, 한의사가 무슨 손오공이란 말인가?

일반 대중이 신문이나 잡지 혹은 텔레비전에서 접하는 한의학 지식이 바로 이와 같으니, 대중의 눈에 한의학이 '신비함'으로 충만한 학문으로 비치는 것도 이상할 바 없다. 하지만 이 '신비함'은 '비과학'의 대명사로 쓰인다는 사실을 알아야 한다. 한의학은 바로 이 '신비함'의 모자를 쓰고 막다른 골목으로 자꾸 들어가고 있다.

바로 이 '신비함' 때문에 한의학은 비과학적인 것으로 인식되었고, 바로 이 '신비함' 때문에 한의학의 진면목은 점차 세인의 인식으로부터 멀어졌으며, 바로 이 '신비함' 때문에 한의학은 돌팔이들에게 이용당하고, 바로 이 '신비함' 때문에 한의학은 대중의 신뢰를 잃었다. 한의학이 진단과 치료 과정 속에서 사람들이 신뢰할 수 있는 근거와 방법을 제공하지 못한다면 실재에서 벗어난 '유심론'적인 의학 분야가 되어 곧 도태되고 말 것이다.

하지만 사실은 그렇지 않다. 한의학의 질병에 대한 진단에는 명확하고 객관적인 근거와 엄격하고 치밀한 판단이 바탕에 깔려 있다. 결코 엿장수 마음대로 떠벌리는 말이 아니다. 한의학의 진단과 치료가 믿을 만한 근거와 이치를 갖춘 객관적인 현실로 실현되어야만 한의학이론은 비로소 사람들의 믿음을 얻을 수 있고, 당당하게 '내가 옳다'고 말할 수 있다.

한의학은 헤아릴 수 없는 세월 동안 형성과 발전, 성숙의 과정을 거치면서 독특하고 탁월한 의학적 성취를 이루었다. 하지만 오늘에 와서 일반 대중이 이해하는 것은 정통이 아닌 '방문좌도旁門左道' 뿐이다. 괄사요법, 척추교정, 맹인안마, 사혈요법, 봉독蜂毒요법, 조상전래의 비방 등등이 전부 한의학의 한 부분으로 인식되고 있으며, 심지어 '조상 전래의 비방으로 골질증식骨質增殖4)을 치료한다'는 광고도 볼 수 있다. 생각해보라. 고대에는 X-레이 자체가 없었는데, 어떻게 골질증식이란 말이 있을 수 있는가?

한의학의 정수精髓는 완전하고 계통적인 이론체계와 독특하고 과학적인 사유방식에 있으며, 이러한 기초 위에 탁월한 치료효과를 나타내는 것이다. 검사를 하지 않고 망문문절望聞問切의 방법으로 병을 진단하는 일이 과연 과학적으로 근거가 있는 것일까? 질병에 대한 한의학의 진단은 엄격하고 치밀한 논리를 따르는 것인가, 아니면 마음 내키는 대로 하는 것인가? 이런 문제들을 분명히 해야만 한의학은 '허무맹랑함'에 빠지지 않고 '비과학'의 그림자에서 벗어날 수 있을 것이다.

도대체 무엇이 한의학이고, 무엇이 '변증시치辨證施治'인가?

서양의학이 번성하고 있는 지금, 한의학이론은 이미 한물가고 낙후한 상징이 되어

---

4) 골질증식(骨質增殖) : 증식성골관절염, 퇴행성관절염, 비대성관절염 등으로도 불리며, 퇴행성 골관절 질환을 통틀어 골질증식이라 한다.

버렸다. 대중들은 한의학은 선진적인 생화학검사장비도 영상검사장비도 없고, 서양의학이 갖춘 해부·생리·병리·약리 등의 의학이론도 없이 그저 한의사의 손가락 세 개와 문진에 의존하고 있으니 어떻게 정확한 진단을 내릴 수 있을까 의아해한다. 많은 환자들은 한의사에게 진료를 받을 때 아무런 검사도 하지 않고 어떻게 무슨 병인지 알고 증상에 맞는 약을 처방할 수 있는지 묻는다. 좋은 질문이다. 정확한 설명과 해석을 덧붙이고자 하는 부분이 바로 이 부분이다. 그럼 이제 한의사가 아무런 검사도 거치지 않고 환자의 상태를 알 수 있는지, 질병의 원인을 밝혀낼 수 있는지 알아보자.

사람은 복잡한 유기체이기 때문에, 어느 한 기관의 기능이 약하거나 강하거나, 혹은 물질의 평형상태가 깨져 수치가 높거나 낮은 것으로는 정체整體의 상태를 대표할 수 없다. 오로지 인체 내 각 조직과 기관을 하나의 정체로 삼고 연구해야만 가장 과학적인 결과를 도출할 수 있다. 이 때문에 고대의 의학자들은 생명과 질병의 신비를 깊이 탐색하는 과정 속에서 '정체整體-평형平衡'이라는 연구방식을 창조해냈으며, 사람은 각 조직과 기관이 조화와 평형을 이루는 정체로서, 어떤 질병이나 모두 이 정체평형整體平衡이 깨진 결과라고 인식했다(4장에서 더욱 상세히 논술한다).

'정체-평형'이라는 척도가 있기 때문에 질병으로 나타나는 각종 증상을 통해 인체의 정체평형이 깨진 부분과 정도를 판단할 수 있으며, 최종적으로 질병의 본질을 인식할 수 있다(곧 진단할 수 있다). 이런 인식을 근거로 각종 방법을 통해 깨진 정체평형을 회복시키고(곧 치료하고), 질병 치유의 목적을 달성할 수 있다. 이 과정을 '변증시치辨證施治'라 한다. 변증辨證이란 평형이 깨진 부분과 정도를 판별하는 일이고, 시치施治란 변증의 결과를 근거로 깨진 평형을 회복시키는 일이다. 이것이 바로 한의학 진단과 치병의 준거가 된다. 이 때문에 질병에 대한 한의학의 연구는 각종 질병을 유발하는 인자에 의한 유기체의 정체평형 실조失調를 중시하지, 정체평형의 실조로 나타나는 장부조직의 미세한 변화는 그다지 중시하지 않는다. 이런 미세한 변화는 인체의 평형이 깨진 후 나타나는 하나의 결과일 뿐이지, 그것이 결코 질병의 본질이나 질병을 치유하는 열쇠가 아니기 때문이다. 따라서 미세한 변화는 완전히 무시할 수도 있다.

'정체평형'은 한의학이 생명을 연구하는 중요한 착안점으로, 질병에 대한 한의학의 모든 인식은 '정체평형'을 중심으로 전개되기 때문에 여기에서 다시 한 번 제기해 여러분의 주의를 환기시키는 바다. 뒷부분의 많은 내용 중에도 '정체평형'은 계속 제기될 것이다. '정체평형의 관념[5]'이 있어야만 한의학을 더욱 잘 이해하고 인식할 수 있다.

한의학은 어떻게 병을 치료하는가?

어떻게 질병의 외재적인 표현을 통해 인체의 평형이 깨진 부분과 정도를 판단할 수 있는지 물을 수 있다. 경험 많은 정원사는 나무의 외관만 보고도 그 식물의 영양상태와 질병상태를 판단할 수 있다. 나무 또한 유기적인 정체(整體)이기 때문에, 외재적인 표현과 정체평형 간에는 직접적이고 밀접한 관련이 있다. 나무에 내재한 정체평형의 어느 부분에 장애가 발생하면 가지와 잎에 상응하는 변화가 나타나게 되는데, 나타나는 변화의 차이는 곧 정체평형이 깨진 유형의 차이 때문이다. 따라서 나무의 외재적인 변화를 근거로 나무 내부의 질병상황을 판단할 수 있다.

인체 또한 이와 마찬가지다. 병이 생겼을 때 나타나는 각종 증상은 정체평형이 깨진 결과물이다. 따라서 나타나는 여러 증상과 정체평형을 긴밀히 연관 짓는 방법으로 체내 평형이 깨진 부분과 정도를 판단할 수 있다. 뿐만 아니라 인체는 나무에 비할 수 없는 고등 유기체이고, 우리에게는 사고하고 표현하는 능력이 있기 때문에 말로써 여러 가지 주관적인 느낌을 묘사할 수 있다. 이런 주관적인 느낌은 질병과 관련

---

5) **정체평형의 관념** : 곧 정체관념(整體觀念). 질병을 진단하고 치료하는 한의학의 사고방식이다. 한의학에서는 인체의 내장과 체표의 조직과 기관을 하나의 유기적인 정체(整體)로 보며, 계절의 기후와 지방의 풍토나 환경 등의 변화가 인체의 생리와 병리에 영향을 미치는 것으로 보아 인체 내부의 조화와 완전성을 강조하고, 인체와 외부 환경과의 통일성을 중시한다. 정체관념은 문제를 전체적으로 생각하는 사상이자 방법으로 질병의 진단과 치료에 일관되게 적용된다. 국부적인 변화에 주안점을 두지 않기 때문에 정체관념이라 한다.

된 더 많은 진실한 정보를 제공하기 때문에 질병과 치료방법에 대한 보다 전면적이고 정확한 판단을 할 수 있다.

질병에 따르는 외재적인 표현을 통한 진단이 검사나 화학실험보다 질병의 본질을 정확히 파악할 수도 있다. 기온이 내려갔을 때 손을 공기 중에 노출시키면 손이 시려 자연스럽게 장갑을 끼거나 불을 쬐거나 비비는 등의 방법으로 손의 시린 느낌을 없애려고 한다. 이런 경험은 누구나 한 번쯤 해보았을 것이다. 이것은 사실 간단한 변증시치辨證施治의 과정이다. 한랭한 자극은 유기체에 불편함을 일으키는 원인이고, 손이 시린 것은 한랭자극으로 인한 외재적인 표현이다. 주관적인 느낌을 통해 우리는 인체에 불편함을 느끼게 하는 원인이 한랭임을 직접적으로 판단하고 상응하는 조치를 취하게 된다. 만약 손이 시린 것을 느낄 경우 먼저 화학실험이나 검사를 받아야 한다면 무엇을 지표로 비정상임을 판단하고 처리할 것인가? 누구나 웃기는 일이라고 생각할 것이다.

질병도 이와 똑같다. 인체의 각종 외재적인 표현과 주관적인 불편한 느낌은 질병의 본질과 진실을 가장 잘 반영한다. 예를 들어, 위胃의 냉통冷痛과 창통脹痛, 은통隱痛, 자통刺痛은 질병의 본질이 완전히 다름을 나타낸다. 한의학이론으로는 '비위허한脾胃虛寒', '비위기체脾胃氣滯', '비위허약脾胃虛弱', '비위어혈脾胃瘀血'로 위胃에 통증이 생긴 것으로 구분한다. 다른 원인으로 생긴 다른 증상이기 때문에 치료 시에도 '온위산한溫胃散寒', '이기화위理氣和胃', '배보비위培補脾胃', '활혈화어活血化瘀' 등 다른 방법을 써야 한다. 만약 검사를 한다면 결과는 천편일률적으로 '표재성 위염' 혹은 '위축성 위염' 등으로 나올 것이다.

검사결과는 질병의 표면적인 현상만을 우리에게 알려주지 질병의 본질은 결코 알려줄 수 없다. 또 동상이나 열상 모두 동통을 일으키는데, 검사를 하면 모두 '염증에 의한 통증'으로 나온다. 하지만 질병의 본질은 천양지차天壤之差다. 이 때문에 질병으로 인한 각종 외재적인 표현과 주관적인 느낌은 질병의 본질을 보다 잘 반영할 수 있을 뿐만 아니라, 이런 기초 위에 세워진 한의학이론의 질병에 대한 인식 또한 보다 과학적이고 인간적이다.

검사와 화학실험을 통해 반영되는 것은 질병상태에서의 인체 각 장부기관과 물질 성분의 상태와 현상으로, 이 또한 질병으로 인해 인체에 발생하는 부정적인 결과다. 이 결과를 질병의 본질로 본다면 이는 질병에 대한 인식에서 대단히 큰 오류를 범하게 되고 만다. 예를 들어, 난로 위 주전자 안에서 물이 끓고 있다고 하면 온도계로 물의 온도를 측정할 수 있다. 끓는 물을 풀어야 할 문제라고 한다면 묻겠다. 무엇이 물을 끓게 하는가? 물의 온도가 높기 때문인가, 아니면 주전자 밑의 불 때문인가? 당연히 주전자 밑의 불 때문이다.

다시 앞부분의 위염에 관한 예로 돌아가 보자. 위통과 위가 거북한 느낌은 바로 우리가 풀어야 할 문제인 끓는 물에 비교할 수 있다. 위 점막의 충혈과 국부적인 짓무름, 궤양은 수온과 같아서 위내시경검사로 결과를 얻을 수 있다. 그렇다면 이 결과는 위통의 본질인가, 아닌가? 당연히 아니다. 그것은 위胃가 각종 요인의 작용으로 기능을 잃은 후의 결과일 뿐이다. 위내시경검사 결과를 처방과 치료의 근거로 삼는다면 물이 끓는 주전자에 찬물을 부어 물이 끓지 않기를 바라는 것과 같다. 찬물을 부으면 수온이 내려가 잠시 물이 끓지 않게 된다. 하지만 주전자 밑의 난로는 여전히 타고 있기 때문에 외부 열에너지의 작용으로 인해 물은 점차 데워지고 최종적으로는 다시 끓는 상태로 되돌아가게 된다. 이치가 이와 같다면 무엇이 진정으로 위통의 본질을 알아내는 방법인가?

예를 하나 더 들어보자. 물이 끓고 어는 현상은 어떤 원인에 의한 것인지 판단할수 있겠는가? 검사나 화학실험을 거치지 않고도 결론을 도출할 수 있을 것이다. 일상의 경험이 우리에게 알려주는 것은 물의 외부상태와 내재한 본질과는 관련이 있다는 사실이다. 100℃까지 가열하면 물이 끓고, 0℃ 밑으로 떨어지면 물이 언다. 이로써 물의 외부상태는 내재한 본질을 반영할 수 있는 것이다. 사람의 몸도 마찬가지다. 건강할 때는 인체 내부의 각 조직기관과 물질성분 사이에 조화와 평형을 유지하며 운행하지만 다른 외부 혹은 내부의 요인으로 평형상태가 깨질 때는 인체에 각종 불편한 증상이 나타나게 되는데 이것이 바로 질병이다. 평형이 깨진 부분과 정도의 차이로 증상 또한 다르게 나타나기 때문에 증상과 인체 내재평형의 상태와는 직접적으로 관련이 있다. 다시 말하면, 다른 증상은 평형이 깨진 부분과 정도가 다름을 반영하는 것이다. 한의학은 바로 이 시각에서 출발해 각종 질병의 증상과 인체 내재평형과의 관계를 연구하고 탐색한다.

한의학의 최종적인 목표는 질병의 외재적인 표현으로 인체 내재평형의 상태를 판단하는 것이다. 지금까지의 설명으로 망문문절望聞問切의 네 가지 진단법은 질병의 외재적인 증상을 통해 정보를 얻는 중요한 수단이며, 이런 수단을 통해 인체 내재평형의 상태를 판단하고 질병의 본질을 파악해서 치료를 위한 가장 믿을 만한 근거를 제공할 수 있음을 이해했을 것이다. 이것이 바로 한의학이 검사를 하지 않고 보고, 듣고, 묻고, 만지는 것만으로 질병을 진단하는 원리다.

한의학이 걸친 '현玄'의 외투를 벗겨라

정체평형整體平衡으로 질병을 인식하는 한의학의 방법은 생명과학의 법칙에 더욱 부합하는 것이다. 사람은 아주 복잡한 유기체로, 현재의 과학으로 인식하고 검측할 수 없는 물질이 여전히 많으며, 각 물질 사이의 상호 연관성과 작용에 대해서는 더욱 알려진 것이 적다. 게다가 검측 가능한 물질이라 하더라도 각 개체 사이에는 매우 큰 차이가 존재한다. 현행 서양의학의 각종 검사와 화학실험의 지표는 통계학적인 처리를 거친 후의 참고자료일 뿐이지 절대적인 것은 결코 아니다. 그것은 우리에게 어떤 존재를 알려줄 뿐으로, 개개인의 환자를 두고 볼 때 그것이 직접적으로 질병을 의미하는지는 검토가 필요하다.

사람이 늙으면 머리카락이 새고 피부에 주름이 진다. 이는 건강한 성인의 검은 머리카락과 매끄러운 피부에 비하자면 현격한 차이가 있지만, 이것을 질병이라 할 수 있을까? 노인에게 일어나는 이런 변화는 자연적인 생리변화이지 질병이 아니다. '사람'이라는 이 '살아있는 유기체'를 던져버리고 단순한 화학검사의 수치만을 가지고 질병을 판단하는 근거로 삼을 수는 없다. 하지만 한의학은 바로 생명과학의 가장 중요한 부분인 이 '살아있는 유기체'로부터 시작해 언제나 유기체의 외재적인 표현이 드러내는 내재한 본질에 관심을 두고 있다. 이 때문에 서양의학에 비해 질병을 인식하는 방식 면에서 보다 근본적이고, 예후를 판단하는 데 뛰어나다. 하지만 이렇다고 화학실험이나 검사가 전혀 필요 없다는 말은 아니다.

화학실험과 검사는 우리에게 현재의 정보를 제공할 수 있다. 온도계로 수온을 계측하는 것을 예로 든다면, 온도의 높고 낮음이 비록 질병의 본질을 반영하는 것은 아니라 하더라도 현재 물의 상태를 알려준다. 온도가 높아지면 외부 열량의 작용을 고려할 수 있으며, 온도가 내려가면 수온을 떨어뜨리는 요인이 있음을 생각해 볼 수 있다. 화학실험과 검사도 마찬가지다. 그것들을 통해 체내의 각종 물질이나 장기의 변화 및 장기의 기능상태와 관련된 정보를 알 수 있을 뿐만 아니라 인체에 내재한 평형상태를 보다 세밀하게 이해할 수 있다. 그 밖에 화학실험과 검사의 결과를 치료효과를 검증하는 근거로 삼을 수도 있다. 이 때문에 화학실험과 검사를 정확히 실시하여 그것이 한의학의 사진법 '망문문절望聞問切'의 연장이 되고, '변증논치辨證論治'의 이론 하에서 화학실험과 검사라는 수단을 합리적으로 운용해 변증의 과정에 참여하게 한다면 이 또한 한의학에 새로운 발전을 가져올 수 있을 것이다.

동서의학이 어떻게 결합해야 하느냐로 생각을 전환해야 한다. 하지만 결합의 과정 속에서 한의학의 '정체평형' 개념은 시종일관 견지해 나가야 한다. 이것을 버리면 더 이상 한의학이 아니며, 최종적으로는 한의학을 매장시키는 일이 된다.

여기까지 이해했으면 한의학이 쓰고 있는 '현玄(신비함)'이란 외투는 이미 천천히 벗겨지고 있을 것이다. 한의학이 신비로운 제단에서 내려와 우리의 눈앞에 펼쳐지는 것은 참신한 의학의 영역이다. 이제부터는 한의학의 이론과 약용, 임상 등의 지식을 차례로 소개하면서 한의학이 쓰고 있는 신비로운 모자를 철저하게 벗겨내고, 한의학에 좀 더 가까이 다가가 그 신비를 탐구해보겠다.

오행귀속표

	목(木)	화(火)	토(土)	금(金)	수(水)
오방(五方)	동쪽(東)	남쪽(南)	중앙(中)	서쪽(西)	북쪽(北)
오계(五季)	봄(春)	여름(夏)	장하(長夏)	가을(秋)	겨울(冬)
오기(五氣)	바람(風)	열기(熱)	습기(濕)	건조(燥)	한기(寒)
오장(五臟)	간(肝)	심(心)	비(脾)	폐(肺)	신(腎)
오부(五腑)	담(膽)	소장(小腸)	위(胃)	대장(大腸)	방광(膀胱)
오형(五形)	근(筋)	맥(脈)	기육(肌肉)	피모(皮毛)	골(骨)
오관(五官)	눈(目)	혀(舌)	입(口)	코(鼻)	귀(耳)
오화(五化)	생(生)	장(長)	화(化)	수(收)	장(藏)
오미(五味)	신맛(酸)	쓴맛(苦)	단맛(甘)	매운맛(辛)	짠맛(鹹)
오색(五色)	청(靑)	적(赤)	황(黃)	백(白)	흑(黑)
오정(五情)	노(怒)	희(喜)	사(思)	우(憂)	공(恐)

오행상생五行相生

목생화木生火, 화생토火生土, 토생금土生金, 금생수金生水, 수생목水生木

오행상극五行相克

목극토木克土, 토극수土克水, 수극화水克火, 화극금火克金, 금극목金克木

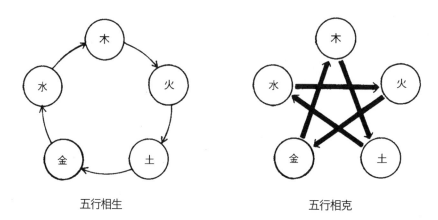

五行相生   五行相克

《황제내경黃帝內經》

황제黃帝와 황제의 신하인 기백岐伯 · 백고伯高 · 귀유구鬼臾區 · 소사少師 · 소유少兪 · 뇌공雷公 등이 묻고 답하는 토론 형식으로 되어 있다. 의학의 기초이론을 밝히고 있을 뿐만 아니라, 철학 · 천문 · 기상 · 역법 · 지리 · 생물 같은 여러 분야에 관한 고대의 지식도 실려 있다. 한의학의 기초이론과 임상실천을 총괄한 《소문素問》과 침구이론을 주요 내용으로 하는 《영추靈樞》 두 부분으로 이루어져 있는데, 각각 81편의 논문을 담고 있다.

《신농본초경神農本草經》

중국 최초의 약물학藥物學 저작으로, 고대 민간에서 행해진 의료 활동을 통해 얻은 약물학의 성과를 총결한 서적이다. 약의 군신좌사君臣佐使 · 음양배합陰陽配合 · 칠정화합七情和合 · 오미五味 · 육기六氣 등의 약물학이론을 제시하였으며, 약물의 이명異名 · 성미性味 · 생장生長 · 주치主治 등도 소개하였다. 대략 진한秦漢 시기에 편찬된 것으로 보는데, 전국戰國 시기에 편찬되었다는 설도 있다.

《상한론傷寒論》

약 3세기 초 동한東漢의 장중경張仲景이 편찬한 의학서로, 저자가 본래 편찬한 《상한잡병론傷寒雜病論》 16권 중에서 상한병증傷寒病證과 관련 있는 부분을 발췌한 것이다. 주로 급성 발열성 질환의 치료법을 상세히 설명하였다.

《금궤요략金匱要略》

《상한론傷寒論》과 함께 장중경이 편찬한 동양의학의 중요한 고전 가운데 하나로, 한의학의 처방 및 치료학 연구에 중요한 책으로 평가된다. 주로 고대의 내과內科 잡병雜病(비전염성의 내과 · 외과 · 소아과 · 부인과)의 증후와 치료법을 기술했다. 병을 고정적 · 분류적으로 취급하고, 증후군으로 질병의 형태를 분류했다. 각 병에 대해 구체적 치료법을 기술했으며, 주로 오행五行을 통일원칙으로 하여 정리했다.

《본초강목本草綱目》

명대明代 이시진李時珍이 편찬한 약학서로, 모든 약에 대해 "정명正名으로 강綱을 나타내고 석명으로 목目을 붙였다."고 하여 《본초강목》이라 하였다. 모두 16부 60종류로, 약물藥物은 1,892종이 실려 있는데, 그 가운데 374종은 이시진이 증보한 것이다. 내용이 매우 광범위하여 본초뿐만 아니라 생물 · 화학 · 지리 · 천문 · 지질 · 채광 · 역사 등에 이르기까지 총망라하였다.

《의림개착醫林改錯》

청대淸代 왕청임王淸任이 편찬한 의학서로, 직접 공동묘지나 형장의 시체에서 장부臟腑를 관찰한 후 이 책을 만들었다. 상권은 장부를 위주로 논하였는데, 왕청임이 그린 개정장부도改正臟腑圖는 선인들의 잘못된 점을 바로잡았다. 하권은 반신불수증半身不遂證 치료를 주로 논하였는데, 혈어증血瘀症 치료에 대한 독창적인 견해를 피력했으며, 활혈화어活血化瘀의 방제方劑들은 치료효과가 뛰어나 지금까지 임상에서 응용된다.

1편

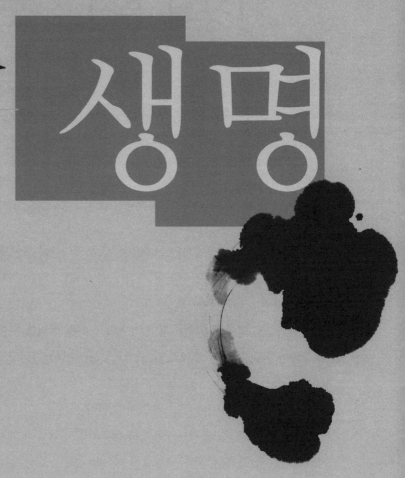

生命 생명

원음元陰과 원양元陽은 인체를 구성하는 기본물질로, 원음과 원양의
상호작용으로 각종 생명활동에 필요한 효능이 발생한다. 이 때문에 원
음과 원양을 '생명근원물질生命根源物質'이라고 하며, 모든 생명활동의 원
동력이 된다.

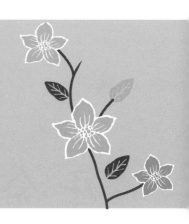

건강의 본질

인체는 복잡한 평형정체平衡整體

《사해辭海》라는 사전에서는 건강을 이렇게 정의했다. 『인체의 각 기관과 계통의 발육이 양호하고 기능이 정상이며 체질이 강건하고 정력이 넘칠 뿐 아니라 양호한 노동력을 가진 상태.』

선천적으로 발육이 불량하거나 기형인 경우를 제외한다면 건강은 두 가지 조건에 부합해야 한다. 첫째, 신체의 각 조직과 기관이 정상적이고 조화롭게 운행하여 인체의 내재적인 동태평형動態平衡을 유지할 수 있어야 한다. 둘째, 인체에 주관적으로 느끼는 어떠한 불편함이나 고통도 없어야 한다.

이 두 조건을 건강의 기본개념으로 정의하면서 특별히 인체의 주관적인 느낌을 그 하나로 제시한 반면 각종 화학실험과 검사를 건강을 판단하는 기준으로 삼지 않은 이유는, 저자가 여기에서 제기하고자 하는 완전히 새로운 건강개념 때문이다. 이 개념은 질병을 인식하고 치료하는 전제조건이다. 정확한 건강관을 수립해야만 정확한 질병관도 있을 수 있다. 다시 말해, 건강이 내포한 의미를 진정으로 이해해야만 질병을 인식하고 치료하는 정확한 방향을 잡을 수 있다. 따라서 한의학의 영역에 들어가기에 앞서 건강의 개념에 대한 깊은 탐구가 필요하다.

인체는 각종 조직과 기관이 유기적으로 결합된 정체整體로, 조직과 기관은 또 여러 다른 기능과 성질을 가진 세포의 구성으로 나뉜다. 각 조직기관과 세포 사이에는 신경·호르몬·매개체·활성성분 등의 물질을 거쳐 상호연계와 상호작용이 발생함으로써 하나의 복잡한 정체가 형성된다. 어떤 기관과 세포, 심지어 어느 한 성분의 변화까지도 정체와 밀접하게 연계돼 있으면서 영향을 미친다. 이 때문에 질병과 건강을 인식할 때는 인체의 오장육부五臟六腑만 떼어서 연구해서는 안 되며, 인체를 하나의 정체로 보고 연구해야 한다. 이것이 생명과학의 기본원칙에 부합하는 일이다.

미시적인 연구는 '장님이 코끼리 만지는 격'

'장님이 코끼리 만지는 격'이라는 속담은 모두 들어봤을 터다. 네 명의 장님이 코끼리의 귀와 다리, 몸통, 꼬리 네 부분을 나눠 만지고는 코끼리는 이렇게 생겼다고 자신의 주장만을 고집하며 갑론을박하는 통에 세상 사람들의 웃음거리가 됐다는 얘기다. 인체의 오장육부五臟六腑를 단일하고 독립된 부분으로 인식하고 연구하게 되면 여기에서 나온 건강과 질병의 개념은 단편적일 수밖에 없고, '장님이 코끼리 만지는 격'인 오류를 범하게 된다.

사실 현존하는 검사장비와 기기로는 인체의 어느 한 기관 혹은 어느 한 성분의 국소적인 상황만 관찰할 수 있지, 국소와 전체 사이의 관계를 인식할 방법이 없다. 위내시경을 예로 들어 보자. 위내시경으로는 위胃의 표면적인 상황, 즉 궤양·출혈·염증·종양·위산 역류의 유무는 관찰할 수 있지만, 위胃의 전체적인 기능상황 및 위胃가 인체 전체와 연계되는 상황을 관찰할 방법은 없다. 이 때문에 검사결과는 표면적으로 존재하는 현상만을 알려준다. 이 결과를 질병진단이나 건강 여부를 판단하는 근거로 삼는다면 오류가 발생할 가능성이 매우 크다.

위내시경으로 보이는 것은 각종 요인의 작용으로 위胃에 나타난 현상일 뿐이지, 이런 현상이 나타난 근원과 현상이 대표하는 본질적인 의미를 알려주지는 못한다. 위

胃가 불편해 위내시경으로 검사한 결과 유문幽門에 헬리코박터균이 발견됐다고 하자. 이 검사결과는 병을 유발하는 요인의 영향으로 위에 헬리코박터균이 대량으로 번식했다는 현상만을 알려줄 뿐이지, 헬리코박터균이 생긴 근본적인 원인은 무엇이며, 헬리코박터균과 위胃의 염증 및 인체의 정체평형整體平衡 사이의 관계는 알려줄 수 없다. 일단 위내시경검사의 결과를 질병의 본질이라 생각하고 치료한다면, 위가 불편한 근본적인 원인을 제거할 수 없기 때문에 장기적이고 근본적인 치료효과를 기대할 수 없다.

간단한 예를 하나 들어보자. 썩고 냄새나는 연못이 있다. 수질검사를 해보니 물속에 부패균이 대량으로 번식하고 있었다. 하지만 부패균이 연못을 썩게 하고 냄새나게 하는 근본원인이라 생각하고 부패균을 죽이는 방법으로 수질을 개선하려고 한다면, 누구나 이 방법은 효과적인 방법이 아니라고 할 것이다. 물이 썩고 냄새나는 근본적인 원인은 연못의 물이 유동성을 잃은 후 생태균형이 깨지고 부패균이 번식할 수 있는 환경이 만들어졌기 때문이다. 근본적으로 부패균이 번식할 수 있는 환경을 제거하지 않고(흐르는 물을 끌어들여 연못의 생태균형을 회복시키지 않고), 부패균을 죽여 없애는 방법으로는 수질을 근본적으로 개선시킬 수 없다. 질병에 대한 인식 또한 마찬가지다. 인체를 하나의 전체로 볼 때만이 정확한 질병관을 세울 수 있다.

한의학은 '정체整體─평형平衡'의 이론을 창조

자연과학의 영역에서 과학자들은 미시微示와 전체의 모순을 이미 인식했다. "한 계통의 복잡성이 증대될 때 그 계통에 대한 정확성은 장차 감소하게 되고, 일정한 역치閾値[1] 이상에 도달했을 때 복잡성과 정확성은 상호 배척한다."는 '부조화의 원리'는

---

1) **역치(閾値)** : 일반적으로 반응이나 기타의 현상을 일으키게 하기 위하여 계(系)에 가하는 물리량의 최소치. 보통 에너지로 나타낸다.

의학의 영역으로 끌어들여도 정확하게 맞아떨어진다. 인체는 매우 복잡한 계통으로, 그 복잡성은 현존하는 어떤 사물도 초월하며, 지나치게 세분화된 연구는 오히려 그것을 정확하게 인식하지 못하도록 한다. 일찍이 춘추전국시대에 이미 정확함과 모호함의 우열을 인식했다. 한의학의 고전인 《황제내경黃帝內經》에는 이렇게 기술되어 있다.

> "무릇 음양이란, 그것을 헤아려 십이 될 수도 있고 그것을 유추해 백이 될 수도 있으며, 그것을 헤아려 천이 될 수도 있고 그것을 유추해 만이 될 수도 있다. 천지의 음양은 헤아리고 유추할 수 없으니 상象으로써 그것을 말한다(夫陰陽者, 數之可十, 推之可百, 數之可千, 推之可萬, 天地陰陽者, 不可以數推, 以象之謂也)."
>
> 《소문素問·오운행대론五運行大論》

이 말은 바로 십으로 백을 유추하고 천으로 만을 유추하는 우주만물의 무한한 가분성可分性을 명확히 제기한 것이다. 따라서 미시적인 방법으로 우주와 생명을 탐구하는 과학은 부적합하다. '헤아리고 유추할 수 없다'는 말은 정확성에 대한 부정이고, '상象으로써 그것을 말한다'는 것은 앞에서 언급한 사물의 외부로 표현되어 나오는 증상으로 내부의 규칙을 탐색하는 한의학의 보다 과학적인 방법을 가리킨다. 이 방법의 사상적인 핵심이 바로 '정체整體'와 '평형平衡'이다. 이른바 '정체整體-평형平衡'은 질병에 대한 한의학적 인식의 시작과 끝이 이 두 방면에서 출발함을 가리킨다.

정체整體

사람은 복잡한 정체로서, 어떤 국부적인 병변도 모두 정체와 밀접한 관련이 있다. 이 때문에 질병을 인식할 때는 언제나 정체에서 출발해야 한다.

1 생명 生命

평형平衡

모든 질병의 발생은 정체整體의 평형이 깨진 결과로, 평형이 깨진 부분에 따라 증상도 달리 나타난다. 이 때문에 인체 외부로 나타나는 증상에 대한 분석과 연구로 체내 평형이 깨진 상황을 판단할 수 있으며, 질병의 본질과 변화를 파악할 수 있다.

사람을 하나의 정체로 보고 연구해야만 국부적인 병변과 전체적인 상황을 밀접히 연관시켜 질병의 전모를 정확하게 인식할 수 있다. 또 평형을 인체의 정상적인 운행의 준칙으로 봐야만 증상의 차이를 근거로 질병의 진짜 근원을 판단할 수 있다.

'정체-평형'이론은 한의학이 인체의 외재적인 표현으로 내부의 규칙을 탐구하는 일을 가능케 했으며, 생명의 오묘함과 질병의 본질을 탐색하는 방법 면에서 현대의학과는 판이하게 다른 길을 걷도록 했다. '정체-평형'의 연구방법은 생명의 오묘함에 대한 우리의 인식이 미시적인 분자의 수준을 넘어 전면적이고 정체적인 각도에서 질병을 인식하고 이해할 수 있도록 했다.

간단한 예를 들어 보자. 우리는 아름다움과 추함을 한눈에 분별할 수 있지만, 그 판단기준은 제각각이다. 현미경으로 세포의 배열순서와 성분, 종류 및 수량 등을 정확히 측정하고 수치화해 아름다움과 추함의 판단기준으로 삼는다면 아마도 황당무계한 일이 될 것이다.

피부를 긁으면 발갛게 되는데, 누구도 이걸 보고 병이 생겼다고 생각하지는 않는다. 전체적인 상황을 고려하지 않고 긁은 부분만 현미경으로 관찰한다면 국부적인 모세혈관의 확장과 충혈을 발견하고 '국소적인 염증'이라고 판단할 수 있을 것이다. 이것이 바로 미시적인 관찰의 오류다. 다시 말해, 인체는 하나의 생명체로서 체내의 각 물질성분과 조직, 세포는 시시각각 끊임없이 운동하고 변화하며 대사작용을 한다. 이러한 운동과 변화, 대사는 일종의 동태적인 평형을 이루는데, 이것이 바로 생명의 본질이다.

여러 미시적인 검사 데이터는 어느 시기 체내 어느 물질성분의 수치를 알려주는 지표는 될 수 있지만, 그 수치는 영구불변이 아니고 시시각각 변화한다. 운동을 할 때는 평소 조용히 있을 때보다 심박수가 올라간다. 따라서 당시 신체가 처한 상태는 고려하지 않고 단순히 심박의 속도만으로 심장질환의 유무를 판단할 수는 없는 노릇이다. 마찬가지로, 어느 한 항목의 검사로 얻은 수치는 당시 우리 몸이 처한 상태와 결합할 때만 정확히 인식될 수 있다. 이런 지표가 당시 몸의 동태평형動態平衡의 요구에 부합하면 정상이고 그렇지 못하면 병태로 판단하는 것이다. 이 때문에 단순히 검사결과를 질병진단의 기준으로 삼는 것은 생명과학의 특성에 부합하지 않는 일이다.

우리는 '정체-평형'을 중심으로 한 한의학의 연구 방향과 방법을 통해 각종 상황에서 일어나는 생명운동의 변화규칙을 확실히 파악할 수 있게 됐다. 질병의 가짓수가 수천수만 가지라 하더라도 한의학의 표리表裏·허실虛實·한열寒熱의 여섯 그물을 빠져 나갈 수 없고, 내상內傷·외감外感·불내외不內外의 세 요인을 벗어날 수 없으며, 위기영혈衛氣營血·육경장부六經臟腑[2]의 범위를 벗어나지 못한다.

이렇게 한의학은 비록 미시적인 검사는 없지만 질병에 대한 치료는 보다 정확하고 인식화 돼 있다. 현대의학의 끊임없는 발전과 더불어 개발된 각종 검사기기는 우리가 인체 정체평형의 규칙을 탐구하는 데 많은 실마리를 제공했다. 하지만 이런 검사를 실시할 때는 검사결과와 정체평형 사이의 관계에 초점을 맞춰야 하고, 동태평형의 각도에서 화학실험과 검사를 운용해야 한다.

연계와 제약은 평형을 구성하는 중요한 요소

인체가 하나의 유기적인 협조로 이루어진 정체整體라고 한다면, 정체의 각 조직을 구성하는 부분 사이의 연계와 제약은 필연적으로 정체를 원활히 움직이게 하는 중요 요인이 된다.

연계는 각 조직기관이 하나의 정체가 되는 것을 보장하는 중요 조건으로, 연계가

---

2) **육경장부(六經臟腑)** : 육경변증(六經辨證)과 장부변증(臟腑辨證). 육경변증은 외감병에 대한 변증방법의 하나로, 태양(太陽)·양명(陽明)·소양(少陽)·태음(太陰)·소음(少陰)·궐음(厥陰)으로 나누어 질병을 진단하는 방법이고, 장부변증은 각 장부의 생리적·병리적 특징에 의하여 장부의 질병 상태를 진단하는 방법이다.

없으면 인체의 각 조직기관은 각자 독립적으로 일을 하게 돼 하나의 정체를 구성할 수 없다. 제약은 각 조직을 구성하는 부분이 최대한 정체작용을 발휘할 수 있도록 보장하는 중요 조건으로, 제약이 없으면 인체의 각 조직기관은 협조할 수 없고, 따라서 인체의 동태평형動態平衡을 실현할 수 없다. 연계와 제약이 공존해야만 인체가 하나의 정체로서 각 계통과 각 기관 사이의 조화로운 운행과 동태평형의 유지를 최대한으로 보장할 수 있다.

장부臟腑는 정상적인 생리활동을 완성하는 주요 부분으로 각자 다른 생리적인 기능을 분담한다. 심心은 혈액순환의 동력을 제공하는 기능을 담당하고, 간肝은 혈액의 저장과 해독의 기능을 담당한다. 비脾는 조혈과 면역 기능을 담당하고, 폐肺는 호흡과 산소교환의 기능을 담당하며, 신腎은 대사물질의 배출과 소변 생성의 기능을 담당한다. 비록 각 장기가 서로 다른 기능을 나눠 담당하고 있지만 독립적으로 분리된 것은 아니다. 각 장기들은 자기만의 기능을 담당하는 동시에 다른 장기와 상호 긴밀히 연계되어 영향을 미친다.

한의학은 진단과 치료를 실천하는 가운데 오장五臟 사이에 규칙적으로 순환하는 연계와 제약의 관계가 있음을 발견했고, 이런 관계를 '오행상생五行相生'과 '오행상극五行相克'의 이론으로 설명한다. '오행상생'은 오장 사이에 상호 연계하고 촉진하는 관계를 가리키고, '오행상극'은 오장 사이에 서로 제약하는 관계를 가리킨다. 오장은 이런 연계와 제약을 거쳐 하나의 통일된 정체를 형성하고, 인체에 내재한 동태평형을 유지하고 보호한다. 이 점만 이해하면 '오행五行'의 의미에 대해 그다지 심오하다거나 어렵다고 느끼지는 않을 것이다. 이제 오장과 오행의 구체적인 대응관계 및 오장 사이의 연계와 제약 관계에 대해 탐구해보자.

오행五行과 오장五臟

'오행五行'은 동양철학에서 물질세계를 인식하는 방법의 하나로, 옛사람들은 각종 물질의 기본적인 특성에 대한 분석과 귀납적인 사유를 통해 우주의 모든 만물은 다섯 가지 기본원소로 구성된다고 생각했다. 그것이 바로 목木·화火·토土·금金·수水 오행五行이다.

오행의 각 원소는 자신만의 특성을 가지고 있다. 목木의 특성은 위로 성장하고 밖으로 펼치는 것으로, 성장·발전·펼침·도약 등의 작용이나 성질을 가진 사물은 모두 '목木'에 귀속될 수 있다. 화火의 특성은 따뜻하고 상승하는 것으로, 따뜻함·솟구침·활동·상승 등의 작용이나 성질을 가진 사물은 모두 '화火'에 귀속될 수 있다. 토土의 특성은 양육하고 자양하는 것으로, 만물이 생장하는 기초가 되므로 수납·잉태·양육·생성 등의 작용이나 성질을 가진 사물은 모두 '토土'에 귀속될 수 있다. 금金의 특성은 수렴하고 가라앉고 안정된 것으로, 청결·고요·엄숙·수렴 등의 작용이나 성질을 가진 사물은 모두 '금金'에 귀속될 수 있다. 수水의 특성은 자윤滋潤[3]하고 아래로 향하고 서늘한 것으로, 서늘함·자윤·하행 등의 작용이나 성질을 가진 사물은 모두 '수水'에 귀속될 수 있다.

한의학은 오장五臟의 인체 내에서의 다른 작용과 특성을 근거로 오장과 오행을 일대일로 대응시켰으며, 여기에서 한의학의 오행학설이 발전했다. 그 중에서 간肝은 기기氣機[4]의 소설疏泄[5]과 조달條達[6]의 작용이 있어 목木의 특성과 유사하니 목木에 속한다. 심心은 혈액의 운행을 추동하고 신체를 따뜻하게 데우는 작용이 있어 화火의 특성과 유사하니 화火에 속한다. 비脾는 음식정미飲食精微(영양분)의 운화運化와 조혈, 면역 등의 기능을 담당하여 인체 각 조직과 기관에 영양물질을 공급함으로 토土의 특성과 유사하니 토土에 속한다. 폐肺는 호흡과 물질의 교환 및 기기氣機를 침강시키는 작용이 있어 금金의 특성과 유사하니 금金에 속한다. 신腎은 소변을 배설시키고 인체 수

---

3) 자윤(滋潤) : '촉촉하게 한다'는 뜻으로, '자음윤조(滋陰潤燥)'의 약칭이다.
4) 기기(氣機) : 기(氣)가 정상적으로 운행되는 기전(機轉), 즉 메커니즘을 가리킨다. 기기활동의 기본 형식은 승강출입(升降出入)이다.
5) 소설(疏泄) : 막히지 않고 트이게 하고 밖으로 펼친다는 뜻이다.
6) 조달(條達) : 본래 수목이 성장하고 가지가 잘 자라는 것을 형용한다. 인체와 관련하여 간기(肝氣)의 조달로써 기혈이 잘 통한다. 조달의 전제는 간기의 소설작용이다.

분의 평형을 조절하는 작용이 있어 수水의 특성과 유사하니 수水에 속한다.

오장五臟은 실질상 다섯 개의 계통

여기에서 지적하고 넘어가야 할 것은, 한의학에서 말하는 오장五臟의 개념은 해부학상의 오장과는 다르다는 점이다. 한의학에서 말하는 간肝·심心·비脾·폐肺·신腎은 단순히 다섯 개의 장기만을 가리키는 것이 아니라, 이 다섯 개의 장기와 관련된 각 계통의 기능을 포괄한다. 즉, 한의학에서의 오장은 실제로는 각자의 기능적 특성을 가진 다섯 개의 계통(기능적 시스템)이라고 말할 수 있다. '간肝'은 현대의학의 신경계통·소화계통·순환계통의 기능을 포괄하고, '심心'은 신경계통과 순환계통의 기능을 포괄하며, '비脾'는 소화계통의 기능을 포괄한다. 그리고 '폐肺'는 호흡계통과 임파선계통의 기능을 포괄하고, '신腎'은 내분비계통과 운동계통의 기능을 포괄한다.

오장에 대한 한의학의 이런 인식은 바로 '정체整體─평형平衡'의 연구방법 아래에서 나온 것이다. 오장은 체내에서 단독으로 존재하는 것이 아니기 때문에 오장이 정상적인 생리기능을 수행하기 위해서는 필연적으로 다른 장기와 조직 및 체내의 각종 물질 사이에는 밀접한 연계가 발생하게 된다. 이런 연계의 존재를 무시하고 오장을 고립시켜 다섯 개의 독립된 기관으로 인식하고 연구한다면 오장에 대한 우리의 인식은 전면적이지 못할 뿐만 아니라 착오를 일으키게 된다. 따라서 한의학은 오장이 생리적인 기능을 완성하는 과정 속에서 정체 사이에 발생하는 각종 관계와 연계를 통해 오장을 연구한다.

'심心'의 개념을 예로 들어보면, 우리가 놀라거나 당황하거나 근심스러운 정신상태에서는 심황心慌과 심계心悸 등의 반응이 나타나기 때문에 한의학에서는 정신과 의식을 '심心'에 귀속시킨다. 마음이 편안하지 못하고 답답하거나 화를 낼 때는 옆구리에 창통脹痛이 일거나 간구肝區(간이 있는 부위)가 답답하고 붓는 등의 불편한 반응이 나타나기 때문에 정서를 편안하게 조절하는 기능을 '간肝'에 귀속시킨다.

한의학은 이런 연계와 귀속의 연구방법을 취함으로써 생명활동 속에서 이루어지는 각 기관과 계통 사이의 동태적인 연계를 충분히 인식하게 됐으며, 고립되고 단편적이며 정태적인 연구의 결함으로부터 벗어나게 됐다. 뿐만 아니라 오장의 의미는 해부학상의 다섯 개 장기의 개념을 뛰어넘어 간肝·심心·비脾·폐肺·신腎 다섯 개의 장기가 중심이 되는 계통의 개념을 형성했으며, 이로써 한의학은 정체라는 개념에 올라서서 생명체 내에서의 오장의 기능상태를 자세히 들여다보고 판단할 수 있게 됐다.

오행학설五行學說의 본질은 연계와 제약

한의학의 오행학설은 오장五臟을 단순히 오행五行에 귀속시키는 것이 아니라, 오행 사이의 상극과 상생의 관계로써 오장 사이의 상호연계와 상호제약을 탐색해 정체가 지닌 동태평형動態平衡의 관계에까지 이르게 된다.

상생相生이라 함은 한 사물이 다른 한 사물에 대하여 촉진시키고 성장을 돕고 번식시키는 작용을 갖추고 있음을 가리킨다. 상극相克이라 함은 한 사물이 다른 한 사물의 생장과 기능에 대하여 억제하고 제약하는 작용을 갖추고 있음을 가리킨다. 오행 사이의 상생관계는 그림과 같다.

오행의 상생 관계는 어떻게 확립됐을까? 사실 이 문제는 간단히 이해할 수 있다. 나무로 불을 피울 수 있으니 목木은 화火를 생生할 수 있다. 목재와 종이 등의 가연물질은 불에 연소되고 나면 무엇으로 변하는가? 당연히 재나 흙으로 변하게 된다. 따라서 화火는 토土를 생生할 수 있다. 금, 은, 동, 철 등

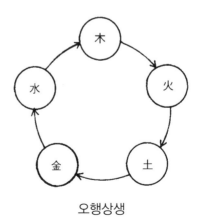

오행상생

의 금속은 어디에서 나오는가? 이런 금속은 지하의 광물鑛物에서 나오므로 토土는 금金을 생生할 수 있다. 금속이 용해되고 나면 무엇으로 변하는가? 물과 같은 액체가 되므로 금金은 수水를 생生할 수 있다. 수목의 생장과 불가분의 관계에 있는 것은 무엇인가? 당연히 물의 자양이므로 수水는 목木을 생生할 수 있다.

오행의 상생은 원래 이렇듯 간단하고 명확한 것이다. 이 상생의 관계를 오장에 대응해보면 '간생심肝生心, 심생비心生脾, 비생폐脾生肺, 폐생신肺生腎, 신생간腎生肝'이 된다. 상생의 관계에 의해 각 장기는 다른 장기로부터 원조와 영양을 얻을 수 있고, 이로써 가장 좋은 기능상태를 발휘할 수 있는 것이다.

한의학에서는 생生하는 쪽을 '모母'라 하고, 생生되는 쪽을 '자子'라 한다. '비생폐脾生肺'로 말하자면, 비脾는 '모母'가 되고 폐肺는 '자子'가 된다. 오장의 상생 관계는 모장母臟과 자장子臟 사이에 존재하는 상호의존과 상호보충의 관계를 결정한다. '모母'가 왕성하면 '자子'가 충실하고, '모母'가 허하면 '자子'가 약하게 된다. 따라서 한의학에서는 통상 '보모補母'의 방법으로 자장子臟의 질병을 치료한다. 이를 두고 '허虛하면 곧 그 모장母臟을 보補한다'고 한다.

또 '사자瀉子'의 방법으로 모장母臟의 유여有餘와 항진으로 인한 질병을 치료하는데, 이를 '실實하면 곧 그 자장子臟을 사瀉한다'고 한다. 오장 사이의 상생관계가 정상이면 각 장기는 최대의 기능을 발휘할 수 있고, 상생의 작용이 부족하면 자장子臟은 모장母臟의 협조를 잃어 기능이 쇠퇴하거나 장애를 일으키게 돼 인체의 정상적인 동태평형에 영향을 미치고 각종 질병이 발생하게 된다.

오장 사이의 상생관계에 대한 인식은 한의학의 장부 질병치료에 더욱 많은 방향을 제공했다. 여기에서 고대 의가醫家의 의안醫案을 살펴보자. 환자의 질병은 매우 희귀하고 심각했지만 오행상생五行相生의 이론으로 매우 쉽게 해결했다. 의안은 청대淸代의 명의인 심원沈源이 저술한 《기증회奇症滙》에 실려 있는 것으로, 원문은 다음과 같다.

"아이가 태어났으나 피부는 없고 붉은 살뿐이었다. 이는 어미가 회임하고부터 열 달을 다락에서 기거해 지기地氣를 받지 못했기 때문이다. 아이를 진흙 바닥에서 하루 재우니 곧 피부가 자랐다(一兒初生無皮, 俱是赤肉, 乃因母自懷胎十月, 樓居不得地氣故也. 取兒安泥地臥一宿, 皮卽長)."

심원은 책에서 이 증상을 '무피증無皮症'이라 하고, '지기地氣를 받지 못해' 생긴 병이라고 했다. 그렇다면 사람의 피부와 지기地氣 사이에는 어떤 관계가 있을까? 여기에 앞에서 말한 오행(오장)상생의 이론을 적용해보자. 피부는 폐肺의 정기精氣가 변해 생기는 것으로, 오행의 폐와 같이 금金에 속한다. 금金의 모母는 토土가 되니, 피부가 생장하지 못하는 것은 당연히 그 모기母氣가 부족하고[不得地氣] 자장子臟이 그 자양을 얻지 못했기 때문이다. 원인을 찾았다면 치료는 쉽다. 지기地氣가 모자라면 그 지기地氣를 보충하면 되므로, 의사는 아이를 '진흙 바닥에서 하루 재운' 것이다. '곧 피부가 자랐다'는 질병 치유의 결과는 앞의 분석과 치료의 정확성을 증명하는 셈이다.

무피증은 희귀한 질병이지만 이 임상사례의 분석과 탐구는 우리에게 시사하는 바가 많다. 저자도 피부궤양을 오랫동안 앓으며 치유하지 못하는 환자에게는 '지기地氣를 보하는' 원칙에 따라 보익비토補益脾土의 방법으로 치료하는데, 치료효과가 매우 좋다. 이것이 모두 한의학 오장상생이론의 덕택이다.

치험례 1

피부궤양 치료

보비법補脾法으로 피부궤양을 치료한 사례가 있는데, 매우 인상 깊어 여기에 소개한다.

외래진료실습이 끝나갈 무렵 40세 전후의 여성 환자를 만났다. 당시 이 환자는 다리를 베어 봉합수술을 했지만 반년이 넘도록 완전히 아물지 않았다. 상처에서는 늘 맑고 묽은 농액이 흘러나왔고 어떨 때는 담홍색의 피까지 나왔다. 다방면으로 치료해봤지만 아무런 효과가 없었고, 매일 환부에 약을 갈아 붙여 고통을 줄여주는 수밖에 달리 방도가 없었다. 환자의 안색은 창백했고 정신은 혼미했으며 식욕 역시 상당히 떨어져 있었다. 설질舌質은 담홍이고, 설태舌苔는 희고 얇았으며, 맥상脈象은 가늘고 약하며 힘이 없었다. 저자는 이런 상황을 근거로 비토허脾土虛로 인한 피부 손상으로 진단하고, 부족한 기능을 회복시키기로 결정했다. 이 역시 앞에서 말한 '토생금土生金'의 방법으로, 환자에게 다음과 같이 처방했다.

> 황기黃芪 30g, 당삼党蔘 30g, 초백출炒白朮 15g, 당귀當歸 12g, 복령茯苓 10g, 생감초生甘草 6g, 포산갑炮山甲 6g, 조각자皁角刺 3g, 진피陳皮 10g, 초삼선焦三仙[7] 각 10g

처방 가운데 황기와 당삼, 초백출, 감초, 복령은 비토脾土를 보하는 약물로 주약主藥이 되고, 당귀는 보혈, 포산갑과 조각자는 농액의 배출, 진피와 초삼선은 위胃를 열고 소화를 돕는 약물로 보약補藥이 된다. 각 약물의 효능이 하나로 조화를 이루면 비토脾土의 기능이 왕성해지고 피부가 아무는 것을 촉진하게 된다.

환자에게 약 일곱 첩을 처방하고 약을 전부 복용한 후 재진하기로 했다. 그리고 며칠 후면 실습을 마치고 다른 부서로 가야 했기 때문에 재진은 내 지도교수에게 받도록 했다. 하지만 일주일 후 이 환자는 나를 찾아와 재진을 청했다. 지난번 처방한 약의 효과가 아주 좋아 다른 의사보다 나를 더욱 믿는다는 말에 당시 아주 감동을 받았다. 일개 수련의가 환자의 신뢰를 받으니 어찌 기쁘지 않겠는가?

환자의 상처를 보니 환부의 사분의 삼은 이미 아물었고 농혈도 흐르지 않았다. 약을 먹은 후 식욕도 다시 돌아와 식사 때쯤이면 허기지고 음식도 아주 맛있었으며,

---

7) **초삼선(焦三仙)** : 초산사(焦山楂), 초맥아(焦麥芽), 초신곡(焦神麯)의 합칭이다.

일곱 첩을 다 먹고 나니 정신도 아주 맑아졌다고 했다. 농은 이미 없어졌으므로 지난번 처방 중에서 농을 배출하는 포산갑과 조각자는 빼고, 장기간 농혈을 흘렸으므로 기혈氣血이 많이 손상됐을 것이기 때문에 비토脾土를 보補하는 기본 위에 혈血을 보하고 활성화시키는 숙지황熟地黃 12g과 백작약白灼藥 10g을 추가해 다시 일곱 첩을 처방했다.

일주일 후 환자가 다시 찾아왔을 때, 상처는 이미 완전히 아물었고 안색도 붉고 윤기가 났다. 이에 치료효과를 확실히 하기 위해 원래의 처방에 따라 일곱 첩을 더 복용토록 했다. 이렇게 해서 반년을 끌어온 질병이 완전히 치유됐다.

다음으로 오행상극五行相克을 알아보자. 오행상극의 관계는 그림과 같다.

상극의 관계는 또 어떻게 이해해야 할까? 상생과 마찬가지로 아주 간단하다. 나무는 능히 흙 속의 양분을 흡수할 수 있으므로 목木은 토土를 극克한다고 한다. "병졸이 몰려오면 장수로 막고, 물이 몰려오면 흙으로 막는다."는 속담이 있다. 의문의 여지없이 흙은 물을 막는 일에 쓰이므로 토土는 수水를 극한다고 한다. 물은 능히 불을 끌수 있으므로 수水는 화火를 극한다고 한다. 불은 능히 금속을 녹일 수 있으므로 화火는 금金을 극한다고 한다. 도끼는 능히 나무를 벨 수 있는데, 도끼는 무엇으로 만드는가? 당연히 금속이다. 따라서 금金은 목木을 극한다고 한다.

오행의 상극을 오장에 대응해보면, '간극비肝克脾, 비극신脾克腎, 신극심腎克心, 심극폐心克肺, 폐극간肺克肝'이 된다. 상극의 관계는 각 장기의 기능이 일정한 제약을 받는 것으로, 이로써 각 장

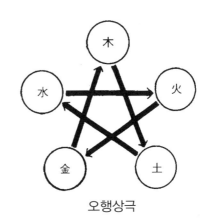

오행상극

기 사이에 상호 협조하고 동태평형의 상태를 유지하도록 한다. 상극의 관계는 한 계통의 다른 한 계통에 대한 제약으로, 그 제약의 정도에 따라 세 가지 결과가 발생한다.

하나는 평형平衡이요, 또 하나는 불급不及이요, 마지막 하나는 태과太過다. 제약평형은 제약하는 관계 중에서 가장 좋은 결합점으로, 이 상태에서는 각 장부 사이에 동태평형과 상호협조의 관계가 유지되어 장부의 기능을 가장 효율적으로 발휘하게 된다. 제약불급은 제약을 받는 쪽의 기능이 지나치게 왕성하게 되거나 심지어는 제약하는 쪽의 상황을 억제하기에 이르러[8] 정체의 평형이 깨지는 결과를 초래하게 된다.

예를 들어, 비脾는 토土에 속하고 신腎은 수水에 속하는데, 정상적인 상황에서는 비脾가 신腎에 대해 상극작용을 해 수분이 체내에서 정상적인 대사를 거쳐 자신의 통로를 따라 체외로 배출되도록 한다. 하지만 비의 기능 즉, 신에 대한 제약이 부족하면 수습水濕이 체내에 범람해 수종水腫·소변불통小便不通·구토嘔吐 등의 질병을 초래한다. 제약이 너무 지나치면 제약받는 쪽의 기능이 과도하게 억제되어 정체평형의 정상적인 상태에 영향을 미치게 된다. 예를 들어, 간肝은 비脾를 극하는데, 간의 기능이 지나치게 왕성할 때는 비의 기능을 과도하게 억제하게 된다.

건강의 본질은 동태평형動態平衡

평소에 이런 경험을 해봤을 것이다. 화를 내면 식욕이 떨어지고 심지어 위胃가 팽팽하고 답답하며 신물이 넘어오는 등 소화불량의 증상이 나타난다. 이는 화를 냄으로 해서 간목肝木이 지나치게 왕성해졌다는 표현으로, 간목肝木이 지나치게 왕성해지면 비토脾土를 과도하게 억제하게 되어 비脾의 운화運化 기능이 떨어지게 된다. 이 때문에 상술한 증상이 나타나는 것이다.

---

8) 한의학에서는 이를 '반모(反侮)'라고 한다.

오행 사이의 상생과 상극을 통해 오장은 더 이상 다섯 개의 독립된 계통이 아니라 하나의 동태적이고 쉼 없이 생동하는 평형정체를 구성하게 된다.

오행생극五行生克 이론은 실제 연계와 제약을 구체적으로 체현하는 것으로, 오행생극 이론은 인체 각 기관의 기능을 최종적으로 하나의 정체整體로 귀속시킬 수 있다. 어떤 장기라도 그 기능 상태와 활동 상황은 다른 장기로부터 영향을 받을 뿐만 아니라 동시에 시시각각 다른 장기에 영향을 미친다. 이 때문에 각 장부의 상생과 상극의 작용으로 인체라는 정체는 동태평형動態平衡의 상태에 도달할 수 있고, 이런 동태평형의 상태야말로 건강의 본질이라고 할 수 있다. 그리고 일단 이 동태평형이 깨지게 되면 인체에는 각종 질병이 생기게 된다.

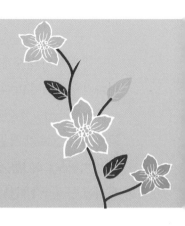

질병의 발생

질병의 원인은 평형실조平衡失調

갑甲이라는 사람은 평소에 몸이 안 좋다는 느낌은 전혀 없었지만, 건강검진 결과 혈압이 160/95mmHg(정상범위는 90~140/60~90mmHg)로 나와 고혈압 진단을 받았다. 하지만 혈압강하제를 복용하고 혈압이 정상범위인 120/75mmHg로 떨어지자 오히려 머리가 어지럽고 사지에 힘이 없으며 눈앞이 깜깜해지는 등의 증상이 나타나 삶의 질이 크게 나빠졌다.

을乙이라는 사람은 힘이 없고 머리가 어지러우며 피곤하고 입맛도 없으며 가슴이 답답하고 잠을 이루지 못하는 등 스스로 몸이 상당히 좋지 않다고 생각해 병원에서 각종 검사를 받았지만, 결과는 정상으로 나와 뚜렷한 진단을 받지 못했다. 의사 역시 속수무책으로 그저 자율신경문란·히스테리·불건강[未病]1) 등으로 진단할 수밖에 없었고, 치료를 위한 좋은 처방도 내릴 수 없었다.

왜 이런 상황이 나타날까? 서양의학의 개념으로는 화학실험과 검사의 결과가 질병

---

1) 불건강(未病) : 본인은 병이 있다고 느끼나 검사결과는 정상인 상태. 질병과 건강의 중간 상태. 원서에서는 아건강(亞健康)으로 표현했다.

진단의 유일한 근거이기 때문에 수치로 나타나는 지표의 크고 작음이나 어느 기관의 형태변화만을 중시한다. 당신이 검사를 받는 동안 어느 한 지표에 이상이 나타나거나 어느 한 장기 형태에 변화가 발생하면, 그 이상이 당신의 정상적인 생리상태에 영향을 미치거나 정상적인 상태를 파괴하는지의 여부에 상관없이 서양의학은 '병'으로 진단하고 치료가 필요하다고 할 것이다.

치료 후에 몸이 편치 않은 증상이 나타나더라도 서양의학은 상관하지 않는다. 그들은 지표가 정상으로 나타나기만 하면 치료의 목적을 달성했다고 생각한다. 생리적으로 영향을 받아 각종 불편한 증상이 나타난다 하더라도 화학실험과 검사에서 별다른 이상이 발견되지 않으면 이것을 질병으로 인정하지 않는다. 검사결과는 정상이지 않느냐, 어떻게 병이 있다고 하는 건지, 분명 심리적인 요인으로 불편한 증상이 나타난 것이라고 할 것이다. 병이 아니니 치료할 방법이 있을 리도 만무하다. 이는 화학실험과 검사만을 중시하고 인체에 내재한 평형平衡을 중시하지 않은 결과다.

다시 돌아보는 질병

앞에서 인체는 하나의 복잡한 유기체로, 각 조직기관과 각종 물질성분은 독립적으로 존재하는 것이 아니라 상호 연계하고 제약한다고 말한 바 있다. 이렇게 해야 인체는 질서를 갖춘 정체整體가 될 수 있고, 각종 복잡한 생명활동을 완성할 수 있다. 이 때문에 인체를 복잡하지만 완전한 하나의 계통으로 볼 수 있으며, 계통 속의 각 조직과 성분이 협조와 평형 상태를 유지할 때 계통은 정상적으로 운행할 수 있다. 바꿔 말하면, 개개인의 신체는 강하거나 약하거나, 살지거나 마르거나, 크거나 작은 차이가 있지만, 인체의 각 조직기관과 물질성분 사이에 상호평형과 상호협조가 유지되면 건강한 상태에 놓이게 되고, 그 반대의 경우는 질병상태에 처하게 된다.

한의학은 이런 '정체整體-평형平衡'의 이론 아래에서 서양의학과는 확연히 다른 건강과 질병의 개념을 정립했다. 이 개념은 더 이상 단일한 화학실험과 검사지표를 건강과 질병을 판단하는 기준으로 삼지 않으며, 인체에 내재한 정체평형整體平衡 상태를 건강과 질병의 판단 기준으로 삼는다. 서양의학의 각종 화학실험의 지표나 검사 결과는 일종의 존재를 밝힐 뿐이다. 이런 지표와 결과가 정상적인 범위를 벗어날 때는 데이터와 인체의 정체평형을 결합시켜 고려할 필요가 있다. 이런 실험과 검사를 통해 얻은 데이터가 정체평형이 깨진 결과고, 일련의 불편한 증상이 나타난다면 질병으로 판단할 수 있다.

반대로, 화학실험과 검사의 결과가 특정 생리상태 하에서 나타내는 특정한 표현이고, 결과의 이상이 내재평형을 파괴하는 일과 상관없다면 질병으로 부를 수 없다. 예를 들어보자. 사람이 놀라면 교감신경이 흥분해 심장박동이 빨라지고 혈압이 상승하게 된다. 하지만 외부의 자극이 사라지고 나면 심장박동과 혈압은 다시 정상상태를 회복한다. 이렇게 놀라서 심장박동이 빨라지고 혈압이 상승하는 것을 질병이라고 할 수는 없는 이치다.

골질증식骨質增殖에 관한 탐구

검사와 질병 사이의 관계에 관하여 몇 가지 예를 들어 보겠다. 대부분의 사람들이 골질증식骨質增殖[2]을 백약이 무효인 불치병으로 알고 있는데, 정말 그럴까? 골질증식이 '질병'으로 인식되는 것은 검사를 질병진단의 유일한 근거로 삼음으로써 야기된 잘못된 결과임을 분명히 밝힐 수 있다. 어떻게 이런 주장을 할 수 있을까? 먼저 골질증식의 원인을 살펴보자.

---

2) **골질증식(骨質增殖)** : 골자(骨刺)라고도 한다. 매우 고통스러운 질병인 동시에 정상적인 생리현상이라고도 할 수 있다. 나이가 들어감에 따라 관절의 연골은 점차 퇴화하고 세포의 탄성은 감소하게 되어 골관절은 자신도 모르게 마모된다. 특히 활동량이 비교적 많은 목, 허리, 무릎 등의 손상된 관절연골은 혈액이 영양을 공급하지 않으면 회복되기 어렵다. 이때 관절연골 주위의 혈액순환이 비교적 왕성해지면 대상성연골이 자라기 시작하는데, 이것이 골질증식의 초기 증상이다. 시간이 지날수록 자라난 연골은 다시 칼슘화되어 단단히 굳어지는데, 이것이 바로 골질증식이다.

인체의 관절과 척추 주위는 모두 관절낭關節囊, 인대靭帶, 건腱 등의 연조직에 쌓여 있거나 연결돼 있다. 오랜 기간 활동을 하면서 이런 연조직은 이완·수축·마찰·손상 등으로 점차 노화되어 자체의 탄성과 인성이 떨어지는 것 외에도 골조직과 연결된 부위에 칼슘이온이 침적되어 국부적인 연조직의 칼슘화를 부른다. 이렇게 칼슘화된 (단단히 굳은) 연조직이 바로 X-레이 사진에서 볼 수 있는 '골질증식骨質增殖'이다. 이 때문에 골질증식은 골격 주위의 연조직이 노화된 일종의 생리적인 표현이라고 할 수 있다. 믿지 못하겠다면 60세 이상인 노인을 무작위로 추출하여 경추나 요추 부위 X-레이 사진을 찍어보라. 백이면 백 모두 골질증식의 증상이 나타날 것이다.

사실이 이러한데 골질증식을 질병이라 할 수 있겠는가? 어떤 의미에서는, 골질증식은 사람이 나이가 들어감에 따라 머리카락이 희게 새고 피부에 주름이 지는 것과 같은, 골격과 연조직 노화의 한 표현이라고 할 수 있다. 누가 머리가 하얗게 새고 피부에 주름이 지는 것을 질병이라고 하겠는가?

그렇다면 이렇게 물을 것이다. 골질증식이 질병이 아니라면 노인들이 호소하는 목과 허리, 등의 통증과 관절이 쑤시고 아픈 원인은 또 뭡니까?

골질증식이 노인성 목·허리·등의 통증과 관절통을 일으키는 원인이라고 가정해보자. 그렇다면 칼로 자라난 뼈를 잘라내는 방법 이외의 어떤 방법으로도 자라난 뼈를 제거할 방법이 없기 때문에 골질증식의 치료로 말하자면 아무런 효과도 없는 것이다. 사실상 대다수 골질증식 환자의 동통은 지속적인 것이 아니라 노동을 하거나 찬바람을 쐬거나 과도하게 활동했을 경우에 나타나는 것이 일반적이다. 뿐만 아니라 절대 다수의 골질증식 환자는 약물·추나推拿·물리치료를 받은 후 증상이 완화되거나 사라지게 되는데, 이것은 무슨 이치인가? 골질증식이 노년성 골관절 동통의 원인이 아니라면 노년성 골관절 동통의 원인은 또 무엇일까?

앞에서 밝혔듯이 골질증식은 실제 골관절과 연결된 관절낭, 인대, 근육 등의 연조직이 칼슘화된 것으로, 이렇게 칼슘화된 부분과 칼슘화되지 않은 정상적인 부분 사이에는 물리적인 성능 면에서(탄성과 인성 및 열팽창과 수축 등의 면에서) 비교적 큰 차이가 생기게 된다. 이런 상태에서 활동을 과도하게 하거나 찬바람을 쐬거나 힘든 노동을 한 후에는 연조직의 칼슘화된 부분과 칼슘화되지 않은 부분이 만나는 경계 부분에 무균성 염증이 생기게 된다. 이 염증이 바로 골관절의 동통을 일으키는 근본적인 원인이다.

하지만 이 무균성 염증은 현재의 화학실험과 검사장비로는 그 존재를 검출해 낼 수 없다. 이로 말미암아 검사를 질병진단의 근거로 삼는 서양의학은 골질증식을 노년성 골관절 동통의 병인으로 오인하게 되는 것이다. 이렇게 잘못된 이론의 기초 위에서 수술로써 골질증식을 치료하고자 한다면 환자의 경제적인 부담을 가중시킬 뿐만 아니라 질병을 완전히 치유할 수도 없다.

이 예로부터 검사를 질병진단의 유일한 근거로 삼는다면 질병에 대한 인식에 커다란 오류를 범하게 되고, 또 이런 오류는 질병치료에 상당한 위해를 가져올 수 있다는 사실을 알 수 있다.

내재평형內在平衡에 영향을 미치는 두 요소

한의학은 결코 현대의학의 검사를 배척하지 않는다. 검사를 인체의 내재평형內在平衡과 유기적으로 결합해 내재평형을 건강과 질병을 판단하는 근거로 삼아야 함을 강조할 뿐이다. 한의학에서는 이렇게 내재평형에 착안점을 둔 건강상태를 '음평양비陰平陽秘'라 한다. '음평양비陰平陽秘'의 평형상태가 깨지면 질병이 발생하게 된다. 이 점을 이해했다면 다시 처음의 예로 돌아가 보자. 어떻게 그런 상황이 발생하는가를 아주 쉽게 이해할 수 있을 것이다.

첫 번째 사례에서 갑이라는 사람의 혈압이 높은 것은 사실이지만, 갑의 '고혈압'은 내재한 각 계통의 운행에 적합한 것이었다.[3] 다시 말해, 어떤 특정한 요인의 영향으

---

3) 당연히 유기체가 내재평형을 유지한 건강상태에 있는가의 여부는 단순히 환자에게 불편한 증상이 있는지 여부로 판단하는 것이 아니라 망문문절(望聞問切) 사진(四診)을 통해 종합적으로 결론을 도출해 판단해야 한다. 이 문제는 이후의 장에서 전문적으로 다루겠다.

로(노인의 동맥경화, 고지혈증, 혈류속도의 감소 등과 같은) 인체에 내재한 조절계통이 특정 상황을 근거로 자신의 혈압을 조절해 중요 기관에 대한 혈액과 산소공급을 유지하도록 한 것이다. 이 사례에서 160/95mmHg라는 혈압상태는 바로 인체 스스로 조절한 결과일 뿐만 아니라 적절한 것이었다. 이 조절로 말미암아 내재평형이 깨지지 않았고, 따라서 편안한 느낌과 함께 어떤 질병의 증상도 나타나지 않았던 것이다. 반대로 혈압상태가 이보다 낮게 되면 대뇌와 전신의 조직과 기관에 혈액과 산소가 모자라게 된다. 혈압강하제 복용 후에 오히려 머리가 어지럽고 사지에 힘이 없고 눈앞이 깜깜한 증상이 나타난 것은 바로 이런 이유 때문이다.

두 번째 사례에서 을이라는 사람은 검사에서 아무런 이상이 발견되지 않았지만, 을 체내의 '음평양비陰平陽秘'의 평형상태는 이미 깨진 상황이다. 하지만 내재평형의 상태가 깨진 경우 현대의 검사기기로도 검출해 낼 수 없다. 따라서 화학실험과 검사결과는 정상이지만 인체는 오히려 불편함을 느꼈던 것이다.

이 두 가지 사례로부터 우리는 다음과 같은 결론을 도출할 수 있다. 내재평형의 상태가 깨진 것을 질병으로 규정하는 개념이 더욱 적절하다는 점이다. 사람은 하나의 생물체로서 복잡한 자연환경과 사회환경 속에서 생활하는 동시에, 일반적인 생물체와는 구별되는 고등동물로서 스스로 극도로 복잡한 사유와 심리활동을 하기 때문에, 내재평형은 시시각각 자신 혹은 외부의 영향을 받게 된다. 하지만 일반적인 상황에서는 이 두 가지 요소 모두 내재평형을 깨뜨려 질병을 유발하지는 못한다. 우리는 늘 세균이나 바이러스와 접촉하지만 이에 감염되어 병이 생기지는 않는다.

계절을 예로 들어 보면, 계절에 따라 외부의 온도는 끊임없이 변화하지만 사람의 체온은 늘 36.5℃를 유지한다. 인체에는 스스로 방어하고 조절하는 기전機轉이 있기 때문에 병을 유발하는 각종 외부적인 요인이 인체에 침입하면 제때에 그것을 억제하고 내재평형을 적절히 조절한다. 이로써 내외부적으로 미치는 불리한 영향에 효과적으로 대항해 질병의 발생을 피할 수 있는 것이다.

유기체가 상술한 기능을 실현하는 데 사용하는 양대 체계는 바로 방어체계와 조절체계다. 방어체계는 주로 외부로부터의 위해를 방어하는 임무를 담당하는데, 이에는 면역계통[4], 재생계통[5], 대응계통[6]이 포함된다. 조절체계는 주로 유기체의 각 조직과 기관, 계통의 정상적이고 협조적인 운행을 담당한다.

인체의 기본적인 생명활동은 호흡계통, 순환계통, 소화계통, 비뇨생식계통, 운동계통, 신경계통, 혈액계통, 내분비계통 등 8대 계통의 정상적인 기능에 의존한다. 이 8대 계통이 하나의 통일된 정체整體가 되기 위해서는 하나의 완전한 조절체계로 8대 계통 사이의 협조를 이끌어내야 한다.

인체로 말하자면, 이 협조의 기능은 주로 중추신경계통과 말초신경계통, 내분비계통을 통해 실현된다. 중추신경계통은 사령부 역할을 하는데, 시시각각 각 조직기관과 물질성분의 미세한 변화를 감독하고 통제할 뿐만 아니라 수시로 실제상황을 근거로 상응하는 조정정보를 내린다. 이런 조정정보는 말초신경을 통해 각 조직과 기관으로 전달되고, 이로써 내재평형에 대한 직접적인 조절과 통제를 실현한다. 이와 함께 중추신경계통은 내분비계통도 통제한다. 내분비계통에 대한 조절을 통해 체내 각종 호르몬 수치는 변화하게 된다. 따라서 어느 한 장부의 생리기능을 강화하거나 약화시킴으로써 각 장부 사이의 기능상태를 조화롭게 할 뿐만 아니라 내재평형에 대한 간접적인 조절과 통제를 실현한다. 이 두 방면의 조절과 통제를 통해 인체 내부의 환경은 기본적으로 항상 일정한 상태를 유지할 수 있게 되고, 이로써 건강상태를 최대한 보장한다.

정기正氣와 사기邪氣

조절체계와 방어체계는 공동으로 인체로 하여금 내외부의 자극에 저항하고 적응

---

4) **면역계통** : 세균, 바이러스, 진균, 마이코플라즈마, 클라미디아 등 미생물의 인체에 대한 침해를 방어한다.
5) **재생계통** : 유기체로 하여금 외부로부터 손상을 입은 후 즉시 재생하여 조직과 기관의 기능이 손상되지 않도록 한다.
6) **대응계통** : 손상의 정도를 최소화하는 역할을 한다.

하는 능력을 만들도록 한다. 한의학에서는 인체의 이런 능력을 '정기正氣'라 한다. 정기는 내재평형內在平衡을 주도하는 요소로, 정기가 정상적으로 운행해야만 일상생활 속에서 각종 미생물과 접촉하더라도 감염되지 않는다. 또한 추위와 더위가 교차하는 계절의 변화 속에서도 항상 체온을 유지할 수 있으며, 일상생활과 희로애락 감정의 변화 속에서도 장부臟腑의 정상적인 운행을 유지할 수 있다. 바꿔 말하면, '정기'가 충분해야만 인체는 각종 복잡한 내외 요인의 영향 하에서도 건강상태를 유지할 수 있다. 한의학에서는 이런 현상을 "정기가 있으면 사기가 침범할 수 없다[正氣存內, 邪不可干].[7]"고 표현한다.

앞에서 언급했듯이, 인체는 하나의 생명체로서 시시각각 외부 혹은 자기 자신의 영향을 받고 있다. 외부의 영향으로는 각종 기후변화·세균·바이러스·외상 등이 있으며, 자신의 영향으로는 정서변화·음식·피로·장부기능실조 등이 있다. 이런 내외부의 영향이 '정기正氣'가 조절할 수 있는 범위를 초과할 때 내재평형에 영향을 미쳐 질병을 야기하게 된다. 한의학에서는 이렇게 인체의 내재평형을 실조케 하는 요인을 '사기邪氣'라 한다. 이는 어떤 질병의 발생은 '정기'와 '사기' 간의 힘의 대비 관계에 의해 결정됨을 의미하기도 한다.

'정기'가 '사기'를 이기면 질병이 발생하지 않고, '사기'가 '정기'를 이기면 질병이 발생한다. '사기'가 '정기'를 이기는 경우는 두 가지로 나누어 볼 수 있는데, 하나는 '사기'가 과도하게 성盛해 '정기'가 억제하고 조절할 수 있는 정상적인 정도를 넘어선 경우고, 또 하나는 '정기'가 부족해 '사기'를 억제하지 못하는 경우다.

먼저 '사기'의 요소에 대해 탐구해보자. 사기는 그 근원에 따라 크게 '외래外來'와 '내생內生' 두 가지로 나눌 수 있다. 밖에서 들어오는 사기는 주로 다음의 세 가지가 있다. 첫째, 각종 기상요인(바람, 서리, 비, 이슬, 눈, 안개 등의 외부 환경요인)이 인체에 상해를 입히는 경우다. 둘째, 기후의 이상변화(따뜻한 겨울, 추운 봄, 더위와 추위가 오락가락하는 계절 변화 등)가 인체에 영향을 미치는 경우다. 셋째, 세균이

---

7) 간(干) : 침범하다, 방해하다의 의미다.

나 바이러스 혹은 기타 질병을 일으키는 미생물에 감염되는 경우다.

안에서 생기는 사기는 주로 다음의 세 가지가 있다. 첫째, 정서변화[8]가 인체의 내재평형에 영향을 미치는 경우다. 둘째, 음식과 생활(폭음폭식, 불결한 음식, 불규칙적인 생활, 과도한 성생활 등)이 내재평형에 영향을 미치는 경우다. 셋째, 장부기능의 항진이나 쇠퇴가 내재평형에 영향을 미치는 경우다. 이런 내외부의 사기가 정상적인 인체가 방어하고 조절할 수 있는 능력을 초과하여 영향을 미칠 때 인체 내부의 동태평형이 파괴돼 각종 질병이 발생하게 된다.

평소 우리는 시시각각 미생물과 접촉하고 있지만 감염되지는 않는다. 하지만 몇몇 독성이 강하고 파괴력이 센 미생물(각종 전염병을 유발하는 미생물)은 정상적인 인체를 감염시켜 각종 질병을 유발할 수 있다. 정상적인 사계절의 변화는 인체에 영향을 미치지 않는다. 하지만 날씨가 갑자기 추웠다 더웠다 변덕을 부리거나 사계절의 기온이 비정상적일 때는 질병을 유발하기도 한다. 정상적이고 규칙적인 식생활은 인체에 필요한 영양을 공급하지만 음식이 과도하면 소화기능을 손상시켜 질병을 유발한다. 이 모두가 '사기'가 지나치게 성해 인체 '정기'의 방어와 조절능력을 초과했기 때문이다.

이어서 '정기'의 요소를 살펴보자. 우리는 늘 각종 세균과 바이러스에 노출되어 있지만 질병에 걸리지는 않는다. 하지만 땀을 흘리고 찬바람을 맞거나 지나치게 피곤할 때는 세균과 바이러스가 이 틈을 타고 인체에 침입해 감기와 발열 같은 질병을 일으키게 된다. 이는 인체가 가지고 있는 방어와 조절능력의 하강(정허正虛) 또한 질병을 일으키는 중요한 요소임을 설명한다.

형성된 원인과 성질에 따라 '정허正虛'를 크게 일시성 정허와 누적성 정허로 나눈다. '일시성 정허'는 인체가 특정한 환경에 처했을 때 나타나는 단기간의 방어와 조절능력 하강을 가리킨다. 예를 들어, 땀을 흘릴 때는 땀구멍이 열려 병을 유발하는 외부의 인자가 이 틈을 타고 쉽게 침입한다. 또 잠을 잘 때는 혈액순환과 신진대사가 느

---

8) 희(喜), 노(怒), 우(憂), 사(思), 비(悲), 공(恐), 경(驚)의 칠정(七情)을 말한다.

려져 인체의 방어와 조절기능 역시 약해진다. 추울 때는 혈관이 수축되어 방어와 재생능력이 떨어지게 된다.

일시성 정허는 인체가 특정 요인에 노출됐을 때 나타나는 상태로, 특정 요인이 사라지면 정허 또한 사라지게 된다. 예를 들어, 잠을 잘 때 한기寒氣를 받아 생긴 감기는 수면과 한랭이라는 두 개의 특정 상태 하에서 인체의 대외적인 방어능력이 잠시 떨어져 외사外邪가 이 틈을 타고 침입해 일어난 것이기 때문에 감기가 발생한 후에는 특정 상태 하에서의 일시성 정허 또한 사라지게 된다.

'누적성 정허'는 곧 인체의 장부 기능이 쇠퇴해 방어와 조절 능력이 하강하는 일종의 정허와 같은 상태가 초래됐음을 가리킨다. 예를 들어, 오랜 병으로 원기元氣를 소모하거나 과도한 방사房事, 영양불량, 과도한 노동 등의 요인으로 초래된 정허가 바로 누적성 정허에 속한다. 통상 한의학에서 말하는 정허는 '누적성 정허'를 가리킨다. 누적성 정허의 발생은 인체의 기본물질(원양元陽, 원음元陰, 기氣, 혈血, 진액津液 등. 4장에서 상세히 소개한다)의 과도한 소모와 밀접한 관계가 있다. 이런 정허는 일단 발생하면 요인을 제거하더라도 정허의 상태는 사라지지 않는다.

정기와 인체 기본물질 사이의 관계는 다음의 예를 통해 이해할 수 있을 것이다. 인체를 하나의 국가에 비유한다면, 인체 내의 물질은 국가의 국고에 비유할 수 있다. 정기正氣는 바로 국가의 국력에 해당한다. 국고가 가득차면 국력이 강성하게 되고, 국력이 강성하면 다른 국가가 감히 침범하거나 얕볼 수 없다. 또 국력이 강성하면 국가 내부도 안정되고 국민들도 편안히 살면서 즐겁게 일할 수 있다. 따라서 인체 내에 기본물질이 충분하면 정기正氣가 왕성하게 되고, 또 외부 사기邪氣의 침입에 저항하고 내부 장기의 정상적인 운행을 유지할 수 있게 된다.

정허正虛와 사성邪盛

정기正氣와 사기邪氣 이 두 요소와 질병 사이의 관계를 이해했다면 어떤 질병도 두 방면에서 탐구할 수 있을 것이다. 하나는 사기가 성盛할 때고, 또 하나는 정기가 허虛할 때다. 질병은 '정正'과 '사邪' 이 두 개의 대립되는 면에서 중점을 두는 바가 다르고, 반영되어 나오는 질병의 본질 또한 다르다. 따라서 치료 시에 취하는 방법 역시 달라야 한다.

감기를 예로 들어 보자. 한사寒邪로 인한 감기와 체질이 허약해 생긴 감기는 본질 면에서 완전히 다르다. 한사로 인한 감기의 본질은 사기가 성한 것이고, 체질이 허약해 생긴 감기의 본질은 정기가 허한 것이다. 따라서 치료를 함에 전자는 사기를 제거하는 일이 주가 되고, 후자는 정기를 보살피는 일이 주가 돼야 한다.

정기가 허약해 질병이 생겼는데 사기를 제거하는 치료방법을 쓴다면, 사기를 제거하지 못할 뿐만 아니라 오히려 본래 부족한 정기를 더욱 쇠약하게 하는 결과를 초래해 질병을 치유하기가 더욱 어렵고 점차 위중해지게 된다.

정기를 돌보지 않고 단순히 사기만을 제거하려는 치료방법을 한의학에서는 '문을 열고 공손히 도둑을 맞아들인다'는 말에 비유하곤 한다. 집안에 노약자만 있을 때 강도가 들어오려고 하면 어떻게 해야 하나? 당연히 문을 걸어 잠그고 건장한 청년이 돌아와 도와주기를 기다려야 한다. 이때 자신의 힘은 생각하지도 않고 문을 열고 강도와 맞서려고 한다면 강도를 격퇴시키기는커녕 오히려 생명을 잃게 될 것이다.

정기가 허약하지는 않지만 사기가 지나치게 왕성하거나, 일시성 정허의 상태에 있거나, 사기가 인체에 침입한 후 정허가 회복됐을 때는 어떻게 치료해야 할까? 당연히 사기를 제거하는 치료를 위주로 해야 한다. 이때 사기를 제거하지 않고 정기를 보충한다면 질병이 가중될 것이다.

이렇게 사기가 왕성한 상태에서 정기를 보살펴 빚어진 결과를 두고 한의학에서는 '문을 닫고 강도를 머물게 한다'는 말에 비유한다. 곧, 강도가 집안에 침입했으나 건장한 청년이 있는 것을 봤다면 감히 경거망동하지 못하고 열린 문으로 몰래 도망가려 할 것이다. 하지만 문을 꼭꼭 걸어 잠근다면 강도는 퇴로가 막힌 것을 보고는 필사적으로 덤벼들게 되고, 결국 양쪽 모두 크게 다치는 결과가 초래될 것이다.

따라서 질병이 '정허正虛'에 의한 것인지 '사성邪盛'에 의한 것인지 정확히 판단하는 일은 치료효과의 좋고 나쁨을 결정하는 중요한 요소가 된다. '정허'와 '사성'을 정확히 판단하는 관건은 바로 한의학의 '정체整體-평형平衡'의 개념을 얼마나 잘 파악하고 있느냐에 달려 있다. 질병으로 나타나는 각종 증상으로부터 체내 평형이 깨진 상황을 추론해 '정허正虛' 혹은 '사성邪盛'을 정확히 판단하고 합당한 치료방법을 제공해야 한다.

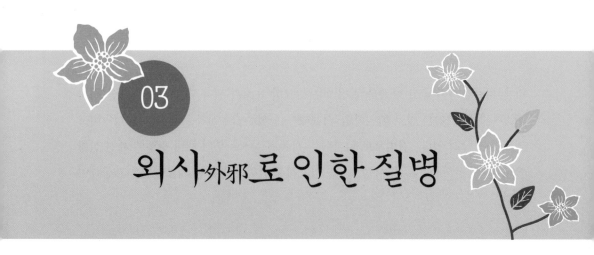

외사外邪로 인한 질병

한의학의 병인관病因觀

앞에서 반복적으로 하나의 문제를 강조했다. 그것은 바로 한의학의 질병에 대한 인식은 시종일관 인체에 내재한 동태평형動態平衡에 주안점을 두고 있다는 사실이다. 따라서 질병의 원인에 대한 한의학의 연구는 미시적으로 각종 병을 유발하는 인자의 형태와 구조에 대한 연구가 아니라, 병을 유발하는 각종 요인과 그것이 야기하는 내재평형內在平衡의 파괴 상황을 상호 결합한 연구다. 이런 연구방식에는 어떤 장점이 있을까? 이 방식의 장점은 질병을 유발하는 외부의 요인이 아무리 복잡하고 다변적이라 하더라도 내재평형의 변화 상황만 파악한다면 질병의 본질을 찾아내어 상응하는 치료를 할 수 있다는 데 있다.

병인病因에 대한 한의학의 이런 연구방법을 통해 우리는 본질적인 치료 차원에서 질병을 다룰 수 있다. 하지만 질병을 일으키는 요인에 중점을 두고 연구한다면 영원토록 질병의 뒤꽁무니만 쫓게 돼, 알려지지 않은 질병의 요인을 만나면 눈만 휘둥그렇게 뜨고는 속수무책 방법을 찾지 못할 것이다.

서양의학은 미생물을 감염성 질병의 주체로 생각하는데, 알려지지 않은 미생물이 나타났을 때는 속수무책일 뿐만 아니라, 이미 알고 있는 미생물이라 하더라도 그 종류가 너무 많고 다양하게 변이를 일으키기 때문에 좋은 방법을 찾지 못할 때가 많다. 항생제의 오남용으로 인해 미생물의 항생제에 대한 내성은 날로 강해지고 치료효과는 끊임없이 약해지고 있다.

병의 원인을 찾는 변증辨證

서양의학의 미시적인 연구방법 하에서 나타나는 일련의 문제를 '농약현상'으로 비유하기도 한다. 농약의 발명과 사용에 따라 병해충이 감소하거나 사라지기는커녕 오히려 인류에게는 더 큰 골칫거리가 생겼다. 농약에 대한 해충의 내성이 점차 강해지면서 농약의 독성도 점차 강해졌으며, 잔류농약으로 인한 중독이 발생하고, 잔류기준을 초과한 농약이 포함된 음식을 장기간 섭취함으로써 암 발생률이 날로 증가하고 있다.

이런 현상은 무엇 때문일까? 이는 바로 병충해를 다스리는 관건이 무엇인지 제대로 찾지 못했기 때문이다. 해충의 천적인 조류와 개구리 등이 대량으로 감소하고 기후변화의 이상 등등으로 자연생태계의 평형이 깨진 결과임을 이제야 인식하게 됐다. 이런 요인들의 변화로 해충이 대량으로 번식할 수 있는 조건이 만들어졌는데, 자연생태계의 평형을 회복시키는 일은 등한시 하고 단순히 농약으로 해충을 죽이려고만 한다면 해충을 없애지 못할 뿐만 아니라 인류 자신에게 대단히 큰 위해를 가져올 것이다.

서양의학에서는 감염성 질병에 대해 항균치료를 실시하고 있는데, 큰 의미에서 보면 병충해에 대처할 때와 같은 잘못을 반복하는 것이다. 언젠가 이런 방법이 잘못됐다는 사실을 인식하는 날이 올 것이다. 질병을 유발하는 요인이 일으키는 인체 동태평형動態平衡의 변화에 주안점을 둔다면, 그 요인이 알려진 것이든 알려지지 않은 것이든 상관없이 질병의 증상을 근거로 동태평형의 변화를 판단해 치료방법을 찾을 수 있다. 이런 연구방법은 한의학의 우월성을 나타낼 뿐만 아니라 생명과학의 법칙에도 더욱 부합한다.

한 가지 예를 들어 보자. 서양의학에서는 감기는 대부분 바이러스에 의해 걸린다고 하는데, 감기를 유발하는 진짜 원인이 무엇이지 다시 한 번 깊이 생각해보자. 감기의 원인을 열거하자면, 저온에 노출됐거나 과로했거나 땀을 흘린 후 바람을 쐬었거나 등등 수없이 많다. 다시 이런 원인에 대해 분석을 해보면 자신의 면역과 방어를 담당하는 능력이 떨어진 것이 감기를 일으킨 진짜 원인임을 쉽게 알 수 있다.

원인을 찾았다면 감기의 본질은 무엇일까? 여기에서 의문을 품지 않을 수 없다. 바이러스가 감기의 본질이라면 같은 바이러스가 일으키는 증상도 같아야 한다. 하지만 사실상 사람마다 감기의 증상은 천차만별이다. 열이 나는가 하면 안 나기도 하고, 오한이 있는가 하면 없기도 하고, 코가 막히는가 하면 안 막히기도 하고, 콧물이 나는가 하면 안 나기도 하고, 목이 아픈가 하면 안 아프기도 하고, 머리가 아픈가 하면 안 아프기도 하는 등 감기의 증상은 사람마다 가지각색이니 어찌 된 일인가?

바이러스는 감기를 일으키는 객관적인 요인일 뿐이고, 바이러스의 침입에 대한 인체의 반응이야말로 감기의 본질을 찾는 관건이 된다. 사람마다 차이가 존재하기 때문에 같은 바이러스가 침범했다 하더라도 인체는 다른 반응을 일으키고 다른 증상이 나타나게 된다. 바이러스에 대한 반응이 다르다면 그 본질은 무엇일까? 바로 동태평형이 파괴된 정도의 차이다!

한의학에서는 감염성 질병에 대해 세균이나 바이러스, 미시적인 이론을 거론하지 않고, 풍風·한寒·열熱을 이야기한다. 이것은 한의학이 낙후했음을 나타내는 상징이 아니며, 한의학이 비과학적임을 나타내는 상징도 아니다. 이것은 질병에 대한 한의학의 인식이 이미 미시적인 수준을 초월했으며, 인체의 내재평형이 파괴된 곳이 어디인지에 주안점을 둔다는 의미다. 따라서 한의학에서 말하는 풍風·한寒·열熱은 모두 질병상태에서 인체의 내재평형이 파괴된 유형을 나타내며, 내재평형이 파괴된 유형이야말로 감염성 질병의 본질이 있는 곳이자 우리가 찾고자 하는 질병의 진짜 원인이 있는 곳이다.

한의학에서는 이렇게 질병의 외재적인 표현을 통해 체내의 동태평형이 파괴된 상황을 탐구하는 방법을 가리켜 '변증구인辨證求因'이라 한다. 한의학은 이 방법을 통해 병을 유발하는 외부의 각종 요인과 인체의 내재평형을 긴밀히 결합시켜 미생물과 각종 병인의 다양성과 복잡성, 불가지성不可知性을 떨쳐버리는 동시에, 인체에 대한 거시적인 시각과 정체整體의 변화에 대한 가지성可知性과 유한성有限性을 확실하게 파악해 질병의 증상으로 인체 내부의 변화규칙을 탐구하는 의학탐구의 길을 걷게 됐다.

감염성 질병의 본질

병인에 대한 한의학의 연구방법을 이해했다면, 다음으로 한의학은 환경과 질병과의 관계(외사치병外邪致病)를 어떻게 인식하는지 알아보자.

먼저 '외사外邪'의 개념을 확실히 해야 한다. 글자에 나타난 표면적인 의미는 '밖에서 들어온 사기邪氣'다. 그렇다면 어떤 요소를 밖에서 들어온 사기라고 할 수 있을까? 사람이 자연환경 속에서 생활하면 시시각각 추위와 더위, 사계절의 변화 등 각종 자연적인 요인의 영향을 받는 동시에 풍風·한寒·서暑·습濕·조燥·상霜·우雨·로露·무霧·설雪 등 각종 기상요인의 영향을 받는다. 정상적인 상황에서는 이런 요인들 모두 인체에 질병을 일으키지 못한다. 이는 인체 자신의 방어와 조절 체계(정기正氣)가 자연환경에 따라 변화하고 적응해, 각종 자연환경 하에서도 내재한 동태평형動態平衡을 유지할 수 있도록 함으로써 건강을 보장하기 때문이다.

여름에는 혈관이 확장되고 혈액순환이 빨라지며 땀샘의 분비가 증가하는 등의 방식을 통해 열을 발산하게 되고, 겨울에는 또 혈관이 수축되고 혈액순환이 느려지며 땀샘의 분비가 감소하는 등의 방식으로 열이 발산되는 것을 억제한다. 이런 스스로의 조절을 통해 인체는 각종 환경과 온도의 변화에도 항상 같은 체온을 유지할 수 있는 것이다. 하지만 겨울에 따뜻하고 여름에 추운 등 기후의 변화가 정상을 벗어나거나, 태풍·장마·폭염 등 어느 한 기상요인이 지나치게 강렬하거나, 기후의 변화가 지나치게 급격해지는 등 자연의 이상 변화가 인체 정기正氣의 방어와 조절 능력을 초과할 때는 내재한 동태평형이 파괴돼 질병이 발생하게 된다.

이 밖에, 우리의 생활환경 속에는 눈에 보이지 않는 수많은 미생물이 있다. 이런 미생물은 종류도 무수히 많을 뿐더러 특성도 제각기 달라, 어떤 것은 인체에 유익하고 어떤 것은 인체에 해를 준다. 정상적인 자연환경 하에서는 각종 미생물 사이에도 상대적인 평형의 계통이 만들어져 있기 때문에 종류와 수량 면에서 상대적으로 안정된 상태를 유지한다. 하지만 기상이변(예를 들어 지나치게 따뜻한 겨울)이나 어느 특정한 기상조건(장마) 하에서는 미생물 사이의 평형이 파괴되어 어느 한 미생물이 과도하게 번식하고 성장하는 상황(장마철에는 곰팡이가 대량으로 번식 성장한다)이 나타난다. 이렇게 과도하게 증식한 미생물이 인체에 미치는 영향이 정상적인 인체의 방어와 조절 능력을 초과할 때는 내재평형內在平衡을 혼란스럽게 하여 질병이 발생하게 된다.

치험례 2

어린이 감기 치료

친구의 세 살 된 어린 아들은 체질이 아주 허약해 늘 감기를 달고 다녔다. 보통 감기에 걸리면 소아과에 가서 링거액을 주사 맞고 항생제를 먹었는데, 어떨 때는 2~3일이면 낫고 어떨 때는 일주일 동안 링거액을 맞아야 나았다.

어느 해 여름, 높은 기온이 장기간 계속되자 아이 아빠는 아이가 열병에 걸리지 않을까 염려되어 집안의 에어컨 온도를 비교적 낮게 설정해 두었다. 실내외의 온도 차가 크자 신체조절능력이 떨어지는 아이는 감기에 걸렸고, 온몸에 열이 펄펄 끓었지만 땀은 많이 흘리지 않았다. 소아과에 가니 의사는 호흡기감염으로 진단하고 항생제와 항바이러스제를 처방했다. 3일 동안 링거액을 맞자 체온이 떨어졌지만 4일째가 되자 체온은 또 갑자기 상승했다. 항생제를 사나흘 투약했지만 체온은 떨어지지 않았고, 식욕감퇴와 피로 증상이 함께 나타났다. 이에 친구는 나에게 문의해 왔고, 아이의 증상을 자세히 물어본 후에 무방하다면 한약을 쓰겠다고 하면서 아이의 병에 대해 다음과 같은 해석을 덧붙였다.

"서양의학에서는 바이러스감염으로 인해 열이 난다고 하는데, 이번에 자네 아들이 아픈 것은 바이러스와의 접촉이 특별히 많았기 때문일까?"

"그건 물론 아니지."

"우리 주위의 공기 속에는 세균, 바이러스, 각종 미생물들이 대량으로 있는데, 평소에 우리가 그것들에 감염되지 않는 것은 왜일 것 같나? 우리의 인체는 하나의 생물체로 면역과 조절기능이 있어서 외부로부터 들어와 인체에 해로운 영향을 미치는 물질에 저항할 수 있네. 이 때문에 일반적인 상황에서는 미생물이 질병을 일으키지 못하는 거지. 하지만 인체의 면역력이나 조절능력이 떨어지면, 이런 미생물이 병을 일으키는 요인이 되어 건강에 악영향을 미치는 질병을 유발하게 되는 거라네."

"그건 나도 인정하지만 이미 감염됐다면 병균을 죽여서 치료하는 것이 옳은 일 아닌가?"

"예를 들어, 자네가 누구한테 한방 맞았다고 하세. 맞은 부위는 검붉게 부어오르고 동통이 일어나게 되겠지. 이때 자네는 상처 입어 약해진 조직을 치료하겠는가, 아니면 자네를 때린 사람을 죽이겠는가?"

"당연히 상처 입은 부위를 치료하겠지."

"감기 같은 감염성 질병 역시 마찬가질세. 세균이나 바이러스, 기타 미생물은 바로 자네를 때린 사람과 같네. 이런 미생물로 인해 체온조절기능이 문란해진 것은 맞아서 손상된 조직과 같기 때문에, 치료할 때는 체온의 평형을 회복시키는 일에서 출발해야지 세균이나 바이러스를 죽이는 일에서 출발해서는 안 되는 것일세. 자네 아들과 같은 경우는 서열暑熱이 체내에 막혀 통하지 않고, 밖으로는 또 에어컨의 찬바람에 자극을 받아 땀구멍이 막히게 되니 몸에서 발생하는 열이 땀을 통해 밖으로 발산되지 못해 그렇게 열이 끓는 것일세. 전에 사용한 항생제나 항바이러스제로는 문란해진 체온조절기능을 개선시킬 수 없으니 효과가 좋지 못했던 것일세."

친구는 내 해석을 다 들은 후 한방으로 치료해보자고 했고, 이에 처방전을 써줬다.

> 향유香薷 5g, 금은화金銀花 6g, 연교連翹 3g, 후박厚朴 6g, 백편두白扁豆 10g, 편두화扁豆花 6g, 생감초生甘草 3g

이렇게 약을 지어 두 첩을 먹고 나자 아이의 체온은 곧 정상으로 회복되었다. 하지만 아침저녁이나 바람이 부는 날이면 여전히 기침을 했다. 그래서 기침을 멎게 하고 가래를 삭이는 처방전을 한 장 더 써줬다.

> 반하半夏 6g, 자완紫菀 5g, 관동화款冬花 5g, 진피陳皮 5g, 길경桔梗 6g, 복령茯笭 10g, 생감초生甘草 3g

약 두 첩을 다 먹고 나자 모든 증상이 완전히 사라졌고, 친구는 그때야 비로소 한방의 치료효과를 진정으로 믿게 됐다.

외사外邪란?

인체 스스로의 방어와 조절 능력이 떨어졌을 때(정기가 허약해졌을 때)에는 정상적인 기후조건이라 하더라도 미생물이 이 틈을 타고 침입해 인체의 내재평형內在平衡을 파괴하고 각종 질병을 일으키게 된다. 이런 인체의 동태평형動態平衡을 파괴하고 질병을 유발하는 기후요인과 미생물을 통칭해 '외사外邪'라 한다.

외사 가운데 인체에 영향을 미치는 기후와 미생물은 불가분의 관계에 있다. 우리가 생활하는 자연계는 1년 동안 춘하추동 사계절이 번갈아 나타나며, 계절마다 다른 특성을 보인다. 봄에는 바람이 많이 불고[풍風], 여름에는 뜨거우며[서열暑熱], 장마철에는 습기가 많고[습濕], 가을에는 건조하며[조燥], 겨울에는 차갑다[한寒]. 이렇듯 다른 기후 요인은 인체의 내재평형에도 각기 다른 영향을 미친다.

풍風은 혈압을 오르내리게 하고, 한寒은 혈관을 수축시키며, 열熱은 혈관을 확장시키고, 조燥는 조직의 수분을 모자라게 하고, 습濕은 혈류를 느리게 하거나 막히게 한다. 미생물 또한 기후의 특징에 따라 다른 변화를 일으킨다. 예를 들어, 대지에 봄이 돌아오면 만물이 소생하는데, 이와 함께 공기 중의 미생물 수도 증가한다. 여름 장마 때는 습도가 아주 높아 곰팡이가 크게 증가한다. 겨울은 차가워 미생물의 수가 감소한다. 이런 기후 요인과 미생물 요인을 긴밀히 결합시키면 풍風·한寒·서暑·습濕·조燥·열熱로 대표되는 여섯 개의 종합체가 만들어지는데, 이를 '육기六氣'라 한다.

육음六淫과 전염병

인체는 자연과 싸우는 과정 속에서 사계절이 변화하는 자연계의 규칙에 점차 적응하기 때문에 정상적인 상황에서는 자연계에 존재하는 '육기六氣'가 인체에 질병을 일으키지 못한다. 하지만 '육기'에 이상이 생겨 지나치게 왕성하게 되면(봄에 바람이 지나치게 불고, 여름에 폭염이 오고, 장마철에 습도가 지나치게 높고, 가을에 지나치게 가물고, 겨울에 지나치게 추우면) 인체가 가진 적응 능력을 초과하게 되어 질병이 발생한다. 이렇게 지나치게 왕성한 '육기'를 '육음六淫'이라 하는데, 여기에서의 '음淫'은 과도하다는 뜻이다. 이제 이 '육음'이 일으키는 질병에는 어떤 특징이 있는지 하나씩 구분해 살펴보자.

풍사風邪

풍風은 봄의 기운으로, 대풍大風[1] · 한출수풍汗出受風 · 체허수풍體虛受風 모두 병을 일으킨다. 풍風은 흐르고 엄습하고 뚫고 지나가고 배출시키는 성질이 있으며, 사계절 모두 존재하기 때문에 병을 일으키는 '육음六淫' 가운데 가장 많이 보이는 병인病因이

---

1) 대풍(大風) : 풍사(風邪)가 맹렬함을 가리킨다.

다. 한사寒邪, 열사熱邪, 습사濕邪 등 기타의 외사外邪는 풍사風邪의 이 '활동성'을 빌어 인체에 침범하기 때문에 예로부터 풍사를 '만병의 우두머리[風爲百病之長]'라 했다. 풍사가 인체에 침입하면 주로 기표肌表와 상반신에 영향을 미친다. 따라서 피부, 흉배 및 두부 질환은 대부분 풍사와 관련이 있다. 풍사로 인한 질병은 임상에서 다음과 같은 특징을 나타낸다.

① 발병이 급속하고 변화가 다양하며 발병 부위가 국한되지 않는다. 예를 들어, 풍진風疹은 인체의 한 부위에 국한되지 않고 전신에 급속히 발진한다.

② 유주성游走性 관절동통이 있다. 풍습성관절염을 예로 들면, 사지관절에 유주성 동통이 있으며 아픈 부위가 일정하지 않다.

③ 피부소양皮膚瘙痒이 있으며 바람이 불면 더욱 심해진다.

④ 땀샘의 분비가 항진해 땀을 흘리고 바람을 꺼린다.

⑤ 맥상脈象이 부浮하다.

위의 풍사로 인한 질병의 특징 중에 발병이 급작스럽다는 것은 매우 참고할 만한 가치가 있는 특징이다. 환자에게 풍사를 감수感受했다는 뚜렷한 증상이 보이지 않더라도 발병이 급작스럽다는 특징으로 풍사로 인한 질병임을 짐작할 수 있다.

치험례 3 급성요통 치료

이전에 중년 남성 환자의 급성요통을 치료한 적이 있다. 환자는 밤사이에 갑자기 요통이 생겼고 참기 어려울 정도로 통증이 극심했다. 즉시 응급실로 실려가 X-레이 사진을 찍는 등 검사를 했지만 이상은 발견되지 않았다. 진통제를 복용했지만 통증은 완화되지 않았고, 오전 8시까지 통증을 참으며 기다리다가 가족에 의해 진찰실로 실려 왔다. 환자의 통증은 상당히 뚜렷했고, 허리 부위의 기육肌肉[2]은 긴장

---

2) 기육(肌肉) : 근육을 말한다. 기육의 영양은 비(脾)가 운화한 수곡정미에 의존하므로 기육은 비에 의해 주관된다.

돼 있었으며, 허리와 등 전체에 골고루 압통이 있었다. 허리 부위를 제대로 움직이지 못했지만 추위를 타거나 무력한 증상은 보이지 않았다. 식욕도 정상이었고, 대소변 역시 별다른 이상이 없었다. 두 손의 맥상脈象은 모두 부浮하고 현弦했다. 이에 풍사치병風邪致病의 특징을 근거로 풍사가 낙맥絡脈에 침입한 것으로 진단하고 처방을 내렸다.

> 마황麻黃 15g, 계지桂枝 15g, 세신細辛 6g, 천오川烏 9g, 초오草烏 9g, 적감초炙甘草 9g, 생백작약生白芍藥 30g. 하루 치

환자에게 30분간 탕약을 진하게 달여 뜨거울 때 복용하고, 복용 후에는 이불을 많이 덮고 한숨 푹 자면서 전신에 땀을 빼도록 당부했다. 이튿날, 환자는 혼자 진찰을 받으러 와서는 기쁘게 말했다.

"어제 약을 먹고 나니 전신이 따뜻해지고 조금씩 땀이 나기 시작했습니다. 땀을 흘리고 나니 통증은 반으로 줄어든 것 같았고, 허리의 움직임도 거의 정상으로 회복됐습니다. 다만 움직일 때 약간 걸리는 느낌은 여전합니다."

이런 증상은 풍사는 비록 물러갔지만 허리 부위 경락의 기혈氣血은 아직 원활히 운행하지 못하기 때문으로, 다시 기혈의 원활한 소통을 돕는 약 이틀 치를 처방했다.

> 당귀當歸 10g, 계혈등鷄血藤 15g, 천궁川芎 10g, 적작약赤芍藥 10g, 선모과宣木瓜 10g, 독활獨活 10g, 두충杜仲 10g

약을 모두 복용하고 나자 모든 증상이 사라지고 허리 부위의 활동은 정상으로 회복되었다.

이 밖에, 다른 많은 감염성 질병의 초기증상 역시 풍사와 밀접한 관련이 있다. 치료 시에는 항상 풍사風邪가 한열寒熱 등 다른 사기邪氣와 결합한 상황을 근거로 풍한風寒 혹은 풍열風熱을 제거하는 치료를 해야 한다.

한사寒邪

한寒은 겨울의 기운으로, 겨울에 기후가 한랭하고 기온이 갑자기 떨어지거나 여름에 차고 서늘한 것을 많이 찾는 경우 모두 한사寒邪로 인해 병이 생길 수 있는데, 원래 몸에 양기陽氣가 부족하고 한랭 자극에 대한 저항력이 많이 떨어지는 경우에 주로 보인다.

한寒은 어떤 특징이 있을까? 더우면 팽창하고 차가우면 수축하며, 물이 냉기를 만나면 응결해 얼음이 된다는 사실은 누구나 알고 있다. 이 두 가지 현상은 한사에 물질을 수축시키고 분자의 활동을 느리게 만드는 특성이 있음을 설명한다. 한의학에서는 한사의 이런 특성을 '한은 주로 수축하고 끌어당기는 성질이 있다[寒主收引]' 혹은 '한의 성질은 응결하고 정체되는 것이다[寒性凝滯]'라고 묘사했다. 한사로 인한 질병은 다음과 같은 특징을 나타낸다.

① 동통을 수반한다. 한사는 기표肌表를 상하게 해 전신에 쑤시고 아픈 증상이 나타난다. 한사는 완복脘腹을 상하게 해 위완胃脘[3]에 냉통이 나타난다. 한사는 관절을 상하게 해 관절에 극렬한 통증이 나타난다. 이 모두는 한사의 영향으로 혈액순환이 느려지거나 심하면 응체되어 통하지 않게 됨으로써 인체의 조직과 기관에 혈액이 모자라 발생하는 기능적인 장애다.

② 찬 것을 싫어하고 땀을 흘리지 않으며 수족궐냉手足厥冷[4]의 증상이 나타난다. 이것은 한사가 지닌 응체작용의 영향으로, 혈액순환이 느려지고 신진대사가 억제되어 열을 내거나 땀을 분비하는 기능이 떨어진 결과다.

③ 사지에 경련이 일고 소복구급少腹拘急[5]과 몸을 웅크리는 증상이 나타난다. 한랭한 환경에 놓이면 자연히 몸을 웅크리게 되는데, 이것은 몸을 웅크림으로써 체열이

---

3) **위완(胃脘)** : 위 내부의 텅 빈 곳을 말한다. 입구를 상완(上脘)이라 하고 가운데를 중완(中脘), 출구를 하완(下脘)이라 한다.

4) **수족궐냉(手足厥冷)** : 팔다리의 팔꿈치와 무릎 이상에 이르기까지 시린 증상으로 한열의 구분이 있다.

5) **소복구급(少腹拘急)** : 소복(少腹)은 복부 중에 배꼽 아래를 말하며, 구급(拘急)은 경련이 일어 펴거나 굽히지 못하는 증상을 말한다.

흩어져 발산되는 것을 감소시킬 수 있기 때문이다. 사지경련과 소복구급은 바로 한사수인寒邪收引의 특성이 몸을 통해 나타나는 것이다.

서사暑邪

서暑는 여름의 기운으로, 서사暑邪는 하지夏至부터 입추立秋 사이에 주로 발생한다. 서사가 인체에 영향을 미치는 것은 환경적인 요인인 높은 기온 때문이다. 기온이 높은 환경에서는 인체의 열을 만들고 발산하는 평형이 깨지게 되고, 이 때문에 조절능력이 비교적 약한 노인과 어린이에게는 쉽게 서병暑病이 발생한다. 임상에서 서열暑熱로 인한 질병의 유형은 두 가지로 상반되게 나타난다.

① 땀샘이 막혀 열을 충분히 발산하지 못하므로 열은 높은데 땀을 흘리지 않고, 가슴이 답답하고 얼굴이 붉어지며, 맥상이 홍대洪大한 증상 등이 나타난다.

② 땀을 과다하게 흘려 탈수증상이 나타난다. 땀을 뚝뚝 흘리고, 입이 마르며, 소변이 붉으면서 양이 적고, 호흡이 짧고 무기력한 증상이 나타난다. 심하면 갑자기 혼절해 인사불성이 되는 경우도 있으며, 맥상은 삭數하지만 힘이 없고 허虛하다.

그 밖에 여름에는 날씨가 매우 뜨겁기 때문에 사람들이 대부분 차고 시원한 것을 찾게 된다. 밤에 밖에서 잠을 자거나, 찬 음식을 많이 먹거나, 땀을 흘린 후 찬물에 목욕을 하고 에어컨 바람을 쐬거나 한다. 한사가 이 틈을 타고 침입하게 되는데, 두통과 오한, 위완냉통胃脘冷痛이 생기고 설사를 하며 입맛이 없어지고 속이 답답하고 매스꺼운 증상 등이 나타난다. 이는 서사로 인한 것이 아니라 차고 서늘한 것을 지나치게 찾는 바람에 한사가 들어와 생기는 증상이다. 따라서 옛사람들은 이런 상황을 '음서陰暑'라 하여 서사로 인한 '중서中暑6)'와 구별했다.

습사濕邪

습濕은 장하長夏7)의 주기主氣로, 중국의 강남지방에서 많이 보인다. 강남지방은 장

---

6) 중서(中暑) : 서사(暑邪)에 손상됨을 가리킨다.
7) 장하(長夏) : 음력 6월을 가리킨다. 우리나라의 장마철에 해당한다고 생각하면 되겠다.

1 생명 生命

강長江의 중하류에 위치해 지세가 비교적 낮고 습도가 높으며 비가 많이 내린다. 습한 곳에서 오래 생활하다보면 습사濕邪로 인해 질병이 생기기 쉽다. 중국의 강남지방에서 습사로 인한 질병이 많이 보이는 것은 이 때문이다. 우리나라는 중국의 강남지방과는 지형이나 기후 면에서 차이가 있으므로, 비가 많이 오고 습한 장마철의 환경을 생각하면 이해가 빠를 것이다. 습사로 인한 질병은 다음과 같은 특징이 있다.

① 몸이 무겁고 나른하며 붓고 결리고 가슴이 답답하다. 목욕탕에 있을 때나 안개가 자욱한 날에는 가슴이 답답하고 호흡이 불편한 느낌을 누구나 받았을 것이다. 이는 '습濕'이 무겁고 탁하며 기기氣機8)의 흐름을 막는 특성을 갖고 있기 때문이다. 따라서 습사로 인한 질병에도 역시 몸이 무겁고 쑤시며 답답한 증상이 나타나게 된다.

습사가 두부頭部에 침입하면 수건을 머리에 둘러쓴 것 같거나 머리에 무거운 물건을 이고 있는 것 같이 무겁고 답답하고 쑤시는 증상이 나타난다. 사지에 침범하면 전신이 쑤시고 무거우며 힘이 없는 증상이 나타난다. 관절에 침범하면 관절이 붓고 쑤시는 증상이 나타난다. 기부肌膚에 침범하면 피하에 수종水腫이 생겨 누르면 오목하게 함몰되거나 피부에 수포가 일어나고, 터진 후에는 액체가 스며 나오는 증상이 나타난다. 장腸과 위胃에 침범하면 대변이 묽어지고 심하면 설사를 하게 된다. 심흉心胸에 침범하면 가슴이 답답하고 창만脹滿한 증상이 나타난다.

② 습사는 더럽고 탁하며 끈적거리는 특성이 있다. 얼굴이 때가 묻은 것처럼 더럽고 얼룩덜룩하다(닦거나 씻어도 떨어지지 않는다). 대하帶下가 많아지는데 냄새가 비리고 역겹다. 대변이 끈적끈적해져 시원하게 배출하지 못하기 때문에 대변을 본 후에 잔변감이 있다. 소변이 혼탁하고 시원하게 배출하지 못한다. 희고 걸쭉한 가래가 인후를 막으며 잘 뱉어 낼 수 없다. 진득거리고 두터운 설태舌苔가 낀다.

③ 병의 진행과정이 길고 잘 낫지 않는다. 습사는 위에서 말한 것처럼 무겁고 끈적거리며 들러붙는 특성이 있기 때문에, 습사로 인한 질병은 늘 병의 진행과정이 길고 쉽게 재발하며 잘 낫지 않는다.

---

8) 기기(氣機) : 일반적으로 기(氣)의 기능 활동을 뜻한다.

습한 환경은 진균眞菌과 곰팡이의 성장에 적합하기 때문에, 습사가 병이 된 경우 국부적인 화학실험이나 검사를 통해 진균이나 곰팡이를 발견할 수 있다. 하지만 습진·진균성 피부염·곰팡이성 음도염·곰팡이성 폐렴 등에 진균이나 곰팡이를 죽이는 약물을 사용해 치료할 경우 임상효과가 좋지 않을 뿐 아니라 세균총균형실조細菌叢均衡失調[9]와 간肝과 신腎을 손상시키는 등 나쁜 결과를 초래하기 쉽다.

이런 질병에 대한 한의학의 치료는 매우 간단하면서도 효과적인데, 바로 '습濕을 제거하는 것'이다. 습을 제거한다는 것은 우리가 흔히 가정에서 '물먹는 ○○'를 사용하는 것에 비유하면 이해가 빠를 것이다. 체내의 습기를 제거하면 곰팡이와 진균이 살아남을 수 없으며 인체에 해를 끼칠 수 없게 된다. 굳이 죽이려고 애쓸 필요가 어디 있겠는가?

치험례 4

요도염 치료

남성 환자로 요도가 붉게 충혈 되고 가려운 증상과 함께 소복창통小腹脹痛을 1년여 간 앓았다. 소변검사 결과 의원체衣原體[10] 양성반응을 보였다. 서양의학에서는 이를 '비임질성요도염(성병의 일종)'으로 진단한다. 1년 동안 환자는 줄곧 항생제로 치료했다. 하지만 의원체는 진균에 속하는 일종의 바이러스로, 항생제 치료로는 그다지 효과를 보지 못한다. 이 환자 역시 치료비만 많이 쓰고 큰 효과는 보지 못했으

---

9) 세균총균형실조(細菌叢均衡失調) : 세균총은 일정한 장소에서 서로 평형을 유지하면서 공존하고 있는 각종 미생물 집단으로 바이러스를 포함하여 미생물균총이라는 의미로 쓰이는데, 이들 미생물 중에는 병원성인 것과 비병원성인 것이 있다. 보통은 다른 미생물과의 길항작용에 의해 서로 증식이 억제되기 때문에 병원성 미생물도 병을 일으키지 못하는 것이 보통이다. 그러나 생체의 저항력이 저하되거나, 화학요법제의 사용 등으로 미생물 간의 평형관계가 파괴되면 급속하게 증식해 발병하는 수가 있다.

10) 의원체(衣原體) : 클라미디아(chlamydia). 진핵(眞核) 세포 내에 기생하는 원핵(原核) 미생물에 속한다. 일부 의원체는 바이러스로 분류된다.

며, 신체적으로 고통스럽고 심리적인 부담만 가중됐다.

환자가 내원했을 당시의 상태는 좋았다. 체격이 건장했고 안색도 정상이었으며 뚜렷하게 피로한 증상도 없었다. 식욕도 좋고 대소변도 모두 정상이었다. 요도가 붉게 충혈되고 가려우며 아랫배와 고환이 땅기고 아픈 것이 유일한 증상이었다. 설질 舌質은 붉었으며, 희고 진득한 설태舌苔가 끼었고, 맥상은 좌맥은 침현沉弦하고 우맥은 침활沉滑했다.

설태가 희고 찐득하며 맥상이 현활弦滑한 것은 모두 체내의 수습水濕 과다를 나타낸다. 체내의 환경이 습하면 질병을 유발하게 되는데, 어떤 방법을 쓰든 이 '습濕'을 제거해야만 이로 인해 생긴 의원체 감염을 효과적으로 치료할 수 있다. 환자가 1년여를 치료했으나 효과를 보지 못하여 심적 부담 역시 클 것이라는 점을 고려했을 때, 한의학에서 말하는 '간기울결肝氣鬱結'의 요인 또한 있을 것이므로, 환자에게 이수화습利水化濕[11]과 행기소간行氣疏肝[12]의 처방을 내렸다.

> 창출蒼朮 15g, 차전자車前子 10g, 지부자地膚子 10g, 곽향藿香 10g, 패란佩蘭 10g, 천련자川楝子 10g, 황백黃柏 12g, 활석滑石 10g, 유기노劉寄奴 10g, 백선피白蘚皮 15g

보름을 복용하고 나니 소변을 시원하게 보고, 소복과 고환의 창통도 사라졌다. 다시 소변검사를 했을 때는 의원체 음성반응이 나왔다. 이렇게 해서 1년여를 끌던 질병이 완치됐으며 약값도 얼마 들지 않았다.

조사燥邪

조燥는 가을의 기운이다. 초가을에는 여전히 여름의 열기가 남아있어 조사燥邪는 대부분 온열溫熱의 사기邪氣를 겸하기 때문에 이를 '온조溫燥'라 한다. 늦가을에는 이

---

11) 이수화습(利水化濕) : 소변을 통해 수습을 배출시킴.
12) 행기소간(行氣疏肝) : 울체된 간기를 풀어 소통시킴.

미 겨울의 한기寒氣가 있어 조사는 한사寒邪를 겸하기 때문에 이를 '양조凉燥'라 한다. '온조溫燥'건 '양조凉燥'건 조사의 주요한 특징은 바로 건조함이기 때문에 인체의 진액津液[13]을 손상시키기 쉽다. 따라서 조사가 인체에 침입하면 입과 코, 인후가 건조하고, 피부가 건조해 갈라지며, 모발이 푸석하고 윤기가 없으며, 대변이 단단하게 말라 배설이 안 되고, 설태가 말라 혀가 촉촉하지 않고, 눈이 뻑뻑하며, 마른기침을 하거나 피가 섞인 가래가 나오는 등의 증상을 보인다.

화열사火熱邪

화火와 열熱은 때로 합쳐서 부르기도 하는데, 둘 사이에는 경중의 차이가 있다. 화火가 점차 줄어들면 열熱이 되고, 열熱이 극에 달하면 화火가 된다. 근원을 따져보면 둘 다 인체의 체온조절기능을 문란케 하는 병인으로, 기관의 기능을 항진시킨다. 이 때문에 화열의 사기로 인한 질병은 발열과 기능항진이라는 두 가지 큰 특징이 있다.

열(화)사에 의한 발열은 발열과 오한이 함께 나타나는 경우와 발열만 있고 오한은 없는 경우로 나뉜다. 발열오한發熱惡寒은 체온이 올라 높지만 추위를 느끼는 것으로, 인체의 열을 발산하는 기능이 장애를 일으킨 결과다(땀구멍이 막히면 땀을 통해 열을 발산할 수 없다). 대부분의 감염성 질병 초기에는 이런 증상이 나타나는데, 한의학에서는 이를 열사熱邪와 풍사風邪가 함께 인체의 기표肌表에 침입했기 때문이라고 생각한다.

발열만 있고 오한이 없는 증상은 체온이 올라 높은데다가 추위를 느끼지 않는 것을 가리킨다. 이런 증상은 주로 인체가 열을 과다하게 낸 결과로, 신진대사항진성 질병이나 감염성 질병의 중기나 후기에 많이 보인다. 임상에서 기능항진으로 인해 나타나는 증상은 다음과 같다. 가슴이 답답하고 잠을 이루지 못한다. 심장박동이 지나치게 빠르다. 많이 먹어도 금방 배가 고프다. 조급하고 화를 잘 낸다. 소변을 자주 본

---

13) 진액(津液) : 음식물의 정미(精微)가 위(胃)·비(脾)·폐(肺)·삼초(三焦) 등의 공동작용을 통해 발생된 영양물질을 말한다. 일반적으로 체내의 모든 수액을 말한다.

다. 미치듯이 날뛴다. 정신이 혼미하고 말을 더듬는다. 사지에 경련이 인다. 목이 뻣뻣해진다. 각궁반장角弓反張[14]이 생긴다. 피부에 반점이 생긴다. 각종 출혈이 생긴다. 종기와 부스럼이 생긴다.

지금까지 '육음六淫'으로 인한 질병의 몇몇 특징을 살펴봤다. 다음으로 또 하나의 외사外邪인 '역려疫癘'에 대해 알아보자. 역려는 특정한 기후와 환경 요인의 영향으로 나타나는 전염성이 있는 병사病邪다. 역려가 '육음'의 사기와 본질적으로 구분되는 것은 전염성이 있기 때문이다. 역려가 발생하는 원인은 대부분 기상이변(따듯한 겨울, 추운 봄, 혹서 등), 자연재해(홍수, 가뭄, 지진 등) 및 각종 인위적인 요인(무분별한 벌목과 야생동물의 포획으로 인한 자연생태계의 파괴 등) 때문이다. 한의학에서는 역려를 '이기異氣', '여기戾氣', '독기毒氣' 등으로도 부른다. 역려가 발생하는 것은 어느 특정 요인의 영향(기후, 환경, 재해)으로 평소 희소하던 미생물이 과도하게 번식하기 때문이다. 인체는 평소 이런 미생물에 대한 적응력이 없기 때문에 발병하게 되는 것이다. 역려로 인한 질병은 다음과 같은 몇 가지 특징이 있다.

① 전염성이 강해 쉽게 유행된다.

② 특정한 지역이나 기후 요인과 관련이 깊다.

③ 급속히 발병하며 병세가 다양하고 위중하다.

④ 역려가 유행하는 지역 내에서의 발병증상은 대부분 비슷하다.

* * *

'육음'이든 아니면 '역려'든 인체에 영향을 미치는 미생물을 대부분 포함하고 있다. 미생물의 종류가 너무도 다양하고 많기 때문에, 또 우리가 미처 알지 못하는 것도 매

---

14) **각궁반장(角弓反張)** : 등이 가슴 쪽으로 휘어들어, 반듯이 누울 때 머리와 발뒤축만 바닥에 닿고 등이 들리는 증상.

우 많기 때문에, 그것들이 야기하는 질병에 대응하기 위하여 한의학에서는 독특하고 효과적인 방법을 만들어 냈다. 바로 앞에서 소개한 '변증구인辨證求因'의 방법이다.

　외사外邪로 인한 질병의 본질을 체내 동태평형動態平衡의 파괴 때문으로 확정하고, 각종 요인이 인체에 작용하여 나타나는 증상에 대한 연구를 통해 내재평형內在平衡이 파괴된 부분과 정도를 판단해 미생물의 종류와 형태를 알지 않고도 질병을 치료하는(파괴된 인체의 동태평형을 회복시키는) 효과적인 방법과 수단을 찾을 수 있다. 인체의 내재변화를 의학연구의 주체로 삼아 진지하게 사고하는 방식은 장차 생명과 질병에 대한 우리의 전면적이고 새로운 탐색에 많은 도움이 될 것이다.

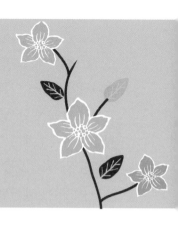

생명의 기본물질

04

허虛와 허불수보虛不受補

외부의 사기邪氣로 인한 각종 질병 말고도 과도한 노동이나 불규칙한 생활, 무절제한 식생활 등도 인체에 나쁜 영향을 미쳐 신경쇠약·불면증·건망증·사지무력·만성피로 등의 증상을 유발한다. 이런 증상이 나타나 병원에 가서 검사를 해보면 아무 이상도 발견하지 못하는 경우가 종종 있다. 이때 많은 사람이 스스로 자신의 몸이 '허虛'해졌다고 진단하고 보약을 지어 복용한다. 보약을 다 먹고 나면 대부분 자신의 몸이 좋아졌다고 느끼지만, 몇몇 사람은 증상이 호전되기는커녕 오히려 심해졌다고 호소하기도 한다. 다시 한의원에 가서 진찰을 받아보면 이는 허불수보虛不受補[1] 때문이라는 설명을 듣게 된다.

여기서 허虛한데 보補할 수 없다면 어떻게 하며, '허虛'란 도대체 무엇이고, 허증虛證은 정말 보補할 수 없는가 하는 고민이 생기게 된다. 그렇다면 어떻게 해야 허증을 치료할 수 있을까? 이런 문제에 답하기 위해서는 먼저 우리의 인체가 어떤 물질들로 구성되는지를 알아야 한다. 인체의 각종 물질들을 알아야만 '허虛'의 본질을 알고, 보

---

1) 허불수보(虛不受補) : 허한 것을 보충한다고 하나 보충되는 않고 허한 것이 더욱 가중됨을 이른다.

補할 수 있는지의 여부를 판단할 수 있다.

인체라는 복잡한 생명체가 각양각색의 생명활동을 이어나가기 위해서는 각종 물질이 제공하는 원동력이 있어야 한다. 등잔불을 예로 들어보자. 등잔은 기름이 있어야만 불을 붙일 수 있는데, 등잔이 불을 밝히는 것은 일종의 기능활동으로, 기름은 이런 기능활동을 실현시키는 기본물질이다. 기름이 없다면 자연히 등잔도 불을 밝힐 수 없다. 따라서 허증은 사실상 인체를 구성하는 각종 기본물질의 쇠약과 결핍이라고 할 수 있다. 기본물질이 적어지면 자연히 기능활동도 쇠퇴해 여러 불편한 증상이 나타나게 된다.

기본물질의 감소와 결핍이 '허증'을 유발하는 근원이라면, 이런 물질을 보충하기만 하면 허증을 개선시킬 수 있을 텐데, 왜 또 '허불수보虛不受補'라는 말이 나오는가? 좋은 질문이다. 정확히 말하면 '허불수보'라는 이 말은 틀렸다. '허虛'하다면 당연히 보충해야 한다. 보충하지 않고 어떻게 기본물질의 소모와 손상으로 인해 발생한 '허虛'한 상태를 개선시킬 수 있겠는가? 하지만 몇몇 사람들은 보補한다고 했는데 오히려 증상이 악화되는 경우도 분명 있으니 이는 또 어떻게 해석해야 할까? 이는 인체에 있는 각종 물질 중에서 쇠약해진 물질에 따라 이로 인한 허증의 본질도 다르기 때문이다.

당신이 보충한 물질이 인체가 소모한 물질이 아니라면 '허불수보'의 증상이 나타나는 것도 전혀 이상할 것이 없다. 예를 들어, 화로에 물 한 주전자를 끓이고 있다고 하자. 물이 곧 말라붙으려고 하는데 물을 더 부어넣지는 않고 숯을 더 집어넣는다면, 이 때문에 물이 더 빨리 끓어 말라붙지 않겠는가? 따라서 허불수보는 보충하는 방향이 완전히 달라 빚어진 결과다. 다시 말해 약을 잘못 쓴 부작용이라고 할 수 있다. 그렇다면 인체는 도대체 어떤 물질들로 구성되는가? 각종 물질은 또 각기 어떤 작용을 하는가? 이런 물질이 소모되고 손상되면 어떤 증상이 나타나는가? 이것이 이 장에서 탐구해야 할 문제다.

생명, 그 원동력의 기원

물질의 분자구조라는 각도에서 보면, 인체를 구성하는 각종 물질은 지방, 단백질, 탄수화물, 수분 등 몇 가지 기본 원소로 거의 나눌 수 있다. 우리가 체내 각종 물질의 화학구조에 대해 연구를 해보면, 비슷한 화학구조를 가진 물질이 생리과정에서 다른 작용을 하기도 하고, 다른 구조의 물질이 같은 작용을 하기도 할 뿐만 아니라 화학구조가 다른 물질 사이에서도 끊임없이 변화가 일어난다.

예를 들어, 같은 단백질이라도 면역구단백질은 면역작용을 하고, 적혈구단백질은 산소운반작용을 하며, 백혈구단백질은 체내 삼투압의 평형을 유지하는 작용을 한다. 또 탄수화물과 지방은 그 화학구조가 다름에도 열량으로 변해 신체의 각종 활동에 에너지를 공급할 뿐만 아니라 탄수화물과 단백질, 지방 사이에는 상호 전환되는 관계가 있다. 이 때문에 물질의 화학구조와 성분만으로 물질의 생명에 대한 의미 및 물질과 질병의 관계를 연구한다는 것은 총체적인 면에서 정확성을 잃을 가능성이 높다.

인체 기본물질에 대한 한의학의 인식은 다른 또 하나의 길을 걷는다. 바로 생명활동에 대한 물질의 작용을 바탕으로 연구하는 길이다. 어느 한 생리과정 속에서 관련되고 협동작용을 하는 각종 성분을 일종의 '물질'로 보고 연구하며, '물질'의 넘침과 모자람을 생명활동과 연관 지어 탐구한다. 따라서 한의학의 인체 내 '물질'에 대한 개념은 여러 가지 화학적, 생물학적 구조유형의 물질을 포함하며, 이는 우리가 인체의 기본물질에 대한 한의학의 인식을 이해할 때 꼭 갖추어야 할 개념이다.

기본물질을 탐구하기 전에 먼저 한 가지 현상을 살펴보자. 사람이 태어나면 심장은 스스로 박동하고, 스스로 호흡하며, 스스로 생장발육하고, 각종 세포는 스스로 갖가지 운동을 하는데, 이런 생명활동의 원동력은 어디에서 오는 것일까? 사람은 정자와 난자가 만나 수정란을 만들고, 수정란이 분열하고 성장해 배태를 이루며, 배태는 어머니 자궁 속에서 영양분을 흡수하면서 점차 발육해 태아가 되고, 태아의 발육이 성숙하면 어머니의 자궁을 떠나 하나의 새로운 개체가 된다. 이것이 생명의 복잡한 변화과정이다. 이 과정 속에서 사람이 태어난 이후에 나타나는 수많은 형태적인 특징과 생명활동은 모두 최초 정자와 난자의 결합으로부터 말미암은 것임을 알 수 있다. 그렇다면 이 수정란 속에는 인체의 가장 시초가 되고 기초가 되는 물질을 포함하고 있으며, 이 물질이 인체의 형성 및 형성 후의 각종 생명활동에 원동력을 제공한다고 할 수 있을 것이다.

이 물질은 분명 두 가지 특성을 갖고 있다. 하나는 활동성과 따뜻함이다. 다시 말해, 스스로 부단히 운동하고 분화하며 확대하는 특성을 갖고 있을 뿐만 아니라, 체온을 유지하고 동력을 제공하는 에너지를 생산할 수 있다는 말이다. 또 하나는 자양하고 제한하는 특성이다. 자신의 각종 활동을 위한 에너지를 저장하고 생명활동을 유지하기 위한 영양을 공급하며 조직과 기관을 자윤滋潤할 뿐만 아니라, 자신의 분화와 확대, 활동, 체온을 어느 일정한 범위 내로 제한해 스스로 제어할 수 있도록 한다. 물질의 이 두 가지 특성은 서로 영향을 미치고, 작용을 촉진하며, 상호 제약한다.

원음元陰과 원양元陽

부모로부터 물려받은 물질의 이 두 가지 특성은 사람이 잉태될 때부터 출생하여 성장하고 사망할 때까지의 전 과정에서 줄곧 그 기능을 발휘한다. 한의학에서는 이런 물질 속에 활동성과 따뜻함을 지닌 부분을 '원양元陽'이라 하고, 자양하고 제한하는 작용이 있는 부분을 '원음元陰'이라 한다. '원元'은 또 '원原'을 칭하기도 하는데, 바로 근원과 시초를 의미한다. 원음元陰과 원양元陽은 인체의 생장발육과 모든 생명활동의 원동력이 된다. 신진대사나 심장박동, 각종 세포의 활성 등은 모두 원음·원양과 밀접한 관계가 있다. 원음과 원양이 충분하면 상술한 인체의 기능이 강하고, 부족하면 기능이 약하다.

원음과 원양의 충분 여부는 주로 두 개의 요인과 관련이 있다. 하나는 선천적인 요인으로, 정자와 난자가 결합할 때부터 어머니의 자궁을 떠날 때까지는 부모로부터 원음과 원양을 물려받는다. 수정란 속에 포함된 근원물질의 양과 모체가 제공하는 영양물질의 양은 원음과 원양의 과부족을 결정하는 요인이다.

또 하나는 후천적인 요인으로, 태아가 어머니의 자궁을 떠난 이후부터는 후천적으로 자신이 섭취하는 음식으로부터 영양분과 에너지를 공급받으며, 또 각종 생명활동 중에 이 영양분과 에너지를 소모한다. 이 때문에 후천적인 영양상태와 생명활동의 상황 또한 원음과 원양에 영향을 미칠 수 있다. 원음과 원양이 선천적으로 충분하다 하더라도 후천적으로 영양을 공급받지 못한다면, 우량종자를 척박한 땅에 뿌려 싹을 틔우고는 성장시키지 못하는 것과 같다. 마찬가지로 선천적으로 원음과 원양이 충분하다 하더라도 후천적으로 과도하게 소모한다면 이 또한 지나치게 빨리 쇠퇴하고 감소하는 결과를 초래하게 된다. 원음과 원양은 물질이기 때문에 사람의 정상적인 생명활동 과정 속에서 에너지의 방출과 생명활동의 실현에 따라 점차 쇠퇴하고 감소해서 마침내는 다 소모되고 만다. 이것이 바로 인체가 점차 노쇠하여 최종적으로는 사망에 이르게 되는 원인이다.

원음과 원양은 인체에서 가장 기본이 되는 물질로, 상호작용을 해 효능을 생산할 뿐만 아니라, 이 효능의 방출을 통해 각종 생명활동을 유지한다. 이 때문에 원음과 원양을 한데 묶어 '생명근원물질生命根源物質'이라고 하며, 이는 모든 생명활동의 원동력이 된다.

생명근원물질이 상호작용을 해 생산된 이 효능은 도대체 무엇이며, 이 효능은 어떤 방식과 경로를 통해 생명활동을 실현할까? 이 문제를 풀기 위해서는 한의학에서 가장 중요한 개념을 언급해야만 하는데, 그것은 바로 '기氣'다.

기氣의 개념과 작용

'기氣'에 관해서라면, 중국인이 쓰는 일상적인 말 속에서 '기氣'의 그림자를 찾아볼 수 있다. 남에게 욕을 먹거나 모욕을 당했을 경우, 중국어로는 '기를 받았다[受氣]'고 한다. 화가 나거나 심적으로 불편할 경우에는 '기가 생겼다[生氣]'고 하고, 병이 나거나 체력이 많이 떨어졌을 경우에는 '기력이 없다[沒力氣]'고 한다. 말하는 목소리에 힘이 없을 때는 '중기가 부족하다[中氣不足]'고 하며, 죽는 것을 '기가 끊어졌다[斷氣]'고 하는 등 그 예는 열거할 수 없을 정도로 많다. 이런 일상용어를 통해 '기'의 개념과 우리의 생명활동이 밀접히 연관돼 있음을 알아내기는 그리 어렵지 않을 것이다.

그렇다면 도대체 '기'는 무엇일까? 또 '기'와 생명근원물질 사이에는 어떤 관계가 있을까? 물리현상의 도움을 빌리면 '기'에 대한 초보적인 이해는 가능할 것이다. 건전지와 전선, 전구를 연결해 접속회로를 만들면 전구에 불이 들어오게 된다. 건전지 속에 있는 물질은 전기에너지를 생산하는 근원물질로 음극과 양극이 있는데, 이는 인체 내의 원음元陰과 원양元陽에 비유하면 된다. 전구에 불이 들어오는 것은 건전지 속의 근원물질이 상호작용을 해서 생산한 효능의 최종적인 표현으로, 밖으로 표현되는 각종 생명활동에 비유할 수 있다.

그렇다면 건전지 내 음극과 양극의 상호작용으로 생산된 전기에너지는 어떤 방식을 통해 밖으로 전달될까? 그것은 바로 전류를 통해서다. 전류는 물체 내 전자가 이동한 결과로, 음극과 양극의 상호작용으로 형성된 효능의 전달방식이다. 하지만 그것이 지닌 효능은 목표에 따라 다른 효과를 만들어낸다. 예를 들어, 전구에 연결하면 빛을 발하고, 전기난로에 연결하면 열에너지를 만들어 내고, 모터에 연결하면 기계에너지를 만들어 낸다.

인체 내의 '기'는 바로 전류에 해당한다. 따라서 우리는 '기'를 원음과 원양의 상호작용으로 인체 내의 어떤 물질 혹은 분자가 만들어낸 운동이라고 정의할 수 있다. 이런 물질이나 분자의 운동을 통해 원음과 원양의 상호작용으로 생산된 효능을 각 조직기관과 장부계통에 전달할 뿐만 아니라, 효능이 각 조직기관과 장부계통에서 생리활동으로 전화되도록 한다. 그러므로 '기氣'로 말하자면 다음과 같은 세 가지 특성이 있다. 첫째, 기는 물질이다. 둘째, 기는 운동성을 갖고 있다. 셋째, 기는 효능을 갖고 있다.

그렇다면 이런 질문을 할 수 있을 것이다. 기가 물질이라면 어째서 인체해부학적으로는 기의 존재가 발견되지 않는 것일까? 지금껏 기를 전류에 비유했다. 전류는 객관적인 존재지만 전원을 끊으면 전류의 존재를 측정할 수 없다. 기는 바로 전류와 같아서, 기의 생산과 존재는 생명근원물질 사이의 부단한 작용에 의지한다. 따라서 생명이 사라진 시체에서는 기의 존재를 발견할 수 없고, 살아있는 생명체에서만 기의 객관적인 존재를 느낄 수 있는 것이다.

이를 통해 기는 인체 내부의 어떤 분자 혹은 어떤 미세한 물질의 활동 결과며, 그것의 운행과 활동을 촉진하는 원동력은 바로 생명근원물질(원음과 원양) 사이의 끊임없는 상호작용이라고 생각할 수 있다. 이런 분자와 물질의 운동으로 생산된 동력 및 이런 물질이 운동 과정 중에서 전달하는 정보는 인체의 생장과 발육, 장부의 기능, 체내 물질의 운송과 전달, 그리고 배설에 중요한 작용을 한다. 한의학에서는 이 작용을 '추동작용推動作用'이라고 한다. 추동작용의 구체적인 표현은 다음과 같다.

생장과 발육을 추동

기氣는 운동과정 속에서 자신이 지니고 있는 효능을 각 조직기관에 전달하고, 세포의 분화와 성숙을 촉진하며, 기관계통이 완벽하게 기능을 발휘하도록 하며, 기육肌肉과 골격의 생장을 도와 인체의 정상적인 생장과 발육의 기능을 완성시킨다. 그러므로 기가 부족하면 신체의 생장과 발육이 느려지거나 일찍 쇠퇴하는 결과를 초래한다. 소아과 질병 중에서 신문불폐顖門不閉2), 오지五遲3)와 오연五軟4), 발육불량 등의 질병은 모두 선천적인 원음元陰과 원양元陽의 부족으로 기氣가 충분히 생성되지 못해 생장발육에 장애를 일으키기 때문에 발생한다.

---

2) **신문(顖門)** : 신생아 때는 머리의 뼈들이 아직 완전히 결합되지 않아 틈이 남아 있는데, 이를 신문 또는 천문(泉門)이라 한다. 아기의 머리 윗부분에 있는 신문은 물렁하고, 두개골이 아직 닫히지 않았기 때문에 누르면 위험하다. 신문과 두개골의 틈이 지나치게 일찍 닫히면, 대뇌의 발육을 막게 되어 아이의 지능이 수준이하로 저하된다. 갑상선의 기능저하나 구루병 등으로 두개골의 생장발육이 늦거나 뇌수종(뇌의 이상 증대)이 있으면 신문이 늦게 닫힌다.
3) **오지(五遲)** : 서고 걷고 머리카락과 이가 나고 말하는 것이 늦음을 말한다.
4) **오연(五軟)** : 머리, 목, 손발, 근육조직, 입이 연약하고 무력한 것을 말한다.

인체의 신진대사를 추동

신진대사가 왕성한지의 여부는 인체의 각 세포가 얼마나 활동적인가에 달려 있고, 세포의 활동에 필요한 동력은 또 기氣가 지니고 있는 효능으로부터 나오기 때문에, 기의 성쇠가 인체 신진대사의 상태를 결정한다. 신진대사가 왕성하면 사람의 정신상태가 좋고, 그 반대이면 나쁘다. 따라서 기가 부족하면 피곤하고 힘이 없으며, 정신이 맑지 못하고 흐리멍덩해진다.

물질의 운송을 추동

기氣는 물질과 분자의 운동으로, 이 운동과정 속에서 반드시 일정한 동력이 생기게 되는데, 이 동력은 체내 각종 물질을 순환·운송·전달·배설하는 동력의 기초다. 예를 들어, 혈액순환, 림프액의 순환, 신경전달물질의 전달, 세포의 물질교환, 대사산물의 배설 등은 모두 기의 운동이 제공하는 동력을 필요로 한다. 기가 부족하면 체내 물질의 운송과 배설 또한 영향을 받아 혈액순환이 느려지고, 수액 배설에 장애가 발생하며, 대사산물이 체내에 과다하게 누적되는 등의 병리현상이 나타난다.

장부臟腑의 기능을 추동

앞에서 이미 말했지만, 장부臟腑가 저마다의 기능을 발휘하는 것은 실질적으로 기氣가 지니고 있는 효능이 각기 다른 기관에서 방출되기 때문이다. 예를 들어, 기가 심心에 작용하면 심장박동이 일어나고, 폐肺에 작용하면 호흡을 하게 되고, 간肝에 작용하면 체내의 독을 해독한다. 또 신腎에 작용하면 소변을 배설하는 작용을 하고, 위胃에 작용하면 위의 연동운동과 위액분비의 작용을 한다. 기가 부족할 때는 각 조직기관과 장부계통의 기능활동도 이에 상응해 저하되어, 심장박동이 느려지거나 심하면 멈추고, 혈압이 떨어지며, 위장의 연동운동이 감퇴되고, 소화능력이 떨어지는 등의 병리현상이 나타난다.

기氣는 물질성과 운동성을 갖고 있을 뿐만 아니라 생명근원물질의 상호작용으로 생산된 효능을 지니고 있기 때문에 추동작용 말고도 다음과 같은 기능을 더 가지고 있다.

온후溫煦 작용

기氣의 운동은 인체 에너지의 근원으로, 기가 품고 있는 물질과 분자의 운동은 열에너지를 생산하고, 이 열에너지는 체온을 일정하게 유지한다. 하지만 기가 소모됐거나 부족할 때는 체내 에너지의 생산이나 세포조직의 활력이 부족해 추위를 타고 사지가 차며 체온이 떨어지는 증상이 초래된다.

방어防禦 작용

기氣는 인체의 모든 기능을 실현하는 원동력이기 때문에 면역능력과 방어계통 기능의 호불호 역시 기의 성쇠에 따라 결정된다. 기가 왕성하면 방어능력이 강하고, 기가 약하면 방어능력 또한 약하다. 방어능력이 약하면 감기에 잘 걸리고, 주위의 누군가가 감기에 걸리면 잘 전염되며, 감염된 후에는 여간해서 회복되지 않는다.

고섭固攝 작용

고섭固攝은 두 가지 뜻을 내포한다. 하나는 고정固定이고, 또 하나는 섭납攝納이다. 고정은 기氣가 인체의 각 기관과 장부를 체내의 어느 특정한 위치에 고정시켜 정상적인 생리기능을 할 수 있도록 하는 것을 가리킨다. 기관과 장부가 체내의 고정된 위치에 있기 위해서는 결체조직結締組織[5]과 장간막腸間膜[6] 등이 장력을 유지해야 하는데, 결체조직과 장간막세포의 장력은 또 기에 의해 유지되므로, 기가 부족할 때는 장력이 작아져 장부와 기관을 고정시키는 작용이 떨어지게 되어 장부하수臟腑下垂(위하수·신하수·자궁하수 등)의 병리현상이 나타난다.

---

5) **결체조직(結締組織)** : 결합조직. 동물체의 기관 및 조직 사이를 메우고 이들을 지지하는 조직을 말한다.
6) **장간막(腸間膜)** : 창자사이막이라고도 한다. 장을 매달아 유지하는 복막의 일부분이다.

섭납攝納은 곧 체내의 각종 물질에 대한 기의 통제와 보호작용을 가리킨다. 기의 통제와 보호로 각종 물질은 체내에서 정상적으로 운행하고, 유실되거나 과도하게 배설되지 않는다. 예를 들면, 혈액이 혈관 속을 운행하면서 혈관 밖으로 삼투되어 나오지 않도록 하고, 땀·침·소변·위액·장액·정액의 분비와 배설을 통제해 과도한 분비와 배설이 신체의 정상적인 활동에 영향을 미치지 않도록 방지한다. 이것은 기가 세포활력의 원동력으로서, 기가 왕성하면 세포의 활력 또한 왕성해져 세포 사이의 연계가 긴밀해지고 액상물질에 대한 포장과 통제능력이 강해지기 때문이다. 반대로 기가 부족할 때는 각 세포 사이의 공간이 커져 액상물질이 이 공간을 통해 과다하게 체외로 유실된다. 이 때문에 다한多汗·빈뇨頻尿·출혈出血·설사泄瀉·유연流涎·유정遺精[7]·조설早泄[8]·대하帶下 등의 병리현상이 나타난다.

기氣가 물질과 분자의 운동이기 때문에, 이런 운동에 변화와 이상이 발생할 때는 각종 질병이 따라오게 된다. 한의학에서 말하는 '기체氣滯', '기울氣鬱', '기역氣逆', '기함氣陷'은 바로 기의 운동이 정상을 벗어난 네 가지 상황을 가리킨다.

'기체氣滯'는 기의 운동이 순조롭지 못함을 가리킨다. 기의 운동이 순조롭지 못하면 어떤 결과가 초래될까? 예를 하나 들어보자. 공기펌프로 기구氣球에 바람을 넣으면 기구는 끊임없이 팽창하게 된다. 같은 이치로, 기체로 인해 나타나는 전형적인 증상은 바로 창통脹痛이다. 기체가 일어난 부위에 따라 창통이 나타나는 부위도 다르다. 위부胃部의 기체로는 위완胃脘에 창통이 나타나고, 사지의 기체로는 사지四肢에 창통이 나타나며, 간부肝部의 기체로는 협륵脇肋에 창통이 나타나고, 방광의 기체로는 소복小腹에 창통이 나타난다.

'기울氣鬱'은 기가 속에서 엉겨 전신으로 운행하지 못하는 것을 가리킨다. 기의 운

---

7) 유정(遺精) : 성교를 하지 아니하고 무의식중에 정액이 몸 밖으로 나오는 일. 수면 중 꿈을 꾸면서 사정하는 것은 생리적 현상이나 그 이외의 것은 병적 증상이다. 흔히 몸이 허약할 때 일어난다.
8) 조설(早泄) : 성교 시에 정액의 배출이 너무 빠른 현상을 말한다. 대개는 신기(腎氣)가 허하여 상화(相火)가 지나치게 강해져 발생한다.

동을 통해 장부가 활동하고 물질을 운송하는 동력을 얻게 되는데, 기가 속에서 엉겨 정상적으로 운동할 수 없다면 장부의 활동과 물질의 운송 및 배설 모두, 정도의 차이는 있지만, 장애를 일으키게 된다. 따라서 기울에는 소화력이 약해지고, 입맛이 떨어지며, 가슴이 답답하고, 대소변을 시원하게 보지 못하며, 사지가 찬 증상이 나타난다.

'기역氣逆'은 체내에서 기의 상승이 너무 지나치거나 하강이 정상적인 상태에 미치지 못해 인체에 질병을 유발하는 것을 가리킨다. 인체 내에서 일어나는 기의 운동에는 상승과 하강이 있다. 상승작용은 체내의 영양물질을 머리까지 운송하고, 각 장기가 제자리를 유지하도록 한다. 하강작용은 인체에 들어온 물질을 위에서 아래까지 순서대로 전달하고, 각종 대사산물을 아래로 모아 대소변을 통해 체외로 배출시킨다. 체내에서 기의 상승작용이 너무 강하거나 하강작용이 너무 약하면 모두 '기역'을 유발한다. 상승작용이 너무 강하면 머리에 과도하게 혈액이 몰려 어지럽고, 머리가 붓고 무거우며, 얼굴이 붉게 달아오르는 증상이 나타난다. 심한 경우에는 정신을 잃고 반신불수가 되기도 하고 입이 돌아가기도 한다. 하강작용이 너무 약하면 음식을 제대로 전달하지 못해 신물이 넘어오고 구역질이 나며 구토를 하고 딸꾹질을 하는 등 각종 '역류' 증상이 나타난다.

'기함氣陷'은 '기역'의 정반대로, 체내에서 기의 상승이 부족하거나 하강이 지나쳐 질병을 초래하는 것을 가리킨다. 기의 상승이 부족하면 머리에 혈액과 산소가 부족하거나 장부가 원래의 자리에 고정되지 못하는 증상을 유발한다. 따라서 머리가 어지럽고 건망증이 생기며 눈앞이 깜깜해지고 정신이 흐릿해지며 장부가 제자리를 이탈하는 하수의 증상이 나타난다. 기의 하강이 지나치면 음식의 전달이 지나치게 빠르거나 대사산물을 과도하게 배설해 설사泄瀉, 빈뇨頻尿, 유정遺精, 유뇨遺尿 등의 증상을 유발한다.

기氣의 전달경로-경락經絡

생명근원물질의 상호작용으로 생산된 효능이 기氣의 이런 전달방식을 거쳐 기관에 도달하고, 그 방출과 전화轉化를 완성하기 위해서는 반드시 하나의 통로와 경로가 필요한데, 그것이 바로 여기에서 끌어내려는, 한의학에만 있는 독특한 개념인 경락經絡이다.

'경락經絡'은 무엇인가? 이것은 현대과학으로 보자면 아주 곤혹스러운 난제 중 하나이자, 한의학이 일반인들로부터 지금껏 의심을 사는 부분이기도 하다. 현대의학은 해부, 현미경, 실험 등을 통해 경락을 찾으려고 시도했지만 지금껏 아무런 소득이 없다. 그렇다면 경락은 존재하지 않는 것을 그저 옛사람들이 꾸며낸 것이 아닐까? 아니다. 경락은 확실히 존재한다. 감각이 예민한 환자들에게 침구치료를 할 경우, 그들은 어떤 특수한 혈위穴位에 자극을 받으면 한의학에서 설명하는 것과 똑같이 체내의 기氣가 경락을 따라 흐르는 느낌을 분명하게 받는다.

그런데 왜 우리는 경락을 찾아내지 못하는 걸까? 그것은 경락이 본래 하나의 실체가 아니기 때문이다. 경락은 기가 효능을 목표한 기관에 전달하는 통로고 수단일 뿐이기 때문이다. 이 통로 속에서 기는 혈관과 신경의 주행 방향을 따라, 또 세포 사이의 연계를 통해 최종적으로 자신이 운반하는 효능을 목표한 기관까지 전달하게 된다.

경락의 실체를 이렇게 이해할 수 있을 것이다. 경락은 생명근원물질의 상호작용으로 생성된 효능을 인체의 각 조직과 기관에 전달해 인체의 생명활동을 실현시키는 경로다. 하지만 경락은 형식을 갖춘 존재가 아니기 때문에 체내에서 따로 찾을 수 없다. 경락의 실질적인 의미를 이해했다면, 한방에서 약을 처방할 때 흔히 말하는 '귀경歸經'의 의미를 더욱 잘 이해할 수 있을 것이다.

무엇을 '귀경歸經'이라 할까? 귀경이란, 어느 특정한 약물이 특정한 장부경락의 병변에 대해 주치主治 작용을 일으킴을 가리킨다. 또한 약물의 작용과 경락 간에 밀접한 관련이 있음을 말하기도 한다. 어떤 약물이라도 모두 위장을 통해 흡수돼 체내로 들어가게 되는데, 경락의 본질을 이해하기 전이라면 왜 약물에 따라 다른 경락에 작용하는지 이해하기 어려울 것이다. 설마 이것도 옛사람들이 꾸며낸 것일까? 실험을 통해 경락의 존재도 실증해내지 못하는데, 하물며 '귀경'은 말해 무엇 하겠는가? 하지만 경락의 본질을 이해한 후라면, 귀경이 한의학이 창조해낸 영원불멸의 탁월한 처방이론임을 믿게 될 것이다.

왜 이렇게 말하는가? '귀경'이론의 본질이 우리에게 알려주는 바는, 각 약물에 포함된 각기 다른 성분은 기의 전달과정을 변화시킬 수 있으며, 따라서 기에 의해 운반되는 효능이 목표 기관에서 방출되고 주치主治 작용을 실현하는 데 영향을 미친다는 사실이다. '귀심경歸心經'의 약물을 예로 들어보면, '귀심경歸心經'의 약물은 실제 기에 의해 운반되는 효능이 심장에 전달되는 과정과 최종적인 효과를 변화시킬 수 있다. 한약에 관한 지식은 이후에 상세히 소개하기로 하고, 여기에서는 이것으로 간단히 짚고 넘어가도록 한다.

혈血의 작용

앞에서는 원음元陰과 원양元陽 및 기氣의 기본개념과 의미를 살펴보았고, 다음으로 또 하나의 중요한 물질인 '혈血'에 대해 알아보자. 혈과 앞에서 말한 여러 물질은 다르다. 원음과 원양 그리고 기는 모두 보이지 않는 물질이지만, 혈은 눈으로 직접 볼 수 있는 물질이다. 따라서 혈에 대한 우리의 인식 또한 더욱 직관적이다. 혈은 붉은 색의 액체로, 심장의 규칙적인 박동에 따라 심장의 심실에서 나와 혈관을 통해 전신으로 흐른 다음 다시 심장으로 되돌아간다. 혈은 이 순환과정 속에서 안으로는 장부에 미치고 밖으로는 피육과 근골에 도달해 전신의 각 조직에 대한 자윤滋潤과 영양공급의 기능을 다할 뿐만 아니라, 전신의 조직과 기관이 생리활동 속에서 만들어내는 대사물질을 운반해 인체가 정상적으로 작동되도록 한다.

현대의학에서는 혈액의 주요 성분으로 적혈구와 백혈구 그리고 혈소판을 든다. 하지만 한의학적 개념의 '혈血'은 혈액 속 적혈구의 기능만 개괄할 뿐이다. 이는 한의학이론의 국한성 때문이 아니라, 기능이라는 각도에서 생명활동 과정 중에 나타나는 각종 물질성분의 의미를 탐구하고 연구하는 한의학적 인식에 기초를 두기 때문이다. 다시 말해, 한의학에서는 다른 기능을 가진 물질성분은 다른 물질이라는 개념으로 연구와 탐구를 진행한다. 혈액 속 적혈구는 산소와 영양분을 운반하는 작용을, 혈소판은 지혈을, 백혈구는 방어작용을 한다. 이 때문에 한의학의 분류에서는 적혈구의 기능을 '혈'에 귀속시키고, 혈소판과 백혈구의 기능을 기氣의 고섭固攝과 방어기능에 귀속시킨다.

이렇게 기능에 따라 물질을 분류하고 연구하는 한의학의 방식은 내재적 변화와 외부 증상을 결합해 외부의 병태病態로써 내재적 변화를 미루어 판단하는 데 매우 편리하다. 이런 연구방식 하에서는 어느 한 기능의 변화와 실조失調는 곧 이 기능을 담당하는 물질의 변화를 반영하기 때문에, 이 물질의 체내에서의 충영充盈 여부를 판단해 진단과 치료를 위한 직접적인 근거를 제공할 수 있다.

한의학에서 말하는 '혈'의 개념을 명확히 이해했다면, 인체 내에서의 혈의 작용을 알아보자. 혈의 가장 중요한 작용은 두말 할 것도 없이 자양滋養이다. 혈이 운반하는 영양성분과 산소는 인체의 각 조직과 기관이 생명활동을 유지하는 물질적 기초다. 혈이 충분하면 안색이 홍윤紅潤하고, 기육肌肉은 풍만하고 튼실하며, 피부와 모발은 매끄럽고 윤기가 난다. 또 정精[9]과 신神[10]이 가득하고, 감각이 예민하며, 운동신경이 빠르다. 반대로 혈이 부족하면 안색이 창백하거나 누렇게 뜨고, 피부와 모발은 말라 푸석하고, 사지가 저리고 뻣뻣하며, 머리가 어지러운 증상 등이 나타난다.

혈은 전신을 흐르며 도는 특성이 있기 때문에 기氣 속의 효능을 전신의 각 조직과 기관에 전달하는 가장 좋은 운반수단이 된다. 혈의 운반과 전달 기능을 통해 생명

---

9) 정(精) : 인체를 구성하고 생명활동을 유지하는 기본물질을 가리킨다. "무릇 精은 身의 근본이다(夫精者, 身之本也)."《소문(素問) · 금궤진언론(金匱眞言論)》
10) 신(神) : 넓은 의미로는 인체의 생명활동을 총칭하는 것으로, 생리성 혹은 병리성 증상이 밖으로 드러나는 것을 포괄한다. "음정(陰精)과 양정(陽精)이 상호 작용하여 발생하는 생명활동을 신(神)이라 한다(兩精相搏謂之神)."《영추(靈樞) · 본신(本神)》

근원물질의 상호작용으로 생성된 효능은 최종적으로 각각의 목표 기관에 도달해 각종 생명활동을 실현시킨다. 따라서 한의학에서는 "혈血은 기氣의 어머니다.", 또는 "혈血은 능히 기氣를 싣는다."고 한다. 혈이 바로 기를 운반하는 수단이기 때문에 출혈이 심하면 기의 외설外泄과 허탈虛脫을 야기해 안색이 창백하고, 사지가 차며, 정신이 혼미하고, 목소리가 작고 호흡이 약하며, 맥이 가늘고 힘이 없는 증상이 나타난다.

출혈이 심할 경우 수혈을 하게 되는데, 자신에게 맞는 혈액이 없다면 어떻게 해야 할까? 이를 위해 한의학에서는 기혈氣血이론을 근거로 '보기고탈補氣固脫'의 치료방법을 만들어냈다. 한의학에서는 "유형의 혈血은 생성이 더디니, 무형의 기氣를 급히 보한다."[11]고 하는데, 왜 출혈이 심할 때는 기를 보補하는 방법으로 치료하는 것일까? 기가 운반하는 것은 생명근원물질의 상호작용으로 생성된 효능이고, 혈은 또 기를 운반하는 도구임을 알았다. 따라서 출혈이 심할 때, 인체에 가장 크게 영향을 미치는 것은 실혈失血로 인한 효능의 상실이다. '보기補氣'란 바로 약물을 통해 생명근원물질 사이의 상호작용을 증강시켜 상실한 효능을 보충하고 회복시키는 것이다. 효능이 충족되면 신체의 각종 생명활동 또한 회복되고, 유형의 혈 또한 조혈기관의 정상적인 작동을 통해 점진적으로 회복되고 충영된다.

혈의 생성은 두 가지 요인과 밀접한 관련이 있다. 첫째, 비위脾胃의 운화기능이다. 비위는 음식을 소화·흡수하는 중요한 기관이면서 혈액을 생성하는 물질을 만들어내는 곳이다. 따라서 한의학에서는 이를 "비는 혈을 생성한다[脾生血]."고 한다. 둘째, 기의 충족 정도다. 기가 운반하는 효능은 각 장부의 생리적 기능을 실현시키는 기초가 되므로, 기의 충족은 조혈기관이 정상적으로 작동하는 전제조건이 된다. 또 "기는 능히 혈을 생성한다[氣能生血]."고 하는데, 이 또한 혈허血虛 환자를 치료할 때 '보기補氣'의 방법을 이용하는 이론적 근거가 된다.

---

11) "有形之血不能速生, 無形之氣所當急固." 《경악전서(景岳全書)》
12) 공규(孔竅) : 체표에 있는 모든 구멍을 가리킨다.

여기에서 또 하나 언급해야 할 것은, 혈의 충족 여부가 각종 정신활동에도 영향을 미친다는 점이다. 혈이 모자라거나 정상적인 운행을 하지 못할 때는 불면·건망·번조煩燥·놀람·혼미·섬망譫妄 등의 각종 정신적인 질병을 야기한다. 한의학에서 정신활동과 물질성분을 긴밀히 결합해 연구하는 것은 정신활동에 대한 창조성의 발현일 뿐만 아니라, 정신질환을 치료하는 과정 속에서 물질의 충영에 대한 조절 및 물질상태의 변화를 통해 정신질환을 치료한다는 데 목적이 있다.

체내 진액津液의 수포輸布

혈血이 인체의 각 조직과 기관을 두루 흐를 수 있는 이유는 기氣의 추동작용 외에도 액체 상태라는 물리적인 특성에 의지하는 바가 크다. 이 때문에 수액水液은 혈에 없어서는 안 될 성분이다. 사실 수액은 혈의 운행과 관련될 뿐만 아니라, 세포의 안팎은 모두 액체로 가득 차 있다. 이런 세포 안팎의 액체는 체중의 60~70%를 차지하며, 각종 생리활동은 수액과 불가분의 관계다.

예를 들어보자. 세포 간의 물질교환에는 수액이 매개 역할을 해야 한다. 사람이 활동을 하게 되면 각 관절 사이에서 발생하는 마찰을 피할 수 없는데, 이때 관절 속에 있는 윤활액이 마찰을 최소한으로 감소시켜 마찰로 인한 관절의 조기파손을 막는다. 인체의 생리활동으로 분비되는 위액·장액·담즙·이자액·타액·눈물 등에는 모두 다량의 수분이 포함돼 있다. 또 장부와 기관은 모두 수분을 필요로 하며, 수분의 자양으로 마르고 위축되지 않는다. 사람이 물만 마시는 경우 7일 정도 생명을 유지할 수 있지만, 물을 마시지 않을 경우는 3일 밖에 유지하지 못한다는 실험 결과도 있다. 이런 예를 통해 물은 인체가 생명활동을 유지하는 데 가장 필요한 기본물질임을 어렵지 않게 알 수 있다.

한의학에서는 인체에 정상적으로 존재하는 모든 수액을 '진액津液'이라 한다. 그 중에서 성질이 맑고 묽으며, 유동성이 크고, 체표·피부·기육·공규孔竅[12] 등에 산포

될 뿐만 아니라, 혈맥血脈[13]에 삼투할 수 있고, 자윤작용을 하는 것을 '진津'이라 한다. 세포 속에 포함된 수분·땀·눈물·혈장 등이 여기에 포함된다.

또 성질이 비교적 짙고 걸쭉하며, 유동성이 작고, 관절·장부·뇌·골수 등의 조직에 있으며, 적시고 매끄럽게 하는 작용을 하는 것을 '액液'이라 한다. 관절 사이의 윤활액과 조직과 기관에서 분비되는 점액, 그리고 수액髓液(골수) 등이 여기에 포함된다.

인체 내의 진액은 음식을 통해 섭취하는 수분(차, 음료수, 국 등 액체 상태의 수분) 및 각종 고체 상태의 음식물 속에 포함되어 있는 수분으로부터 생성된다. 이런 수분은 위장을 통과하는 동안 흡수되면서 혹은 '진津'으로 혹은 '액液'으로 전화돼 인체의 정상적인 생명활동을 보장하는 물질이 된다. 진액의 작용은 주로 자윤滋潤이다. 이 밖에도 진액은 유동성이 있기 때문에 정보를 전달하고 영양분을 공급하는 가장 좋은 매개체가 된다.

한의학은 진액이 체내에서 생성, 수포, 배설되는 과정에 대해 아주 재미있게 인식하고 있다. 《황제내경黃帝內經》에서는 이 과정을 다음과 같이 묘사했다.

> "飲入於胃, 游溢精氣, 上輸於脾, 脾氣散精, 上歸於肺, 通調水道, 下輸膀胱,
> 水精四布, 五經幷行."
> 《소문素問·경맥별론經脈別論》

음식이 위胃로 들어가면 비脾의 운화運化 작용을 통해 음식 속의 정화물질은 위로 올라가 폐肺에 이른다. 폐는 다시 수기水氣를 하강시키고, 수도水道를 통해 진액을 전신으로 운송하며, 방광膀胱을 거쳐 그 속의 찌꺼기를 배출한다.

그렇다면 이 과정이 재미있다는 이유는 무엇일까? 자연계에서의 물의 순환과정을

---

13) 혈맥(血脈) : 기혈(氣血)이 운행하는 통로다. 경맥(經脈).

살펴보자. 육지와 강·호수·바다의 수분은 태양열에 의해 증발돼 수증기로 상승하며, 이 수증기가 하늘 높은 곳에서 냉기를 만나면 응결돼 물이 된다. 이 물이 일정량 모이면 또 비를 만들어 다시 지면으로 떨어진다. 일부는 식물에 의해 흡수되고, 일부는 지하로 스며들어 지하수가 돼 강에 모인다. 이 같은 순환이 계속 반복되면서 수증기의 변화운동을 구성한다.

원래 이런 것이다! 진액의 순환과정에 대한 한의학의 인식은 바로 자연현상을 관찰해 이를 연역적으로 인체에 적용한 것이다. 인체는 하나의 작은 천지天地로, 이 작은 천지 속에서 일어나는 각종 변화는 자연히 큰 천지와 일치한다. 이것이 바로 한의학에서 말하는 '천인합일天人合一' 사상이다.

상술한 과정으로부터 진액이 전신의 조직에 대한 관개灌溉와 자윤滋潤 작용을 하기 위해서는 진액이 충분해야 할 뿐만 아니라, 체내에서의 상승과 하강 과정 모두 정상적으로 이루어져야 함을 알 수 있다. 이것은 우리에게 건조성乾燥性 질병의 치료에 대한 새로운 사고와 방법을 제공한다. 《금궤요략金匱要略》에는 구갈口渴을 치료하는 두 가지 처방이 있으니 한번 살펴보자.

"첫째, 목이 타 물을 끊임없이 마시려는 것은 문합산文蛤散으로 다스린다. 둘째, 목이 타 물을 마시려고 하나 마신 후에 바로 토하는 것을 수역水逆이라 하며, 이는 오령산五苓散으로 다스린다."

한의학에서는 오장五臟과 면부의 칠규七竅[14] 사이에는 밀접한 관계가 있다고 인식한다. 그 중에 비脾는 입에 그 규竅를 열고 오행으로는 토土에 속하므로, 구갈口渴은 대부분 비토脾土가 진액의 자윤을 받지 못했기 때문이라고 생각한다. 이를 대지에 비

---

14) 칠규(七竅) : 눈코입귀의 일곱 개 구멍.

유한다면, 비의 자윤을 받아야만 비로소 대지가 말라 갈라지지 않는 것과 같다. 비가 지면으로 떨어지기 위해서는 두 가지 요소를 충족해야만 한다. 첫째, 하늘 높은 곳에 한랭한 환경이 만들어져야 한다. 그래야만 지면에서 공중으로 증발한 수증기가 응결해 물방울이 될 수 있다. 둘째, 하강의 '천기天氣'가 있어야 한다. 한의학에서는 이를 두고 "지기地氣는 상승해 구름이 되고, 천기는 하강해 비가 된다."고 한다. 이 하강의 천기 역시 비가 지면으로 떨어지는 데 중요한 역할을 한다. 간혹 하늘에 먹구름이 가득한데 비는 오지 않는 경우가 있다. 이는 하강하는 천기가 없기 때문으로, 기氣가 하강하지 않으면 비 역시 아래로 떨어지지 않는다.

다시 진액이 인체에서 수포되는 과정으로 돌아가 보자. 폐肺는 장부 중에서 가장 높은 위치에 있으므로 높은 하늘의 한랭한 환경에 해당한다. 폐부肺部의 '높고 차가운' 환경이 파괴되면 상승한 수증기는 응집해 물방울이 되지 못하며, '비'가 되어 비토脾土를 관개할 수 없으니 곧 구갈을 야기하게 된다. 앞에서 말한 첫 번째 처방에서 '목이 타 물을 끊임없이 마시려는 것'이 바로 이 유형의 구갈이다. 목이 타 물을 끊임없이 마시려는 것은 폐부에 열이 있기 때문이다. 이 열이 폐부의 본래 '높고 차가운' 환경을 파괴해 수증기가 비나 이슬이 되어 비토脾土를 관개하지 못하니, 끊임없이 물을 마시는 방법으로 비토脾土의 건조함을 해소할 수밖에 없다.

문합文蛤[15]은 어떻게 이런 유형의 구갈을 치료할 수 있을까? 문합文蛤은 물 밑바닥에서 살기 때문에 물의 한랭한 특성을 갖고 있다. 이 때문에 폐부의 '높고 차가운' 환경을 회복시켜 수증기가 응결해 하강하게 하고, 비토脾土를 관개해 구갈의 증상을 완화하고 해소할 수 있는 것이다.

"목이 타 물을 마시려고 하나 마신 후에 바로 토하는 것을 수역水逆이라 하며, 이는 오령산五苓散으로 다스린다."는 것은 또 무슨 의미인가? 이 처방과 앞 처방의 주된 증상의 차이는, 하나는 끊임없이 물을 마시려 하는 것이고, 하나는 물을 마시려고 하

---

15) 문합(文蛤) : 백합과의 조개. "가슴이 답답하고 갈증이 나는 증상을 그치게 하고 소변을 시원하게 하며 痰(담)을 없애고 단단하게 굳은 것을 풀어준다. 영양장애에 수반되는 입과 콧속이 허는 증상을 없앤다."—이시진(李時珍).

나 마신 직후에 바로 토한다는 데 있다. '물을 마신 직후에 바로 토한다'는 것은 또 무엇을 설명할까? 토하는 증상은 위胃 속의 물질이 위로 올라온 결과다. 물이 위胃 속으로 들어가 내려가지 않고 오히려 올라와 토한다는 것은 체내에서 물을 정상적으로 하강시키지 못하는 장애가 발생했음을 의미한다. 그렇게 되면 비토脾土는 자연히 자윤을 받지 못하게 되고, 당연히 구갈을 야기하게 된다.

이런 유형의 구갈은 폐부의 '높고 차가운' 환경 및 수증기의 응집 과정에는 아무런 장애가 없고 수증기가 하강하는 과정에만 장애가 발생한 것으로, 이는 하늘에 먹구름은 가득 끼어있으나 하강의 '천기'가 없어 비가 되어 내리지 못해 대지를 적시지 못하는 것에 비유할 수 있겠다. 이때의 치료는 응당 수증기를 하강시키는 데 중점을 둬야 한다.

이런 구갈을 치료하는 처방인 '오령산五苓散'을 한번 살펴보자. 오령산은 저령豬苓과 복령茯苓, 택사澤瀉, 백출白朮, 계지桂枝 등 다섯 가지 약물로 만들어지는데, 그 중에서 저령과 복령, 택사는 소변이 순조롭게 잘 나오도록 하는 작용을 한다. 소변이 순조롭다는 말은 수증기가 자연스럽게 아래로 잘 내려간다는 뜻이고, 수증기가 아래로 잘 내려가면 자연히 비토脾土가 자윤을 받을 수 있어 구갈 또한 자연히 사라지게 된다. 그 밖에 백출과 계지는 비脾를 튼튼히 하고 수역水逆을 내리게 하며, 저령·복령·택사와 함께 수증기를 하강시켜 비토를 자윤케 하는 작용을 한다. 따라서 메마른 것을 적시지 않고도 구갈을 멈출 수 있다.

원음元陰·원양元陽·기氣·혈血·진액津液은 우리 인체의 기본물질을 구성하며, 우리가 평소에 말하는 허증虛證은 바로 이런 기본물질이 소모되고 손상돼 야기되는 생명활동의 쇠퇴를 의미한다. 인체에 대한 각 물질의 작용이 다르기 때문에 물질의 소모나 손상으로 나타나는 허증 또한 각기 다른 특징을 보인다. 따라서 질병의 각종 표현에 각기 다른 판단과 분석을 더하여 합당한 치료방법을 선택해야 한다.

인체에 원음·원양·기·혈·진액과 같은 기본물질이 존재한다면, 분명 이런 물질을 저장하는 곳이 있어야 한다. 그곳이 어디일까? 다음 장에서 이 수수께끼의 답을 찾아보자.

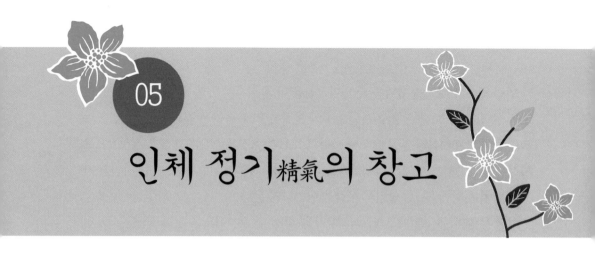

오장五臟은 '정기精氣'를 저장하는 창고

원음元陰 · 원양元陽 · 기氣 · 혈血 · 진액津液은 우리 인체의 기본물질을 구성하며, 이런 물질은 각종 생리활동에 에너지와 동력을 제공한다. 인체가 이런 물질을 잘 분배하고 사용하기 위해서는 체내에 저장할 장소가 필요한데, 여기에서 '오장五臟'의 개념을 도입해야 한다.

소위 오장五臟은 심心 · 간肝 · 비脾 · 폐肺 · 신腎 다섯 개의 장기를 말한다. 왜 다섯 개의 장기를 '장臟'이라고 불러야 할까? 고대에는 '장臟'을 '장藏'으로 썼다. '장藏'에는 두 가지 의미가 있는데, 하나는 안에 깊이 감춘다는 의미고, 또 하나는 저장하고 간직한다는 의미다. 첫 번째 의미는 쉽게 이해할 수 있을 것이다. 심心 · 간肝 · 비脾 · 폐肺 · 신腎은 모두 체내에 깊이 감춰져 있어 눈으로 보거나 만질 수 없다. 그렇다면 '저장하고 간직한다'는 말은 또 어떻게 이해해야 할까? 《황제내경黃帝內經》에서는 오장을 "정기精氣를 저장하되 배출하지 않기 때문에 충만充滿하되 실實하지 않다[藏精氣而不瀉, 故滿而不能實]1)."고 했다. 그렇다면 무엇이 '정기精氣'일까? '정기'는 바로 원음 · 원양

---

1) 왕빙(王氷)은 "정기를 저장하므로 충만하되 실하지 않다."고 주해하였고, 장개빈(張介賓)은 "정기는 성질이 맑기 때문에 저장되기만 하고 배출되지 않으므로, 충만하기만 하고 실하지 않다."고 주해하였다. '滿'을 정기의 가득함으로, '實'을 수곡(水穀)의 가득함으로 보기도 한다.

· 기 · 혈 · 진액 등 인체 기본물질의 정화精華다. 오장이 저장하는 것은 바로 이 원음 · 원양 · 기 · 혈 · 진액 등 인체 기본물질의 정화로, 오장은 인체의 정기를 저장하는 다섯 개의 창고다.

오장이 저장하는 정기精氣는 생리활동에 어떤 작용을 할까? 먼저 자연계의 현상을 살펴보자. 중국에는 심양호, 동정호, 태호, 홍택호, 과호 이렇게 다섯 개의 큰 담수 호가 있다. 이 다섯 개의 담수호는 저수와 유량조절 작용을 한다. 비가 많이 올 때는 호수에 물을 저장하고, 가뭄이 들 때는 또 하천으로 물을 흘려보내 어떤 기후 환경에 서도 하천 수위의 평형을 유지해 범람이나 가뭄으로 인한 재해를 막는 역할을 한다. 현재 가뭄이나 홍수가 빈번히 발생하는 것은 호수를 메워 전답을 만듦으로써 호수의 저수와 유량조절 기능을 저하시킨 것과 무관치 않다.

사람이 복잡한 생명활동을 유지하기 위해서는 생명활동에 꼭 필요한 각종 물질과 에너지를 합리적으로 분배하고 저장하고 조절하면서 사용해야 한다. 오장은 바로 다섯 개의 담수호에 비유될 수 있다. 인체의 정화물질을 저장하고 조절하며, 정상적인 생리활동을 유지하는 작용을 하기 때문이다. 여기에 바로 오장의 본질이 있다!

그렇다면 무엇을 '충만充滿하되 실實하지 않다'고 하는 것일까? 원음 · 원양 · 기 · 혈 · 진액 같은 기본물질은 오장에 저장되지만, 형태를 갖춘 물질로 존재하는 것이 아니라 그 정화精華의 형식(다시 말해 어떤 에너지의 형식)으로 존재한다. 따라서 '충만하되 실하지 않다'고 하는 것이다. 병瓶을 예로 들어보자. 병에 기체氣體를 가득 담을 수는 있지만, 기체는 형태를 갖춘 물체가 아니기 때문에 병을 가득히 채울 수는 없다. 오장이 저장하는 정기는 각기 달라 생명활동 중에 발휘되는 작용 또한 다르다. 다음으로 오장의 기능에 대해 하나씩 탐구해보자.

장부臟腑를 언급하기에 앞서 하나의 개념을 정립해야 한다. 그것은 바로 한의학에서 말하는 장부臟腑는 서양의학의 해부학적인 장기臟器와는 다르다는 점이다. 진료를 하면서 허리와 무릎이 시리고 소변이 자주 마렵다는 환자를 종종 만나게 된다. 이런 증상을 '신허腎虛'라고 하는데, 환자는 그 의미를 잘 이해하지 못하는 경우가 많다. 멀쩡한 신장이 어떻게 허虛할 수 있는가? 혹 신허를 신장에 병이 있는 것으로 이해해 공연히 걱정하게 된다면, 이것은 모두 장부의 개념을 오해했기 때문이다. 한의학에서 말하는 장臟과 부腑는 모두 인체의 어느 한 기능의 집합체다. 다시 말해 한의학에서는 인체의 어느 한 계통의 기능을 종합해 장臟 또는 부腑로 명명하는 것이지, 단순히 해부학상의 장기를 말하는 것은 아니다.

한의학의 일개 장부는 서양의학의 한 계통에 해당한다. 한 계통이 기능을 제대로 발휘하기 위해서는 많은 물질이 그 기초가 돼야 하는데, 한의학에서는 이렇게 기초가 되는 물질을 장부에 내포되어 있는 '정기精氣'로 본다. 앞에서 언급한 '신허'로 말하자면, '신腎'이라는 계통이 제 기능을 발휘하기 위해 필요한 물질이 부족하다는 말이다. 곧, '신腎'이 저장하는 정기가 부족하다는 말이지, 신장 자체의 질병을 가리키는 것은 아니다. 이 때문에 우리가 한의학의 장부를 인식하고 이해할 때는 서양의학의 해부학적인 장기의 개념을 던져버리고 한의학의 장부 개념을 먼저 정립해야 한다.

한의학이 창조한 '장상학설藏象學說'

장부臟腑는 인체가 각종 생리활동을 완성하는 핵심적인 기관으로, 장부가 일단 그 기능을 실조하면, 가볍게는 질병이 생기고 심할 경우에는 사망에 이르게 된다. 이 때문에 오장육부五臟六腑의 작용 및 질병에 걸렸을 때 나타나는 증상을 연구하는 것은 의학에서 절대 가벼이 넘길 부분이 아니다. 하지만 오장육부는 체내에 깊이 숨어있고, 고대에는 X-레이나 CT, MRI 등의 첨단 의료기기가 없었는데 어떻게 체내 장부의 기능과 병리변화를 탐구할 수 있었을까? 장부가 비록 체내에 깊이 숨어있지만, 독립적으로 존재하는 것이 아니라 혈관·신경 및 각종 물질을 통해 전신과 밀접히 연관관계를 이루고 있기 때문에, 장부 기능의 각종 상태는 모두 일정한 방식과 부위를 통해 외부로 드러나게 된다.

한의학은 장부臟腑와 정체整體 사이의 관계를 연구하고 탐색함으로써 독특한 장상학설藏象學說을 창조해냈다. '장상藏象'은 바로 "장藏은 안에 있고, 상象은 밖에 있다[藏之於內而象之於外]."는 뜻이다. 바꿔 말하면, 오장육부는 체내에 감춰져 있어 보거나 만질 수 없지만, 오장육부의 생리기능 및 병리변화는 모두 체외로 표현되어 나온다. 이 때문에 우리는 체외의 변화를 관찰하고 이해함으로써 체내 오장육부의 병변 상황을 추측하고 판단할 수 있는 것이다.

장상학설은 인체의 외재적인 표현을 통해 체내 장부 기능의 변화를 판단한다는 한의학적 사유와 연구 방향을 명확히 제시해 한의학이론의 발판을 마련했다. 장상학설이 있음으로 해서 한의학의 망문문절望聞問切은 신뢰할 수 있는 객관적인 근거를 마련하고, 질병에 대한 한의학의 인식과 치료 또한 정확하고 과학적인 경로를 찾게 됐다. '장상'이라는 생명의 오묘함을 연구하는 방법을 이해하고 정확히 인식할 때라야 비로소 더 이상 한의학을 허무맹랑한 학문으로 느끼지 않을 것이며, 첨단 의료장비를 이용하지 않는 한의학의 검사를 비과학적이라고 질책하지 않을 것이다.

중국 고대의 의가들이 의학적 실천을 통해 우리에게 물려준 이 진귀한 유산은 그 과학성으로 영원히 빛날 것이며, 한의학은 '장상'이론을 준거로 장부에 대한 단일하고 미시적인 연구 방향에서 벗어나 장부와 정체 사이의 상관관계를 종합적으로 연구하는 방향으로 나아갈 것이다. 그리함으로써 장부 자체에 국한되지 않고 전신으로 눈을 돌려 더욱 고차원적이고 전면적으로 질병을 인식하게 될 것이다. 이제 정기精氣를 저장하는 인체 내 다섯 개의 창고인 오장에 대해 구체적으로 알아보자.

오장정기五臟精氣의 관개灌漑와 응집凝集

심장은 인체에서 의식의 통제를 받지 않고 독자적으로 박동할 수 있는 유일한 장기다. 따라서 한의학에서는 심心에 가장 높은 지위를 부여해 '군주지관君主之官'이라 한다. 심이 저장하는 정기精氣는 무엇일까? 한의학에서는 이를 '신神'이라 했다. 그렇다면 무엇이 '신神'일까? '신神'은 원음·원양·기·혈·진액 등의 기본물질 가운데 임의

의 한 가지가 아니라, 그것들의 종합적이고 집중적인 반영이다. 다시 말해, '신神'은 원음·원양·기·혈·진액 모든 물질의 정보를 포함하는 정기精氣다. 바로 심이 저장하는 '신神'의 특수성으로 인해 인체에서의 심의 특수성이 결정된 것이다.

심心은 각 장기와 물질에 대해 통솔하고 주재하는 작용을 하기 때문에 '군주君主'로 불린다. 심은 자신의 박동과 혈관으로 구성된 개폐회로를 통해 혈액을 전신의 각 부분으로, 밖으로는 기부肌膚와 주리腠理[2])에 다다르고 안으로는 장부와 근골에까지 이르지 않는 곳 없이 끊임없이 수송해 각 조직과 기관의 활동에 필요한 영양분을 공급하고 활동으로 생성된 대사물질을 운반한다. 심의 기능이 왕성하면 전신의 조직과 기관은 영양을 충분히 받을 수 있고, 그 반대의 경우에는 영양분이 부족해 기능이 감퇴되고 쇠약해진다. 혈액을 순환시키는 심의 이 동력작용을 '심주혈맥心主血脈'이라고 표현하는데, '주主'는 바로 '주관한다, 주재한다'는 의미다.

혈맥에 대한 작용 외에도 심에는 또 하나의 중요한 기능이 있는데, 바로 '심주신지心主神志[3])'다. 현대의학에서는 의식意識을 대뇌의 기능으로 인식하는데, 한의학에서는 왜 '심주신지心主神志'라고 할까? 인체의 어떤 조직과 기관이든 활동하기 위해서는 영양물질의 지원이 필요하다는 것을 앞에서 살펴봤다. 대뇌는 인체에서 혈류량이 가장 많은 기관으로, 대량의 혈액이 운반하는 산소는 대뇌의 정상적인 활동을 위한 물질적인 기초가 된다. 따라서 심은 대뇌에 혈액을 공급하는 원동력이 되는 곳이다.

심의 기능이 강성하면 의식활동에 필요한 충분한 물질을 공급받을 수 있고, 심의 기능이 쇠약하면 정상적으로 영양을 공급받을 수 없다. 더욱 중요한 것은 어떤 의식활동이든 모두 일정한 물질적 기초에 의존한다는 점이다. 심이 저장하는 '신神'은 인체 기본물질의 정화가 모인 것으로, 의심할 나위 없이 의식활동의 중요한 물질적 기초가 된다. 따라서 '심이 의식활동을 주관한다'는 이론은 정신과 물질을 연계하여 우

---

2) **주리(腠理)** : 피부, 기육, 장부의 문리(紋理) 및 피부와 기육을 연결시키는 결체조직(동물에 있어 조직 사이를 결합하여 기관을 형성하는 조직)으로서, 체액을 배설시키고 기혈을 유통시키는 문호이며, 외사의 내침을 막는 기능을 한다.
3) **신지(神志)** : 사람의 의식 활동을 가리킨다.

리의 정신활동을 더욱 심층적으로 이해할 수 있도록 한다.

일상생활 속에서 과도하게 긴장하거나 깊은 생각에 잠기거나 놀랐을 때는 종종 가슴이 떨리고 불안한 증상이 나타나고, 어떨 때는 잠이 안 오고 꿈을 많이 꾸는 증상이 나타나기도 한다. 서양의학에서는 이러한 증상을 모두 식물신경의 기능이 문란해져 나타나는 것으로 인식하지만, 효과적인 치료방법은 찾지 못하는 실정이다. 한의학에서는 의식활동에 미치는 '신神'의 중요성으로부터 출발해, 식물신경의 기능이 문란해져 발생하는 이런 증상은 모두 심이 저장하는 '신神'이 부족하기 때문이라고 인식한다. 따라서 심기心氣를 보양하는 방법으로 심황心慌·불면·다몽多夢의 증상을 치료하며, 임상에서의 치료효과 또한 매우 좋다.

심이 인체의 '군주지관君主之官'이긴 하지만, 군주 혼자서 국가를 운영할 수 없는 것과 마찬가지로 홀로 복잡한 생명활동을 완성할 수는 없다. 따라서 다른 기관이 심을 보좌해 복잡한 생명활동을 함께 완성해 나가야 한다. 이 보좌의 기능은 폐肺와 간肝이 담당한다.

한의학에서는 폐를 '상전지관相傳之官'이라 하는데, '상전相傳'은 바로 보조한다는 의미로, 지금의 총리(나라 안팎의 일을 근심하는)에 해당한다. 그렇다면 폐는 어떤 방식으로 심을 보조해 인체 '안팎의 국사'를 완성할까? 폐를 '화개華盖'라고도 하는데, 화개는 고대 황제가 쓰던 금빛 양산이다. 폐는 장부 중에서 가장 높은 위치에 있으며, 좌측 폐는 위에서 심장을 덮고 있으면서 심장을 보호하는 작용을 하기 때문에 옛사람들은 폐를 '화개華盖'라고 했다.

이제 폐의 생리기능을 살펴보자. '폐'라는 단어를 듣고 가장 먼저 떠오르는 것은 바로 호흡이다. 인체는 폐의 호흡을 통해 대사활동으로 생성된 이산화탄소를 배출하고 공기 중의 산소를 흡입한다. 폐부의 혈액순환(서양의학에서는 폐순환 또는 소순환이라 한다)을 통해 전신의 각 조직과 기관이 필요로 하는 산소를 공급하는데, 폐의 이러한 기능을 '폐조백맥肺朝百脈'이라 한다. 왜 '조朝'라고 할까?

봉건사회의 제후와 대신이 황제를 알현하는 행위를 가리켜 '조朝'라고 했는데, 이 '조朝'의 과정은 어떻게 이루어질까? 먼저 각 제후와 대신이 조정에 모두 모이면 황제

에게 절을 올린다. 그런 다음 대신들은 각자 자신의 생각을 황제에게 아뢰고, 황제
는 대신들의 의견을 바탕으로 여러 가지 교지를 정해 내리게 된다. 그러면 각 대신들
은 황제의 교지를 지방으로 전달해 구체적으로 시행하게 된다.

여기서 폐와 백맥百脈[4]의 관계를 다시 한 번 살펴보자. 백맥은 폐에 모여서 폐와
기체를 교환하는데, 자신의 이산화탄소를 배출하고 폐 속의 산소를 흡입한다. 교환
이 끝난 다음에는 전신의 각 조직과 기관이 사용할 수 있도록 산소를 운반한다. 폐순
환의 이 과정과 제후들이 황제를 알현하고 여기에서 받은 교지를 각 지방에 전달하
고 시행하는 과정이 어느 정도 비슷하지 않은가?

폐의 호흡은 기체의 교환 이외에 다른 작용은 없는 것일까? 폐는 호흡과정에서 물
질의 교환 말고도 직접 대기와 접촉할 수도 있다. 대기 중에는 각종 물질성분 말고도
온도·습도·기압 등을 종합한 정보가 있는데, 우리는 그것을 '기氣'라고 한다. 여기
에서 말하는 '기'는 흔히 말하는 공기나 기체의 '기'와는 다르며, 앞에서 언급한 인체
기본물질 중의 '기'와도 다른 기상학적인 개념이다.

일 년 사계절의 기후는 봄에서 여름으로, 가을에서 겨울로 주기적으로 변하지만 날
씨는 매일 다르게 변화한다. 고대 중국에서는 5일을 기준으로 기후의 성질이 뚜렷이
바뀐다고 생각했다. 이 기후 중에서 가장 작은 변화의 단위를 '후候'라고 한다. 그렇
다면 '기氣'는 무엇일까? 한의학에서는 '삼후위일기三候爲一氣'라 한다. 삼후三候는 곧
15일이므로, '기氣'는 15일마다 나타나는 기후의 실질적인 변화를 말한다. 15일에
한번 변화하니, 일 년이면 24개의 '기氣'가 되는 셈이다. 이것이 바로 우리에게 익숙
한 24절기다.

폐는 대기와 직접 접촉하므로 절기의 변화를 가장 잘 느낄 수 있는 장기다. 따라서
폐는 기후를 감지하는 수신기에 해당한다고 할 수 있다. 예민하게 절기의 변화를 감
지하고, 감지한 변화를 근거로 자신의 생리활동을 조절해 인체가 각종 기후환경에 적
응할 수 있도록 한다.

---

4) 백맥(百脈) : 전신의 경맥(經脈)을 가리킨다.

절기에 대한 폐의 감지력과 적응력은 또 하나의 중요한 기능을 결정하는데, 바로 '주치절主治節'이다. 절기가 바뀔 때마다 관절이 쑤시고 아픈 증상은 관절염 환자라면 누구나 한 번쯤 경험했을 것이다. 절기의 변화와 관절 사이에는 밀접한 관련이 있으니, 폐는 또 인체가 절기의 변화를 감지하고 자신의 상태를 조절하는 기관이 된다. 그렇다면 폐에는 인체의 관절을 관리하는 작용도 있는 것이니, 이것이 바로 한의학에서 말하는 '주치절主治節'이다.

여기까지 오면서 폐가 저장하는 정기精氣는 무엇인지에 대해 언급하지 않았다. 서두를 것 없다. 이제 이 문제를 깊이 탐구해보자. 앞에서 이미 밝혔듯 폐는 장부 중에 가장 높은 위치에 있음으로 해서 호흡 이외의 작용도 한다고 했다. 바로 앞 장에서 언급했던 진액津液을 수포하는 작용이다. 진액이 체내에서 수포되는 과정에 대해 풀이한 《황제내경黃帝內經》의 내용을 다시 한 번 음미해보자.

"飮入於胃, 游溢精氣, 上輸於脾, 脾氣散精, 上歸於肺, 通調水道, 下輸膀胱, 水精四布, 五經幷行."

물은 비위脾胃의 소화흡수를 거쳐, 그 정화가 최종적으로 '폐로 올라간다'고 했다. 본래 폐에 저장되는 정기는 바로 진액의 정화다. 진액을 저장하고 방출하는 폐의 기능을 통해 인체의 각 조직과 기관을 관개하므로, 폐를 '수지상원水之上源'이라고도 한다.

폐의 이 저장하는 기능을 자연계와 대조해보면 더욱 쉽게 이해할 수 있다. 강물은 높은 산의 빙설이 녹아 강으로 유입된 것이다. 빙설은 물이 응집되어 이루어진 정화로, 높은 산은 물의 정화를 저장하는 기능을 갖고 있는 것이다. 이렇게 비교해보면 폐는 높은 산과 비슷한 작용과 지위를 가지고 있음을 알 수 있다. 이것이 바로 한의학이 생명과학을 탐구하는 방법으로, 자연계의 객관적인 규칙을 이용해 생명의 오묘함을 탐색하는 것이다.

이제 심心의 또 다른 조력자인 간肝을 살펴보자. 한의학에서는 간을 '장군지관, 모려출언將軍之官, 謀慮出焉'이라 한다. 장군은 국가의 안보를 책임지는 직책으로, 이 직책을 잘 수행하기 위해서는 여러 수단과 책략을 동원해 각기 다른 부분 사이의 관계를 잘 조정해야 한다. 간은 인체 내에서 이 '장군'의 역할을 담당해 전신의 각 장기 사이에서 소통시키고 조정하는 작용을 한다. 간의 이 작용으로 인해 각 장기는 조화롭게 기능할 수 있다.

간의 소통시키고 조정하는 작용은 '간肝'이라는 글자의 구조에서도 알 수 있다. 좌변의 '月'은 간의 성질이 육질임을 나타내고, 우변의 '干'에는 '범한다' 혹은 '관여한다'는 의미가 있으니, 간의 특성은 체내 다른 장기의 기능과 활동에 관여하고 조정하는 데 있음을 알 수 있다.

간의 이런 특성을 가리켜 '간주소설肝主疏泄'이라 한다. '소疏'는 소통한다는 의미인데, 그러면 '설泄'은 무엇을 의미할까? 많은 한의서에서 이 '설泄'을 '발산한다'는 의미로 해석하고 있는데, 정확성과 적절성 면에서 부족하다고 생각된다. 답답한 마음을 발산하고 난 다음에 어떤 느낌이 드는가? 저자가 보기에는 이 '설泄'을 '시원하다'나 '상쾌하다'의 의미로 해석하는 것이 간의 특성에 더욱 부합한다고 생각한다. 간의 소설 작용은 장부의 소통과 조절에만 나타나는 것이 아니라 정서상의 시원함과 상쾌함에 더욱 잘 나타난다. 평소 화를 내는 행위를 '간화肝火가 동動한다'고 표현하는 이유는 바로 간이 정서를 편안하게 만드는 작용을 실조한 것이기 때문이다.

그렇다면 간에는 왜 '소설疏泄'의 기능이 있을까? 간은 또 무엇에 의지해 '소설疏泄'의 기능을 다할 수 있는 것일까? 그 공功은 간이 저장하는 물질인 '혈血'에 돌려야겠다. 이 '혈'이 있음으로 해서 간은 각 장부의 기능을 조정하고 정서를 편안하게 하는 자본과 능력을 갖게 되는 것이다.

혈은 왜 이렇게 큰 작용을 하는 것일까? 혈은 모든 장부조직이 생리활동을 할 수 있는 물질적인 기초가 되며, 정신활동을 위한 에너지를 제공한다고 앞에서 밝혔다. 따라서 장부조직과 정신활동에 대한 혈의 중요성은 말할 필요도 없다. 두 사람이 다툴 때 가장 좋은 해결방법은 무엇인가? 당연히 쌍방 모두 만족하도록 하는 것이다.

장부로 말하자면, 가장 큰 이익에는 혈血만한 것이 없다.

간은 자신이 저장하는 혈의 조절과 분배를 통해 각 장부를 소통시키고 조정하는 작용을 할 뿐만 아니라 정서를 편안하게 하는 목적도 달성한다. 간의 혈을 저장하고 분배하는 작용은 크게 다음과 같은 두 가지 기능을 한다. 첫째, 각 장부가 놓인 상황이 모두 다르기 때문에 필요로 하는 혈 또한 다를 수밖에 없는데, 간은 이를 조절한다. 기타의 장부가 극렬히 활동하거나 정서가 격동되어 많은 혈을 필요로 하는 상황에서, 혈을 둘러싼 장부 간의 '충돌'을 막는 역할을 하는 것이다. 둘째, 정신활동에 필요한 혈액을 유지해 혈액부족으로 정신활동이 위축되고 억제돼 나타나는 우울증과 스트레스 등의 질병을 방지한다.

또 하나 간의 중요한 작용이 있는데, 바로 '파극지본罷極之本'이다. 현대의 많은 한의서에서는 '파극罷極'을 '피로가 극점에 달했다'라고 해석하는데, 이는 편협한 해석이라고 생각한다. '파罷'에는 두 가지 의미가 있다. 하나는 '정지·휴지'의 의미고, 다른 하나는 '피疲'와 통하는 '피로하다·지치다'의 의미다. 여기에서의 '파罷'는 어떤 의미로 해석해야 할까? '파罷'는 일단 놓아두고, 먼저 '극極'의 의미를 한번 살펴보자.

'극極'은 바로 '극점極點'의 '극極'으로, 우리가 말하는 '물극필반物極必反'이다. 이 '극極'은 바로 물질의 상태가 근본적으로 뒤바뀌는 임계점臨界點이다. 달이 차고 기우는 것에 비유하면 되겠다. 달은 가장 둥근 때(망望)를 지나면 점차 기울고, 완전히 보이지 않게 된 후(삭朔)에는 다시 점차 풍만해져 원형을 회복한다. 이 과정 속에서 삭朔과 망望은 달이 변화하는 두 개의 '극極'이다. 물질이 '극極'의 상태에 도달하면 상반되는 방향으로 발전하게 되는 것이다.

'극極'의 의미를 알았으니 다시 '파극罷極'으로 돌아가자. '파극'을 '피로가 극점에 달했다'고 해석해서는 설득력이 전혀 없어 보인다. '어떤 상태가 극점까지 발전한 후에는 또 다른 상태로 발전한다'고 해석하는 것이 더욱 적절하겠다. 사람이 자연환경 속에서 살아가기 위해서는 그 생리 또한 수시로 자연에 적응할 수 있도록 변화해야만 건강을 유지할 수 있다. 봄과 여름에 기온이 상승하면 인체는 혈관을 확장하고, 근육을 부드럽게 풀며, 땀샘의 분비를 증가시켜 외부의 따뜻한 환경에 적응한다. 가을과 겨울에 기온이 떨어지면 혈관을 수축하고, 근육을 긴장시키며, 땀샘의 분비를 감소시켜 외부의 차가운 환경에 적응한다.

인체는 어떻게 자연과 보조를 맞출 수 있는 것일까? 앞에서 폐는 자연계 '기氣'의 변화를 감지해 인체를 조절한다고 설명했다. 하지만 15일이 하나의 '기'를 이룰 정도로 '기'의 변화는 아주 미세하다. '기'를 외부환경의 양변量變이라고 한다면, '기'의 양변이 어느 정도 누적됐을 때 질변質變을 일으킬 수 있을 것이다. 양변이 질변의 임계점에 도달했을 때를 하나의 '극極'으로 볼 수 있지는 않을까?

사계절을 예로 들어보자. 봄에 기온이 따뜻해지면 온열의 '기'가 점차 누적되고, 여름이 되면 극점에 도달했다가 반대 방향으로 발전하기 시작한다. 가을이 돼 기온이 차가워지기 시작하면 한랭의 '기'가 점차 누적되고, 겨울이 되면 극점에 도달했다가 온열의 방향으로 다시 발전하게 된다. 이렇게 순환을 반복하면서 사계절을 이루는 것이다. 그 중에서 겨울과 봄이 만나고, 여름과 가을이 만나는 지점을 기후 질변의 임계점, 바로 '극極'이라 할 수 있을 것이다. '극'에 도달하면 기후는 완전히 상반된 방향으로 발전하게 된다.

인체는 어떻게 '극'을 감지해서 스스로 자연에 적응할 수 있도록 반대의 방향으로 변화하는 것일까? 이는 간의 도움을 받아야 한다. 바꿔 말하면, 인체의 양기陽氣는 사계절의 변화에 따라 생발生發 · 왕성旺盛 · 수렴收斂 · 잠복潛伏의 과정을 거친다. 그 중에서 왕성한 때에서 수렴하는 때로, 잠복한 때에서 생발하는 때로 변화하는 시점이 양기陽氣 변화의 두 개의 '극'이다. 이 '극'의 변화를 통제하는 장부가 바로 간이다. 따라서 간을 '파극지본罷極之本'이라 하는 것이다.

예를 들어보자. 라디오 방송을 들을 때, 먼저 넓은 대역에서 주파수를 맞춘 연후에 미세하게 조정해야만 가장 좋은 소리를 들을 수 있다. 간은 바로 넓은 대역에서 주파수를 맞추는 기능을 하는데, 자연환경에 '극변極變'이 발생할 때 인체 내부의 상태 변화를 조정한다. 폐는 미세하게 조정하는 기능을 하는데, 인체가 수시로 기후의 변화에 적응하도록 한다. 인체는 간과 폐의 작용으로 자연과 밀접한 관계를 유지하며 그 변화에 적응해나가는 것이다.

한 환자가 자신의 신체 상황에 관해 문의해온 적이 있다. 환자의 맥을 짚어보니, 우맥右脈은 세현細弦했고, 좌관맥左關脈은 침약沉弱했다. 우맥은 기氣와 관계가 있으니, 맥이 가늘다[細]는 것은 곧 기가 부족함을 의미하고, 활시위처럼 팽팽하다[弦]는 것은 곧 기가 잘 통하지 않음을 의미한다. 또 좌관맥은 간肝과 관계가 있으니, 맥이 가라앉고 약하다[沉弱]는 것은 간이 제대로 기능하지 못한다는 것을 의미한다. 환자에게 소화가 잘 되지 않고, 위완창통胃脘脹痛이 있으며, 입맛이 없고, 설사를 하며, 쉽게 피로하고, 감기 증상이 자주 나타나는데, 겨울과 봄 사이와 여름과 가을 사이에 특히 이런 증상이 심하지 않으냐고 물었다. 저자의 말을 다 듣고 난 환자는 매우 놀라며 도대체 어떻게 알았느냐고 되물으며, 작년 9월과 금년 2월에 심하게 감기를 앓았으며, 식욕도 많이 떨어지고, 정신적인 면에서도 크게 영향을 받았다고 답했다. 저자는 이것이 바로 간이 '파극지본罷極之本'이 되는 이치라고 설명했다.

인체의 각종 생리기능은 충분한 물질적 기초 위에서 발휘되는데, 기초가 되는 물질은 모두 음식에서 나온다. 섭취한 음식물을 인체가 이용할 수 있는 물질로 전화시키는 장기는 바로 비脾다. 따라서 비를 '창름지관倉廩之官'이라 하는데, 곧 양식을 관리하는 장기라는 뜻이다. 여기에서 한의학에서의 비脾와 서양의학의 해부학적 의미에서의 비장은 큰 차이가 있음을 밝힌다. 서양의학에서 말하는 비장은 단지 하나의 조혈기관일 뿐이지만, 한의학에서 말하는 비는 인체의 모든 소화기능을 종합한 총칭이다. 위胃와 소장小腸은 음식을 소화·흡수하는 주요 장소지만, 음식의 소화와 흡수는 위의 음식물을 분쇄하는 작용 외에도 담즙과 췌장액, 위액 등 소화액에 의한 분해작용에 의지한다. 이로 인해 음식의 소화는 하나의 계통을 이루는 기능으로서, 이 계통의 각 구성 부분 사이에는 긴밀히 협력하는 관계가 있다.

한의학에서는 바로 이러한 협동으로 하나의 기능을 완성하는 물질과 기관을 귀납적으로 종합해 하나의 정체整體로써 연구하는데, 이 또한 장부를 연구하는 한의학의 주도적인 사상과 방법이다. 이런 방법으로 비의 의미를 이해할 수 있을 것이다. 위와 소장은 음식물을 소화·흡수하는 주요 장소이지만, 그 동력은 비가 제공한다. 섭취한 음식물(수음水飮5)과 음식물을 포함)은 비의 작용을 통해 크게 두 가지로 전화된다. 하나는 흡수해 이용할 수 있는 정미물질精微物質이고, 다른 하나는 이용할 수 없는 조박물질糟粕物質(찌꺼기)이다. 그 중에서 정미물질은 인체에 흡수되어 이용되지만, 찌꺼기는 여러 경로를 통해 체외로 배출되는데, 이런 비의 기능을 '운화運化'라고 한다.

비의 운화기능이 약해지면 섭취한 수음水飮과 음식물이 인체가 이용할 수 있는 물질로 전화되지 못하고 체내에 정체돼 각종 병리적인 물질을 만들어내며, 영양흡수와 배설에 영향을 미쳐 각종 질병을 일으킨다. 음식물이 체내에 정체되면 소화가 불량하고, 위가 팽만하며, 식욕이 떨어지고, 대변에 소화가 안 된 음식물이 섞여 나오는 증상이 나타난다. 수음水飮이 체내에 정체되면 사지가 붓고, 맑은 물을 토하며, 두텁고 미끌미끌한 설태舌苔가 낀다. 이런 질병은 비를 건강하게 해 운화기능을 돕는 방법으로 치료할 수 있다.

음식물에 대한 비의 운화를 거쳐 정미물질은 심心과 폐肺로 운송되며, 심폐의 '주혈맥主血脈'과 '조백맥朝百脈'의 작용을 통해 다시 전신으로 운송됨으로써 각 조직과 기관이 이용하게 된다. 한의학에서는 정미물질을 상부로 운송하는 비의 작용을 가리켜 '비주승청脾主升淸'이라 하는데, '청淸'은 곧 '청기淸氣'로, 음식물이 소화되면서 만들어진 정미물질을 말한다. 비의 운화運化와 승청升淸 작용은 모두 비가 저장하는 물질인 기氣에 의지해 일어난다.

앞 장에서 기氣는 생명근원물질의 상호작용으로 생산되는 운동의 일종이라고 밝힌 바 있다. 비는 이 기의 운동을 거쳐야만 외부의 여러 음식물을 인체가 필요로 하고 이용할 수 있는 각종 물질로 전화할 수 있으며, 음식물에서 흡수·전화한 정미물질을 전신으로 운송하는 동력을 얻을 수 있다. 기에는 또 혈액을 고섭固攝하는 작용이 있기 때문에, 기를 저장하는 장기인 비 또한 혈액을 통섭統攝하는 작용이 있다. 따라서

---

5) 수음(水飮) : 장부의 병리변화 과정에서 생기는 액체를 말한다. '수'는 묽으면서 맑은 것이고, '음'은 묽으면서 점성이 있는 것이다. 항상 수음이라 붙여서 말한다.

이를 '비통혈脾統血6)'이라고 한다.

기 · 혈 · 진액은 모두 그 터전이 되는 장기를 찾았으니, 이제 원음과 원양 두 물질만 남았다. 앞에서 원음과 원양은 생명의 근원물질로, 생명을 양육하고 생장시키는 가장 시초가 되는 물질이라고 했다. 원음과 원양 사이의 상호작용에 의해 인체는 생장 · 발육하고 번성할 수 있기 때문에 이 두 물질은 떼어 놓을 수 없다. 그렇다면 이두 물질은 어디에 저장되는 걸까? 바로 신腎이다. 신腎에 저장되는 원음과 원양은 생명의 근원물질로서 모든 생명활동의 원천이 된다. 따라서 한의학에서는 신을 '선천지본先天之本'이라 한다. 이 때문에 사람이 정상적으로 생장하고 발육하며 번성하는 것은 신과 밀접한 관련이 있다. 한의학의 경전인《황제내경黃帝內經》에 나와 있는 신과 인체의 생장과 발육, 노쇠의 관계를 살펴보자.

"여자 나이 일곱이 되면 신기腎氣가 왕성해져 치아를 갈고 머리카락이 자란다. 열넷이되면 천계天癸에 이르러 임맥任脈이 통하고 태충맥太衝脈이 왕성해지면서 월경을 때맞춰 하니 아이를 낳을 수 있다. 스물하나가 되면 신기腎氣가 고르고 조화로워 사랑니가나고 자라 극에 이른다. 스물여덟이 되면 근골이 단단해지고 머리카락이 가장 무성하게 자라며 몸이 성숙해진다. 서른다섯이 되면 양명맥陽明脈이 쇠약해지고 얼굴이 마르기 시작하며 머리카락도 빠지기 시작한다. 마흔둘이 되면 삼양맥三陽脈의 기운이 머리에서부터 쇠약해져 얼굴이 초췌해지고 머리카락이 하얗게 세기 시작한다. 마흔아홉이되면 임맥이 허虛해지고 충맥은 약해져서 천계가 마르고 월경이 끊어져 형체는 늙어가고 자식을 낳을 수 없게 된다.

남자 나이 여덟이 되면 신기가 충실해져 머리카락이 자라고 치아를 갈게 된다. 열여섯이 되면 신기가 왕성해져 천계에 이르고 정기精氣가 넘쳐흐르며 음양이 화합하여 아이

---

6) 비통혈(脾統血) : 비주통혈(脾土統血).

를 낳을 수 있다. 스물넷이 되면 신기가 고르고 조화로워지며 근골이 튼튼해져 사랑니가 나고 자라 극에 이른다. 서른둘이 되면 근골이 융성해지고 기육이 풍만하고 건장해진다. 마흔이 되면 신기가 쇠해 머리카락이 빠지고 치아가 약해진다. 마흔여덟이 되면 양기가 위에서부터 쇠약해져 얼굴이 초췌해지고 귀밑머리가 하얗게 센다. 쉰여섯이 되면 간기가 쇠약해져 근육을 마음대로 움직이지 못한다. 예순넷이 되면 천계가 고갈되어 정기가 줄어들고 신장이 쇠해 형체가 모두 한계에 다다르며 치아와 머리카락이 빠진다."

(女子七歲, 腎氣盛, 齒更髮長. 二七天癸至, 任脈通, 太衝脈盛, 月事以時下, 故有子. 三七腎氣平均, 故眞牙生而長極. 四七筋骨堅, 髮長極, 身體盛壯. 五七陽明脈衰, 面始焦, 髮始墮. 六七三陽脈衰於上, 面皆焦, 髮始白. 七七任脈虛, 太衝脈衰少, 天癸竭, 地道不通, 故形壞而無子也.

丈夫八歲, 腎氣實, 髮長齒更. 二八腎氣盛, 天癸至, 精氣溢寫, 陰陽和, 故能有子. 三八腎氣平均, 筋骨勁强, 故眞牙生而長極. 四八筋骨隆盛, 肌肉滿壯. 五八腎氣衰, 髮墮齒槁. 六八陽氣衰竭於上, 面焦, 髮鬢斑白. 七八肝氣衰, 筋不能動, 八八天癸竭, 精少, 腎臟衰, 形體皆極, 則齒髮去.)

이 문장으로부터 '신기腎氣'는 곧 인체의 생장·발육·강장·노쇠의 관건이 됨을 쉽게 알 수 있다. 이 신기腎氣가 바로 원음과 원양으로, 원음과 원양을 합해 '정精'이라고도 한다. 사람이 태어나서 자라고 점차 노쇠해지는 것처럼 신기 또한 충실하고 왕성해졌다가 다시 쇠하는 변화의 과정을 겪는다. 사람의 일생은 바로 체내 신기의 성쇠 변화의 결과라고 할 수 있다. 신기가 왕성하면 인체는 성장하고 발육하며 강건해지지만, 쇠하면 노쇠하고 허약해지며, 고갈되면 곧 죽음에 이르게 된다. 이제 앞에서 말한 '신허腎虛'의 의미를 이해했을 것이다. '신허腎虛'는 바로 신에 저장되어 있는 원음과 원양이 손상되거나 부족한 것으로, 원음이 훼손된 것은 '신음허腎陰虛'라 하고, 원양이 훼손된 것은 '신양허腎陽虛'라 한다. 원음과 원양이 부족하면 인체의 생장·발육·번식 기능이 떨어지고 약해져 각종 질병의 증상이 나타난다.

'신기腎氣'의 성쇠 변화의 과정 속에서 원음과 원양의 상호작용으로 생산되는 특수한 물질이 있으니, 그것을 '천계天癸'라 한다. 무엇이 '천계'며, 어떤 작용을 하는 것일까? 앞에서 논술한 내용 속에서 '천계'는 여자에 대해서는 '月事以時下'와 '有子'를, 남자에 대해서는 '精氣溢寫'와 '有子'의 중요한 작용을 한다는 사실을 알 수 있다. 이를 지금의 말로 풀이해보면, '천계'는 여자가 월경을 하고 아이를 잉태하는 것은 물론, 남자가 처음 정액을 사정하고 아이를 갖게 하는 것과 직접적인 관계가 있음을 말하는 것이다.

본래 '천계'는 성기능의 발육과 성숙을 촉진하는 물질로, 여자는 14살[二七], 남자는 16살[二八]에 나타난다. '천계'가 나타나면 성선性腺조직의 발육이 성숙하여 아이를 낳을 수 있는 준비가 다 된 것이다. 여자는 49살[七七], 남자는 56살[七八]이 되면 원음과 원양이 소모됨에 따라 원음과 원양 사이의 상호작용 역시 약해져 '천계'가 점차 쇠약해지고 고갈되므로 번식능력을 점차 잃어가게 된다. 원음과 원양은 우리의 일생을 관통하는 생명물질로서, 그것들이 체내에 충만한지의 여부와 상호작용이 왕성한지의 여부는 각별한 의미를 갖는다.

다시 인체 내 '신기腎氣'의 변화과정에 대한 《황제내경黃帝內經》의 내용을 살펴보면, 신기의 성쇠는 인체의 세 가지 사물과 매우 밀접한 관계가 있음을 알 수 있는데, 바로 골격과 치아 그리고 머리카락이다. 이 때문에 이 세 조직을 관찰함으로써 체내 원음과 원양의 과부족 정도와 작용의 강도를 알 수 있다. 골격이 단단하고 치아가 견고하며 머리카락이 검고 광택이 나는 것은 신이 저장하는 정기精氣가 왕성하다는 표현이고, 골격이 무르고 치아가 흔들리며 머리카락이 푸석하고 희게 세는 것은 신이 저장하는 정기가 쇠약하다는 표현이다. 어떻게 골격과 치아, 머리카락의 상태를 관찰해 신기의 상황을 알 수 있을까? 심心·간肝·비脾·폐肺 네 장기가 저장하는 정기 또한 외부에 유사한 관찰점이 있는 것은 아닐까?

이 문제에 답하기 위해서는 원음·원양·기·혈·진액 다섯 정기의 공통점을 다시 한 번 되돌아봐야 한다. 호수는 물을 저장해 수목樹木에 물을 대고 대지를 자양할 수 있다. 오장이 저장하는 정기 또한 자연히 인체의 조직을 자양하지만, 각각의 장부가 저장하는 정기가 자양하는 조직은 다르다. 이로 말미암아 오장과 다섯 가지 인체 조직과는 연계가 발생하게 되는데, 이를 가리켜 '오장재체五臟在體7)'라 한다.

구체적으로 밝히면, 심心은 맥脈이 되고, 간肝은 근筋이 되고, 비脾는 육肉이 되고, 폐肺는 피皮가 되고, 신腎은 골骨이 된다. 다시 말해, 심이 저장하는 정기는 주로 맥관脈管을 자양하고, 간이 저장하는 정기는 주로 근경筋經을 자양하고, 비가 저장하는 정기는 주로 기육肌肉을 자양하고, 폐가 저장하는 정기는 주로 피부皮膚를 자양하고, 신이 저장하는 정기는 주로 골격骨骼을 자양한다는 말이다. 치아는 골격의 한 종류이므로 당연히 신이 저장하는 정기가 자양하는 대상이 되는 것이다.

청대淸代의 명의 진사탁陳士鐸이 저술한 《석실비록石室秘錄》에는 다음과 같이 이가 나게 하는 방법이 기재돼 있다.

> "수컷 쥐의 등뼈 한 벌이면 된다. 나머지 뼈와 꼬리, 머리는 쓰지 않는다.……새 기와 위에서 약하게 구워 말려 가루를 만들되 태우면 안 되고, 그 생기가 있는 채로 도자기 병에 담는다. 매일 밤에는 말을 하지 말고 이 약을 이가 없는 곳에 가볍게 문지른다. 서른여섯 번을 문지르고 약을 그대로 넘기되 물로 입을 헹구면 안 된다. 같은 방법으로 한 달을 한다. 낮에도 문지르면 더욱 좋다."

쥐는 십이지지十二地支의 첫 번째인 자子로서, 방위로는 북방에 속하고, 오행으로는 수水에 속한다. 이는 쥐가 '신기腎氣'를 가장 많이 받은 동물임을 나타낸다. 이 점에서 쥐가 가장 왕성한 번식능력(신腎은 번식과 발육을 주관한다)을 가진 동물임이 실증된다. 그리고 등뼈는 신기가 가장 집중된 곳으로(신腎은 골과 척수를 주관한다), 이

---

7) 오장재체(五臟在體) : 오장소주(五臟所主) 또는 오주(五主). 곧 오장과 체내 조직의 연계를 가리킨다.

를 이용해 이를 나게 하려는 행위에 내포된 깊은 뜻이 매우 흥미롭다.

옛사람들의 생명과 질병에 대한 이런 탐색을 무시해서는 안 된다. 현대의학에서 불가사의로 여기는 많은 질병을 한의학은 이렇게 독특한 사유방식을 이용해 해결했다. 우리가 비록 이 속에 들어있는 이치를 완전히 이해하지는 못한다 하더라도 천지조화의 오묘함이 우리를 부르고 있음을 아득하게나마 느끼고, 한의학이 바로 이 오묘함을 여는 열쇠임을 발견할 수 있을 것이다. 옛사람이 가리키는 방향을 따라가다 보면 생명과 질병에 대한 탐색 속에서 새로운 돌파구를 찾을 수 있을 것이다.

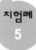

치험례 5 — 골불유합骨不癒合 치료

여자아이 하나가 춤을 추다가 넘어지면서 왼손의 척골과 요골이 부러졌다. 부러진 요골과 척골을 접합하는 수술을 했지만 수술 후에도 골절된 단면에서 새로운 뼈가 자라지 않았고, 6개월 후에 '골절 후 골불유합骨不癒合'으로 진단하고는 다시 골이식 수술을 해야 한다고 했다. 이때 이 아이 아빠가 저자에게 골이식 수술의 효과가 어떠하며 수술할 가치가 있는지 물어왔다. 이에 골절 후 뼈가 붙지 않는 이유는 아이의 골격생장능력이 떨어지기 때문으로, 이 생장능력은 이식으로 해결되거나 개선될 문제가 아니라고 설명했다. 더욱이 수술 과정에서 골격의 골막이 박리剝離되면 골격의 생장능력이 파괴될 수도 있으므로 수술 효과는 분명 좋지 않을 것이며, 상태를 더 악화시킬 수도 있다는 말을 덧붙였다.

골불유합을 치료하는 가장 정확한 방법은 인체의 골격생장능력을 개선하고 제고하는 방법일 것이다. 아이의 아빠는 어떻게 해야 골격생장능력을 개선할 수 있는지 물었다. 이에 한의학에서는 골격의 생장은 신腎이 저장하는 정기와 밀접한 관계가 있다고 인식하므로, 골격생장능력이 부족한 것은 '보신補腎'의 방법으로 치료할 수 있다고 설명했다. '보신補腎'하는 약은 다음과 같다.

두충杜仲 · 골쇄보骨碎補 · 금모구척金毛狗脊 · 속단續斷 · 녹각교鹿角膠 · 숙지황熟
地黃 · 구기자枸杞子 · 산수유山茱萸

3개월을 치료한 후 X-레이를 찍어보니 부러졌던 부분이 완전히 아물어 붙었다. 이 또한 인체 물질과 기능 사이의 관계에 대한 한의학의 탐색 방법이 정확하고 믿을 만하다는 사실을 증명하는 사례가 될 것이다.

오장정화五臟精華의 표현

오장五臟의 정기精氣가 자양하는 조직이 각기 다르므로 각 조직의 영양 상태와 기능의 성쇠는 곧 오장의 정기가 충분한지의 여부와 오장 기능이 강성한지의 여부를 반영해 나타낼 수 있다. 그러므로 맥脈 · 근筋 · 육肉 · 피皮 · 골骨 다섯 조직의 관찰을 통해 오장정기의 상황을 알 수 있는 것이다. 맥 · 근 · 육 · 피 · 골 다섯 조직은 각자 체표에 그 정화가 집중되어 나타나는 부분이 있다.

맥脈의 정화가 나타나는 곳은 면부面部다. 면부는 모세혈관이 가장 풍부한 곳으로, 면부의 색택色澤은 맥관의 탄성 및 맥관 속 혈액의 충영 정도를 반영해 나타낼 수 있다. 근筋의 정화가 나타나는 곳은 '조갑爪甲'이다. 한의학에서는 '조갑은 근의 나머지[爪爲筋之餘]'라고 하여 손발톱은 '근'에서 파생된 것이라 했다. 따라서 손발톱의 광택과 가지런함의 여부는 근의 상태를 반영한다. 육肉의 정화는 순부脣部(입술)에 나타난다. 순부는 인체의 체표 중 유일하게 피부로 덮이지 않은 기육肌肉 조직이므로, 기육의 영양 상태를 가장 잘 반영한다. 피皮의 정화가 나타나는 곳은 모毛다. 옛 성어成語에 이르기를 "가죽이 없는데 털이 어떻게 붙을 수 있겠는가[皮之不存, 毛將焉附]?"라고 했다. 다시 말해, 모毛는 피皮에 의지해 존재하는 것이기 때문에 모毛의 영양 상태와 정기 사이의 관계는 피皮와 비교하면 더욱 확연하게 나타난다. 골骨의 정화가 나타나는 곳은 머리카락이다. 사람이 늙으면 골격이 물러지고 머리카락 역시 하얗게 세므로, 머리카락과 골격 사이에는 분명한 관련이 있다. 면부面部와 조갑爪甲, 순부唇部, 모毛, 발髮은 맥脈과 근筋, 육肉, 피皮, 골骨의 정화가 나타나는 곳이므로, 이 다섯 곳 또한 오장의 정기를 밖으로 드러낸다. 따라서 한의학에서는 오장과 그 정기의 외재적인 표현과의 관계를 다음과 같이 밝혔다.

> "心, 其華在面. 肝, 其華在爪. 脾, 其華在脣. 肺, 其華在毛. 腎, 其華在髮."

체표에 오장의 정기가 나타나는 부위가 있으므로, 각 부위의 색택과 형태의 변화는 오장정기의 변화를 반영할 수 있다. 따라서 이런 변화를 연구함으로써 오장정기의 상황을 판단할 수 있으니, 이것이 바로 한의학의 진단법인 망문문절望聞問切 가운데 망진望診의 근거가 된다.

오장이 저장하는 정기는 인체의 각종 생명활동을 위해 에너지를 제공한다. 정기가 에너지로 전환되는 과정에서 각종 변화가 발생하게 되는데, 체내의 다섯 가지 체액(한汗 · 체涕 · 루淚 · 연涎 · 타唾 [8])이 바로 오장정기가 변화한 결과물이다. 체액과 정기의 관계는 어떻게 이해해야 할까? 간단한 예를 하나 들어보자. 물에 열을 가하면 수증기가 되는데, 이 수증기는 대량의 열에너지를 품고 있다. 수증기가 냉기를 만나 응결돼 물방울이 될 때 품고 있던 에너지를 방출하게 되며, 에너지를 방출한 후에는 기체 상태에서 다시 원래의 액체 상태가 된다.

정기와 체액과의 관계 또한 수증기와 물 사이의 변화 과정을 이용해 이해할 수 있다. 오장정기가 인체 조직에 대한 자양 기능을 마친 후에는 그 에너지의 방출과 함께 다섯 가지 체액으로 전화된다. 한의학에서는 다섯 가지 체액과 오장 사이의 관계를

---

8) 汗, 涕, 淚, 涎, 唾："心爲汗, 肺爲涕, 肝爲淚, 脾爲涎, 腎爲唾, 是謂五液."《소문(素問) · 선명오기(宣明五氣)》

'오장재액五臟在液'이라 한다. 구체적으로 오장과 오액五液 사이의 관계를 나눠 설명하면 다음과 같다.

> "심의 액은 땀[汗]이고, 간의 액은 눈물[淚]이고, 폐의 액은 콧물[涕]이고, 비와 신의 액은 침[涎, 唾]9)이다."

여기에서 또 하나 의문이 생기게 된다. 심의 액이 땀이라는 것은 그래도 이해하기 쉽다. 왜냐하면, 심이 저장하는 정기는 맥脈을 자양하므로 정기 속의 에너지가 방출되면 땀구멍을 통해 땀으로 배출되기 때문이다. 하지만 간·비·폐·신과 눈물·콧물·침 사이의 관계는 또 어떻게 이해해야 할까? 이 문제를 해결하기 위해서는 한의학의 '오장개규五臟開竅10)'이론을 인용해야 한다.

오관五官은 오장五臟이 외부와 정보를 교환하는 터미널

사람은 각종 복잡한 자연환경 속에서 살아가기 때문에 인체의 각종 생리활동 역시 외부 환경과 기후 등에 많은 영향을 받는다. 여름에는 혈관이 확장되고 땀샘의 분비가 증가하며, 겨울에는 혈관이 수축되고 땀샘의 분비가 감소하는 것과 같이, 인체는 사계절의 변화에 따라 외부 환경과 기후에 적응하기 위해 다른 생리 변화를 나타내게 된다.

---

9) 涎·唾 : '연(涎)'은 구진(口津)이라고도 하며, 양 뺨에서 나와 구각(口角)으로 흐르고, '타(唾)'는 설하(舌下)에서 생성되어 구중(口中)으로 나온다.

10) **오장개규(五臟開竅)** : 오장은 체표의 외규(外竅)와 통한다. 장상학설에서는 체표의 공규는 생리기능과 병리변화에 관계없이 모두 오장과 상통하고 상응하는 것으로 보았다.

인체는 왜 외부의 변화에 따라 끊임없이 자신의 생리 상태를 조절하는 것일까? 앞에서 밝혔듯이, 인체의 생리 상태는 오장의 정기가 조절한다. 그렇다면 오장의 정기가 외부 환경과 긴밀히 연계되기 위해서는 인체에는 외부와 정보를 교환할 기관이 있어야 한다. 그래야만 이러한 기관을 통해 오장이 외부의 정보를 수집해 정기의 방출과 사용을 조정할 수 있다.

외부와 정보를 교환하는 기관이 바로 설舌, 목目, 구口, 비鼻, 이耳의 오관五官이다. 이 오관과 오장 사이의 연계가 바로 '오장개규五臟開竅'다. 심心은 혀에, 간肝은 눈에, 비脾는 입에, 폐肺는 코에, 신腎은 귀에 구멍(규竅)을 연다. 곧 오장개규五臟開竅 이론의 제기로 오장과 외부 사이에는 정보를 교환하는 터미널이 생긴 셈이다. 외부의 각종 변화에 대한 정보가 오관을 통해 오장으로 전달됨으로써 오장은 각기 다른 생리 변화를 일으키게 되는 것이다. 그 밖에, 오장의 기능 상태 또한 오관을 통해 밖으로 반영되어 나타날 수 있으며, 오관의 정상적인 기능은 오장정기의 충영 여부에 달려 있다.

예를 들어보자. 혀의 미각기능이 떨어지는 것은 심의 정기가 부족하다는 표현이고, 눈이 뻑뻑하고 침침한 것은 간의 정기가 부족하다는 표현이며, 코가 냄새를 맡지 못하는 것은 폐의 정기가 부족하다는 표현이고, 귀가 들리지 않는 것은 신의 정기가 부족하다는 표현이다. 오장개규五臟開竅를 이해했다면 오장과 오액五液 사이의 관계를 이해하는 것도 어렵지 않을 것이다.

'재체在體·재액在液·재규在竅'를 통해, 오장은 피皮·육肉·맥脈·근筋·골骨 다섯 조직과 코·입·혀·눈·귀 오관의 칠규七竅 및 땀·눈물·콧물·침(연涎·타唾) 다섯 체액과 연계되어 오장이 중심이 되는 계통을 이룬다. 그리고 오체五體와 오액五液 및 오관五官의 변화는 모두 오장에 내재한 기능과 저장하는 물질의 상태를 반영할 수 있기 때문에 오장의 활동 상태를 우리에게 알려준다.

1 생명生命

정신은 오장정기五臟精氣에서 탄생

오장五臟은 오체五體와 오액五液, 오관五官 이외에 정서의 변화와도 밀접한 관련이 있는데, 이를 '오장재지五臟在志'라 한다. '재지在志'가 가리키는 바는 바로 오장과 다섯 가지 '정지情志[11]' 사이의 관계다. 이 다섯 가지 정지情志는 희喜·노怒·우憂·사思·공恐으로, 오장과의 대응관계는 다음과 같다. 심心은 희喜에, 간肝은 노怒에, 폐肺는 우憂에, 비脾는 사思에, 신腎은 공恐에 대응된다.

오장은 왜 정지情志와 관련이 있는 것일까? '오장개규五臟開竅'에서 이미 살펴보았듯이, 오장은 오관을 통해 외부와 정보를 교환하면서 외부 정보의 변화에 따라 자신의 기능 상태를 조정함으로써 외부의 변화에 적응한다. 정지情志의 변화는 바로 외부의 정보로 인해 유발되는 정신과 의식의 활동이다. 이런 정신과 의식의 활동은 사실 외부 정보의 영향 하에서 자신의 활동을 조절한 결과다. 이 때문에 정지활동은 오장이 저장하는 정기가 변화한 결과라고 인식할 수 있다.

정지활동이 오장정기의 변화로 생기는 것이라면, 과도한 정지활동은 필경 인체의 오장정기에 영향을 미치고 손상시키게 된다. 누구나 한 번 쯤 다음과 같은 경험을 해보았을 것이다. 화를 내거나 기분이 좋지 않을 때는 종종 양 옆구리나 명치 부위에 창통脹痛이 생기고, 깊은 생각에 잠겨 있을 때는 식욕이 떨어지고 속이 더부룩한 증상을 느끼게 된다. 사실 이런 증상은 모두 정지가 오장정기를 손상시켰기 때문이다. 오장과 정지의 대응관계를 근거로 추론하면, 정지의 과도한 자극은 모두 상응하는 장부의 손상을 초래하게 된다.

구체적으로, 과도하게 기뻐하면 심心이 상하고, 과도하게 화를 내면 간肝이 상하고, 과도하게 사려하면 비脾가 상하고, 과도하게 근심(비통)하면 폐肺가 상하고, 과도하게 두려워하면 신腎이 상한다. 역으로 말하면, 오장의 각 정기는 희喜·노怒·우

---

11) **정지(情志)** : 정신·감정·마음·의식 등을 모두 아우르는 말로, 어느 한 개념으로 국한하기 어려워 원문의 용어를 그대로 옮긴다.

憂·사思·공恐이 생기는 근원이 된다. 따라서 오장정기의 충만한 정도도 정지의 변화에 영향을 미칠 수 있다.

예를 들어, 심의 정기가 넘치면 기뻐서 쉬지 않고 웃으며, 부족하면 슬피 울고 불안해하며 초조하고 잠을 못 이룬다. 간의 정기가 넘치면 조급하고 화를 잘 내는데, 심하면 미친 듯이 날뛰고 사람을 때리고 물건을 부순다. 반대로 간의 정기가 부족하면 정지가 억울되고 마음이 편치 못하다. 폐의 정기가 부족하면 근심에 잠기고 감상적이 되며 우울한 상태가 풀리지 않고, 심하면 끊임없이 비통해 한다. 비의 정기가 부족하면 걱정과 의심이 많아진다. 신의 정기가 부족하면 겁이 많아지고 잘 놀란다.

정지의 변화와 오장정기의 관계는 오장에 미치는 정지활동의 영향으로 체현될 뿐만 아니라, 이는 과도한 정지활동으로 인한 질병을 치료하는 새로운 사유방식을 제공함으로써, 오장정기를 조절하는 방법으로 몇몇 정신과 질병을 치료할 수 있는 길을 열었다. 정지의 변화와 오장의 기능 그리고 체내의 정기를 긴밀히 결합함으로써 정지활동은 더 이상 홀로 떨어진 의식활동의 지위에서 벗어나게 되었으며, 이는 정지에 대한 한의학의 독특한 인식을 보여준다. 이러한 인식을 통해 한의학은 정지와 관련된 질병에 대한 다양하고 효과적인 치료방법을 창조했다.

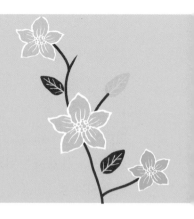

정지情志와 질병

칠정七情과 오지五志

외부 정보에 대하여 정지情志 반응을 보이는 것은 사람이 다른 동물과 구별되는 중요한 특징의 하나로, 외부 정보의 차이에 따라 다른 정지 변화를 나타낸다. 기쁜 일이 있으면 웃고, 슬픈 일이 있으면 울며, 무서운 일을 만나면 두려워하고 긴장한다. 사람의 정지 변화 중에서 주로 보이는 희喜 · 노怒 · 우憂 · 사思 · 비悲 · 공恐 · 경驚 일곱 가지를 '칠정七情'이라 한다. 칠정 중에서 비悲와 우憂의 성질이 비슷하고 공恐과 경驚의 성질이 비슷하므로, 이를 귀납적으로 합병하면 희喜 · 노怒 · 우憂 · 사思 · 공恐 다섯 가지의 가장 대표적인 정지 변화가 남게 되는데, 이를 '오지五志'라 한다.

앞 장에서 이미 정지와 오장정기의 관계를 깊이 탐구했고, 정지의 변화는 외부 정보의 영향으로 오장정기에 변화가 발생한 결과라는 것을 알아보았다. 이로 미루어 보건데, 정지는 다름 아닌 물질이다. 정지는 물질운동으로 인한 변화의 산물이며, 정지 변화에 영향을 미치는 것은 바로 오장정기다.

오장은 정기를 저장하는 다섯 개의 창고로, 오관을 통해 외부와 긴밀히 접촉하고 연계한다. 외부의 정보는 오관을 거쳐 오장에 전달되고, 오장은 다시 전달받은 외부의 정보를 바탕으로 정기의 저장과 활동 상태를 끊임없이 조정함으로써 인체가 외부의 변화에 수시로 적응할 수 있도록 한다. 오장의 조정 과정 속에서 오장이 저장하는 정기 또한 부단히 운동과 변화를 일으킨다. 이런 정기의 운동과 변화는 안으로는 장부 기능의 변화로 나타나고, 밖으로는 각종 정신 반응으로 나타난다. 예를 들어, 갑작스런 외부의 자극을 받게 되면 심장박동이 빨라지고 근육은 수축되며 땀샘의 분비가 증가하는 등 장부에 변화가 일어남과 동시에 놀라고 경계하는 정지 변화가 일어나게 된다. 따라서 정지의 변화는 오장정기가 외부의 자극에 적응하기 위하여 일으키는 변화와 활동이라고 할 수 있다.

정지情志 활동과 오장정기五臟精氣

한의학에서는 '정체整體-평형平衡'의 연구 방향에 따라 장기간의 임상관찰을 통해 다음과 같은 오지五志와 오장 사이의 대응관계를 발견했다. 즉, 희喜는 심心과, 노怒는 간肝과, 우憂는 폐肺와, 사思는 비脾와, 공恐은 신腎과 서로 관계된다. 다시 말해, 희喜는 심의 정기가 외부의 자극으로 변화한 것이고, 노怒는 간의 정기가 외부의 자극으로 변화한 것이고, 우憂는 폐의 정기가 외부의 자극으로 변화한 것이고, 사思는 비의 정기가 외부의 자극으로 변화한 것이고, 공恐은 신의 정기가 외부의 자극으로 변화한 것이다. 이렇게 정지의 변화는 오장정기와 직접적으로 관련되어 있다. 따라서 정지의 변화는 더 이상 홀로 존재하는 의식활동이 아니라, 인체에 내재한 물질이 정신의식으로 나타나는 외재적 표현이 된다.

이는 또한 보이지 않고 만져지지 않는 정신과 의식 영역의 변화인 정지활동이 체내의 구체적인 물질인 오장정기를 통해 구상화具象化되고 물질화될 수 있음을 보여준다. 우리는 정지의 변화를 통해 체내 오장정기의 충족 여부와 활동 상태를 추측할 수 있을 뿐만 아니라, 오장정기를 조절하는 방법으로 정지를 변화시킬 수 있다. 이런 이론은 정신과 관련된 질병에 대한 한의학의 탁월한 견해이자 발견이다.

정지내상 情志內傷

오장정기의 운동과 변화로 희·노·우·사·공 오지 五志의 변화가 발생한다면, 정지의 변화는 분명 오장정기를 소모시킬 것이다. 정상적인 정지활동으로 소모되는 오장정기는 인체 스스로의 조절과 보양으로 회복되기 때문에 인체에 특별한 손상을 주지 않는다. 하지만 정지활동이 지나치게 극렬하거나 오래도록 지속되면 오장정기의 소모가 인체 스스로의 조절 능력과 범위를 넘어서게 되고, 이는 오장 기능의 실조로 각종 질병을 유발한다.

앞에서 말한 오지 五志와 오장의 대응관계를 바탕으로 다음의 사실을 쉽게 알 수 있다. 과도한 기쁨은 심 心 기능의 실조를, 지나친 노여움은 간 肝 기능의 실조를, 너무 깊은 생각은 비 脾 기능의 실조를, 지나친 걱정이나 슬픔은 폐 肺 기능의 실조를, 심한 두려움은 신 腎 기능의 실조를 야기한다. 과격하거나 지속적인 정지활동이 손상시키는 것은 바로 오장정기이기 때문에 오장 기능의 실조를 야기함과 동시에 체내 정기의 운동 상태도 영향을 받아 파괴됨으로써 각종 병리 현상이 나타나게 된다. 오장정기의 운동 상태에 미치는 정지의 영향은 다음과 같다.

노즉기상 怒則氣上 : 화를 내면 기가 치솟는다

크게 화가 날 때는 머리가 붓고 어지러우며, 머리는 무거운 반면 다리에는 힘이 빠진다. 심할 경우 뇌일혈을 일으켜 사망에 이르기도 한다. 이것이 바로 '노즉기상 怒則氣上'의 뜻이다.

희즉기완 喜則氣緩 : 기뻐하면 기가 완만해진다

희 喜는 인체에 유익한 정지활동이기 때문에 '양성정지 良性情志'라고도 한다. 희 喜는 긴장을 풀어주고 마음을 편안하게 해주는 작용을 한다. 하지만 갑작스럽거나 지나친 기쁨은 오히려 심기 心氣를 흩뜨리고 정신을 집중하지 못하게 하며 실신하기도 하고 미친 듯이 날뛰기도 한다. 심한 경우는 신기 神氣를 잃고 사망하게 된다.《설악전전 說

岳全傳》에는 우고牛皐가 금올술金兀術을 생포하고는 너무 흥분한 나머지 크게 웃다가 죽었다는 고사가 전해지는데, 이것은 폭희暴喜가 과도하여 심기心氣를 고갈시킨 비극이다.

비즉기소悲則氣消 : 슬퍼하면 기가 쇠약해진다

비애悲哀는 정기를 소모시키고 흩뜨리기 때문에 크게 슬퍼한 후에는 무기력하고 정신이 지치게 된다.

사즉기결思則氣結 : 사려가 지나치면 기가 울결된다

사思는 비가 저장하는 정기의 운동 변화로 생기는 것이기 때문에 과도한 사려는 비의 정기를 손상시킨다. 비가 저장하는 정기의 가장 중요한 기능은 바로 음식의 운화다. 따라서 과도한 사思는 인체의 소화흡수 기능을 떨어뜨려 속이 더부룩하고 식욕이 없고 트림을 하며 위산이 올라오는 등 위장이 제 기능을 하지 못하는 증상이 나타난다. 이를 '기결氣結'이라고 한다.

경즉기란驚則氣亂 : 놀라면 기가 문란해진다

사람이 놀라면 가슴이 두근거리고 마음이 불안하며 경황이 없어지는데, 이것은 바로 '경驚'의 자극으로 체내의 기기氣機가 문란해진 결과다.

공즉기하恐則氣下 : 두려워하면 기가 가라앉는다

영화나 TV에서 사람이 극도로 공포를 느끼면 대소변을 가리지 못하는 장면을 종종 볼 수 있다. 이것은 바로 공恐이 기기氣機를 가라앉히기 때문이다.

이러한 정지의 변화가 장부와 정기의 운동 상태에 미치는 영향을 '칠정내상七情內傷'이라 한다.

정지상승 情志相勝

과도한 정지의 자극으로 질병이 발병한 경우 가운데 가장 우리에게 익숙한 것은 아마도 '범진중거範進中擧'일 것이다. 매번 과거시험에 낙방하던 범진이라는 사람은 자신이 과거에 합격했다는 소식을 듣자 정신이 이상해지기 시작했다. 주위 사람들이 아무리 애를 써도 도무지 범진을 안정시킬 수 없었다. 모두들 속수무책으로 있을 때 한 사람이 백정인 범진의 장인을 데리고 왔다. 범진이 평소 가장 무서워하는 사람이 바로 돼지를 잡는 백정인 자신의 장인이었다. 장인은 눈을 부라리고는 다짜고짜 범진의 따귀를 올려붙였다. 깜짝 놀란 범진은 그제야 정신이 정상으로 돌아왔다.

이 고사를 통해 우리가 알 수 있는 것은 다른 정지 사이에도 일정한 관련이 있다는 점이다. 곧 어느 한 정지가 또 다른 정지에 대해 억제하고 제약하는 작용을 할 수 있다는 말이다. 이를 두고 '정지상승情志相勝'이라 한다.

정지 사이에 존재하는 이런 '상승相勝'의 관계는 정지와 오장정기의 관계로부터 비롯된다. 앞에서 오장 사이의 상극 관계를 언급한 바, 곧 '심극폐心克肺·폐극간肺克肝·간극비肝克脾·비극신脾克腎·신극심腎克心'이다. '극克'이라 함은 억제하고 제약한다는 뜻으로, 오장상극五臟相克은 오장 사이에 서로 제약하는 관계를 가리킨다. 오장상극으로 인해 오장은 서로 제약하는 하나의 정체整體가 된다. 정지활동은 오장정기의 활동 결과이기 때문에, 자연히 오장이 서로 제약하는 관계의 영향을 받는다. 이로써 정지 사이에도 상호 제약하는 관계가 생기게 된다. 이것이 한의학에서 말하는 '정지상승情志相勝'이다.

오장상극의 관계를 정지에 대응시키면 그 관계는 다음과 같다.

희승우(비)喜勝憂(悲), 우(비)승노憂(悲)勝怒, 노승사怒勝思, 사승공思勝恐, 공승희恐勝喜

'범진중거範進中擧'의 고사에서 이용한 방법이 바로 '정지상승' 가운데 '공승희恐勝喜'다. 장인을 두려워하는 심리를 이용해 너무 기쁜 나머지 제정신이 아닌 상태를 치료해 정상으로 회복시킨 경우다.

'정지상승' 이론은 정신질환을 치료하는 데 매우 많은 방법을 제공했다. 중국의 금원金元 시대에 정지상승 이론을 이용해 정신질환을 치료하는 명의가 있었는데, 바로 '공사학파攻邪學派'의 창시자인 장종정張從正이다. 자는 자화子和고 호는 대인戴人으로, 1156년에 태어나 1228년에 죽었다. 장종정은 치료에서 '한汗', '토吐', '하下' 세 가지 방법을 운용하는 데 독특한 견해를 가지고 있었을 뿐만 아니라, 풍부한 임상경험을 쌓아 '거사학설祛邪學說'의 발전에 지대하게 공헌했다. 이 밖에 장종정은 한의학의 정지상승 이론에도 뛰어나 이정치정以情治情의 방법으로 정지의 요인으로 야기된 질병을 현묘히 치료했다. 정지상승 이론에 대한 그의 인식은 매우 심오하면서도 명백하다.

"비悲는 노怒를 치료할 수 있으니, 슬프고 괴로운 말로써 감상적이게 만든다. 희喜는 비悲를 치료할 수 있으니, 친근하고 스스럼없는 말로써 즐겁게 한다. 공恐은 희喜를 치료할 수 있으니, 급박한 죽음의 말로써 무섭게 한다. 노怒는 사思를 치료할 수 있으니, 모욕하고 속이는 말로써 자극한다. 사思는 공恐을 치료할 수 있으니, 역지사지하게 하는 말로써 두려움을 없앤다. 무릇 이 다섯 가지 방법은 분명 터무니없고 기이한 바가 있지만, 사람의 마음을 움직이고 변화시킬 수 있다."

이정치정以情治情의 묘방

이제 장종정이 병을 치료한 사례 몇 가지를 살펴보자. 치험례 속에서 정신질환의 치료에 대한 많은 깨우침을 얻을 수 있을 것이다.

치험례 6 억울증 치료

식성息城의 제후는 아버지가 강도의 손에 돌아가셨다는 소식을 듣고는 비탄에 빠졌다. 대성통곡을 한 후로부터 가슴 아래에 동통이 생기기 시작해 날로 심해졌고 응어리가 생겼다. 한 달 후가 되자 응어리는 탁자 위에 잔을 엎어놓은 모양으로 커졌다. 동통은 참을 수 없을 정도로 심해졌고, 백방으로 약을 써 봐도 아무 효과가 없자 마지막으로 장종정을 청해 치료를 부탁했다. 장종정은 발병의 원인을 세세히 묻고는 치료방법을 생각해냈다. 장종정은 무당에게서 도구를 빌려와 자신이 무당으로 분장했다. 한 손에는 복숭아나무로 만든 칼을, 다른 한 손에는 붉은 모래로 그린 부적을 들고서 입으로는 중얼중얼 주문을 외웠다.

"비나이다. 비나이다. 천지신명께 비나이다.……"

환자는 장종정의 어설픈 무당 흉내를 보고 박장대소를 참을 수 없었다. 이틀이 지나자 가슴 아래에 단단히 응어리져 있던 것이 점차 풀어지기 시작하더니 병이 완전히 나았다.

"어떻게 약을 쓰지 않고도 내 병을 치료할 수 있었소이까?"

"이것이 바로 《황제내경黃帝內經》에서 말하는 '희승비喜勝悲'의 정지情志 치료법입니다."

'희喜'는 심心이 저장하는 정기의 변화고, 심은 오행 중에 '화火'에 속한다. '비悲'는 폐肺가 저장하는 정기의 변화고, 폐는 오행 중에 '금金'에 속한다. 오행의 상극 관계를 보면 '화극금火克金'이므로, 희열이 비통함을 억제해 질병을 치료할 수 있었던 것이다.

불면증 치료

한 부호의 부인은 평소 너무 생각이 많아 2년이나 잠을 이루지 못했고, 마음을 안정시키는 약을 먹어도 아무 효과가 없었다. 남편은 이런 병을 고치는 데는 장종정만한 의사가 없다는 말을 듣고 아내의 치료를 부탁했다. 장종정은 발병의 원인을 자세히 묻고 맥을 짚은 다음에 남편을 조용히 불러, 아내의 병을 고치기 위해서는 남편의 도움이 필요하다고 말했다.

"어떻게 도와드리면 되겠습니까?"

"부인께서 화를 내도록 만들면 되니 제가 시키는 대로만 하십시오."

그러고는 부인에게 치료비로 은전 50냥과 함께 좋은 음식과 술로 3일 동안 자신을 대접하면 치료할 수 있다고 말했다. 말을 마치고 남편에게 눈짓을 하자 남편도 좋다고 맞장구를 쳤다. 이후 며칠 동안 장종정은 술 마시고 노닥거리며 소일하면서 치료에 대해서는 일언반구도 없었다. 부인의 남편 역시 장종정과 함께 술 마시고 노닥거리는 것이 아내가 치료를 기다리고 있다는 사실을 잊은 듯했다. 이렇게 3일이 지나자 장종정은 환자를 보지도 않고 치료비 50냥만 들고는 인사도 없이 떠났다. 부인은 자신을 치료할 생각은 않고 3일 동안 먹고 마시며 놀다가 은전 50냥만 들고 떠난 장종정과 아무 일도 없었다는 듯이 병 치료에 대해서는 아무 말도 않는 남편을 보자 분노가 치밀어 올랐고, 이에 장종정과 자신의 남편에게 욕을 퍼부어댔다. 한참 욕을 퍼붓고 나자 피곤해지면서 깊은 잠에 빠졌다. 이렇게 잠에 빠져 꼬박 일주일을 잤다. 남편은 조금 걱정이 되어 장종정을 불렀다. 이에 장종정은 남편을 안심시키며 말했다.

"아무 걱정 마십시오. 환자의 맥이 편안하고 부드러워졌으니 잠에서 깨고 나면 병이 모두 나을 겁니다."

장종정의 말대로 잠에서 깨어나자 2년여를 괴롭히던 불면증이 사라졌다.

"이 모두가 고의로 화를 내게 만들어 과도한 생각으로 생긴 불면증을 고치는 '노승사怒勝思'의 치료법입니다."

부인은 그제야 장종정에게 연신 감사의 뜻을 표했다.

"이후라도 생각을 너무 많이 하면 병이 재발할 수 있으니 너무 복잡하게 많은 생각을 하지 마십시오."

말을 마치고 나자 장종정은 먼저 가지고 갔던 은전 50냥을 도로 돌려주면서 몇 가지 주의사항을 주문한 후 떠났다.

치험례 8

불안증 치료

한 부인이 여행 중에 여관에 머물게 됐다. 그런데 머물던 여관에 강도가 들어 손님들의 금품을 강탈하고 불을 지르는 통에 이 부인은 크게 놀랐다. 이후 집에 돌아온 부인은 작은 소리에도 두려움에 떨었고, 심하면 졸도하는 경우도 있었다. 이런 부인 때문에 집안의 하인들은 걸음도 조심조심 걸었고 작은 소리라도 낼까 조바심했다. 부인의 병을 고치기 위해 명의라는 명의는 모두 청해 보았고, 그때마다 의사들은 한결같이 마음이 편치 않고 불안해 생긴 증상이라고 진단했다. 진단에 따라 정지환定志丸 · 진주珍珠 · 인삼人蔘 · 주사朱砂 등의 약물로 치료했지만 1년여가 지나도록 아무런 차도가 없었다. 이때 환자의 집에서 장종정을 청해 치료를 부탁했다. 장종정은 환자가 발병하기까지의 과정을 들은 후, 이 병은 무섭고 놀라서 생긴 것이라고 진단했다.

치료를 위해서는 반드시 환자가 무서워하는 병인病因을 제거하는 일이 선행돼야 했다. 이는 약물치료로는 효과를 볼 수 없고, 환자로 하여금 외부의 동정과 소리에 익숙해지도록 해야 한다. 일단 외부의 동정과 소리에 익숙해져 아무렇지도 않게 되면 이상한 일이 생겨도 전혀 놀라지 않게 되어 병은 자연히 낫는다.

그럼 어떻게 외부의 소리에 놀라 무서워하지 않게 하는가? 장종정은 환자를 높은 의자에 앉히고 두 시녀에게 각자 환자의 한쪽 손을 잡도록 했다. 그리고 환자가 앉아있는 의자의 정면 중앙에 작은 다과상을 놓고 환자가 그 다과상을 보도록 주문하고는 나무망치로 힘껏 다과상을 내리쳤다. 환자는 이 소리를 듣고는 놀라 아연실색했다. 이에 장종정이 환자에게 말했다.

"부인, 제가 나무망치로 다과상을 내리치는 모습을 보셨지요? 이게 어디 무서운 일입니까?"

이 말을 들은 부인은 일리가 있다고 생각했고, 두려움이 조금 사그라졌다. 이때 장종정이 말을 이었다.

"이제 나무 몽둥이로 문을 칠 테니, 무서운지 한번 보십시오."

말을 마치고는 나무 몽둥이로 힘껏 문을 쳤다. 이 모습을 본 부인은 소리에 대한 두려움이 이미 많이 사그라졌다. 소리에 대한 두려움이 많이 없어진 부인의 모습을 본 장종정은 사람을 시켜 몰래 부인의 등 뒤에 있는 창문을 두드리게 했다. 처음 창문을 두드렸을 때는 아직 소리에 대한 두려움이 약간 남아있었던지 놀라서 몸을 떨었지만, 조금 지나자 자신에게 아무런 상해도 없다는 것을 알고는 천천히 평정을 찾았다. 두 번째로 창문 두드리는 소리가 들려왔지만 부인은 전혀 무서워하지 않았다. 세 번째로 창문 두드리는 소리가 들려오자 부인은 오히려 웃으며 장종정에게 말했다.

"누군지는 몰라도 굉장히 심심한 모양입니다. 남의 집 창문을 두드리며 놀게요."

"축하드립니다, 부인. 이제 병이 다 나았습니다."

하지만 가족들은 부인의 증세가 일시적으로 좋아진 것은 아닌지 걱정이 되어, 밤이 되자 하인을 시켜 밖에서 부인 방의 창문을 두드리게 했다. 몰래 창문 두드리기를 다음날 새벽까지 했지만 부인은 전혀 놀라는 기색을 보이지 않았다. 남편이 장종정에게 물었다.

"이것이 어떤 치료법입니까?"

《황제내경黃帝內經》에는 '경자평지驚者平之'라는 말이 있습니다. '평平'에는 두 가지 뜻이 있는데, 하나는 가라앉힌다는 뜻이고, 또 하나는 평상화시킨다는 뜻입니다. 사람은 익히 보고 들어 습관화된 사물이나 상황에는 무서움을 느끼지 않습니다. 제 치료방법은 바로 환자로 하여금 외부의 소리와 자극에 점차 습관이 되도록 해 두려워하는 마음을 없애는 것입니다. 제가 다과상을 부인 앞에 놓고 보게 한 목적은, 두려움은 정신의 범위를 넘어선 표현이므로 아래를 주시하면 정신을 안으로 수습할 수 있고 두려워하는 마음을 가라앉힐 수 있기 때문입니다. 이 때문에 소리에 놀라는 부인의 병을 치유할 수 있었던 겁니다."

치험례 9

웃음병 치료

장종정이 박주亳州를 지날 때 한 부인을 만났다. 이 부인은 반년 넘게 웃음이 그치지 않아 고통스러워하고 있었는데, 그 지방의 의사들은 모두 속수무책이었다. 이에 장종정은 소금덩어리를 벌겋게 달군 다음 식혀서 곱게 빻았다. 그러고는 강물을 큰 사발로 하나 떠고 곱게 빻은 소금을 넣고 네다섯 차례 끓이고 식히길 반복했다. 물이 적당히 식자 환자에게 마시게 하고는 다시 비녀를 환자의 목구멍에 넣어 토하게 했다. 환자가 열담熱痰을 토해내자 다시 해독탕解毒湯[1]을 썼다. 해독탕을 수일 복용하자 환자의 웃음은 점차 멎기 시작했고 이내 정상으로 회복됐다. 웃음이 그치지 않는 것은 심心이 저장하는 정기가 남기 때문이므로, 심화心火를 사瀉하는 소금과 해독탕으로 토하게 함으로써 심화心火를 안정시키면 웃음이 그치게 된다.

정지 사이의 상호 제약하는 관계를 통해 어느 한 정지 활동으로 다른 한 정지로 인

---

1) 해독탕(解毒湯) : 황련(黃連), 황백(黃柏), 황금(黃芩), 치자(梔子).

해 발생한 질병을 고치는 것은 정지 관련 질병에 대한 한의학의 창조적인 발명이다. 이 밖에, 정지활동과 사람의 오장정기를 유기적으로 결합하는 것 또한 정지 관련 질병의 약물치료에 새로운 이정표를 제공했다. 오지五志와 오장정기의 관계를 근거로 각종 정지 관련 질병과 오장정기의 과부족을 직접 연계할 수 있으며, 오장정기를 조절하는 방법으로 각종 정지 관련 질병을 치료할 수 있다.

예를 들어, 웃음을 그치지 못하는 것은 심이 저장하는 정기가 남은 결과이므로 심화心火를 사瀉하는 방법으로 치료할 수 있다. 끊임없이 애통해 하는 것은 폐가 저장하는 정기가 부족하다는 표현이므로 폐기肺氣를 보補하는 방법으로 치료할 수 있다. 조급하고 화를 잘 내는 것은 간이 저장하는 정기가 지나치게 왕성하다는 표현이므로 간화肝火를 사瀉하는 방법으로 치료할 수 있다. 걱정이 많은 것은 비가 저장하는 정기가 부족하다는 표현이므로 건운비토健運脾土의 방법으로 치료할 수 있다. 잘 놀라고 무서워하는 것은 신이 저장하는 정기가 부족하다는 표현이므로 전정익신塡精益腎의 방법으로 치료할 수 있다. 장종정과 함께 중국 금원金元 시기의 4대 명의 중 한 명인 주단계朱丹溪[2]가 정지와 관련된 질병을 치료한 기록도 아주 많다.

치험례 10 울화병 치료

주단계가 한 번은 19세의 여자를 치료한 적이 있다. 이 여자는 평소 성격이 조급하고 화를 잘 냈는데, 어느 날 크게 소리를 지르고는 혼절했다. 가족들은 급히 주단

---

2) 주단계(朱丹溪) : 1281~1358년. 원대(元代)의 저명한 의학가. 유완소(劉完素)의 화열학설(火熱學說)을 발전시켜 '양유여음부족론(陽有餘陰不足論)'을 제창했다. 《황제내경(黃帝內經)》에 근거를 두고 '상화(相火)'의 유상유변을 논증했다. 인체는 상화를 통해 장부를 온양하고 기능 활동을 촉진하지만 상화는 망동하기 쉬우며, 일단 상화가 망동하면 경혈을 손상시켜 병변이 발생한다고 인식했다. 양생에서는 식욕과 색욕을 절제해 음분(陰分)을 보양할 것을 주장했으며, 임상치료에서는 자음강화(滋陰降火)를 주장하며 이러한 약물을 잘 사용했으므로 후세에 그의 학파를 양음파 혹은 자음파라 했다. 저서로는 《격치여론(格致餘論)》《단계심법(丹溪心法)》《국방발휘(局方發揮)》《본초연의보유(本草衍義補遺)》 등이 있다.

계에게 치료를 부탁했다. 평소 성격이 조급하고 화를 잘 내는 것은 간기肝氣가 넘치기 때문으로, 이번에 혼절한 것은 노여움으로 인해 기혈이 머리로 치솟아 올랐기 때문이라고 진단했다. 따라서 향부자香附子와 천궁川芎, 감초甘草, 동변童便3), 생강 즙을 달인 약과 함께 청대靑黛와 인중백人中白4), 향부자香附子를 가루로 빻아 만든 환약을 복용케 했다. 한 제를 복용하자 점차 의식을 회복하더니, 여기에 도담탕導痰湯에 황련黃連과 향부자香附子, 생강生薑을 더해 달인 약과 당귀용회환當歸龍薈丸을 복용하자 완전히 치유됐다. 화를 내고 현기증이 일며 인사불성이 되는 것은 간기肝氣가 남아넘치고 기회氣火가 상역上逆했기 때문이므로, 주단계는 향부자와 천궁, 청대, 동변, 당귀용회환 등 간화肝火를 배출시키는 약으로 환자의 노기怒氣를 멎게 하고 정신이 돌아오도록 해 질병을 치유한 것이다.

치험례 11

울음병 치료

송나라 때의 일이다. 한 부인이 아무 이유 없이 슬피 우는데 도무지 그칠 수가 없었다. 가족들은 몸에 귀신이 붙은 것이라고 생각하여 여러 도사들을 청해 법사法事를 벌였지만 아무런 효과도 없었다. 마지막으로 주위의 사람이 명의 허숙미許叔微5)를 추천하기에 청해 치료를 부탁했다. 허숙미는 부인의 증상은 귀신이 붙어 나타난 것이 아니라 폐기肺氣가 허해 나타난 것이므로, 폐기를 보익補益하는 방법으로 폐기를 충족시키면 슬피 우는 증상이 자연히 멈출 것이라고 설명했다. 그래서 감맥대조

---

3) **동변(童便)** : 12살 이하인 사내아이의 오줌. 두통, 학질, 번갈(煩渴), 해수(咳嗽), 골절상, 종창 따위에 쓴다.

4) **인중백(人中白)** : 오줌을 담아 둔 그릇에 허옇게 엉겨 붙은 물질이나 가라앉은 찌꺼기.

5) **허숙미(許叔微)** : 1079~1154년. 송대의 의가. 《상한론(傷寒論)》을 깊이 연구하여 《상한백증가(傷寒百證歌)》《상한발미론(傷寒發微論)》《상한구십론(傷寒九十論)》을 저술했으며, 장중경의 변증논치를 발전시키고 보충했다. 고방(古方)의 활용과 신방(新方)의 창제에 뛰어났으며, 말년에는 자신이 평생 응용한 경험방과 의안을 정리해 《유증보제본사방(類證普濟本事方)》을 펴냈다.

탕甘麥大棗湯[6]을 처방했고, 14첩을 복용하자 치유됐다. 이때 누군가가 물었다.

"폐기肺氣가 허한데, 어찌 비脾를 보하는 약을 쓴 것입니까?"

"이것이 바로 허虛하면 곧 그 모장母臟을 보補하는 이치입니다. 폐肺는 금金에 속하고 비脾는 토土에 속하니 토土는 능히 금金을 낳을 수 있습니다. 따라서 비脾를 보하면 폐기肺氣가 점차 충족되어 울음이 그치지 않는 질병을 치유할 수 있는 것입니다."

상술한 몇 가지 고대 의가들의 치험례를 통해 한의학은 오장정기를 보사補瀉하는 방법으로 많은 정지情志 관련 질환을 치료했을 뿐만 아니라, 그 효과 또한 우수했음을 알 수 있다. 오장정기와 정지의 변화를 긴밀히 관련시키는 한의학의 연구 방향과 방법은 의심할 나위 없이 정확하고 과학적이다. 뿐만 아니라 상술한 치료사례들은 주변에서 어렵지 않게 볼 수 있는 것들이다.

정신 관련 질환은 특히 부녀자에게 많이 발병하는데, 이는 고대 부녀자의 지위가 낮았기 때문에 마음이 답답하고 괴로운 일들이 자주 발생했고 감수성 또한 예민하기 때문이다. 게다가 매달 겪는 주기적인 생리 변화도 정지 변화에 어느 정도 영향을 미치는데, 이 또한 남자보다 여자에게 정신 관련 질환이 많이 발생하는 원인 중 하나다.

오지화화五志化火

희喜 · 노怒 · 우憂 · 사思 · 공恐 오지五志는 오장의 정기와 기능에 영향을 미칠 뿐만 아니라, 이 다섯 가지 정지 변화가 일정한 정도에 도달하면 질적인 변화도 나타나게

---

6) 감맥대조탕(甘麥大棗湯) : 감초(甘草), 소맥(小麥), 대조(大棗).

된다. 오지五志의 변화가 정도를 넘어 '내화內火'가 되면, 전신의 평형에 영향을 미치거나 평형을 깨뜨려 오장 기능의 실조를 초래하게 되고, 따라서 각종 질병이 생기는 것이다. 이것이 바로 '오지五志의 변화가 지나쳐 극에 달하면 모두 화火가 된다[五志過極皆化火]'는 이론이다.

'내화內火'라고 하는 것은 실제로 각종 요인으로 야기된 장부기능의 항진으로 나타나는 병리현상을 가리킨다. 그 중에서 정지의 요인은 '내화'의 발생과 매우 중요하게 연결되어 있다. 임상에서 자주 볼 수 있는 '내화'에 의한 증상으로는 다음과 같은 것들이 있다. 얼굴과 눈이 붉어지고, 가슴이 답답하고 잠을 이룰 수 없으며, 입이 마르고 찬물을 찾고, 변비가 생기고, 소변이 붉고 짧게 보며, 입과 혀에 창瘡이 생긴다. 따라서 '오지화화五志化火'의 증상이 나타나면 치료 또한 화火를 배출시키는 것을 주요 원칙으로 삼아야 한다.

* * *

지금까지의 설명을 통해 정지활동과 오장정기 사이에는 밀접한 관련이 있음을 알았을 것이다. 다른 정지활동은 오장정기의 과부족 및 활동 상태의 영향을 받기도 하고, 반대로 오장정기의 과부족과 활동 상태에 영향을 미치기도 할 뿐만 아니라, 정지활동은 오장정기 활동의 결과이므로 다른 정지 사이에는 상호 제약하고 억제하는 작용이 있음을 알았다. 정지를 오장정기(물질적인 기초)와 긴밀히 연계시키면 정지활동은 더 이상 보이지 않고 만져지지 않는 정신활동이 아니라 판단하고 파악할 수 있는 물질의 활동이 된다. 이렇게 해서 우리는 오장정기를 조절하고 보사補瀉하는 방법으로 정지 관련 질병을 치료할 수 있는 것이다. '정지상승情志相勝'이라는 독특한 치료방법이 더해져 정지 관련 질병을 치료방법은 더욱 풍부해졌다.

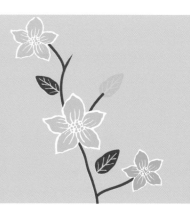

음식의 통로

육부六腑란?

'육부六腑'는 담膽·위胃·소장小腸·대장大腸·방광膀胱·삼초三焦 이렇게 여섯 장기를 말한다. 왜 여섯 장기를 '부腑'라고 하는 것일까? '부腑'라는 글자는 두 부분으로 구성되어 있다. 형성자의 형부形部인 '月'은 육질의 장기를 나타내고, 성부聲部인 '府'는 저택의 뜻으로 바로 집을 가리킨다. 집에는 공간이 있어 사람이 살 수 있으며 물건을 넣어둘 수 있다. 담·위·소장·대장·방광·삼초 이 여섯 장기와 앞에서 소개한 심心·간肝·비脾·폐肺·신腎 오장五臟을 비교해보면, 오장은 다섯 개의 실질적인 장기고 육부는 빈 공간이 있는 여섯 개의 장기임을 알 수 있다. 따라서 '육부六腑'라고 하는 것이다.

육부가 빈 공간이 있는 여섯 개의 기관이라면, 이 빈 공간에는 어떤 것이 들어가는 것일까? 그것은 바로 음식이다. 인체는 어머니의 몸에서 나온 후부터 자신의 생장과 발육, 그리고 신진대사에 필요한 물질적 에너지를 음식에 의존한다. 음식은 크게 두 종류로 나뉜다. 하나는 고체 상태의 식물食物이고, 또 하나는 액체 상태의 수음水飮이다. 이 두 가지 다른 물질은 오장 가운데 비의 운화運化를 거쳐 정미물질精微物質과 조박물질糟粕物質(찌꺼기)로 나뉜다. 정미물질은 인체에 흡수되어 이용되지만, 조박물질은 다른 경로를 거쳐 체외로 배출된다.

음식이 인체에 들어가는 일곱 개의 관문

음식이 체내로 들어와 체외로 배출되기까지 일곱 개의 주요 부위를 경과해야만 하는데, 이 일곱 개의 특정한 부위에서 소화·흡수·배설의 과정이 완성된다. 이 일곱 부위는 음식이 대사 과정을 거치는 동안 통과해야 하는 일곱 개의 '관문'과 같다. 따라서 한의학에서는 이를 가리켜 '칠충문七衝門'이라 한다. '충衝'은 바로 '요충·관문'의 의미다. 《난경難經》에서는 '칠충문'을 이렇게 묘사했다.

> "입술은 비문飛門이요, 치아는 호문戶門이요, 회염會厭[1]은 흡문吸門이요, 위의 상구上口는 분문噴門이요, 위의 하구下口는 유문幽門이요, 대장과 소장이 만나는 부분은 난문闌門이요, 항문은 백문魄門이다(脣爲飛門, 齒爲戶門, 會厭爲吸門, 胃爲賁門, 太倉[2]下口爲幽門, 大腸小腸會爲闌門, 下極[3]爲魄門)."

입술은 음식이 인체로 들어가기 위한 첫 번째 문호다. 입술은 문처럼 열고 닫음을 통해 음식의 진입을 통제할 수 있기 때문에 '비문飛門'이라 한다. '비飛'는 문을 뜻하는 '비扉'와 통한다.

---

1) **회염(會厭)** : 후염(喉厭)이라고도 한다. 인두 하부에서 후두(喉頭)로 들어가는 입구에 뚜껑 역할을 하는 숟가락 모양의 연골(회염연골)로, 해부학에서는 후두개(喉頭蓋)라고 한다. 그 자체가 움직이지는 않지만, 음식물이 후두로 들어가는 것을 방지한다.
2) **태창(太倉)** : 위(胃)를 말한다.
3) **하극(下極)** : 항문을 말한다.

입술을 거친 음식이 체내로 들어가기 위해서는 두 번째 문호를 통해야만 하는데, 바로 치아다. 음식은 치아의 저작咀嚼을 거쳐야만 목구멍으로 넘어갈 수 있다. 따라서 치아를 음식이 인체 내로 들어가는 문호인 '호문戶門'이라 한다.

회염會厭은 기도와 식도가 만나는 곳으로, 음식은 이곳 회염의 받아들이는 기능을 거쳐야만 기도가 아닌 식도로 들어갈 수 있다. 회염은 음식이 지나갈 길을 인도하고 받아들이는 작용이 있기 때문에 '흡문吸門'이라 한다.

'분문賁門'은 위胃의 위쪽 입구로, 위와 식도가 연결되는 부위다. '분賁'은 '분奔'의 의미로, 음식이 식도를 거쳐 위로 들어간다는 뜻이다.

'유문幽門'은 위胃의 아래쪽 입구로, 위와 소장이 연결되는 부위다. 그렇다면 왜 위와 소장이 연결되는 부위를 유문이라고 하는 것일까? '유幽(멀다·아득하다·깊다)'에는 심오한 뜻이 있다. 음식은 위를 거쳐 소장에 도달한다. 그런데 소장은 인체에서 가장 긴 장기이기 때문에 고사성어 가운데 '곡경통유曲徑通幽(구불구불한 길이 아득하게 이어진다)'의 의미와 일맥상통한다. 이런 이유로 한의학에서는 위와 소장이 연결되는 부분을 '유문幽門'이라고 한다. 현대의학에서도 한의학의 명칭을 따라 위胃의 위아래 입구를 분문賁門과 유문幽門으로 부른다.

위胃의 기초적인 소화를 거치면서 음식물은 원래의 큰 과립물질에서 흡수가 용이한 작은 과립물질로 변한다. 따라서 소장은 음식물을 충분히 소화시키고 음식물 속의 정화精華가 인체에 흡수되는 중요한 장소다.

소장과 대장이 만나는 곳에서 음식물은 멈춰 흡수를 기다리기 때문에, 이곳을 '난문闌門'이라 한다. '난闌'은 '난攔'과 통하는데, 바로 '막다·저지하다'의 뜻이다. 다시 말하면, 음식물은 여기에서 흐름이 막혔다가 다시 대장으로 들어가게 되는데, 그 과정에서 음식물의 정화가 인체에 흡수된다.

'하극下極'은 소화기관의 가장 말단 부분으로, 항문을 말한다. 하극은 조박糟粕을 배설하는 곳이기 때문에 '백문魄門'이라 한다. '백魄'은 찌꺼기를 뜻하는 '박粕'과 통한다.

비문飛門·호문戶門·흡문吸門·분문賁門·유문幽門·난문闌門·백문魄門 이 일곱 개의 관문은 음식이 체내에서 전달·흡수되는 경로를 구성하는데, 육부는 이 경로 가운데 가장 중요한 장기다. 그 중에서 위와 소장, 대장은 음식물을 전달·소화·흡수·배설하는 통로고, 삼초와 방광은 액체 상태의 수음水飮을 전달·저장·배설하는 경로며, 담은 담즙을 저장해 비의 운화를 돕는 역할을 한다. 따라서 한의학에서는 육부의 생리기능을 두고 "물질을 전화하나 저장하지 않으므로 채울 수 있으나 넘치지 않는다[傳化物而不藏, 故實而不能滿[4]]."고 한다. 여기서 말하는 전화傳化는 곧 전도傳導와 소화의 뜻이다. 이제부터 이런 장기의 기능과 특성을 깊이 탐구해보자.

음식물의 통로 – 위胃·소장小腸·대장大腸

위胃

'위胃' 자의 구조 또한 위의 기능을 반영하는 형상이다. '月'은 위의 속성을, '田'은 위의 기능을 나타낸다. '田'은 씨를 뿌려 곡식을 생산하는 곳으로, 인체로 말하자면 인체에 필요한 각종 양분을 생산하는 곳이다. 따라서 위의 주요 작용은 음식물을 수용하고 소화시켜 인체가 흡수하여 이용할 수 있는 영양물질로 전화하는 일이다. 이 작용을 '수납受納'과 '부숙수곡腐熟水穀'이라 한다.

'수납受納'은 받아들인다는 뜻이다. 위는 속이 빈 장기로, 음식물을 잘게 부수고 기초적인 소화작용을 하는 곳이다. 음식물을 잘게 부수고 소화시키기 위해서는 먼저 음식물을 고정된 공간에 일정 시간 머무르게 해야 한다. 위는 바로 음식물이 머물면서 다음의 가공을 기다리는 첫 번째 장소다. 음식물은 위에 머무는 동안 연동운동과 위액의 소화를 통해 기초적인 가공이 이루어지는데, 흡수가 어려운 큰 과립에서 흡수가 쉬운 작은 과립으로 전화되는 것이다. 이 과정을 '부숙腐熟'이라 한다.

위와 비는 음식물을 소화시키고 인체에 영양을 공급하는 중요한 장기다. 위와 비

---

4) 《소문(素問)·오장별론(五藏別論)》

가 정상적으로 기능하지 못하면 소화와 흡수의 과정 또한 정상적으로 진행되지 않아 생장발육과 신진대사에 필요한 물질적인 지원이 끊기게 된다. 따라서 위와 비의 중요성은 두말 할 필요가 없다. 한의학에서는 이 두 장기를 '후천지본後天之本'이라 한다.

위에서 수납受納과 부숙수곡腐熟水穀의 기초적인 소화를 거친 음식물은 다시 소장으로 전달돼 소장에서 비로소 음식물의 정화물질에 대한 흡수가 이루어진다. 따라서 위에는 음식물을 아래로 전달하는 기능이 있어야 하는데, 이를 '위주통강胃主通降'이라 한다. '통강通降'에는 두 가지 뜻이 있다. 하나는 막힘 없이 잘 통한다는 뜻이다. 위의 분문은 식도로부터 음식물을 전달받고, 위에서 잘게 부서지고 소화된 음식물은 다시 유문을 거쳐 소장으로 전달된다. 이 과정은 반드시 막힘 없이 잘 통해야 하는데, 일단 막히게 되면 음식물의 소화·흡수 과정에도 영향을 끼쳐 음식물이 체내에 정체하게 된다. 이렇게 되면 식욕이 부진하고, 속이 더부룩하고 답답하며, 대변이 잘 안 나오고, 신물과 트림이 올라오며, 구취가 심해지는 등의 증상이 발생하게 된다.

'통강'의 또 하나의 뜻은 하강이다. 음식물은 분문을 거쳐 위胃로 들어오고, 유문을 통해 위胃를 나가게 되는데, 이것은 위에서 아래로 이어지는 과정이다. 이 하강의 과정에 이상이 생겨 음식물이 아래 소장으로 전달되지 않고 반대로 분문을 통해 식도 방향으로 역행하면, 구역질·구토·위산역류·딸꾹질 등의 증상이 나타난다. 따라서 '통강'은 위胃의 생리기능 가운데 중요한 부분으로, 이를 가리켜 '이강위화以降爲和'라고 한다.

소장小腸

소장小腸은 음식물을 소화하고 흡수하는 중요한 곳으로, 한의학에서는 소장을 '수성지관受盛之官'이라 한다. '수受'는 받는다는 뜻이고, '성盛'은 고대 제사에 쓰이던 곡물인 기장을 가리킨다. 따라서 '수성受盛'은 제사에 쓰이는 기장을 받는다는 뜻이다. 제사에 쓰이는 기장은 분명 가공을 거친 것이다. 그리고 소장이 받아들이는 것 또한 위에서 기초적인 소화를 거친 음식물이다. 이 음식물을 그것이 인체에 막 들어왔을 때와 비교해보면 기초적인 가공을 거쳤기 때문에 보다 정세精細하다. 따라서 소장을 '수성지관受盛之官'이라 한다.

위에서 기초적인 가공을 거친 음식물을 받아들인 다음 소장이 해야 할 일은 바로 이것을 한층 더 소화시켜 인체가 흡수해 이용할 수 있는 물질로 만들고, 그 속의 정화물질을 흡수해 인체에 제공하는 것이다. 마지막으로 정화물질을 흡수하고 남은 조박물질을 다시 아래의 대장으로 전달해 대장으로 하여금 이를 배출토록 하는 일을 해야 한다. 소장의 이런 기능을 '분청비탁分淸泌濁'이라 한다. '분청分淸'은 음식물 속의 정화물질과 조박물질을 분리해 정화물질만 흡수하는 과정을 가리키고, '비탁泌濁'은 소화와 흡수를 거치고 남은 조박물질을 아래의 장기인 대장으로 전달하는 과정을 가리킨다.

음식물이 인체에 들어가면 식물食物과 수음水飮 두 물질 속의 정화를 흡수할 장기가 필요한데, 소장은 식물食物 속의 정화물질을 흡수하는 동시에 수음水飮 속의 정화물질도 흡수한다. 체내로 흡수된 수액은 인체를 순환하며 인체를 자윤한 연후에 각 조직과 세포의 대사산물을 가지고 삼초를 거쳐 방광으로 모이고, 다시 방광에서 요도를 거쳐 체외로 배출된다. 또 수음水飮 속의 조박물질은 식물食物의 찌꺼기와 함께 대장으로 전달되고, 대변이 되어 항문을 통해 체외로 배출된다. 이것은 바로 소장에 수음水飮을 흡수하는 기능이 있기 때문으로, 소장의 기능은 대소변과 직접적으로 관련된다. 수음을 흡수하는 소장의 기능이 좋으면 대소변이 정상적으로 만들어지고, 기능에 문제가 생기면 소변의 양이 적거나 설사를 하는 등의 질병이 발생한다.

대장大腸

대장大腸은 위로는 소장과 연결되고 아래로는 항문과 이어지는 장기로, 소화기관의 가장 마지막 부분이다. 대장의 작용은 주로 조박물질을 전달해 대변으로 배출시키는 것이기 때문에 대장을 '전도지관傳導之官'이라 한다. 대장은 소장으로부터 전달받은 식물食物의 찌꺼기 속에 남아있는 수음水飮을 흡수해 대변을 만들고, 이를 항문을 통해 체외로 배출시킨다. 대장이 대변을 전도하고 배설시키는 기능을 실조하면 식물食物의 찌꺼기가 체내에 쌓여 변비가 생긴다.

수음水飮의 통로 − 삼초三焦 · 방광膀胱

음식물은 위와 소장의 소화와 흡수를 거쳐 정화물질은 체내로 흡수되고 조박물질은 체외로 배출된다. 그렇다면 체내로 흡수된 정화물질은 또 어느 경로를 통해 전신의 각 부분으로 운반되는 것일까? 여기에서 우리는 새로운 명사 하나를 사용하게 되는데, 바로 '삼초三焦'다. 삼초는 정화물질과 수액을 운반하는 통로로서, 흉강과 복강 속에 있으며 부위에 따라 세 부분으로 나뉜다. 첫째는 상초上焦, 둘째는 중초中焦, 셋째는 하초下焦로, 이 세 부분을 합쳐 삼초라 한다. 상초는 횡격막 위, 중초는 횡격막 아래 제부臍部(배꼽 부위) 위, 하초는 제부 아래에서 물질과 수액을 운반하는 통로다.

삼초는 실질적인 장기가 아니라 통로이기 때문에, 한의학에서는 '유명이무형有名而無形'이라 한다. '유명有名'은 구체적인 명칭이 있음을 가리키고, '무형無形'은 특정한 형태가 없음을 가리킨다. 삼초는 흉강과 복강에 분포하면서 소장이 흡수한 정화물질과 수액을 전신의 각 부위로 전달하고, 전신의 각 조직과 기관의 신진대사로 발생한 폐액廢液을 체외로 배출하는 통로다. 예를 들자면 삼초는 도시의 각종 파이프라인과 비슷하다. 각종 파이프라인이 우리가 생활하는 데 필요한 물·가스·전기 등을 운송하고, 생활 속에서 발생하는 하수를 모아 배출시킴으로써 도시의 정상적인 기능을 유지하는 역할을 담당하는 것과 비슷한 역할을 한다.

삼초가 운반하는 정화물질은 오장의 정기를 보충하고 자양하는 주요 에너지이자 체내 수액의 정상적인 순환을 보장하는 중요한 물질이다. 따라서 삼초를 가리켜 "결독지관決瀆之官으로서 수도水道가 이곳에서 나온다."고 한다. '결독決瀆'은 바로 수도水道를 소통시킨다는 뜻이다.

삼초에 대한 한의학의 묘사를 통해 삼초는 현대의학에서 말하는 임파관淋巴管과 비슷한 작용을 함을 알 수 있다. 임파관이 인체 수액대사와 순환의 주요 통로라면, 삼초는 바로 전신에 있는 임파관의 집합체라고 할 수 있을 것이다. 이렇게 삼초의 개념을 구체화하면 인체 내에서의 삼초의 작용을 더욱 분명히 이해할 수 있다. 삼초가 운반하는 영양물질과 수액은 모두 인체가 정상적으로 작동하는 데 없어서는 안 될 물질이기 때문에, 삼초는 사실상 오장육부를 총체적으로 감독하고 내외를 조화시키며 전신에 영양을 공급하는 작용을 한다. 이상이 삼초의 기본개념이다.

하지만 한의학에서는 또 이 기본개념의 기초 위에 오장육부를 부위에 따라 나눠 삼초에 배속시킴으로써 삼초의 개념을 확대했다. 심心과 폐肺는 흉강에 위치하므로 상초上焦에 속하고, 비위간담脾胃肝膽은 상복부에 위치하므로 중초中焦에 속하고, 위胃 아래의 장기인 신腎·방광膀胱·소장小腸·대장大腸은 모두 하초下焦에 속한다. 이것은 바로 넓은 의미에서 삼초는 단순한 통로가 아니라 인체 내의 모든 장부조직을 포괄하는 기관이라는 뜻이다.

앞에서 인체로 들어간 수액은 소장의 흡수를 거쳐 전신을 두루 운행하면서 자윤한 후, 각 조직과 기관의 대사활동으로 만들어진 노폐물과 조박물질을 받아 운반한다고 밝혔다. 각 장기의 대사활동으로 만들어진 노폐물을 포함한 수액은 삼초를 통해 체내의 정해진 곳에 모여 저장되다가 어느 정도 쌓이면 다시 체외로 배출된다. 방광이 바로 인체의 폐액廢液을 저장하는 곳이다. 방광의 주요 작용은 소변을 저장했다가 배설하는 것이다. 소변을 저장하는 방광의 기능이 정상이 아니면, 소변빈삭小便頻數·소변급박小便急迫·유뇨遺尿·요실금尿失禁 등이 생기게 된다. 방광이 소변을 배설하는 기능을 실조하면 소변이 잘 나오지 않거나, 소변이 줄줄 흐르면서 그치지 않거나, 심하면 소변이 꽉 막혀 나오지 않는 증상 등이 생긴다.

청정지부淸淨之府 – 담膽

지금까지 위胃·소장小腸·대장大腸·삼초三焦·방광膀胱 다섯 장기의 기본적인 생리기능을 설명했는데, 이 다섯 장기에는 공통점이 있다. 바로 음식물이 체내로 들어온 후, 전도傳導 · 전화轉化 · 배설排泄을 위해 거쳐야 하는 장기라는 점이다. 하지만 육부 六腑 중에 어느 한 장기는 음식물과 직접적인 접촉을 하지 않고, 음식물을 전도하는 작용도 없으며, 단지 소화를 돕는 작용만 하니 바로 담膽이다. 담은 음식물을 직접 전 도하지 않을 뿐 아니라 접촉도 하지 않기 때문에, 사람의 왕래가 없어 어지럽혀지지 않은 깨끗한 집과 같다고 해서 '청정지부淸淨之府'라 한다.

담의 주요 작용은 음식물의 소화와 흡수를 돕는 담즙을 저장하고 분비하는 것이다. 담즙을 저장하는 담의 기능이 정상이 아니면 입이 쓰고 황록색의 쓴 물을 토하며, 황 달黃疸이 생긴다. 담즙은 인체가 음식물을 소화시키는 데 사용하는 물질이다. 이렇게 담은 정기를 저장하는 오장과 비슷한데, 이로 인해 담에는 육부의 다른 기관에는 없 는 기능이 있으니, 사람의 정지 변화와 밀접한 관련이 있다.

오장五臟은 희喜 · 노怒 · 우憂 · 사思 · 공恐 오지五志와 밀접한 관련이 있는데, 그렇다 면 담은 어느 정지와 관련이 있을까? 보통 용기 있고 두려움이 없는 사람을 가리켜 '담량이 있다'거나 '담이 크다'고 하는데, 이를 통해 담은 결단력과 밀접한 관계가 있 음을 알 수 있다. 따라서 한의학에서는 '담이란 중정지관中正之官으로 결단이 나오는 곳'이라고 한다. 이 때문에 잘 놀라고 불안해하며, 우유부단하고 주관이 없는 것을 담 이 주관하는 결단력의 부족으로 보고, 담의 기능을 조절하고 보양하는 방법으로 이 를 개선시킬 수 있다고 한다.

오장육부五臟六腑의 표리表裏

육부六腑는 음식물의 소화 · 흡수 · 전도 · 배설과 서로 밀접히 관련된 여섯 장기다. 수액의 통로로서 스스로 운동할 필요가 없는 삼초三焦를 제외한 나머지 다섯 장기는 스스로의 운동을 통해 음식물에 대한 소화 · 흡수 · 전도 · 배설의 기능을 해야 한다. 그런데 장기가 스스로 활동하기 위해서는 물질과 에너지의 지원이 필요하다. 그렇다면 육부가 자신의 기능을 충실히 하기 위해 필요한 물질과 에너지는 어디에서 오는 걸까? 바로 오장이다.

오장과 육부의 근본적인 차이는 바로 육부 자체에는 정기와 물질을 저장하는 능력이 없다는 점이다. 오장이 저장하는 정기는 오장 자신의 기능을 다하기 위해 필요한 물질과 에너지를 공급할 뿐만 아니라 육부가 필요로 하는 물질과 에너지를 제공한다. 따라서 육부는 오장이 제공하는 물질과 에너지를 기반으로 자신의 기능을 실현하는 것이다. 오장과 육부(삼초는 제외)의 이러한 연계를 가리켜 '표리表裏관계라고 하는데, 오장이 '리裏'가 되고 육부가 '표表'가 된다.

왜 오장이 '리裏'가 될까? 오장은 물질과 에너지의 제공자로서, 안에서 육부가 활동하기 위한 물질과 영양을 제공하기 때문이다. 그러면 육부는 왜 '표表'가 될까? 육부는 오장정기의 지지와 영양으로 음식물에 대한 소화·흡수·전도·배설을 실현하기 때문이다. 다시 말해 육부의 기능과 활동은 오장정기의 외재적인 표현이라고 할 수 있다.

오장과 육부의 이런 표리관계는 전통적인 가정의 안주인과 바깥주인 사이의 관계와 흡사하다. 오장은 안주인으로, 가사를 돌보고 음식을 준비하며 밖에서 일하는 남편을 위해 물질적으로 뒷받침한다. 육부는 바깥주인으로, 밖에서 사업을 일으키고 벌어들인 재물을 가정의 발전과 생활의 개선을 위해 쓰고 가정을 위해 견실한 물질적인 기초를 닦는다. 한 가정에 한 쌍의 부부가 있듯이, 오장과 오부五腑(삼초 제외)는 일대일로 대응해 화목하게 협조하는 다섯 개의 '가정'을 이룬다.

구체적으로 심心은 소장小腸과, 간肝은 담膽과, 비脾는 위胃와, 폐肺는 대장大腸과, 신腎은 방광膀胱과 한 쌍을 이룬다. 그 중에서 간과 담, 비와 위, 신과 방광 이 세 쌍의 장부는 서로 가깝게 위치하고 기능도 유사해 함께 짝을 지어 이해하기가 수월하다. 예를 들면, 담즙의 생성과 저장 그리고 분비는 간의 정상적인 소사疏瀉 기능에 의지하고, 위의 부숙수곡腐熟水穀의 기능은 비의 음식물을 운화運化하는 기능에 의지하며, 방광의 소변을 저장하고 배설하는 기능은 신의 소변에 대한 여과 및 수액에 대한 기화상승氣化上升의 기능에 의지한다. 하지만 심과 소장, 폐와 대장은 비교적 멀리 떨어져 있고(심과 폐는 상초에 있고, 소장과 대장은 하초에 있다), 기능상으로도 비슷한 부분이 없다(심은 혈맥과 정신을 주관하는 장기고, 소장은 음식물을 소화·흡수하는 곳이며, 폐는 호흡과 진액을 주관하는 장기고, 대장은 조박물질을 전도하는 기관이다). 그렇다면 왜 이들을 함께 연계시키는 것일까? 이에 대한 설명은 경락經絡으로부터 시작해야 한다.

앞에서 경락의 실질적인 의미는 생명근원물질의 상호작용으로 생성된 어떤 물질의 운동 경로라고 밝힌 바 있다. 이 물질은 운동 과정 속에서 자신이 운반하는 효능을 거쳐 가는 장기에 전달하는데, 바로 장기의 활동에 필요한 에너지와 정보를 제공하는 것이다. 물질의 이런 운동은 최종적으로 생산된 효능의 차이에 따라 몇 가지 다른 구간으로 나뉘어 이동하게 된다. 물질은 각각의 구간을 따라 이동하면서 상응하는 장기와 조직기관에 정보를 전달하고 에너지를 공급한다. 이러한 하나하나의 구간을 경락이라고 하는 것이다. 사람의 몸에는 모두 20개의 이런 구간이 있으니, 곧 20개의 경락이 있는 셈이다. 이 20개의 경락은 그 작용의 차이에 따라 12개의 정경正經과 8개의 기경奇經으로 나뉜다. 그 중 12정경과 오장육부는 서로 관련되는데, 이렇게 경락과 장부 사이에 발생하는 관계를 '낙속絡屬' 관계라고 한다. 심과 소장, 폐와 대장은 바로 상호 연관이 있는 두 경락으로 낙속絡屬 된다.

일상에서의 몇몇 현상을 통해 심과 소장, 폐와 대장의 기능상의 관계를 직관적으로 인식할 수 있다. 오장 중에서 심은 정신을 주관하는데, 정신이 산만하며 의식이 모호하고 혼미한 환자는 왕왕 대소변을 실금하는 모습을 보인다. 대소변의 이상은 바로 소장의 분청비탁分淸泌濁 기능이 정상이 아님을 나타내는 것이다. 또 심화心火가 왕성한 환자는 가슴이 답답하고 잠을 이루지 못하며 입과 혀에 창瘡이 생기는 동시에 소변의 양이 적어지고 소변의 색이 짙어져 심하면 붉은 색을 띤다. 소변의 양이 적어지고 색이 황적색으로 변하는 것 또한 소장의 분청비탁分淸泌濁 기능이 정상이 아님을 반영하는 것이다. 한의학에서는 심과 소장의 표리관계에 따라, 심화心火가 왕성해 생기는 이러한 소변 관련 질병을 '심열이 소장으로 내려갔다[心熱下移小腸]'고 표현하며, 심화心火를 제거해 소변단적小便短赤(현대의학의 몇몇 요로감염과 비슷하다)을 치료하는 방법을 창조해냈다. '도적산導赤散'이 바로 이 원리를 근거로 만들어진 방제다. 도적산에 들어가는 생지황生地黄과 감초甘草, 담죽엽淡竹葉은 심화心火를 제거하고, 목통木通은 소변을 순조롭게 한다. 이 방제는 지금도 임상에서 쓰이는데, 치료효과가 우수하다.

이번에는 폐와 대장의 관계를 살펴보자. 누구나 한 번쯤 대변이 잘 나오지 않을 때에는 호흡을 멈추고 복압을 증가시켜 대변이 나오도록 한 경험이 있을 것이다. 다시 말해, 폐의 호흡기능은 체내의 공기압을 조절할 수 있으며, 체내 공기압의 변화는 대장의 조박물질을 전도하는 기능을 변화시킬 수 있다는 말이다. 이 말의 의미를 확대하면, 폐의 공기압 조절은 대장의 분변 전도와 배설 작용에 영향을 미칠 수 있다는 뜻이다. 따라서 폐기肺氣가 너무 하강하면 전도기능이 지나치게 강해져 대변을 보는 횟수가 늘어나거나 설사가 그치지 않는다. 또 폐기肺氣가 하강하지 않으면 전도기능이 부족해져 변비가 생긴다. 이 또한 대변의 이상과 관련된 질병을 치료하는 데 새로운 사고의 방향을 제공하는 것이다. 따라서 폐기肺氣의 상승 혹은 하강을 통해 설사를 그치게 하거나 변비가 풀리게 하는 효과를 볼 수 있다.

뇌腦와 중풍中風

여기까지 읽어왔다면 인체 내의 오장五臟과 육부六腑에 대한 기본지식을 이해했을 것이다. 이에 더하여 사람에게는 오장육부 외에 매우 중요한 장기가 하나 더 있으니, 바로 뇌腦다. 하지만 한의학에서 장부와 그 기능을 인식하는 방법은 해부나 실험을 통한 연구에 기초를 둔 것이 아니라, 인체의 외재적인 표현과 내재적인 장부의 변화를 연계시키는 데 중점을 두기 때문에, 한의학에서 인식하는 뇌의 기능은 대부분 오장육부의 기능 속에 분산돼 있다. 따라서 뇌에 대한 독립된 인식과 논술이 매우 적고 깊이 또한 깊지 못하다.

청대淸代 이전에 나온 뇌와 관련된 논술은 모두 산발적이고 단편적이다. 뇌에 대한 비교적 완전하고 계통적인 논술은 청대의 명의 왕청임王淸任에 의해 비로소 이루어졌다. 왕청임은《의림개착醫林改錯》에서 뇌의 기능을 다음과 같이 묘사했다.

"기지와 기억력은 뇌腦에 있다. 음식으로 인해 기혈氣血이 생성되고 기육肌肉이 자란다. 담즙이 맑으면 화化하여 수髓가 되고, 척수를 따라 올라가 뇌로 들어가니 뇌수腦髓라 한다. 두 귀는 뇌와 통하니 듣는 소리는 뇌로 들어간다. 양 목계目系5)는 실처럼 뇌에서 나오니 보는 사물은 뇌로 들어간다. 코는 뇌와 통하니 맡는 냄새는 뇌로 들어간다. 아이는 한 돌이 되면 점차 뇌가 생기니, 입으로는 능히 열두 자를 말할 수 있다(靈機記性 在腦者, 因飮食生氣血, 長肌肉. 精汁之淸者, 化而爲髓, 由脊髓上行入腦, 名曰腦髓. 兩耳通腦, 所聽之聲歸腦. 兩目系如線長於腦, 所見之物歸腦. 鼻 通於腦, 所聞香臭歸於腦. 小兒周歲腦漸生, 舌能言一二字)."

왕청임은 이미 청각과 시각, 후각, 언어는 모두 뇌의 기능으로 인식했다. 청대 말엽 서양의학이 중국에 전해지기 시작하자 서양의학을 받아들이는 과정 속에서 중국 의가들의 뇌에 대한 인식 또한 점차 전면적으로 확대됐다. 청각과 시각, 후각, 언어를 뇌와 연관시키는 것 외에도 사람의 사지 활동에 대한 뇌의 통제 작용을 인식했다. 가장 전형적인 것이 바로 '중풍中風'을 뇌혈관의 파열이나 경색으로 일어나는 질병으로 인식했다는 점이다.

역대로 내려오던 '외풍습인外風襲人'의 인식이 아니라, 《황제내경黃帝內經》에서 말한 "크게 화를 내면 형形과 기氣의 관계가 끊어지고 혈血이 머리에 쌓이니 사람이 정신을 잃는다[大怒則形氣6)絶, 而血菀於上, 使人薄厥]."7)는 내용과 결합해 '중풍'은 실제 기

---

5) 목계(目系): 뇌에 연결되어 있는 안구 안의 낙맥으로, 시신경에 해당한다.
6) 형기(形氣): 형(形)은 형체를 말하고, 기(氣)는 장부의 기능을 말한다.
7) 《소문(素問)·생기통천론(生氣通天論)》

혈氣血이 뇌로 상역上逆해 뇌의 기능을 파괴함으로써 나타나는 반신불수·구안와사·언어곤란 등의 증상으로 생각했다.

의가들 중에서 청대 말기부터 중화민국 초기에 활약한 장석순張錫純[8]이 이에 대해 가장 성취한 바가 크다. 장석순은 이 이론에 근거를 두고 뇌출혈을 치료하는 효과적인 방제를 만들어냈으니, 바로 '진간식풍탕鎭肝熄風湯'이다. 이 방제는 기혈氣血을 하행시켜 뇌출혈의 상황을 신속히 개선하고 대뇌의 압력을 떨어뜨릴 뿐만 아니라 어혈瘀血의 흡수를 촉진해 뇌출혈로 인한 반신불수·구안와사·언어곤란 등의 증상을 효과적으로 치료한다.

장석순은 '중풍'을 기혈이 뇌로 상역해 일어난 뇌출혈의 질병이라고 인식했는데, 처방의 명칭을 왜 '진간식풍鎭肝熄風'이라고 했을까? '간풍肝風'은 무엇이고, 간풍肝風과 기혈의 운행 사이에는 어떤 관계가 있을까? 또 간풍肝風은 인체에 어떤 위해를 끼치는가? 이 모두는 우리가 다음 장에서 토론할 문제 즉, 인체의 내재평형內在平衡의 문란으로 야기되는 다섯 가지 병리상태인 '내생오사內生五邪'다.

---

8) 장석순(張錫純) : 1860~1933년. 서양의학의 장점을 흡수해 한의학을 보충하려고 시도한 중서의회통파(中西醫匯通派)의 대표적인 인물이다. 대표작으로《의학충중참서록(醫學衷中參西錄)》이 있으며, 양약을 한의방제에 더하여 치료에 응용하는 등 의학계에 상당한 영향을 미쳤다.

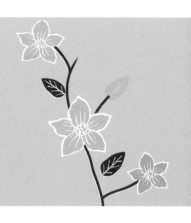

내생오사內生五邪

풍기내동風氣內動

명의 장석순張錫純이 만들어낸 '진간식풍탕鎭肝熄風湯'은 뇌출혈을 치료할 뿐 아니라 그 임상효과 또한 매우 뛰어나다. 그렇다면 뇌출혈을 왜 '진간식풍탕'으로 치료하는 것일까? 그 이유를 알기 위해서는 무엇이 '간풍肝風'이고, 간풍과 뇌출혈은 어떤 관계가 있는지 이해해야 한다.

한의학에서는 뇌출혈을 '중풍中風'이라 한다. 중풍의 '풍風'은 〈3장 외사外邪로 인한 질병〉에서 말한 '풍사風邪'와는 다르다. 이 '풍'은 인체의 내재평형內在平衡이 파괴된 후 나타나는 일종의 병리현상으로, 자연계의 '바람'과는 직접적인 관계가 없는 '내풍內風'에 속한다. 그렇다면 무엇이 '내풍'인가? 또, 자연계의 바람과 직접적인 관계가 없는데 왜 '풍'이라고 하는 것일까? 이를 설명하기 위해서는 한의학에서 사물을 명명하는 방법인 유비법類比法(유추법)을 알 필요가 있다.

자연계 바람의 가장 큰 특성은 움직임이라고 할 수 있다. 보이지도 만져지지도 않는데, 우리는 무엇을 근거로 바람의 존재를 판단할까? 나뭇잎의 흔들림, 수면 위의 파문 등을 통해 우리는 바람의 존재를 파악할 수 있다. 따라서 풍의 가장 큰 특성은 사물을 움직이게 하는 작용이라 하겠다. 한의학에서는 바로 풍이 지닌 이 '동動'의 특성을 가지고 내재평형 실조로 발생하는 일련의 신체동요를 특징으로 하는 질병을 유추했다. 이를테면, 손발을 떠는 증상, 머리를 흔들고 혼절하는 증상, 구안와사, 반신불수, 사지추축四肢抽搐, 콧구멍을 벌름거리는 증상, 고개를 계속 끄덕거리는 증상, 근육이 계속 뛰는 증상, 사지에 경련과 마비가 오는 증상, 눈동자를 위로 치켜뜨는 증상 등을 모두 '풍'이라 한다. 이 '풍'과 자연계의 바람은 의미하는 바가 완전히 다르기 때문에, 이 두 가지를 구분하기 위해 인체의 내재평형 실조로 인한 '풍'을 '내풍內風' 또는 '풍기내동風氣內動'이라 한다.

이제 기본적인 '내풍'의 뜻은 분명히 이해했을 것이다. 그렇다면 간肝과 '내풍'과는 무슨 관계가 있을까? 〈6장 정지情志와 질병〉에서 간의 정지는 노怒라고 말했다. 다시 말해, 노怒는 간이 저장하는 정기가 변화한 결과다. 크게 화를 내면 기혈氣血이 머리로 치솟아 어지럽고, 머리와 사지를 흔들고 떨며, 반신불수·구안와사 등 '풍기내동'의 증상이 나타난다. 왜 화를 내면 기혈이 치솟는 것일까?

오장은 정기를 저장하는 다섯 개의 창고로, 그 중에서 간이 저장하는 정기는 '혈血'이다. 따라서 노怒라는 정지변화는 당연히 간이 저장하는 혈의 운동변화에 영향을 미치게 된다. 대노하면 혈의 운동이 빨라지고 압력이 증가하므로 뇌출혈 등의 질병이 발생하는 것이다. 이로 인해 간과 내풍(특히 중풍류의 질병)의 발생은 밀접한 관계가 있으며, 간과 관련된 풍을 '간풍肝風'이라 하는 이유가 여기에 있다. 《황제내경黃帝內經》에서는 다음과 같이 말했다.

"갑작스런 강직은 모두 풍風에 속하고, 풍으로 흔들리고 어지러운 것은 모두 간肝에 속한다(諸暴强直, 皆屬於風, 諸風掉眩, 皆屬於肝)."

이 말의 의미는, 모든 갑작스런 근육이나 관절의 강직과 추축抽搐[1], 경련 등의 병은 모두 내풍으로 인한 것이며, 떨림·어지러움·흔들림을 포함하는 내풍으로 인한 질병은 모두 간과 밀접한 관련이 있다는 뜻이다. 이제 장석순이 왜 뇌출혈 같은 내풍으로 인한 질병을 치료할 때 '진간식풍鎭肝熄風'이라는 방법을 썼는지 이해할 수 있을 것이다.

내풍의 발생은 간 이외에 체내의 물질과도 밀접한 관련이 있다. 그 중에서 가장 관련이 깊은 것은 혈血과 진액津液이다. 왜 혈과 진액이 내풍과 관련이 있을까? 먼저 자연계에서 바람이 생성되는 원리를 살펴보자. 바람은 주로 기압차로 인한 공기의 유동으로 생성되는데, 기압차가 클수록 바람도 강해진다.

체내의 혈과 진액은 인체를 자양하는 일 외에도 세포와 혈관 안팎의 압력을 평형상태로 유지하는 작용을 한다. 혈과 진액이 감소하면 세포와 혈관 안팎의 압력은 평형상태가 파괴되고, 이때 세포와 혈관 안팎에 있는 분자의 운동이 빨라져 인체의 몇몇 기능은 비정상적으로 항진하고 최종적으로 내풍이 발생하게 된다.

혈과 진액의 손상은 주로 실혈失血이나 오랜 병으로 인한 소모, 열병熱病으로 인한 진액의 소모, 조혈 부족 등의 원인으로 일어난다. 혈과 진액의 손상으로 야기되는 내풍은 어지럽고 머리를 흔들며 사지를 떨고 근육이 실룩거리고 경련이 일어나는 등의 지체동요성肢體動搖性 증상 외에도, 혈허血虛로 인해 피부소양皮膚瘙痒 · 백설풍白屑風2) · 기부갑착肌膚甲錯3) 등의 증상이나, 진액 손상으로 인해 피부가 건조해 갈라지고 혀가 마르고 진홍빛이 되며 설태가 적어지거나 거울처럼 반질거리는 등 특수한 증상이 나타나기도 한다. 이런 특수한 증상 또한 혈허血虛나 진액의 손상으로 인한 내풍을 판단하는 근거가 된다.

내풍이 유발하는 증상을 자세히 연구하다보면, 한의학에서 말하는 내풍은 현대의학에서 말하는 신경계통의 질병과 밀접한 관계가 있음을 발견할 수 있다. 상기한 내

---

1) **추축(抽搐)** : 근육이 오그라들거나 이완되면서 오랫동안 반복적으로 실룩거리는 증상이다.

2) **백설풍(白屑風)** : 두피에서 흰 비늘이 벗겨지는 질병. 피부에 열이 있어 풍이 생기거나, 풍사가 모공에 침입하여 오랫동안 울결되어 혈이 말라 기부(肌膚)를 자양하지 못하여 발생한다.

3) **기부갑착(肌膚甲錯)** : 피부가 메마르고 갈색을 띠며 물고기 비늘처럼 까칠까칠하고 각질화되어 벗겨지는 것을 말한다. 대부분 체내에 건혈(乾血)이 울결되거나 장옹(腸癰)으로 농이 적체되어 진액(津液)과 혈(血)이 외부를 자양하지 못하거나 온사(溫邪)가 오랫동안 머물러 음액(陰液)을 손상하여 발생한다.

풍으로 인한 증상은 대부분 중추신경이나 말초신경 기능이 비정상적으로 항진한 결과다. 따라서 내풍을 각종 내재적 요인으로 유발되는 신경의 전달 · 지배 · 통제 기능의 과도한 항진으로 이해할 수 있다. 이렇게 몇몇 신경계통 질병에 대하여 내풍의 각도에서 접근하면 효과적인 치료방법을 찾을 수 있다.

치험례 12

신경성피부염 치료

서양의학에서는 신경성피부염을 치료가 까다로운 질병으로 보는데, 일반적으로 항과민성 약물과 호르몬으로 치료하려고 한다. 저자는 한의학의 내풍 이론을 바탕으로 신경성피부염을 치료하는 처방을 만들었으며, 임상에서도 비교적 좋은 치료효과를 봤다.

전갈全蝎 6g, 오공蜈蚣(지네) 2마리, 백강잠白殭蠶 10g, 오초사烏梢蛇(누룩뱀) 10g, 선태蟬蛻 6g

이 처방은 전갈과 오공, 백강잠, 오초사, 선태 등 내풍을 가라앉히는 동물성 약재를 위주로 했기 때문에 '오호진양탕五虎鎭痒湯'이라 명명했다. 실제 사용할 때는 변증 결과를 바탕으로 증상에 따라 적당한 약물을 더하면 치료효과를 배가할 수 있다.

목 부위에 신경성피부염이 발생해 극심한 가려움증으로 밤에 잠을 못 이루던 환자가 있었다. 가려움증은 야간과 열기를 쐰 후에 더욱 심했는데, 여러 종류의 항과민성 약물과 호르몬 연고를 사용해봤지만 뚜렷한 효과는 볼 수 없었다. 저자는 국부적인 피부 증상(피부가 홍조를 띠고 돌기가 생겨 표면이 거칠며 피부의 주름이 늘고 굵어지는 등)을 근거로 내풍에 '혈열血熱'이 더해진 것으로 진단했다. 이에 오호진양탕을 기본으로 하고 여기에 단피丹皮 10g, 적작약赤芍藥 10g, 생지황生地黃 12g, 백선피白鮮皮 15g을 첨가했다. 약을 복용한 당일 밤, 환자는 가려움증이 뚜렷이 경감되어 정상적으로 잠을 이룰 수 있었다. 3일이 지나자 가려움증이 사라지고 피부 색도 붉지 않았다. 열네 첩을 계속 복용하자 증상이 완전히 사라졌으며 피부도 매끈하게 회복됐다.

인체가 내재평형을 실조하면 내풍內風 외에도 '내한內寒·내화內火(혹은 내열內熱)·내조內燥·내습內濕' 등 자연계의 한寒·열熱·조燥·습濕과 비슷한 특징을 보이는 병리현상이 발생하게 된다. 이 다섯 가지의 병리현상을 '내생오사內生五邪'라 한다. '내생오사'와 '육음사기六淫邪氣'의 근본적인 차이는, 육음사기가 외부의 풍·한·서·습·조에 의한 내재평형 파괴로 일어난 질병이라면, 내생오사는 장부 자체가 정상적인 기능을 상실해 일어난 질병이라는 점이다. 질병으로 나타나는 특징이 자연계의 풍·한·서·습·조 등 외사外邪와 유사한 면이 있어 이 또한 '사기邪氣'라고 한다. 다만, 이런 '사기邪氣'는 밖에서 들어온 것이 아니라, 안에서 저절로 생긴 것이므로 '내생오사'라 하는 것이다. 이제 내풍을 제외한 네 가지 '내사內邪'에 대해 알아보자.

한종중생寒從中生 : 내한內寒

내한內寒을 '한종중생寒從中生'이라고도 한다. 여기에서의 '중中'은 인체의 내부를 뜻한다. 사람은 항온동물로, 열을 생산하는 계통과 열을 발산하는 계통이 체온을 항상 고정적으로 유지해야 한다. 열생산이 부족하면 각 장기에 공급되는 에너지가 감소하게 되어 각 조직과 기관의 기능이 쇠퇴한다. 이때 인체에는 오한惡寒·사지불온四肢不溫·관절냉통關節冷痛·위완냉통胃脘冷痛·근맥구련筋脈拘攣 등 한랭의 특성을 지닌 증상이 나타난다.

내한內寒의 발생은 열생산 능력과 관련이 있으며, 열생산 능력은 신진대사의 정도에 따라 결정된다. 신진대사가 왕성하면 열생산 능력이 높아져 인체에 공급하는 에너지가 증가하고, 신진대사가 쇠퇴하면 열생산 능력이 낮아져 공급하는 에너지도 감소한다. 앞에서 생명근원물질(원음元陰과 원양元陽) 사이의 상호작용은 생장과 발육의 원동력이 된다고 밝힌 바 있다. 그 중에서 원양은 온후溫煦·운동·확대의 작용을 하기 때문에, 원양의 충영 여부는 신진대사의 활성 정도를 결정하는 요인이 되며, 또한 내한의 발생을 결정하는 요인이 된다. 또한 원양은 신腎에 저장되므로, 내한의 발생은 신과 밀접한 관계가 있다. 《황제내경黃帝內經》에서는 이를 두고, "한寒으로 인한 수인收引[4]은 모두 신에 속한다[諸寒收引, 皆屬於腎]."고 했다. 이 말은 내한으로 생긴 땅기고 오그라들어 펴고 굽히기 힘든 증상과 오한은 모두 신과 관련된다는 뜻이다.

　신이 저장하는 원양은 수액대사(수액의 기화와 소변의 생성, 방광 개합의 제어 등을 포괄)에도 중요한 작용을 하기 때문에, 신양腎陽이 부족하면 각종 수액의 체내 순환과 대사가 비정상적인 증상을 유발한다. 소변의 횟수가 잦아지고 잔뇨감이 있으며 소변이 막혀 나오지 않기도 한다. 또 설사를 하고 수종水腫[5]이 생기는데, 이 또한 내한으로 나타날 수 있는 증상들이다. 《황제내경黃帝內經》에서는 이를 두고 "배출되는 수액이 맑고 냉한 병은 모두 한寒에 속한다[諸病水液, 澄澈淸冷, 皆屬於寒]."고 했다. 게다가 신은 사람의 허리 부위에 있기 때문에 신양이 부족하면 허리와 등이 쑤시고 힘이 없으며 냉통冷痛이 생긴다. 이때 허리 부위를 따뜻하게 하면 증상이 완화된다.

화열내생火熱內生 : 내화內火

　내화內火는 내열內熱이라고도 하며, 한의학에서는 '화열내생火熱內生'이라고 한다. 글

---

4) **수인(收引)** : 수(收)는 수축을, 인(引)은 구급(拘急)을 말한다.
5) **수종(水腫)** : 체내에 수습(水濕)이 정체되어 얼굴·눈·사지·흉복부, 심하면 전신에 부종이 발생한다.

자에서 알 수 있듯이 내화內火는 내한內寒과 상반되는 개념으로, 신진대사가 지나치게 왕성하고 열생산이 과다해 유발되는 질병이다. 열생산의 과다는 절대과다絶對過多와 상대과다相對過多로 나뉜다. 절대과다는 신진대사가 지나치게 왕성해 생산되는 열량이 정상적으로 발산할 수 있는 열량을 초과해서 발생하는 질병을 가리킨다. 상대과다는 열을 발산하는 능력이 떨어져 생산된 열량이 상대적으로 남아 발생하는 질병을 가리킨다.

열생산의 절대과다로 인한 내화는 '실화實火' 혹은 '실열實熱'이라 하는데, 이 역시 화火이기 때문에 임상에서 나타나는 주요 증상은 발열이다. 실화로 인한 발열은 전신에 걸쳐 나타나기도 하고 국부적으로 나타나기도 한다. 전신성 발열은 체온의 급격한 상승으로 나타난다. 예를 들어, 현대의학에서 말하는 갑상선기능항진은 내화 중에서도 실화의 범주에 속한다. 국부성 발열은 위胃 속이 타는 듯이 아프고, 명치 부위와 머리, 얼굴이 뜨거우며, 배변 시 요도와 항문이 데이고 타는 듯이 아픈 증상으로 나타나는데, 이 모두가 과다한 열량이 어느 한 장부에 모여 일어나는 증상이다.

임상에서 나타나는 실화의 증상은 발열 외에도 얼굴과 눈이 붉어지고, 가슴이 답답하며, 입이 말라 찬물을 찾고, 대변이 말라 굳으며, 소변의 색이 아주 짙어지고, 많이 먹어도 허기虛氣지며, 비기脾氣가 솟구치고, 몸이 마르는 등 신진대사가 지나치게 왕성해 일어나는 각종 증상이 나타난다.

실화實火를 유발하는 원인은 매우 많지만, 그 가운데 가장 큰 원인은 원양 운동과 온후溫煦 작용의 지나친 항진이다. 그 밖에 〈6장 정지情志와 질병〉에서 설명한 여러 가지 과도한 정서활동 또한 실화를 유발하는 요인이지만 여기서는 더 이상 언급하지 않겠다.

인체의 산열散熱 방법으로는 피부·땀샘·호흡을 통한 열량의 발산 외에도 열량에 대한 혈血과 진액津液, 원음元陰 같은 액상물질의 흡수와 저장이 있다. 이를 통해 체온의 과도한 상승을 막고 일정하게 유지시킨다. 따라서 혈과 진액, 원음 등의 물질이 정도를 넘어 훼손되면 열생산과 열발산의 평형이 실조되어 각종 발열성 질병이 발병한다. 이것이 바로 열생산의 상대과다 상황으로, 이런 상대적인 열량과다로 인한 내화를 '허화虛火' 또는 '허열虛熱'이라 한다.

　허화虛火의 주요 증상은 본인이 발열을 자각하더라도 실제 체온을 재보면 전혀 열이 오르지 않았거나 오르더라도 경미한 수준(보통 38℃ 전후이고, 일반적으로 39℃를 넘지 않는다)에 그치는 것이다. 신열은 보통 오후나 야간에 뚜렷하게 오르고, 피로하면 증상이 심해진다. 발열 외에도 손발의 가운데가 뜨겁고, 가슴이 답답하고 잠을 이루지 못하며, 입이 마르고 눈이 뻑뻑하며, 목구멍이 껄끄럽고 아프며, 골증骨蒸6)으로 조열潮熱7)이 오고, 광대뼈 부위에 홍조를 띠는 증상들을 볼 수 있다. 체내 혈과 진액, 원음 등의 물질은 인체가 생리활동을 하는 데 필요한 기본물질로, 생리활동을 하는 동안에 소모되지만 음식으로부터 영양을 흡수해 다시 보충된다. 하지만 과로나 오랜 지병, 대량 실혈失血, 나쁜 식습관 등으로 체내의 액상물질이 과도하게 소모됐을 때 제대로 보충하지 못하면 곧 허화가 발생한다.

　또 실열實熱과 열사熱邪에 시달려 액상물질이 크게 감소해도 허화의 증상이 나타난다. 이런 증상은 감염으로 인한 발열성 질병의 후기에 많이 보이며, 환자는 열이 내려도 물러나지 않고, 오전에는 열이 없거나 경미하다가 오후나 밤이 되면 열이 올라간다. 하지만 일반적으로 39℃를 넘지는 않는다. 발열 외에도 의기소침하고, 허기를 느껴도 먹으려 하지 않고, 입이 말라도 마시려 하지 않고, 가슴이 답답해 잠을 못 이루고, 목구멍과 치아가 마르고, 대변이 말라 굳고, 소변이 적어지는 등의 증상이 나타난다. 이런 질병에는 음액陰液을 보양하는 방법으로 치료해야 한다. 체내의 손상되고 소모된 혈과 진액, 원음 등 음액이 점차 보충되면 저열低熱도 차츰 호전된다. 땀을 과도하게 빼는 방법은 음액을 손상시켜 허화를 유발할 수 있기 때문에 발열성 질병 치료에는 적당하지 않다.

---

6) 골증(骨蒸) : 발열이 골수에서 비롯되었다 하여 골증이라 한다.
7) 조열(潮熱) : 발열이 파도처럼 밀려오며, 일정한 때에 발생하는 것이다.

허열虛熱 치료

12세 소녀를 치료한 적이 있다. 아이가 감기에 걸려 열이 나자 아이의 아버지는 발한제과 항생제를 먹였다. 약을 복용한 후 아이는 땀을 많이 흘렸고, 당시에는 체온이 정상으로 회복돼 낫는 듯했으나 다음날 오후가 되자 다시 열이 오르기 시작했다. 아버지는 이번에도 발한제와 항생제를 먹였고, 한 바탕 땀을 흘리고 나자 아이의 열은 차츰 내리기 시작했다. 하지만 3일째 오후가 되자 열은 이튿날보다 더 많이 올랐다. 걱정이 된 아버지는 딸아이를 데리고 저자를 찾았다. 찾아온 시각은 오전으로 아이의 체온은 37.2℃, 정신은 비교적 또렷했고 얼굴도 붉게 달아오르지 않았다. 아이의 말로는 오후에 열이 오르면 나른해 움직이기 싫고, 며칠 동안 입맛도 없다고 했다.

"대소변 보는 일은 어떠니?"

"대소변은 모두 정상이에요."

"춥거나 머리가 아프지는 않니?"

"아니 괜찮아요. 그런데 목에 가래가 있는 것 같고, 가끔 기침을 해요."

이때 아이 아버지가 말하기를, 이틀 간 오후에 집에서 체온을 재보니 38.5℃ 전후라고 했다. 아이의 설태舌苔를 살펴보니 진액이 모자라 건조했으며 설첨舌尖(혀끝)이 다소 붉었다. 맥을 짚으니 맥상이 매우 가늘고 약했다. 여러 증상을 종합해 허열虛熱로 진단했다. 병인은 과도한 발한으로 인한 체내 진액의 손상이다. 이에 다음과 같이 처방했다.

> 현삼玄蔘 6g, 생옥죽生玉竹 6g, 천문동天門冬 6g, 담죽엽淡竹葉 3g, 금은화金銀花 3g, 압척초鴨跖草 6g, 백미白薇 6g, 초산사焦山楂 6g, 생감초生甘草 3g, 우방자牛蒡子 6g

처방 중에 현삼과 생옥죽, 천문동은 음기陰氣를 보양하고 진액을 생성시키는 주약이며, 담죽엽·금은화·압척초·백미는 사열邪熱을 없애고 음액을 보하는 약이다. 위胃의 소화를 돕는 초산사와 생감초, 가래를 없애는 우방자는 모두 보조약이다. 3첩을 복용하자 열이 물러가고 병이 나았다.

진상화조津傷化燥 : 내조內燥

내조內燥를 '진상화조津傷化燥'라고도 한다. 명칭에서도 쉽게 알 수 있듯이, 내조가 발생하는 주요 원인은 진액津液의 과도한 소모와 손상이다. 일반적으로 보이는 진액 고갈의 원인으로는 대한大汗, 빈번하고 극렬한 구토, 그치지 않는 설사, 대량의 출혈 등이 있으며, 앞에서 말한 내화內火 역시 진액을 고갈시킨다.

진액의 주요 작용은 조직과 장부에 대한 자윤滋潤과 영양이다. 따라서 임상에서 나타나는 내조의 특징은 자윤의 결핍으로 인한 조직과 기관의 건조함이다. 예를 들어, 피부에 자윤이 모자라면 건조해 푸석푸석하고, 심하면 갈라지고 백설白屑이 일어난다. 입술에 자윤이 모자라면 입안과 혀가 건조하고 입술이 말라서 튼다. 폐肺에 자윤이 모자라면 마른기침을 하고 목구멍이 말라 따끔거리며 심하면 각혈咯血을 한다. 위胃에 자윤이 모자라면 허기져도 먹으려 하지 않고, 설면舌面에 설태가 없이 거울처럼 반질거린다. 대장大腸에 자윤이 모자라면 대변이 말라 굳어 잘 나오지 않는다. 눈과 코에 자윤이 모자라면 눈이 뻑뻑하고 아프며, 코도 말라 아프다.

내조內燥를 일으키는 원인을 귀납적으로 살펴보면 크게 두 가지 유형으로 나뉜다. 하나는 조직 세포 속 수분의 감소(각종 열성병, 대한大汗, 대토大吐, 대사大瀉 등으로 인한 체내 수분의 대량 상실)고, 또 하나는 점막세포의 분비 감소다(종종 내분비계통과 관련된다). 내조의 치료는 응당 진액을 손상시키는 원인 제거가 우선이다. 땀을 많이 흘리면 땀을 그치게 해야 하고, 구토를 심하게 하면 구토를 그치게 해야 하며, 설사를 심하게 하면 먼저 설사를 그치게 해야 하고, 출혈이 있으면 지혈해야 하며,

내화內火로 인한 것이면 화火를 제거해야 한다. 그 다음으로 양음생진養陰生津하고 보혈윤조補血潤燥해 소모된 진액과 음혈陰血(원음과 혈)을 하루 속히 회복시켜 각 조직과 장부를 자윤하고 영양을 공급해야 한다.

기왕 내조內燥를 설명하는 김에 노인과 관련이 많은 습관성변비에 대해서도 알아보자. 이 병은 아주 심각한 병이라고 하기에는 조금 무리가 있지만 그래도 고통이 아주 심한 병이다. 대변을 보지 못해 배가 부풀어 오르고 아프며, 대변을 볼 때면 한바탕 '용'을 써야 한다. 대황大黃 같은 사약瀉藥을 복용하면 처음에는 효과가 있다가 시간이 길어질수록 효과가 떨어져, 마지막에는 막힌 배설통로를 뚫어야 하는 지경에 이르니 번거롭기 짝이 없다. 이런 노인성변비는 다양한 증상으로 나타나지만, 결국 체내 음혈진액陰血津液이 소모되고 대장에 대한 자윤이 모자란 것이 근본적인 원인이다. 따라서 한의학에서는 체내 음혈진액을 자양하고 내조를 개선시키는 방법으로 노인성변비를 치료하며, 임상에서의 치료효과 또한 우수하다.

그 중에서 유명한 방제로는 마인환麻仁丸[8]과 오인환五仁丸[9]이 있다. 이런 양음생진養陰生津하고 보혈윤조補血潤燥하는 처방에는 도인桃仁과 욱이인郁李仁, 백자인柏子仁, 지마인芝麻仁, 화마인火麻仁, 행인杏仁, 송자인松子仁, 핵도인核桃仁 등과 같은 식물의 씨앗이 주약主藥으로 많이 사용된다. 이런 씨앗은 두 가지 작용을 한다. 첫째, 유지방이 많이 함유되어 있어 장腸을 자윤하고 대변을 윤활하는 작용을 한다. 둘째, 씨앗에는 발아와 생장의 근원물질이 함유되어 있는데, 이는 인체의 생명근원물질과 유사해 인체의 정혈精血을 자양하는 작용을 한다. 이런 두 작용으로 인해 정혈의 소모로 야기된 노인성변비를 근원적으로 개선시킬 수 있는 것이다.

---

8) 마인환(麻仁丸) : 마인(麻仁), 행인(杏仁), 작약(芍藥), 지실(枳實), 대황(大黃), 후박(厚朴).
9) 오인환(五仁丸) : 도인(桃仁), 행인(杏仁), 백자인(柏子仁), 욱이인(郁李仁), 송자인(松子仁), 진피(陳皮).
10) 흉수(胸水) : 흉막강 내에 괴는 액체. 정상인도 약 10㎖ 정도 되는 소량의 흉수가 있어 폐의 호흡운동 때 벽측 흉막(늑막)과 장측 흉막 사이의 윤활유 역할을 한다. 각종 질병에 의해 증가하는데, 이 증가한 액체의 성상에 따라서 누출액(漏出液)과 삼출액(滲出液)으로 대별된다.

습탁내생濕濁內生 : 내습內濕

내습內濕을 '습탁내생濕濁內生'이라고도 한다. '습濕'이라고 하면 비가 오기 전이나 장마철의 눅눅한 상황을 떠올리게 된다. 공기가 눅눅해지는 주요 원인이 수증기에 있다는 것은 이론異論의 여지가 없는 사실이다. 그렇다면 체내의 습은 무엇일까? 당연히 체내에 수증기가 과도하게 쌓여 생기는 것이다.

'오장五臟'을 설명하면서 수음水飮이 체내에 들어간 후 흡수, 이용되기 위해서는 비脾의 운화작용이 있어야 한다고 설명한 바 있다. 비의 운화를 통해 수음은 인체가 흡수하고 이용할 수 있는 정화물질로 변하게 되고, 이로써 인체를 자윤하고 인체의 각종 활동에 필요한 물질을 제공하는 기초가 된다. 비의 운화기능에 문제가 생기면 인체로 들어간 수음은 인체가 흡수하고 이용할 수 있는 정화물질로 전화되지 못한다. 이렇게 되면 수액이 체내에 과도하게 누적돼 정상적인 생리활동에 나쁜 영향을 미치고 내습內濕의 질병을 유발한다.

비脾와 내습內濕의 형성은 밀접히 연관되어 있다. 《황제내경黃帝內經》에서는 "몸이 붓고 배가 창만한 것은 모두 비에 속한다[諸濕腫滿, 皆屬於脾]."고 했다. 수종水腫·창만脹滿 등과 같은 수습水濕이 체내에 정체되어 생기는 질병은 모두 비의 운화기능 실조 때문이라는 뜻이다. 그 밖에, 수액이 비의 운화기능을 거쳐 이용할 수 있는 정화물질로 전화된 후라도 운반·산포·배설의 과정이 또 남아있다. 이 과정은 폐肺의 수도水道를 소통시키고 조절하는 작용, 삼초三焦의 통도通道 작용, 방광膀胱의 소변을 저장하고 배설하는 작용 및 신腎의 기화氣化 작용과 밀접한 관계가 있다. 이 네 장기가 기능을 실조해도 수액의 순환 과정에 장애가 발생해 수액이 비정상적으로 정체되는 내습의 증상이 나타난다.

수습이 체내에 과다하게 쌓인 주요 증상은 두 가지 양상으로 나타난다. 하나는 각 조직과 기관의 수분 함량이 과다해 나타나는 증상들이다. 팔다리가 붓고 무거우며, 얼굴에 부종이 생기고, 머리가 무겁고, 흉수胸水10)와 복수腹水가 차며, 설사를 하고, 속이 더부룩하고, 두껍고 끈끈한 설태가 낀다. 또 하나는 체내 점막세포가 분비하는 점액의 과다로 나타나는 증상이다. 부녀자의 경우 백색의 대하帶下[11]가 증가하고, 만성결장염으로 인한 만성설사(한의학에서는 "습이 많으면 다섯 가지 설사가 발생한다[濕多成五瀉]."고 하여, 대부분의 설사는 내습과 관련이 있다고 본다), 기관지 점액분비 과다로 인한 만성기침 등의 증상이 나타나고 흰 가래가 끓지만 끈적끈적해 잘 배출이 안 된다.

이제 만성비염에 대해 알아보자. 만성비염은 비점막의 분비물 과다, 비점막의 수종이나 출혈 등이 원인이다. 서양의학에서는 만성비염을 혈관을 수축시키는 몇몇 점적약點滴藥 말고는 이렇다 할 방법이 없는, 치료가 아주 까다로운 병으로 간주한다. 하지만 점적약도 일시적인 치료효과를 나타낼 뿐, 근본적인 치료는 불가능하다. 장기간 코가 막히면 냄새를 못 맡을 뿐 아니라 호흡도 곤란해(밤에 더욱 심해져 막힌 코 대신으로 입을 벌려 호흡을 해야 한다) 환자의 고통이 이만저만이 아니다. 이전의 한의학에서는 비규鼻竅를 통하게 한다는 원칙을 가지고 만성비염의 치료에 임했다. 하지만 이때 사용하던 창이자산蒼耳子散이나 곽담환藿膽丸 같은 약은 감기나 호흡기 감염으로 인한 급성비염에는 어느 정도 효과가 있지만 만성비염에는 별 효과가 없었다.

치험례 14 만성비염 치료

저자는 만성비염의 특징을 근거로 내습內濕과 연관시켜 만성비염을 치료하는 방제를 만들어 '통비해질탕通鼻解窒湯'이라 이름 붙였다. 구체적인 처방은 다음과 같다.

---

11) 중국 명말 청초의 저명한 의가인 부청주(傅靑主)가 지은 《부청주여과(傅靑主女科)》에 대하와 관련된 논술이 있는데, 부녀자의 대하병은 모두 근본적으로 내습(內濕)으로 인한 것이라고 했다. "대하는 모두 습증이다."라는 한마디는 대하병의 근본 원인을 개괄할 뿐만 아니라, 이 이론을 근거로 대하과다의 치료에 효과적인 방제를 만들어냈다. 바로 완대탕(完帶湯)이다.

창출蒼朮 30g, 초백출炒白朮 30g, 상백피桑白皮 15g, 활석滑石 15g, 석창포石菖蒲 10g, 노로통路路通 10g, 신이화辛夷花 6g

창출과 초백출은 비脾를 튼튼히 하고 수습을 말려 비의 운화기능을 증강시키고 수습이 쌓이지 않게 하는 주요 약재다. 석창포와 노로통, 신이화는 막힌 콧구멍을 뚫는 보조 약재다. 이 처방은 만성비염에 뛰어난 효과를 보이는 것으로 임상에서 증명됐는데, 일반적으로 복용 7일 후면 코막힘 증상이 완연하게 호전됐다.

내습內濕 하면 꼭 빠지지 않고 거론되는 질병이 바로 비만이다. 사회문제로까지 확산되고 있는 비만은 생활수준의 향상으로 지방질이 많이 포함된 고열량의 음식 섭취와 밀접한 관련이 있다. 과도한 비만은 우리가 생활하는 데 불편함을 줄 뿐만 아니라, 순환계통·내분비계통·호흡계통·운동계통에도 극히 나쁜 영향을 미쳐 건강을 심각하게 위협한다. 운동·약물·침구치료 등으로 비만을 치료한다는 광고가 온갖 매체를 도배하고 있는 것이 작금의 현실이다. 그 중에는 효과가 있는 것도 있고 전혀 없는 것도 있지만, 대부분의 치료법은 공통의 약점이 있다. 바로 요요현상이다.

그렇다면 왜 요요현상이 일어나는 것일까? 상술한 지방감량의 방법들은 모두 체내의 지방을 소모시킨다는 각도에서 출발하며, 지방이 형성되는 근본적인 원인을 차단하는 데는 소홀하기 때문이다. 비만의 원인은 지방이 체내에 과도하게 쌓이는 것으로, 현대의학의 시각으로 보자면 지방의 저장과 소모 사이의 균형관계가 파괴되어 소모되는 지방보다 저장되는 지방이 많아져 생기는 것이다.

그렇다면 한의학에서는 비만을 어떻게 인식할까? 한의학에서는 비만을 체내 수습水濕 속에 포함된 탁한 물질이 응집된 것으로 인식한다. 이 물질은 폐肺 속의 '담痰'과 유사한 특징을 가지고 있기 때문에 "비만한 사람은 담습痰濕이 많다[肥人多痰濕]."는 표현은 바로 이 뜻이다. 비만은 수습 속의 탁한 물질이 응집해 생기고, 수습은 또 비의 운화기능 실조에 기인하기 때문에, 비의 운화기능 실조가 바로 비만의 근본 원인이다. 비만에 대한 한의학의 인식이 근본적인 비만 치료의 길을 열어주었음은 의심의 여지가 없다. 청대淸代의 명의 진사탁陳士鐸이 지은 《석실비록石室秘錄》에는 비脾를 건강하게 함으로써 담痰을 삭여 비만을 치료하는 방법이 실려 있다. 책에서 진사탁은 비만의 원인에 대해 예리하게 분석하고 있다.

> "비만한 사람은 담痰이 많은 반면 기가 허하다. 허하면 기가 운행할 수 없어 담이 생긴다(肥人多痰, 乃氣虛也. 虛則氣不能運行, 故痰生之)."

이 말은 바로 비만은 체내에 담습痰濕이 많기 때문이고, 담습의 생성은 또 비기脾氣가 허약하기 때문이니, 수습에 대한 운화기능 감퇴로 습탁濕濁이 응집한 결과라는 뜻이다. 진사탁은 이 이론에 따라 비만의 치료법을 밝혔다. "必須補其氣, 而後帶消其痰爲得耳." 즉, 비만의 치료는 응당 비기脾氣를 보하는 일이 먼저고, 담痰과 습濕을 제거하는 일을 그 다음으로 삼아야만 근본적인 치료가 가능하다는 말이다.

치험례 15 한방 다이어트

진사탁은 비만의 원인과 치료에 대한 인식을 기초로 비만을 치료하는 효과적인 방제를 마련했다.

> 인삼人蔘 90g, 백출白朮 150g, 복령茯笭 60g, 의인薏仁 150g, 검실芡實 150g, 숙지황熟地黃 240g, 산수유山茱萸 120g, 오미자五味子 30g, 두충杜仲 90g, 육계肉桂 60g, 사인砂仁 15g, 익지인益智仁 30g, 백개자白芥子 90g, 귤홍橘紅 30g

이상의 약물을 모두 가루로 만들고 꿀과 함께 섞어 환으로 만든 다음, 매일 끓인 물과 함께 15g씩 복용한다.

저자는 건비화담健脾化痰의 주요 원칙은 지키면서 진사탁의 방제를 약간 변용해 비만 여성의 다이어트에 적용해본 결과 효과가 있었다. 처방한 약물의 구체적인 배합은 다음과 같다.

> 당삼党参 30g, 초백출炒白朮 50g, 복령茯苓 50g, 초지실炒枳實 50g, 반하半夏 30g, 진피陳皮 50g, 백개자白芥子 30g, 생산사生山楂 50g, 마황麻黄 15g, 매괴화玫瑰花 30g, 생대황生大黄 30g, 빈랑檳榔 30g, 의이인薏苡仁 50g, 당귀當歸 30g, 내복자萊菔子 50g, 택사澤瀉 50g

이상의 약물을 함께 가루를 내어 매일 두세 차례, 3~6g씩 물과 같이 복용한다. 일반적으로 이렇게 한두 번 조제해(625~1,250g) 복용하고 나면 체중 감소의 효과를 볼 수 있다. 치료기간 동안 특별히 음식을 조절할 필요는 없으며, 기름기가 많은 음식과 단 음식, 이 두 가지만 적게 먹도록 주의하면 된다. 이 두 가지 음식은 비위脾胃의 운화기능에 가장 영향을 미치고 담습痰濕의 체내 축적을 유발하는 것으로, 한의학에서는 이를 '비감지품肥甘之品'이라 한다.

담습痰濕은 수습을 운화하는 비의 기능이 실조된 후 만들어지는 일종의 병리적인 산물이다. 담습에는 끈적끈적하고 적체되는 특성이 있기 때문에, 담습이 생기고 나면 이것이 새로운 발병인자가 되어 질병을 유발한다. 담습으로 인해 생기는 질병에는 어떤 것들이 있을까? 또 담습과 비슷한 병리적인 산물로 질병의 요인이 되는 물질은 무엇이 있을까? 이 부분은 다음 장에서 자세히 탐구해보자.

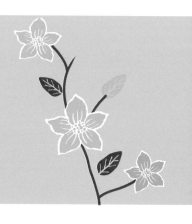

담음痰飮과 어혈瘀血

담음痰飮이란?

앞 장에서 '담음痰飮'의 초보적인 개념을 알아봤다. 수습을 운화하는 비脾의 기능이 떨어지거나 수액의 순환과 배설에 장애가 발생하면 수액은 인체를 정상적으로 자윤하지 못하고 비정상적으로 쌓여 병리물질이 된다. 이렇게 비정상적으로 쌓인 수액을 '담음'이라 한다. 그 중에서 탁하고 끈적거리며 걸쭉한 것을 '담痰'이라 하고, 맑고 묽으며 투명한 것을 '음飮'이라 한다.

한의학적 의미에서의 '담痰'은 단순히 일상적으로 폐부肺部에서 생겨 기침을 통해 체외로 배출되어 눈으로 볼 수 있는 담(가래)을 가리키는 것이 아니라, 수액대사의 장애로 생기는 탁하고 끈적거리며 걸쭉한 병리적인 산물을 포괄한다. 예를 들어, 뚱뚱한 것도 한의학에서는 '담'이라고 한다. 이 '담'은 폐부의 담(가래)처럼 우리가 직관적으로 인식할 수 있는 것이 아니기 때문에 '무형의 담'이라고 하고, 폐부에서 생겨 기침을 통해 체외로 배출되며 눈으로 볼 수 있는 담을 '유형의 담'이라고 한다. 이 두 가지를 모두 포함하는 것이 한의학에서 말하는 '담痰'의 개념이다.

유형의 담痰과 무형의 담痰

'유형의 담'은 주로 폐肺에 있으며, 내부 수액대사의 장애로 생기기도 하고 외부의 사기邪氣가 폐에 침입해 생기기도 한다. 이런 담은 생긴 후에 기침을 통해 외부로 배출되고 눈으로 볼 수 있기 때문에 비교적 이해하기 쉽다. '유형의 담'은 우리가 감기에 걸리거나 기침을 할 때 늘 접할 수 있기 때문에 비교적 익숙하다. 하지만 똑같이 폐에서 나온 담이라 하더라도 성상性狀 면에서 다양한 차이가 있다는 점에는 주의를 기울이지 못했을 것이다.

백색에 끈적거리고 덩어리 진 담이 있는가 하면, 백색에 맑은 담이 있고, 백색에 거품 같은 담이 있다. 또 누렇고 걸쭉한 담이 있는가 하면, 어떤 담은 거무튀튀하거나 황록색을 띠기도 한다. 똑같은 담인데 왜 이렇게 다양하게 나타나는 것일까? 자세한 분석을 통해 상술한 각종 담의 성상에 귀납시켜보면 두 방면에서 차이가 있음을 알 수 있다. 하나는 성질에 따른 차이로, 걸쭉하거나 묽거나 거품 같은 담으로 나뉜다. 또 하나는 색에 따른 차이로 백색, 회색, 황색, 황록색의 담으로 나뉜다. 성질과 색의 차이는 체내의 어떤 병리적인 특징을 반영하는 것일까?

일상적인 현상을 통해 살펴보자. 설탕을 물에 용해시키면 무색투명한 액체를 얻을 수 있는데, 이 무색투명한 설탕물을 가열하면 어떤 결과가 나타날까? 설탕물이 점차 걸쭉해지면서 색깔 또한 옅은 황색이나 짙은 황색으로 변하는 것을 볼 수 있다. 이 현상을 이용해 체내의 담을 연역적으로 추론해보자.

한담寒痰과 열담熱痰

원래 담痰의 걸쭉한 정도와 색의 짙고 옅은 정도는 '열熱'과 밀접한 관련이 있다. 체내에 열이 있으면 담은 걸쭉하고 누런색을 띠며, 열이 없으면 묽고 백색을 띤다. 담의 걸쭉하고 누런 정도가 심할수록 체내의 열 또한 높다는 것을 의미한다. 이 논리에 따라 희고 묽거나 거품 같거나 젤리처럼 덩어리진 담을 '한담寒痰'이라 하고, 누렇고 걸쭉하며 심할 경우 황록색을 띠는 담을 '열담熱痰'이라 한다.

한담寒痰과 열담熱痰이 반영하는 본질이 완전히 상반되기 때문에, 한담과 열담의 치료 역시 완전히 다르다. 한담을 치료하기 위해서는 '온화한담溫化寒痰'해야 하는데, 일반적으로 쓰이는 약물로는 건강乾薑과 세신細辛, 강반하薑半夏, 진피陳皮, 백개자白芥子, 내복자萊菔子 등이 있다. 열담을 치료하기 위해서는 '청열화담淸熱化痰[1]'의 방법을 써야 하는데, 일반적으로 쓰이는 약물로는 절패모浙貝母와 천패모川貝母, 천축황天竺黃, 담남성膽南星, 과루인瓜蔞仁, 천화분天花粉 등이 있다.

한담이건 열담이건 한의학의 치료에서는 '화化' 자에 중점을 두는데, 그렇다면 '화化' 자는 어떤 뜻을 내포하고 있을까? 예전 상수도가 없던 시절에는 물이 혼탁하면 물 항아리 속에 소량의 백반을 넣고는 했는데, 백반을 넣고 어느 정도 시간이 지나면 물은 맑고 깨끗하게 변했다. 바로 백반이 혼탁한 물속의 더러운 물질을 분해하고 침적시키는 작용을 한 것이다. 이 작용이 바로 '화化'다. 한의학에서 각종 담증을 치료할 때 사용하는 화담약化痰藥은 바로 '백반'의 작용처럼 담탁痰濁을 분해, 침적시켜 담탁으로 인한 질병을 치료할 수 있다.

담痰에 대한 서양의학의 인식 또한 두 가지로 나뉜다. 하나는 세균, 곰팡이, 지원체支原體(마이코플라스마)[2], 의원체衣原體(클라미디아)[3] 감염으로 인한 감염성 담이다. 다른 하나는 삼출성滲出性 담으로, 호흡기 점막세포의 점액분비 과다로 생긴다. 그 중에서 세균감염으로 인한 담에는 항생제가 어느 정도 치료효과를 발휘하지만, 곰팡이·지원체·의원체 감염에 의한 담이나 삼출성 담에 대해서는 치료방법이 많지 않은 실정이다.

그렇다면 한의학에서는 이런 담을 어떤 질병으로 보고 어떻게 치료할까? 곰팡이,

---

1) **청열화담(淸熱化痰)** : 성질이 찬 약물로 열을 내리고 담(痰)을 삭이는 방법이다.
2) **지원체(마이코플라스마)** : 바이러스와 세균의 중간적 성질을 가진, 호흡기 질환의 원인이 되는 미생물이다.
3) **의원체(클라미디아)** : 트라코마, 앵무병, 서혜림프육아종 따위의 병원균. 세균에 가까운 성질을 지니며, 크기는 바이러스와 세균의 중간 크기인 0.3~0.5μ(미크론) 정도다.

지원체, 의원체 등 미생물은 본래 공기 중에 있으면서 정상적인 상황에서는 인체에 영향을 미치거나 손상을 주지 않는다. 하지만 체내에 수습이 과도하게 쌓여 지나치게 습한 내부 환경이 조성되면 이런 미생물이 대량으로 생장 번식해 인체의 건강을 파괴하고 각종 질병을 유발한다. 따라서 이런 질병의 근본 원인은 바로 인체 내부 환경의 '습함'이다. 장마철처럼 습한 환경에서는 곰팡이가 대량으로 번식해 사물에 쉽게 곰팡이가 핀다. 자연현상을 통해 습한 환경이 곰팡이 번식의 주요 원인임을 알 수 있다. 인체라고 다르겠는가?

그렇다면 습한 내부 환경으로 인해 발생한 담은 어떻게 치료해야 할까? 보통 습하다고 하면 흐리고 비오는 날씨와 연관 짓기 마련이다. 청명하고 햇볕이 내리쬐는 날씨라면 당연히 습한 환경은 만들어지지 않는다. "작열하는 태양빛에 어두운 먹구름은 자연히 흩어진다."는 말은 바로 이런 이치다. 작열하는 태양빛이 습함을 걷어낼 수 있는 것은 그것이 갖는 열량 때문이다. 따라서 이런 종류의 담을 치료할 때는 온열溫熱의 성질을 갖고 있는 약물을 사용해 체내에 '작열하는 태양빛'과 같은 효과를 만들어냄으로써 습한 '어두운 먹구름'을 걷어내야 한다. 이는 수습이 체내에 쌓이는 근원을 제거해 곰팡이 등 미생물이 생존, 번식할 수 있는 환경이 조성되지 않도록 철저히 막음으로써 곰팡이나 지원체, 의원체 등으로 인한 감염성 담과 삼출성 담에 빠른 치료효과를 나타낸다.

치험례 16

폐농양 치료

폐농양肺膿瘍 환자가 있었다. 다른 병원에서는 모두 입원해 기관지내시경으로 고름을 씻어내는 치료를 해야 하고, 병을 완전히 치료하고 회복되기까지는 최소한 반년 이상이 걸린다는 진단을 받았다고 했다. 환자는 기관지내시경을 이용한 치료에 겁이 났기 때문에 저자에게 오게 된 것이다. 저자는 환자에게 폐농양은 폐에 생긴 화농성 감염으로, 한의학에서는 '폐옹肺癰'이라 하고, 당나라 때의 손사막孫思邈이 쓴

《천금방千金方》에 효과적인 치료방제가 실려 있으며, 한의학적인 치료는 이런 질병에 효과가 아주 좋을 뿐만 아니라 완치도 가능하다고 설명해줬다.

환자의 흉부 X-레이 사진을 보니 이미 농액이 나타나 있었다. 약물로 농액만 체외로 배출시키면 병은 자연히 치유될 것으로 보여《천금방千金方》에 나와 있는 '위경탕葦莖湯'을 주主로 하고 몇몇 약물의 양만 증감했다.

위경탕에 들어가는 약물은 다음과 같다.

> 노근蘆根, 의이인薏苡仁, 동과자冬瓜子, 도인桃仁

약을 복용하고 3일이 되자 환자의 체온은 정상으로 회복됐고, 5일이 되자 환자는 기침을 하면서 비리고 탁한 가래를 토해내기 시작했다. 이때 환자는 약간 걱정이 됐는지 한약 때문에 병이 오히려 심해지는 것은 아닌지 물었다. 현재의 체온 상태가 어떤지를 물으니 매일 스스로 재본 결과 정상이라고 했다. 이어서 진맥을 해보니 초진 때 활삭滑數하고 경급勁急하던 맥상이 이미 부드럽게 안정돼 있었다.

"지금 기침이 많이 나고 진한 가래가 많은 것은 폐에 있는 농액이 체외로 배출되는 좋은 현상이니 걱정하지 않아도 됩니다. 한약을 5~6일 계속 드시면 가래가 점차 줄어들면서 없어질 겁니다. 더 이상 가래가 나오지 않으면 병이 다 나은 겁니다."

과연 계속 치료한 지 일주일이 지나자 환자의 기침은 뚜렷이 감소했고, 비리고 탁한 가래도 거의 없어졌다. 흉부 X-레이 사진 상에도 농액은 사라져 없었지만 폐문肺紋이 약간 비대해져 있었다. 환자가 기력이 없고 호흡이 가빠져 다시 약재를 가감해 '생맥탕生脈湯'으로 일주일간 조리하니 폐농양이 근본적으로 치유됐다.

생맥탕의 약물 조성은 다음과 같다.

> 인삼人蔘 15g, 맥문동麥門冬·오미자五味子 각 9g

총 3주간 치료하면서 어떤 항생제도 사용하지 않았다.

한대漢代의 의성醫聖 장중경張仲景은 이미 《금궤요략金匱要略》에서 "담음병을 앓는 사람은 온성溫性의 약으로써 그것을 치료한다[病痰飲者, 當以溫藥和之]."는 치료원칙을 주장했다. 이 치료원칙은 지금 생각해봐도 탁월한 선견지명이 아닐 수 없다. 이 때문에 생명과 질병을 탐색하는 옛사람들의 오묘한 방법과 사고방식에 감탄을 금할 수 없는 것이다.

앞에서 유형의 담에 대해 설명했다. 그렇다면 '무형의 담'은 무엇이고, 그것의 존재를 어떻게 판단해야 할까? 한의학에서는 무형의 담의 존재를 판단하는 근거로 네 가지를 든다.

첫째, 비만이다. "뚱뚱한 사람은 담습痰濕이 많다."는 말은 곧 비만인 사람의 체내에는 무형의 담이 많다는 말이다. 이것은 지방이 탁하고 끈적거리며 걸쭉한 '담'의 특성을 가지고 있기 때문이다. 지방은 체내의 수습水濕 가운데 탁한 부분이 응집되고 쌓여 형성된다.

둘째, 두텁고 끈적거리는 설태舌苔다. 두텁고 끈적거리는 설태는 체내의 수습이 탁하고 과다하다는 사실을 가장 시각적으로 드러내는 표현이다.

셋째, 종괴腫塊다. 보통 종괴는 색이 붉지 않으면서 피부 표면에 솟아올라 결절結節 형태를 띤다. 누르면 말랑말랑하거나 탄성이 있고, 안에는 수액이나 점액 혹은 점액이 응고된 것 같은 물질이 들어있다. 한의학에서는 이런 것들을 모두 '담괴痰塊'라고 한다.

넷째, 활맥滑脈이다. 한의학에서는 맥을 짚을 때 손가락 아래에서 느껴지는 각기 다른 감각을 20여 가지로 구분하는데, 활맥은 그 중 하나다(14장에서 상세히 소개한다). 활맥의 맥상은 구슬이 반질반질한 쟁반 위를 굴러가는 것처럼 매끄럽고 빠른 것을 가리킨다. 활맥이 나타난다는 것은 체내에 담탁痰濁이 있다는 특징적인 표현의 하나로, '담'을 진단하는 주요 근거가 된다.

담화痰火로 인한 동통 치료

활맥이 담증을 진단하는 주요 근거가 된다고 했으니, 이와 관련된 명대明代의 저명한 의가인 손일규孫一奎의 의안을 소개한다.

술 취한 사람 하나가 넘어졌다. 다른 사람이 부축해 일으켜 세운 후부터 옆구리에 동통이 생겨 밤낮으로 그치지 않았다. 의사는 환자를 보고난 후 넘어져 다치면서 국부적으로 기혈어체氣血瘀滯가 생긴 것으로 생각하고 기혈氣血의 순환을 원활하게 하는 약을 처방했다. 하지만 3개월을 먹어도 동통은 전혀 경감되지 않았다. 조급해진 환자는 손일규에게 진단과 치료를 청했다. 손일규는 발병한 원인을 알아본 후 환자의 맥상을 세밀히 살피기 시작했다.

"당신의 병은 담화痰火로 인한 것입니다. 따라서 기혈의 순환을 원활하게 하는 약을 장기간 복용하더라고 아무런 효과가 없습니다."

"제가 비록 조금 뚱뚱하기는 해도 평소 해수객담咳嗽喀痰의 병을 앓은 적이 없는데 어찌 이 병이 담화로 인한 것이라 하십니까? 게다가 이 병은 제가 넘어진 후에 생긴 것인데 어찌 담화와 관계가 있습니까? 선생님께서 잘못 진단하신 것 같습니다."

"제 진단이 틀림없습니다. 이 병이 담화로 인한 것임은 당신의 맥상이 말해줍니다. 당신의 맥상을 보면 왼손은 현弦하고 오른손은 활滑하면서 삭數합니다. 현맥은 체내에 수음水飮이 있음을 나타내고, 활맥은 체내에 담탁痰濁이 있음을 나타내며, 삭맥은 체내에 내화內火가 있음을 나타냅니다. 저는 당신의 맥상을 근거로 옆구리의 동통이 그치지 않는 것은 담화로 인한 것이라 진단한 것입니다. 이전의 다른 의사들은 모두 당신의 설명만 듣고 기혈어체라 진단했을 테지만, 그것은 당신의 맥상에 반영돼 나타나는 질병의 본질은 전혀 참고하지 않은 것이지요. 뿐만 아니라 정말 기혈어체로 생긴 병이라면 기혈의 순환을 원활하게 하는 약을 200여 첩이나 먹었으니 진즉에 나았어야 할 것 아니겠습니까?"

손일규의 설명을 다 듣고는 일리가 있다고 느꼈는지 환자는 처방을 부탁했다. 손일규는 앞의 진단을 근거로 청열화담淸熱化痰 약을 처방했다.

> 껍질을 벗기지 않은 괄루인栝樓仁 큰 것 2개 (빻아서 가루로 만든다),
> 지실枳實·감초甘草·전호前胡 각 3g, 패모貝母 6g. 네 첩

"몇 첩 더 처방해주시면 안 되겠습니까?"

"네 첩으로도 충분합니다. 복용 후에는 설사가 날 것인데, 체내의 담탁痰濁을 밖으로 배설하는 것이니 걱정하실 필요는 없습니다. 담탁이 깨끗이 사라지면 설사도 곧 멎을 겁니다."

환자는 3개월이나 자신을 괴롭히던 병을 하루빨리 고치고 싶은 마음에 손일규의 말이 떨어지기 무섭게 약방에서 처방대로 약을 지어왔다. 약을 복용하고 두 시간쯤 지나자 과연 뱃속이 꾸르륵거리기 시작했고, 동틀 무렵 크게 설사를 했다. 배설한 대변을 보니 가래처럼 끈적거리고 덩어리져 있었다. 시원하게 설사를 하고 나니 옆구리의 동통이 상당히 경감됐다. 두 첩째를 먹고 나자 또 상당히 많은 양의 담탁물질을 쏟아냈고, 옆구리의 동통은 완전히 사라졌다. 세 첩째를 먹고 났을 때는 더 이상 뱃속에서 꾸르륵거리는 소리도 나지 않았고 설사도 하지 않았다. 이렇게 청열화담淸熱化痰의 약 네 첩으로 백약이 무효이던 옆구리의 동통을 깨끗이 치유했다. 이로부터 활맥滑脈이 담증을 진단하는 근거가 됨을 알 수 있다.

담痰에 대한 한의학의 인식에 서양의학의 미시적인 검사를 더하면 '무형의 담'의 개념을 더욱 구체화하고 직관화할 수 있다. 예를 들어, 서양의학에서 말하는 고지혈증과 낭종, 림프절결핵, 골결핵 등의 질병에는 모두 탁하고 끈적거리며 걸쭉한 증상이 특징적으로 나타난다. 따라서 이런 질병들 또한 담으로 인한 질병이라고 할 수 있다. 이렇듯 서양의학의 미시적인 검사는 한의학의 망문문절望聞問切의 진단영역을 확대시켰다.

담 생성 기전機轉에 대한 한의학적 인식을 통해 이런 질병의 발생을 인체 정체평형 상태와 연관시킴으로써 근본적인 치료수단을 찾을 수 있다. 고지혈증과 낭종, 림프절결핵 같은 질병은 모두 한의학에서 말하는 담의 특성에 부합하고, 발생원인 또한 비脾의 운화기능 실조와 체내 수습담탁水濕痰濁의 과도한 적체와 관련 있다. 따라서 비기脾氣를 왕성하게 하고 담을 삭이는 방법으로 치료할 수 있다. 뿐만 아니라 담의 생성을 근본적으로 막기 때문에 치료효과가 오래도록 지속된다.

치험례 18

고지혈증高脂血症 치료

고지혈증을 앓던 환자가 있었다. 저자를 찾아오기 전 심바스타틴Simvastatin과 리판틸Lipanthyl을 복용했지만 별다른 효과가 없었고, 항상 어지럽고 무기력함을 호소했다. 정신이 흐릿하고 입맛이 없고 소화가 잘 안되며 낮에 꾸벅꾸벅 졸고 밤에는 꿈을 많이 꾸며 가슴이 두근거리고 묽은 대변을 봤다. 얼굴에는 화색이 전혀 없고 묽고 흰 설태가 끼었으며 양손의 맥상은 모두 가늘고 약했다. 이에 비허脾虛로 수습을 운화할 수 없어 체내에 담탁痰濁이 쌓이고, 혈맥 가운데 정체되어 기혈氣血의 운행을 막아 발병한 것으로 진단했다. 이에 건비화담健脾化痰의 약 일곱 첩을 처방했다.

> 초백출炒白朮 30g, 당삼党参 15g, 진피陳皮 10g, 반하半夏 10g, 감초甘草 6g, 복령茯苓 15g, 귤락橘絡 6g, 담남성膽南星 10g, 초산사焦山楂 15g, 생강生薑 5편

일곱 첩을 다 복용하고 나자 정신이 또렷해지고 입맛이 돌아왔으며 어지럼증이 거의 나았고 대변도 비교적 정상적으로 봤다. 이에 처방대로 일곱 첩을 더 복용토록 했다. 이후 다시 진단할 때는 여러 증상이 거의 사라졌고 혈액 속의 지방량도 이미 정상 범위 내로 회복됐다.

> ### 치험례 19 낭종囊腫 치료
>
> 　오금에 낭종囊腫이 생긴 환자가 수술이 무서워 찾아온 경우가 있다. 한의학에서 는 낭종은 체내의 담탁이 한 곳에 응집된 결과고, 담탁의 발생은 수습을 운화하는 비脾의 기능과 직접적인 관계가 있다고 생각한다. 따라서 수습을 운화하는 비의 기 능을 강화하면 체내에 쌓인 담탁을 제거함으로써 낭종을 없앨 수 있다. 이런 한의 학적 사고를 기초로 환자에게 건비화담健脾化痰과 이습소종利濕消腫⁴⁾의 처방을 내 렸다.
>
> > 초백출炒白朮 45g, 택사澤瀉 15g, 활석滑石 15g, 저령豬苓 10g, 복령茯苓 15g, 계 지桂枝 10g, 반하半夏 20g, 제남성制南星 10g, 의이인薏苡仁 30g, 청피青皮 10g
>
> 　이 처방에 따라 약 한 달간 복용하자 오금에 생긴 낭종이 완전히 사라졌다. 약을 복용하는 기간 동안 증상의 변화에 따라 약물을 조금씩 가감했지만, 기본적으로 상 술한 약물을 위주로 했다.

　이 두 임상사례는 담痰에 대한 한의학의 이론이 실천을 통해 검증된 것임을 보여 준다.

희귀병의 병인은 담痰

　수습水濕에 대한 비脾의 운화가 부족하면 수습이 체내에 쌓이고, 수습 속의 탁한 물

---

4) 이습(利濕) : 소변을 통해 습사(濕邪)를 배출시키는 방법.

질이 인체의 어느 한 부분에 응결되어 낭종과 림프절결핵, 골결핵 등과 같은 담痰 덩어리가 된다. 또한 이 탁한 물질이 경락과 혈관으로 들어가면 기혈氣血의 운행을 따라 전신의 각 부분에 이르게 된다. 이런 탁한 물질은 끈적거리는 특성이 있기 때문에 기혈이 경락과 혈관을 운행하는 것을 막아 장부조직에 혈액과 산소가 모자라는 병리변화가 발생함으로써 각종 질병을 유발시킨다.

담이 두부頭部에 있으면 뇌에 혈액공급이 잘 되지 않아 어지럽고 건망증이 생기며 계속 졸음이 온다. 심한 경우 의식불명이나 반신불수, 언어장애 등의 증상이 나타난다. 한의학의 기준에서 보면 서양의학에서 말하는 뇌경색과 같은 질병은 대부분 담으로 인한 질병에 속한다.

담이 사지의 경락에 있으면 혈액공급에 장애가 발생해 사지가 저리고 손발이 찬 증상이 나타난다. 담이 혈맥血脈에 있으면 심장 자체에 혈액공급이 부족해져 심계心悸[5], 심박동 이상, 흉통 등의 증상이 나타난다. 서양의학에서 말하는 관심병冠心病[6]도 많은 경우 담과 아주 밀접한 관계가 있다. 이 밖에 담은 사람의 정신에 영향을 미치기도 한다. 담습의 탁한 기氣가 정상적인 정신활동을 막으면 끊임없이 중얼거리거나 우울해하거나 아무 이유 없이 슬퍼하는 등 우울증과 같은 정신이상의 질병이 나타날 수도 있다. 한의학에서는 '심心'이 정신을 주재한다고 인식한다. 따라서 이와 같이 '담탁痰濁'이 지나치게 왕성해 야기되는 정신이상을 '담미심규痰迷心竅[7]'라 한다.

원대元代의 의가 주단계朱丹溪는 담에 대해 이렇게 말했다. "담이라는 물질은 기를 따라 오르내리면서 가지 않는 곳이 없다." 한의학에서는 여러 방법으로도 치료가 되지 않는 질병과 괴질怪疾의 원인을 모두 '담'으로 돌리는 경향이 있다. 주단계 역시 '만

---

5) 심계(心悸) : 가슴이 두근거리면서 불안해하는 증상. 심도(心跳)라고도 하며, 중증일 때는 정충(怔忡)이라고도 한다.
6) 관심병(冠心病) : 관상동맥경화성 심장병. 대표 질환으로는 심근경색과 협심증이 있다.
7) 담미심규(痰迷心竅) : 대개 소아가 젖을 무절제하게 섭취해 중초(中焦)에 정체되면 기가 울결되고 습(濕)이 생겨 담탁으로 변한다. 이 담탁이 심규(心竅)를 가로막으면 담미심규의 병증이 발생한다. 정신착란이 일어나거나 정신이 흐리멍덩해지고 사람을 알아보지 못하며, 심할 경우 실신하기도 한다. 목구멍에서 가래 끓는 소리가 난다. 담을 제거하고 규를 여는 방법으로 치료하는데, 도담탕(導痰湯)과 척담탕(滌痰湯), 소합향환(蘇合香丸), 소아회춘단(小兒回春丹)을 주로 쓴다.

병의 대부분은 담과 관련이 있다'는 이론을 제기했다. 이 이론은 질병의 진단과 치료에 대한 새로운 사유방법을 제시했다. 몇몇 질병은 정확한 진단과 증상에 맞는 약 처방에도 불구하고 임상효과는 그다지 좋지 못한 경우가 있는데, 이때 담을 제거하는 화담化痰의 방법을 쓰면 대부분 예상 밖의 효과를 볼 수 있다.

치험례 20

어지럼증 치료

예전에 치료했던 한 환자는 1년 넘게 어지럼증에 시달렸다. 장시간 앉아 있다가 일어나면 갑자기 눈앞이 캄캄해지고 심할 경우 정신을 잃기도 했다. 평소에도 온종일 정신이 몽롱하고, 말소리는 낮고 작으며, 안색이 창백하고 핏기가 없었다. 식욕은 보통으로 괜찮았고, 대소변도 모두 정상이었다. 혀는 담홍색이고 표면에는 얇은 백태白苔가 끼어 있었으며, 양손의 맥은 모두 가늘고 약했다. 저자에게 오기 약 1개월 전부터 어지럼증이 더 심해지기 시작했다. 서양의학의 진단결과는 뇌에 공급되는 혈액의 부족이었다.

당시에는 전형적인 중기하함中氣下陷[8]의 증상이 아닌가 생각했다. 기氣가 허해 아래로 내려가면 두부頭部를 유양하는 기혈이 상승하지 못하게 되는데, 이는 그다지 치료가 어렵지 않다. 환자에게 보중익기탕補中益氣湯 다섯 첩을 처방하면서, 약을 다 먹고 나면 분명히 호전의 기미가 보일 것이라고 장담했다. 하지만 5일 후 내원했을 때, 환자는 내 얼굴에 냉수를 한 바가지 뿌리며 호전의 기미는 코빼기도 안 보인다고 항의했다. 그러면서 조금 미안했던지 병이 너무 오래되어 호전이 되더라도 그렇게 빨리는 되지 않을 것이라고 오히려 위로의 말을 건넸다. 다시 한 번 환자의 상태를 자세히 물어보았으나 얻은 결론은 역시 기허하함氣虛下陷이었다.

---

8) **중기하함(中氣下陷)** : 대개 비기허(脾氣虛)로 인해 조직이 느슨해져 수렴되지 않고 장기탈수(臟器脫垂) 등의 병증이 발생하는 것을 말한다. 비(脾)는 중초에 있고 그 기는 상승을 주관하는데, 비가 손상되면 비양(脾陽)이 모두 허해져 아래로 내려가므로 상승작용이 실조된다.

변증辨證에 어떤 착오가 있는 것일까? 그렇지 않다면 왜 치료효과가 없는 것일까? 이때 "만병의 대부분은 담과 관련이 있다."는 주단계의 말이 생각났다. 일순간 가슴이 후련해지면서 의문이 하나씩 풀리기 시작했다. 기가 허하면 분명 수습水濕을 운화하는 기능에 문제가 발생해 담탁痰濁이 생기게 되니, 이 담탁이 뇌를 막아 어지럼증이 생긴 것이다. 이전의 치료법이 효과가 없었던 것은 기허氣虛만을 생각하고 경락과 혈맥에 있는 담탁을 고려하지 않았기 때문이다. 이에 다시 환자에게 보기화담補氣化痰의 처방을 내렸다.

> 황기黃芪 15g, 당삼党参 15g, 초백출炒白朮 12g, 강반하姜半夏 10g, 복령茯苓 10g,
> 진피陳皮 6g, 천궁川芎 10g, 승마升麻 3g, 시호柴胡 3g, 길경桔梗 6g, 귤락橘絡 6g,
> 제남성制南星 6g. 다섯 첩

5일 후 환자가 찾아와서는 희색이 만연해 말했다.

"이번 약은 정말 효험이 아주 좋은데요. 5일밖에 먹지 않았는데도 어지럼증이 거의 사라졌어요."

이후 환자에게 향사육군환香砂六君丸을 처방해 치료효과를 공고히 하도록 했다. 환자는 1개월여를 복용했고, 이후 1년간 정기적으로 검사했지만 어지럼증은 더 이상 재발하지 않았다.

음飮의 분류

담痰은 체내에 정체된 수습 중에 더럽고 탁한 부분이고, '음飮'은 수습 중에 맑고 묽은 부분이다. 일반적으로 체내에 비정상적으로 쌓인 맑고 투명하며 묽은 수액을 '음飮'이라고 하는데, 서양의학에서 말하는 흉수胸水, 복수腹水, 관절적액關節積液 등이 이에 해당한다. 수액이 정체해 쌓이는 부위에 따라 '음飮'을 네 가지로 나눈다.

① **담음**痰飲[9] : 수음이 장腸 사이에 정체돼 뱃속에서 꾸르륵거리는 소리가 나는 것이다. 서양의학에서 말하는 복수腹水가 담음의 범주에 속한다.

② **현음**懸飲 : 수음이 옆구리 아래에 정체돼 기침을 할 때 땅기고 아픈 것이다. 서양의학에서의 흉수胸水가 현음의 범주에 속한다.

③ **지음**支飲 : 수음이 심폐心肺에 정체돼 해수와 천식이 있고 똑바로 눕지 못하며 몸이 붓는 것이다. 서양의학에서의 폐심병과 만성기관지염으로 인한 천식형 질병이 지음의 범주에 속한다.

④ **일음**溢飲 : 수음이 기부肌膚를 넘쳐흘러 피하에 적체돼 팔다리가 붓고 몸이 쑤시고 아프며 몸이 무겁고 땀이 나지 않는 것이다. 서양의학에서의 수종, 관절적액, 활막적액 등이 일음의 범주에 속한다.

담痰은 '화담化痰'의 방법으로 치료할 수 있지만, 음飲은 담과 달리 '화化'의 방법으로는 치료할 수 없다. 그렇다면 어떤 방법으로 치료할 수 있을까? 음飲은 수액이 체내에 쌓인 것이므로, 가장 좋은 방법은 이렇게 비정상적으로 쌓인 수액을 체외로 배출시키는 것이다. 한의학에서는 수액이 쌓인 부위에 따라 세 가지 치료법을 만들어냈는데, 바로 개귀문開鬼門과 결정부潔淨府, 거완진좌去菀陳莝다.

개귀문開鬼門은 바로 땀을 내는 것인데, 고대에는 땀구멍을 귀문鬼門이라 했기 때문에 개귀문이라 한다. 이 방법은 수음水飲이 기부나 피하, 혹은 상반신의 체표 얕은 부위에 정체돼 있을 때 적용한다. 앞에서 말한 '일음溢飲'의 경우 이 방법을 적용해 치료하는데, 땀을 통해 기표에 정체된 수음을 체외로 배출시킨다.

결정부潔淨府는 바로 소변을 보는 것으로, 이뇨利尿라고도 한다. 고대에는 방광을 정부淨府라 했기 때문에 이런 이름이 붙었다. 이 방법은 수음이 관절과 하반신 부위에 정체돼 있을 때 적용한다. 관절적액關節積液과 활막적액滑膜積液 등의 경우에 이 방법으로 치료할 수 있는데, 소변을 시원하게 봄으로써 관절과 사지 및 장부 속에 정체된 수음을 체외로 배출시킨다.

---

9) 여기에서의 담(痰)은 묽다는 뜻의 '담(淡)'과 통한다. 앞에서 말한 담탁(痰濁)의 담과는 다르다.

이전의 많은 책에서는 거완진좌去菀陳莝를 활혈活血10)로 해석했지만, 대변을 잘 보게 하는 방법으로 해석하는 것이 옳다고 생각한다. '완菀'은 '울결·적체'의 뜻이고, '진陳'은 '오래 되었다'는 뜻이며, '좌莝'의 원래 뜻은 '베어낸 잡초'이므로, 여기에서 체내에 정체된 조박물질이라는 뜻을 이끌어낼 수 있다. 이를 종합해보면, 거완진좌去菀陳莝는 응당 '체내에 오랫동안 적체된 조박물질을 제거한다'는 뜻으로 이해되어야 한다. 그리고 인체 내에 적체된 조박물질을 제거하는 가장 직접적이고 효과적인 방법은 바로 대변을 시원하게 보는 것이다. 이 방법은 수음이 오랜 기간 체내에 정체돼 있고, 병의 경과가 길거나 수음이 정체된 부위가 비교적 깊은 경우에 적용한다. 앞에서 말한 '담음痰飲·현음懸飲·지음支飲'은 모두 이 방법으로 치료할 수 있는데, 체내 깊은 곳에 쌓인 수음을 장腸을 통해 대변으로 배출시킨다.

수음이 적체된 부위와 정도가 다르고, 대변을 통해 수음을 밖으로 배출시키는 능력에 차이가 있기 때문에 당연히 이에 상응하는 약물을 선택적으로 사용해야 한다. 음飲이 장腸 사이에 있는 '담음痰飲'에는 주로 대황大黃이 들어간 기초역황환己椒藶黃丸11)을 써서 축음통변逐飲通便시킨다. 음飲이 흉협에 있는 '현음懸飲'에는 주로 십조탕十棗湯12)을 써서 축음통변시킨다. 음飲이 심폐心肺에 있는 '지음支飲'에는 주로 정력자葶藶子와 대조大棗가 들어간 정력대조사폐탕葶藶大棗瀉肺湯을 써서 축음통변시킨다.

위에서 언급한 담음痰飲·현음懸飲·지음支飲·일음溢飲 외에, 사실 체내에 비정상적으로 쌓인 어떤 수액이라도 맑고 투명하며 묽은 특징에 부합한다면 모두 음飲으로 간주해 치료할 수 있다.

여기에서 메니에르증후군에 대해 한번 생각해보자. 이 병의 임상 특징은 다음과 같다. 진발성陳發性 현기증이 일어나는데, 현기증이 일 때 환자는 주위의 사물이 빙글빙글 도는 것처럼 느껴지고 오심과 구토, 두통이 동반된다. 이때 움직이면 현기증과 구토 증세가 더 심해진다. 따라서 현기증이 일 때는 조용히 누워 눈을 감고 움직이면

---

10) 활혈(活血) : 혈액 순환이 원활하도록 하는 치료법.
11) 기초역황환(己椒藶黃丸) : 방기(防己), 화초(花椒), 정력자(葶藶子), 대황(大黃).
12) 십조탕(十棗湯) : 감수(甘遂), 대극(大戟), 원화(芫花), 대조(大棗).

안 된다. 어떤 환자는 귀 속이 꽉 막히거나 압박을 받는 느낌을 느끼기도 하고, 혹은 안구가 불규칙하게 움직이는 증상이 동반되기도 한다. 서양의학에서는 이 병을 내이 內耳의 림프액 증가로 압력이 상승해 일어나는 이원성耳源性 현기증으로 인식한다.

저자는 장중경의 《금궤요략金匱要略》에 기록된 '모현증冒眩證13)'과 관련된 내용 및 메니에르증후군에 대한 현대의학의 인식을 근거로, 이 병은 수음水飮이 내이內耳에 정체되어 생기는 병으로 생각했으며, 《금궤요략金匱要略》에 나오는 '택사탕澤瀉湯'을 사용함으로써 아주 좋은 치료효과를 볼 수 있었다.

택사탕의 주요 성분은 바로 택사澤瀉와 백출白朮이다. 《신농본초경神農本草經》에는 택사의 효능을 다음과 같이 기록했다. "풍·한·습사로 인한 비증痹證을 치료하고, 수水를 없앤다." 진晉나라 때의 의가 도홍경陶弘景은 그의 저서 《명의별록名醫別錄》에서 백출의 효능을 다음과 같이 밝혔다. "담수痰水를 없애고, 피부 사이의 풍수결종風水結腫을 몰아낸다. 또한 위胃를 따뜻하게 해 음식물을 빨리 소화시킨다."

이 두 약물을 함께 조합할 때는 소변을 잘 통하게 하는 택사를 체내의 수음을 배설시키는 주요 약물로 삼고, 백출은 비脾를 건강하게 하고 담수痰水를 없애는 보조약물로 삼는다. 이 두 약을 조합하면 수음이 쌓이는 부차적인 요인을 제거할 수 있을 뿐만 아니라, 비가 허해 담음痰飮이 생기는 근원을 끊을 수 있다. 따라서 적은 약물로도 신속한 효과를 얻을 수 있다.

치험례 21

메니에르증후군 치료

메니에르증후군을 앓던 43세의 여성 환자를 치료한 적이 있다. 이 환자는 3년여를 앓고 있었는데, 노동으로 인한 극심한 피로누적이 발병의 원인이었다. 하늘이

---

13) '모(冒)'는 오심·구토의 의미고, 모현(冒眩)은 바로 발작 시 현기증·오심·구토가 함께 나타나는 질병을 가리킨다. 장중경은 이를 '심하(心下)'에 지음(支飮)이 있기 때문'으로 인식했는데, 이는 메니에르증후군과 매우 흡사하다.

빙글빙글 돌고, 오심과 구토가 나며, 음식을 먹을 수 없고, 물을 마시면 즉시 토하는 증상을 보였다. 눈을 감고 가만히 누워 있으면 다소 호전되었다가 조금만 움직이면 앞에서 말한 증상이 더욱 가중됐다. 머리가 어지럽고 무거운 증세를 호소했는데, 말소리는 낮고 가늘었다. 진찰 도중에도 두 번이나 구토를 했는데, 구토물이 맑은 물 같았다. 하루 종일 아무 것도 먹지 않았는데도 수시로 구역질이 올라온다고 했다. 옅은 설태는 희고 끈적거렸으며, 맥은 현弦했다. 이에 '음정내이飮停內耳'의 인식을 바탕으로 택사탕澤瀉湯을 처방했다.

> 택사澤瀉 30g과 초백출炒白朮 45g을 취해 물 한 사발 반을 넣고 반 사발이 될 때까지 진하게 달인 후 따뜻하게 음복한다.

약을 마실 때는 한 번에 전부 들이키지 말고, 먼저 한 모금을 마시고 5분 정도 지난 다음 아무 거부감이 없으면 다시 한 모금을 마시는 식으로 천천히 마시라고 주문했다. 환자는 약을 다 마시고도 토하지 않았으며, 편안히 잠이 들었다가 다음날 해 뜰 무렵에 깨어났다. 환자는 잠에서 깬 후로 병이 나은 것 같은 느낌이 든다고 했다. 이에 건비화습健脾化濕의 약으로 이틀간 더 조리하고 나니 몸은 온전히 편안해졌으며 지금껏 재발하지 않았다.

어혈瘀血의 증상

담음痰飮은 체내에 수액이 비정상적으로 쌓인 것으로, 비脾의 운화기능이 실조된 결과다. 또 담음이 생긴 후에는 인체의 내재평형內在平衡을 문란하게 하는 발병요인이 되므로, 담음은 병리적인 산물과 발병요인이라는 두 가지 특성을 함께 가지고 있다. 질병을 일으키는 요인 중에는 담음과 비슷한 특성을 가진 것이 있는데, 지금부터 알아볼 '어혈瘀血'이다.

소위 '어瘀'라는 것은 정체되고 막힌다는 뜻이다. 먼저, 어혈瘀血은 일종의 병리적인 산물로 각종 내외부의 요인으로 인한 혈액순환장애를 말한다. 외부 요인으로는 주로 외상이나 한사寒邪로 혈血이 응고돼 생긴 어혈이고, 내재적인 요인으로는 다음의 몇 가지가 있다.

① 혈액에 대한 기氣의 추동력이 부족하면 혈액운행의 동력이 떨어져 어혈이 생긴다.

② 혈관협착으로 혈액의 운행이 순조롭지 못하면 어혈이 생긴다.

③ 혈액 속에 이물질이 많아지면 혈액의 점도가 높아져 혈행 속도에 영향을 미치게 되는데, 이로 인해 혈액이 정체되면 어혈이 생긴다.

④ 혈액에 대한 기의 고섭固攝 능력이 떨어지면 혈액이 정상적으로 혈관을 운행하지 못하고 혈관 밖으로 삼출滲出하여 어혈이 생긴다.

그 다음, 어혈은 담음처럼 일단 생기고 난 후에는 병을 일으키는 요인이 되기도 한다. 예를 들어, 어혈이 혈관 밖에 있으면 팔다리가 붓고, 피부에 푸른 반점이 생기며, 심한 경우 혈종 등의 질병을 유발하기도 한다. 어혈이 경락과 혈관 내에 정체돼 기혈의 운행을 막으면, 팔다리의 관절이 쑤시고, 가슴이 답답하며, 머리가 어지럽고 아프다. 또 입술이 푸르스름하게 변하고, 생리통이 생기며, 위胃가 쑤시고 아프며, 소복小腹이 쑤시는 등 동통이 주를 이루는 질병을 유발한다. 하지만 대부분의 경우 어혈은 혈액이 혈관으로부터 피하로 삼출해 피부에 어혈반점瘀血斑點이 생기고 붓는 등 직접 눈으로 확인할 수 있는 증상이 나타나지 않는 이상, 경락과 혈관 속에 있기 때문에 직접 관찰할 수 없다. 그렇다면 어떻게 어혈의 유무를 판단할 수 있을까?

한의학에서는 임상관찰을 통해 어혈의 몇 가지 특징을 종합했는데, 이런 특징들을 통해 체내 어혈의 존재 여부를 판단할 수 있다. 어혈의 특징적인 표현을 여섯 가지로 나누었다.

첫째, 침을 맞을 때와 같은 동통이 있는데, 통증 부위가 고정되어 있으며 야간에 더 심해진다. 이는 어혈의 가장 특징적인 표현으로, 어혈이 기혈氣血의 정상적인 운행을 막음으로써 장부조직에 혈액과 산소가 결핍되어 동통이 생기는 것이다. 어혈동통瘀血

疼痛의 특징에 부합하는 예로는 관심병冠心病에서 나타나는 심교통心絞痛을 들 수 있다.

둘째, 피부 밑에 푸르스름한 반점이 생기거나 종괴腫塊가 나타난다. 혈액이 혈관 밖으로 삼출해 응집되면 어혈이 된다. 어혈이 생긴 위치가 얕아 피하에 있으면 피부에 푸르스름하거나 검붉은 반점이 나타나고, 위치가 비교적 깊으면 팔다리와 몸이 붓고 국부적으로 피부가 뜨겁게 솟아오르는 증상이 동반되기도 한다. 혈관 밖으로 삼출한 어혈이 기체조직에 의해 둘러싸여 다른 곳으로 퍼지지 못하면 혈종괴血腫塊가 되기도 한다. 머리에 외상을 입은 후 어혈이 머리의 결체조직에 싸이게 되면 종종 혈종 덩어리가 된다.

셋째, 기부갑착肌膚甲錯이다. 기부갑착은 어혈이 갖고 있는 또 하나의 특수하고 대표적인 증상이다. 그렇다면 무엇을 '갑착甲錯'이라고 하는 걸까? '갑甲'은 비늘을 뜻하고, '착錯'은 교착交錯의 뜻으로, 피부가 생선비늘 같이 변하는 것을 가리킨다. 이런 증상은 대부분의 피부병에서 볼 수 있다. 예를 들어, 신경성피부염의 말기에는 피부의 주름이 굵어지고 피부가 거칠어지는데, 서양의학에서는 이런 변화를 '이끼처럼 변한다'고 한다. 사실 이런 변화에는 '기부갑착'의 뜻이 담겨 있다.

넷째, 입술과 손발톱이 청자색을 띠고 설질舌質이 암자색을 띠거나, 혹은 설태에 어점瘀點과 어반瘀斑이 있고, 설하舌下에는 정맥곡장靜脈曲張이 보인다. 이는 어혈로 인해 혈액순환이 방해를 받아 사지의 말초와 얼굴의 입술과 혀 등에 혈액과 산소가 제대로 공급되지 못한 결과다.

다섯째, 각종 출혈을 들 수 있는데, 혈색이 암홍색을 띠며 검붉은 혈괴가 섞여 있기도 한다. 어혈로 인한 출혈은 어혈이 혈관을 막아 정상적인 혈액순환이 안 되고 혈액이 국부적으로 과다하게 쌓임으로써 혈관 내의 압력이 증가해 부분적으로 혈액이 혈관 밖으로 삼출하는 현상이다.

여섯째, 맥상이 삽澁하거나 결대結代하다. 먼저 삽맥澁脈과 결대맥結代脈, 이 두 맥상에 대해 간단히 알아보자. 삽맥은 맥박이 원활하고 부드럽지 못한 맥상이다. 한의학에서는 '가벼운 칼로 대나무를 깎는 듯하다[輕刀刮竹]'거나 '가는 비가 모래에 스며드는 듯하다[細雨沾沙]'고 표현한다. 얇고 가벼운 칼로 대나무의 표면을 깎을 때는 어떤 느낌일까? 분명 마디에 걸려 잘 나가지 않고 중간에 멈추는 느낌일 것이다. 또, 물이 모래에 스며들어 흐르는 느낌은 어떨까? 분명 완만하고 매끄럽지 못한 느낌일 것이다. 이 두 가지 비유를 통해서 형상적으로 삽맥을 이해할 수 있다. 삽맥은 체내에 어혈이 있을 때 혈액의 소통이 원활하지 못한 표현이며, 결대맥은 맥박이 끊기는 맥상을 가리킨다. 맥박이 끊기는 것이 규칙적인지 불규칙적인지에 따라 결대맥은 결맥結脈과 대맥代脈으로 세분화된다. 결맥은 맥의 박동에 휴지休止가 있는데 그 시간이 불규칙하며, 서양의학에서 말하는 심방세동心房細動일 때 나타나는 맥상과 비슷하다. 대맥 역시 맥의 박동에 휴지가 있지만 규칙적이며, 서양의학에서 말하는 심실세동心室細動일 때 나타나는 맥상과 비슷하다. 결대맥이 나타난다는 것은 주로 심장에 혈액과 산소가 부족하다는 표현으로, 바로 어혈이 심장의 혈액과 산소결핍을 야기하는 주요 원인이다. 따라서 결대맥 역시 어혈의 특징이 될 수 있다.

어혈瘀血의 치료

한의학 역사에서 어혈瘀血에 대단한 관심을 두었던 의가가 있는데, 그는 인체에 발생하는 각양각색의 질병이 모두 체내 어혈과 밀접한 관계가 있다고 봤다. 특히 몇몇 통상적인 처방으로는 치료효과를 볼 수 없고 진단이 어려운 잡증雜症에는 반드시 어혈의 유무를 고려해야 한다고 했다. 그는 바로 청대淸代의 명의 왕청임王淸任이다. 왕청임의 자는 훈신勳臣이고, 하북성 옥전현 사람이다. 그는 《의림개착醫林改錯》에서 다음과 같이 밝혔다.

"병 치료의 요결은 명백히 기혈에 있다. 외감이건 내상이건 병 초기에 사람을 상하게 한 것이 무엇인지 알아야 한다. 장부가 상하지 않았고 근골이 상하지 않았고 피육이 상하지 않았으면 기혈이 상한 것이다(治病之要訣, 在明白氣血. 無論外感內傷, 要

知初病傷人何物, 不能傷臟腑, 不能傷筋骨, 不能傷皮肉, 所傷者無非氣血)."

기혈의 병변은 기허氣虛·기실氣實·혈휴血虧·혈어血瘀의 네 가지 경우를 벗어나지 않는다. 기허氣虛는 혈에 대한 추동력이 떨어진 것이고, 기실氣實(곧 사기邪氣가 성한 것)은 혈맥이 막힌 것이고, 혈휴血虧는 맥도脈道가 충영하지 못한 것이다. 이 세 가지는 모두 최종적으로 혈액순환을 막아 어혈을 유발한다. 따라서 어혈은 각종 질병의 시작이라 할 수 있다. 이는 왕청임이 활혈화어약活血化瘀藥으로 각종 진단이 어려운 잡증을 치료하는 근거가 됐다.

왕청임은 어혈을 판단하는 근거가 되는 50여 가지 증후를 제기해 한의학의 변증辨證을 지극히 풍부하게 했다. 왕청임은 인체를 세 부분으로 나누었는데, 첫째 부분은 두면과 사지 그리고 전신의 혈관이다. 둘째 부분은 횡격막 위의 흉강인데, 여기에는 심心·폐肺·인후咽喉·기도氣道·식도食道 등의 장기가 포함된다. 마지막 부분은 횡격막 아래의 복강인데, 여기에는 간肝·신腎·위胃·대장大腸·소장小腸·방광膀胱·자궁子宮 등의 장기가 포함된다. 이 세 부위에는 각기 다른 어혈 증후가 나타난다.

예를 들어, 어혈이 두면과 사지 그리고 혈관에 있을 때는 탈모·주부코·이농耳聾·검상태기臉上胎記14)·자백전풍紫白癜風15)·안통과 충혈·아감牙疳(잇몸이 짓무르고 이가 빠지는 질병)·구취·부녀간노婦女干勞(월경이 그치고 식사량이 줄며 사지가 무력하고 오후가 되면 열이 난다)·교절병작交節病作(절기가 바뀔 때마다 발작하는 질병)·소아감적小兒疳積 등의 증후가 나타난다. 어혈이 횡격막 위에 있으면 흉통·흉불임물胸不任物16)·흉임중물胸任重物17)·심리열心裏熱(등롱병燈籠病)·애역呃逆(딸꾹질)·조급

---

14) 검상태기(臉上胎記) : 두면부에 크기와 모양이 일정하지 않은 푸른 반괴가 있는 것을 말한다. 나이가 들면서 점차 사라지지만 평생 남아있는 경우도 있다. 태기(胎記) 혹은 청기(靑記)라고도 한다.

15) 자백전풍(紫白癜風) : 장부에 열이 쌓인 상태에서 서습을 감수해 기혈이 응체되거나 전염으로 발생한다. 한반(汗班)이라고도 하는데, 바로 땀띠다.

16) 흉불임물(胸不任物) : 가슴을 드러내 놓아야 잠을 잘 수 있는 증상이다.

17) 흉임중물(胸任重物) : 가슴에 무거운 것을 올려놓아야 잠을 잘 수 있는 증상이다.

증·음수즉창飲水卽嗆[18]·만발일진열晩發一陣熱[19]·심계불면心悸不眠·다몽多夢·식종흉우하食從胸右下[20]·무민瞀悶[21]·소아야제小兒夜啼 등의 증후가 나타난다. 어혈이 횡격막 아래에 있으면 복부적괴腹部積塊·와시복추臥時腹墜·복통불이腹痛不移·복사불유腹瀉不愈 등의 증후가 나타난다.

왕청임은 어혈 부위에 따라 세 가지 다른 처방을 지었다. 어혈이 두면과 사지에 있으면 '통규활혈탕通竅活血湯'을 쓰고, 흉부에 있으면 '혈부축어탕血府逐瘀湯'을 쓰고, 복부에 있으면 '격하축어탕膈下逐瘀湯'을 썼다. 지금부터 왕청임의 이 세 가지 처방에 대해 자세히 알아보자.

통규활혈탕通竅活血湯

통규활혈탕通竅活血湯에 들어가는 약재는 다음과 같다.

> 적작약赤芍藥 3g, 천궁川芎 3g, 도인桃仁 9g(갈아서 점성이 있는 상태로 만든다), 홍화紅花 9g, 노총老蔥 세 뿌리(잘게 썬다), 신선한 생강生薑 9g(잘게 썬다), 대추 7개(씨를 제거한다), 사향麝香 0.15g(비단으로 싼다)

막걸리 반 근(250g)에 사향을 제외한 7가지 약물을 넣고 막걸리가 작은 잔으로 한 잔 정도(약 50g) 남을 때까지 달인다. 찌꺼기를 여과한 후 사향을 넣고 두 번 끓여 자기 전에 복용한다. 이 탕약은 두면과 사지, 전신 혈관의 어혈증을 치료한다. 두면과 사지 그리고 전신 혈관의 어혈증 증후는 이미 앞에서 상세히 열거했기에 여기서는 중

---

18) 음수즉창(飲水卽嗆) : 물을 마시면 바로 사레들리는 증상이다.
19) 만발일진열(晩發一陣熱) : 저녁에 잠시 열이 나는 증상이다.
20) 식종흉우하(食從胸右下) : 음식이 가슴의 오른쪽으로 내려가는 증상이다.
21) 무민(瞀悶) : 혼미하면서 허번(虛煩)한 병증이다.

복하지 않는다. 하지만 증후들 중 몇 가지 즉, 주부코 · 자백전풍紫白癜風 · 검상태기臉
上胎記에는 독특한 특징이 있다. 왕청임은《의림개착醫林改錯》의 기록을 근거로 통규활
혈탕을 써서 이 세 가지 질병을 치료했는데, 보통 20~30첩이면 치유되었다.

이 몇 가지 질병의 병변 부위는 모두 피부이며, 모두 색깔의 이상변화가 있다. 다
시 말해 피부색 이상의 질병은 모두 어혈과 밀접한 관계가 있다고 할 수 있다. 이를
근거로 사고의 방향을 더 확장시킬 수 있다. 예를 들어, 황갈반黃褐斑(기미) · 작반雀斑
(주근깨) · 화장독에도 어혈이 기부肌膚에 있다는 사고에 근거를 두고 통규활혈탕으로
치료하는데, 이는 미용 방면에 효과적인 내치방법을 제공했다.

이렇게 어혈이 기부에 있는 질병을 치료할 때 활혈약活血藥과 풍한風寒을 발산시키
는 파뿌리와 생강을 배합해 쓰는 방법 역시 매우 의미 있다. 파뿌리와 생강에는 기표
의 풍한을 몰아내고 기표경락을 소통시키는 작용이 있다. 풍한을 감수해 코가 막히
고 콧물이 흐르며 기침을 할 때 강탕薑湯을 한 사발 진하게 달여 마신 후 이불을 단단
히 덮고 한숨 자면서 땀을 빼면 다음날 상당히 몸이 가벼워진다. 이 두 가지 약물과
적작약 · 천궁 · 도인 · 홍화 · 대추 · 사향 등 활혈약을 함께 배합해 활혈작용이 기부로
퍼지게 하면 기부의 어혈을 더욱 잘 소통시켜 제거할 수 있다.

치험례 22

좌상挫傷 치료

저자는 통규활혈탕의 배합방법에 착안해 활혈약과 해표약解表藥을 결합해 몇몇
급성연조직손상의 치료에 적용해본 결과 예상치 않았던 효과가 있었다. 이전에 한
환자를 치료한 적이 있는데, 이 환자는 미끄러져 엉덩방아를 찧은 후 피멍이 들고
국부적으로 가볍게 부었으며 꼬리뼈에 동통이 생겼다. X-레이를 찍어보니 골절은
보이지 않았으므로 분명한 연조직좌상이었다. 한의학의 변증으로는 기혈어체氣血
瘀滯이므로 활혈화어약活血化瘀藥 다섯 첩을 처방했다. 5일 후 환자가 다시 찾아왔지
만 처방한 약의 효과는 신통치 않았다. 이에 왕청임의 통규활혈탕의 배합방법을 참

조해 원래의 처방에 산한해표散寒解表의 작용이 있는 마황麻黄과 계지桂枝를 첨가했더니 효과가 아주 좋았다. 두 번째로 처방한 약 다섯 첩을 다 복용한 후 환자의 각종 증상은 모두 사라졌다. 이후에는 이렇게 기부연조직손상을 입은 환자가 올 때마다 활혈약을 기본으로 하고 여기에 한두 가지 산한해표의 약을 첨가했더니 단순히 활혈약만 사용할 때보다 효과가 훨씬 좋았다.

통규활혈탕 속에는 약 배합의 오묘함 외에 관건이 되는 약이 있으니, 바로 사향麝香이다. 사향은 통규활혈탕에 들어가는 약물 가운데 군약君藥(가장 중요한 약)으로, 왕청임 자신도 사향에 대해 이렇게 말했다. "이 처방에서 사향이 가장 긴요하다.…… 반드시 구해 처방해야 한다." 그렇다면 사향은 도대체 어떤 작용을 하는 것일까? 사향은 사향노루 수컷의 사향선麝香腺에서 분비되는 분비물을 건조시켜 만든 약으로, 주요 효능은 경락소통經絡疏通·활혈화어活血化瘀·통규개폐通竅開閉 등이다. 이시진李時珍은 《본초강목本草綱目》에서 이렇게 말했다. "사향이 주찬走竄하면 모든 규竅의 불리不利를 통하게 하고, 막힌 경락을 연다[麝香走竄, 能通諸竅之不利, 開經絡之壅遏]." 이시진은 사향의 효능을 묘사할 때 '주찬走竄[22]'이란 단어를 썼는데, '주찬走竄'이 주는 첫 느낌은 신속하고 활동적이며 닿지 않는 곳이 없다는 느낌이다. 따라서 사향은 모든 활혈화어약活血化瘀藥 중에서 활동성이 가장 강한 약이다. 주찬하는 성질이 강하다는 말은 이 약물이 경락을 소통시키고 막힌 규竅를 여는 작용이 강하다는 의미다. 몇몇 병과가 길고 보통의 약물로는 치료하기 어려운 완고성頑固性 질병으로 말하자면, 사향의 지극히 강렬한 주찬과 개폐 작용에 의지해야만 증상을 호전시키고 치유할 수 있다. 따라서 사향이 빠져서는 통규활혈탕이 제대로 효과를 발휘할 수 없다.

---

22) **주찬(走竄)** : 주(走)는 약효가 나타남을 뜻하고, 찬(竄)은 마구 날뜀을 뜻한다. 곧 약효가 미치지 않는 곳이 없이 두루 신속히 나타남을 뜻한다.

혈부축어탕血府逐瘀湯

혈부축어탕血府逐瘀湯은 횡격막 상부(흉강)의 어혈을 치료하는 처방이다. 이 처방에 '혈부축어血府逐瘀'라는 이름이 붙게 된 고사가 있어 소개한다.

왕청임은 《의림개착醫林改錯》에서 횡격막을 '혈부血府'로 칭했다. 왕청임의 인식은 다음과 같았다. "사람의 가슴 아래에는 격막이 있는데, 얇기가 종이 같으나 매우 질기다. 앞부분은 길게 명치와 나란하고, 양쪽 옆구리에서 허리 위까지 이어지며, 나란한 것이 둑과 같다. 앞은 높고 뒤는 낮은데, 낮은 곳은 연못과 같다. 연못 가운데 혈이 있으니 곧 정즙精汁이 화한 것이다. 이를 혈부라 한다[人胸下膈膜一片, 其薄如紙, 最爲堅實, 前長與心口凹處齊, 從兩脇至腰上, 順長如坡, 前高後低, 低處如池, 池中存血, 卽精汁所化, 名曰血府]."

장부에 대한 왕청임의 인식은 모두 묘지나 형장의 시체로부터 비롯되었다. 하지만 이런 시체는 보존 조건이 좋지 않기 때문에 왕왕 흉강에 대량의 혈액이 고여 있었다. 왕청임은 이 혈액이 흉강 혈관의 파열로 인한 출혈로 고인 것인지 알지 못하고, 오히려 횡격막을 혈액이 모이고 저장되는 곳으로 오인해 '혈부血府'라는 명칭을 붙이게 된 것이다. '혈부'라고 이름 지은 것은 사실 왕청임의 착오에서 비롯된 것이다. 후대의 사람들이 왕청임을 비판하며 "그의 《의림개착醫林改錯》은 고칠수록 잘못됐다."고 한 것도 모두 이 때문이다.

비록 '혈부'라는 명칭의 유래가 부정확하기는 하지만 흉부에는 분명 심心과 폐肺가 존재한다. 그 중에서 심心은 전신의 혈맥을 주재하는데, 혈액은 심장에서 모든 맥으로 흐르고, 모든 맥에서 다시 심장으로 되돌아온다. 또 폐肺는 모든 맥이 모이는 곳으로, 모든 맥은 폐로부터 산소를 공급받아 전신을 유주하면서 이 산소를 각 기관과 조직에 공급한다. 이런 의미에서 보면 흉강에는 실제로 '혈부'의 의미와 작용이 있으며, 혈부축어탕 또한 흉부의 어혈을 치료하는 데 탁월한 효과가 있다. 따라서 왕청임이 명명한 '혈부'를 계속 사용하며 흉강 전체를 지칭하는 개념으로 삼아도 무방하겠다. 혈부의 개념을 이해했다면 이제 혈부축어탕의 성분을 살펴보자.

당귀當歸 9g, 생지황生地黃 9g, 도인桃仁 12g, 홍화紅花 9g, 지각枳殼 6g, 적작약赤芍藥 6g,

시호柴胡 3g, 감초甘草 6g, 길경桔梗 4.5g, 천궁川芎 4.5g, 우슬牛膝 9g

이 처방은 실제로는 세 부분으로 구성된다. 첫 번째 부분은 당귀와 생지황, 천궁, 적작약, 홍화, 도인이다. 이 약물들의 주요 효능은 양혈養血과 활혈活血이다. 다시 말해 혈액이 가득 차도록 하고 혈류가 원활하도록 하는 것이다. 이는 고방古方인 '도홍사물탕桃紅四物湯'을 변용한 것으로, 도홍사물탕의 숙지황을 생지황으로, 백작약을 적작약으로 바꿔 활혈화어活血化瘀의 작용을 증강시켰다.

두 번째 부분은 시호와 지각, 감초 및 앞서 말한 적작약이다. 이 네 가지 약물의 조합은 고방 '사역산四逆散'의 변용이다. 사역산은 원래 시호와 작약, 지실, 감초 이렇게 네 가지 약물로 구성되며, 기기소통氣機疏通과 해울관흉解鬱寬胸의 작용이 있다. 주로 기기울결氣機鬱結로 인해 기가 전신을 주행하지 못해서 발생되는 수족역냉手足逆冷23)을 치료하므로 '사역산'이라 한다. 앞에서 혈血에 대한 기氣의 추동작용을 설명했는데, 이 때문에 체내에서의 기의 운동 상태와 혈액순환과의 관계는 매우 밀접하며 중요하다.

기기울결, 다시 말해 기의 운동에 장애가 발생하면 필히 혈액의 어체瘀滯를 야기해 어혈이 생긴다. 흉부는 폐가 있기 때문에 기의 진출입과 체내에서의 승강활동이 가장 빈번한 곳이자 기기울결이 가장 쉽게 생기는 곳이다. 따라서 흉부의 기기氣機를 소통시키는 일은 흉부의 어혈을 치료하는 데 매우 중요한 작용을 한다. 이 두 부분의 약물조합은 흉부의 기기를 소통시키고 혈액순환을 개선해 흉부의 어혈을 제거하는 작용을 한다.

마지막으로, 혈부축어탕血府逐瘀湯에는 두 가지 약물이 더 있는데, 바로 길경과 우

---

23) 역냉(逆冷)은 손가락이나 발가락 끝에서 시작하여 심장과 가까운 쪽으로 냉이 올라오는 증상을 뜻한다. 대부분 말초혈액순환장애 때문이다.

슬이다. 길경은 기침을 멎게 하고 담痰을 삭이는 효능이 있으며, 전신의 기혈을 위로 올리는 데 쓰인다. 우슬은 길경과는 정반대로 전신의 기혈을 하부로 흐르게 하는 효능이 있다. 이 두 약물은 하나는 올리고 하나는 내려 기혈이 상하로 잘 소통되게 하는 작용을 한다.

기혈氣血의 상하 소통은 흉부어혈의 치료에 어떤 작용을 하는 것일까? 예를 들어 보자. 흉부의 어혈은 교통정체와 비슷하다. 교통이 정체될 때 합리적으로 차량을 인도해 비교적 소통이 원활한 주변의 도로로 분산시킬 수 있다면 꽉 막힌 도로 상황을 가장 단시간 내에 소통이 원활한 상태로 회복시킬 수 있다. 반대로 차량이 사방에서 막힌 도로로 모여든다면 정체상황은 더욱 가중될 것이며, 마침내는 교통대란이 일어날 것이다. 혈부축어탕의 길경과 우슬은 바로 혈액을 분산시켜 흐르게 하는 작용을 한다. 혈액을 상하로 흐르게 해 어혈로 막힌 흉부에 대량으로 유입되지 않도록 함으로써 앞서 말한 두 부분 즉, 양혈활혈養血活血과 기기소통氣機疏通을 담당하는 약물이 제 기능을 발휘하도록 돕고 흉부의 어혈이 최대한 빨리 없어지도록 한다.

한의학의 처방을 보면, 어떤 때는 아주 간단한 약물로도 매우 좋은 효과를 거두는 경우가 있다. 한의학에서는 처방을 할 때 그저 약물만을 처방하는 것이 아니라 그 안에는 자연과 우주의 법칙을 담고 있기 때문에 한의학을 배울 때는 늘 '오悟' 자를 강조한다. '오悟'란 무엇인가? '오悟'가 담고 있는 것은 바로 자연과 우주의 법칙이다.

격하축어탕膈下逐瘀湯

격하축어탕膈下逐瘀湯이 주치하는 증후 가운데 가장 주요한 것은 각종 복부의 적괴積塊다. 복부의 적괴를 한의학에서는 '징가癥瘕'라 한다. '징癥'은 바로 '진眞'의 뜻으로 복부의 적괴를 가리킨다. 고정되어 이동하지 않으며, 막대나 덩어리 형태를 띤다. 오랫동안 덩어리져 있는 것은 대부분 어혈이 뭉쳐서 된 것이다. '가瘕'는 곧 '가假'의 뜻으로, 이 역시 복부의 적괴를 가리키지만 위치가 고정돼 있지 않고 발병할 때 나타났다가 발병하지 않을 때는 사라진다. 손으로 밀면 흩어지고, 크기도 하고 작기도 하며, 모이기도 하고 흩어지기도 한다. 이런 적괴는 대부분 기기울결氣機鬱結 때문이다.

격하축어탕이 치료하는 복부의 적괴는 주로 '징癥'이다. '징'병을 현대의학의 시각으로 보면, 간종대肝腫大와 비종대脾腫大 및 각종 복강 내의 종양腫瘍에서 기인한다고 할 수 있다. 따라서 격하축어탕에 대한 연구는 현대의학이 아직 효과적인 약을 개발하지 못한 간종대와 비종대 및 복강종양의 치료에 참고할 만하다. 격하축어탕에 들어가는 약물은 다음과 같다.

> 오령지五靈脂 6g, 당귀當歸 9g, 도인桃仁 9g, 목단피牧丹皮 6g, 적작약赤芍藥 6g, 오약烏藥 6g, 현호玄胡 3g, 감초甘草 9g, 향부자香附子 4.5g, 홍화紅花 9g, 지각枳殼 4.5g

이 처방의 약물배합에는 앞에서 말한 활혈화어약(당귀, 도인, 적작약, 목단피)과 기기소통약(오약, 향부자, 지각)의 배합에 사용하는 약물 외에 그 의미를 되새겨볼 만한 약물이 두 가지 있으니, 바로 오령지와 현호다. 앞에서 이미 밝혔지만 간肝의 주요 기능은 장혈藏血과 원활한 기기소통氣機疏通이다. 간이 기능을 실조하면 기기와 혈액의 유주에 장애가 발생하게 되는데, 기혈이 장기간 막혀 통하지 않으면 엉겨 굳으면서 각종 적괴積塊가 된다. 따라서 간의 정상기능을 회복시키는 일은 적괴 치료에 대단히 중요하다.

오령지는 바로 간의 기혈어체氣血瘀滯를 개선시키는 데 좋은 약으로, 송대宋代 약물학자인 구종석寇宗奭은 "이 약물이 간 기능 회복에 가장 빠르다."고 했으며, 이시진李時珍 역시 "간은 혈을 주관한다.……그러므로 이 약물은 능히 혈병血病을 치료한다."고 했다. 왕청임이 격하축어탕의 처방 중에 오령지를 가장 앞에 둔 것으로도 이 약물의 중요성을 알 수 있다. 현호玄胡는 현호색玄胡索의 약칭이다. 송대에는 송 진종眞宗의 휘諱를 피해야 했으므로 연호색延胡索이라 불렀고, 청대에는 강희현엽康熙玄燁의 휘를 피해야 했으므로 원호元胡라 불렀다.

이 약물의 주요 작용은 활혈화어活血化瘀와 행기지통行氣止痛이다. 송대의《개보본초開寶本草》에는 '복중결괴腹中結塊'를 제거한다는 기록이 있고, 이시진은 "현호玄胡는 능히 '활혈화기活血化氣'할 뿐만 아니라 기 속의 혈체血滯를 통하게 하고, 혈 속의 기체氣滯를 통하게 한다."고 했다. 현호색은 기기를 소통시키고 혈어를 개선하는 양약良藥으로, 예로부터 활혈행기活血行氣의 '제일품약第一品藥'으로 통한다. 현호색을 오령지와 배합하면 간의 기혈어체를 소통시키고 각종 적괴를 제거하는 효능이 배가된다. 청대淸代의 명의 장노張璐는《본경봉원本經逢原》에서 "현호가 오령지와 함께 간경肝經으로 들어가면 혈체血滯를 흩어지게 한다."고 했으니, 적괴 치료에는 가장 좋은 배합이다.

상술한 세 가지 처방을 통해 한의학의 질병치료는 매우 치밀하고 신중함을 어렵지 않게 알 수 있다. 같은 어혈이라도 증후와 부위, 성질에 따라 치료방법이 다르다. 이는 한의학의 질병치료는 병의 근본을 찾아 치료하는 '치병구본治病求本'의 사상에 기인한다. 그렇다면 '본本'은 무엇일까? 이렇게 말하면 어떨까? '본'은 각종 질병의 내재적 근원으로, '본'을 확실히 붙잡으면 그 즉시 질병을 퇴치할 수 있다. 그럼 어떻게 해야 이 '본'을 붙잡을 수 있을까? 망문문절望聞問切 즉, 색을 살피고 소리를 듣고 증후를 묻고 맥을 짚는 네 가지 수단을 질병의 외부증상과 근본원인과의 관계를 탐색하는 교량으로 삼아야 한다. 이렇게 해야만 한의학의 기초이론을 임상치료에 결합해 완전한 의학체계를 구성할 수 있다.

2편

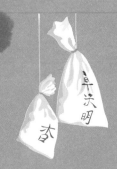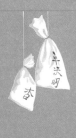

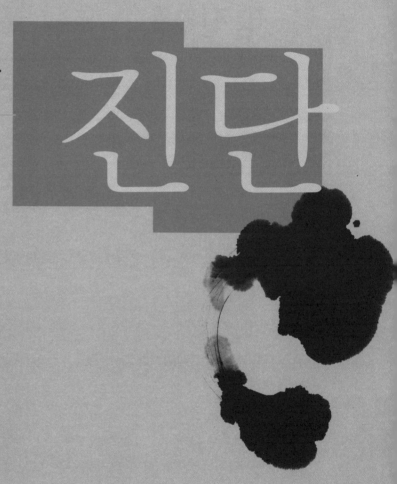

診斷 진단

- 망문문절望聞問切의 사진법은 증상과 병변이 일어나는 기전機轉 사이의
- 관계를 살펴 질병을 진단하는 방법이다. 비록 첨단 진단기기를 사용하
- 지는 않지만, 내재한 동태평형動態平衡의 상황을 제때에 파악해서 정확하
- 고 객관적인 판단을 내릴 수 있다.

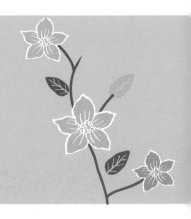

10

망진 望診

망신 望神

《사기史記 · 편작창공열전扁鵲倉公列傳》에 전국시대의 명의 편작扁鵲에 관한 고사가 실려 있다.

편작이 제齊나라를 지날 때 제 환후桓侯가 빈객으로 맞이했다. 편작이 배알해 말하기를,

"군후의 주리腠理[1]에 병이 있습니다. 치료하지 않으면 심해질 것입니다."

"과인은 병들지 않았소."

편작이 물러나자 환후는 주위 신하들에게 말했다.

"의사는 이익을 탐하는 족속이지. 멀쩡한 사람을 가지고 공을 세우려 하다니."

5일 후 편작이 다시 배알해 말했다.

"군후는 혈맥血脈에 병이 있습니다. 치료하지 않으면 심해질 것입니다."

---

1) 주리(腠理) : 피부 · 기육(肌肉) · 장부의 문리(紋理) 및 피부와 기육을 연결시키는 결체조직이다.

"과인은 병이 없소."

편작은 물러나왔고 환후는 불쾌했다. 5일 후 편작이 다시 배알해 말했다.

"군후는 위胃와 장腸 사이에 병이 있습니다. 치료하지 않으면 더할 것입니다."

환후는 치료를 허락하지 않았다. 편작이 물러나오자 환후는 또다시 불쾌했다. 5일 후 편작은 다시 환후를 배알했으나 아무 말도 없이 물러나왔다. 환후가 사람을 시켜 편작에게 그 이유를 물었다.

"병이 주리腠理에 있을 때는 탕약과 찜질로 고칠 수 있고, 혈맥血脈에 있을 때는 침과 석침으로 고칠 수 있으며, 병이 장腸과 위胃에 있으면 청주나 탁주로 고칠 수 있습니다. 하지만 병이 골수骨髓에 스몄다면 비록 사명司命(운명을 주관하는 신)이라도 어찌할 수 없습니다. 이미 병이 골수에 미쳤으니 치료를 청하지 않은 것입니다."

5일 후 환후의 몸에 병이 생겼고, 사람을 시켜 편작을 불렀으나 편작은 이미 달아난 후였다. 환후는 결국 죽었다.

이 고사는 편작의 의술이 뛰어났음을 보여주면서, 또 한편으로는 한의학의 중요한 질병 진단방법인 망진望診을 보여준다. 이른바 '망望'은 본다는 뜻으로, 망진은 바로 환자를 관찰해 질병과 관계된 정보를 얻는 수단이다. 제 환후의 질병에 대한 편작의 판단은 다름 아닌 망진을 통해 이루어진 것이다.

편작은 한눈에 제 환후가 앓는 병의 깊이와 경중을 간파했으니 너무도 신기할 따름이다. 비록 이 고사에는 과장된 부분이 있기도 하겠지만, 인체 외부의 생명활동에 대한 관찰을 통해 체내 병리변화의 특징을 판단할 수 있다. 서양의학에도 이를 증명하는 명확한 사례가 있다. 예컨대 심장판막질환(이첨판·삼첨판 협착 혹은 폐쇄부전) 같으면 양쪽 광대뼈에 홍조가 나타나고, 신장질환 말기에는 얼굴빛이 검고 광택이 나지 않는다. 황달성 간염은 피부와 공막鞏膜이 누렇게 변한다. 빈혈이 있거나 피를 심하게 흘린 환자는 안색이 창백하다. 회충이 있는 소아는 눈의 흰자위나 손톱에 황백색 반점이 나타난다. 이런 실례들은 인체 특정 부위의 색 변화와 상응하는 질병 사이에는 밀접한 관계가 있다는 사실을 명확히 말해준다.

망진으로 의사는 환자의 첫 인상을 알 수 있는데, 각종 질병은 이론상 모두 체표에 특징적인 변화가 나타난다. 한의학 경전인 《난경難經》에서는, 한의사가 도달할 수 있는 최고의 경지는 망진을 통해 질병의 부위와 성질을 정확히 판단하고, 이를 바탕으로 상응하는 치료법을 채택하는 것이라고 했다. 《난경難經》에서는 이런 경지를 일컬어 "보고 아는 것을 신神이라 한다[望而知之謂之神]."고 했다.

앞에서 이미 한의학이 생명의 신비와 질병의 본질을 탐색하는 과정에서 시종일관 견지한 방법은 바로 인체 외부로 드러나는 증상을 통해 장부臟腑의 내재적 변화를 추단하는 것이라는 사실을 이해했다. 한의학은 이 방법으로 인체와 질병을 연구하는데, 그 근거는 이렇다. 인체 외부의 생명활동은 실질적으로는 내부 장부의 활동 결과이기 때문에, 장부의 기능에 장애나 변화가 발생할 때는 필히 외부에 각종 징조들이 나타난다. 이런 징조들을 연구해 장부 기능의 변화와 하나하나 대응시켜 나가면 장부의 병변 상황을 추단하고 분석할 수 있다. 망진은 바로 질병의 징조를 발견하는 수단이다.

망진을 통해 무엇을 관찰할 수 있을까? 생명활동으로 말하자면, 시각으로 관찰할 수 있는 것은 신神·색色·형形·태態 네 가지를 벗어나지 않는다. 신神은 무엇인가? 장부를 설명할 때 '심장신心藏神'을 언급하면서 신神은 인체의 모든 물질(원음元陰·원양元陽·기氣·혈血·진액津液)의 정보를 포함한 정기精氣라고 해석했다. 그러므로 신神은 인체 외부에서 드러나는 일체의 생명활동이다. 바꿔 말하면, 우리가 누군가를 볼 때 그 키의 크고 작음, 뚱뚱하고 마름을 비롯해 정신 상태와 얼굴 형태 등은 모두 우리에게 총체적인 인상을 남기게 되는데, 이것이 바로 신神이다.

신神은 모든 생명활동의 종합이므로 그것이 반영하는 것은 내부 장부 운행의 총체적 상황이다. 이런 상황은 두 가지 유형으로 나뉜다. 하나는 장부마다 정기精氣가 왕성하고 기능이 온전해 생명활동이 정상적으로 진행될 수 있거나 대체로 정상적으로 진행되는 경우다. 이럴 경우는 의식이 또렷하고, 말이 분명하며, 눈빛이 밝고, 얼굴색은 붉고 윤기가 나며, 표정은 자연스럽고, 반응은 영민하고, 동작은 민첩하며, 모습은 자연스럽고, 호흡은 평온하며, 근육은 충만하고, 대소변을 정상적으로 본다. 이런 모습은 건강한 사람이나 비록 병이 있어도 가볍거나, 병을 앓은 지 얼마 되지 않은 사람에게서 보인다. 이런 신神의 표현을 '득신得神'이라 한다.

다른 한 가지 상황은 바로 장부의 정기精氣가 고갈되고 기능이 쇠약해져 생명활동이 정상적으로 진행될 수 없는 상황이다. 이럴 경우는 의식이 흐리거나 혼미하고, 말소리가 희미하거나 말에 조리가 없고, 눈빛은 흐리멍덩하며, 얼굴색은 어둡고 광택이 없으며, 표정은 무덤덤하고, 동작은 굼뜨고, 반응은 느리며, 불러도 대답이 없고, 대소변을 가리지 못하며, 쉴 새 없이 땀을 흘리고, 동공이 확대되고, 몸은 뻣뻣하며, 호흡은 가쁘거나 쇠약하고, 근육은 위축돼 있다. 이런 상황은 병이 중하거나 오래 앓은 사람, 특히 악성종양이나 심한 영양실조, 노인성 질환과 같은 몇몇 소모성 질환의 말기 환자들에게서 보인다. 이런 신神의 표현을 '실신失神'이라 한다.

득신得神과 실신失神에 대한 관찰을 통해 병의 경중과 예후에 대한 초보적인 판단을 할 수 있다. '득신'한 사람은 대개 병세가 가볍고 예후도 좋으나, '실신'한 사람은 병세가 무겁고 예후도 좋지 않다. 그래서 한의학에서는 "득신한 자는 건강하고 실신한 자는 죽는다[得神者昌, 失神者亡]."고 한다.

눈과 장부臟腑의 관계

신神이 비록 모든 생명활동의 종합적인 반영이긴 하지만, 집중적이고 두드러지게 나타나는 곳이 있다. 바로 눈이다. "눈은 마음의 창이다." 이 말은 눈이 사람의 총체적 모습을 반영한다는 뜻이다. 한의학에서는 일찌감치 눈과 사람 사이의 관계에 대해 알고 있었다. 《황제내경黃帝內經》에 이런 기록이 있다.

"五臟六腑之精氣, 皆上注於目而爲之精. 精之窠爲眼, 骨之精爲瞳子, 筋之
精爲黑眼, 血之精爲絡, 氣之精爲白眼, 肌肉之精爲約束."

《영추靈樞 · 대혹론大惑論》

이 말은 오장육부五臟六腑가 간직한 정기精氣는 모두 눈에 모이고, 이 정기가 시각
활동의 물질적 기초라는 뜻이다. 따라서 눈은 오장육부의 정기가 모여 이루어진 것
이라고 할 수 있다. 그 중 골骨(신腎이 주관)의 정기는 모여서 동공瞳孔이 되고, 근筋
(간肝이 주관)의 정기는 모여 눈의 검은자위가 되고, 혈血(심心이 주관)의 정기는 모
여 혈락血絡이 되고, 기氣(폐肺가 주관)의 정기는 모여 눈의 흰자위가 되고, 기육肌肉
(비脾가 주관)의 정기는 모여 눈꺼풀이 된다.

눈이 오장육부의 정기가 모인 곳이라면, 눈을 관찰함으로써 전체 '신神'의 상태를
저절로 알 수 있다. 예를 들어, 눈빛에 신神이 있고, 정채精彩가 담겨있으며, 눈동자
의 움직임이 민첩하고, 깜박임이 자유로운 것은 신기神氣가 충만하고 장부의 기능이
왕성함을 나타낸다. 만약 눈빛이 흐리멍덩하고, 두 눈에 신神이 없으며, 눈동자의 움
직임이 영활하지 못하고, 눈꺼풀을 자유롭게 깜박이지 못하며, 심지어 동공까지 확
대된 것은 신기神氣가 쇠잔하고 장부의 기능이 쇠약함을 나타낸다.

이 밖에도 눈의 각기 다른 부위는 오장 각각의 정기가 모여서 이루어진 것이기 때
문에 각 부위의 형태와 색 변화를 관찰하면 오장 각각의 돌아가는 상황을 알 수 있다.
이것이 바로 한의학이 눈 부위 망진으로 만들어낸 '오륜학설五輪學說'이다.

구체적으로 살펴보면, 눈 안팎의 구석자리 혈락血絡을 '혈륜血輪'이라 하는데, 혈血
의 정기가 모여 이루어진 것이다. 혈血을 주관하는 것은 심心이기 때문에 이를 통해
심의 기능 상태를 관찰할 수 있다. 검은자위는 '풍륜風輪'이라 하는데, 근筋의 정기가
모여 이루어진 것이다. 근筋을 주관하는 것은 간肝이기 때문에 이를 통해 간의 기능
상태를 관찰할 수 있다. 흰자위는 '기륜氣輪'이라 하는데, 기氣의 정기가 모여서 이루

어진 것이다. 기氣를 주관하는 것은 폐肺기 때문에 이를 통해 폐의 기능 상태를 관찰할 수 있다. 동공瞳孔은 '수륜水輪'이라 하는데, 골骨의 정기가 모여 이루어진 것이다. 골骨을 주관하는 것은 신腎이기 때문에 이를 통해 신의 기능 상태를 관찰할 수 있다. 눈꺼풀은 '육륜肉輪'이라 하는데 기육肌肉의 정기가 모여 이루어진 것이다. 기육肌肉을 주관하는 것은 비脾기 때문에 이를 통해 비의 기능 상태를 관찰할 수 있다. 이렇게 본다면, 눈이 비록 작기는 하지만 매우 풍부한 정보를 담고 있으며, 신神을 비롯한 오장육부의 기능 상태를 이해할 수 있는 중요한 기관임을 알 수 있다.

형태와 질병

신神은 정체整體 상황의 외재적인 표현이다. 이 밖에 우리가 관찰할 수 있는 외부 징후는 형태形態와 색택色澤이다. 형태는 사람의 신형身形과 체태體態를 가리킨다. 신형은 형체形體라고도 부르는데, 이는 사람이 정지한 상태에서의 공간적인 윤곽이다. 키가 크고 작음, 뚱뚱하고 마름, 건장하고 왜소함 등이 이에 속한다. 형체는 인체 근골격의 건장한 정도와 관련이 있으며, 근골격의 생장발육은 생장호르몬과 성호르몬 등 내분비호르몬 수치에 영향을 받는다. 내분비호르몬의 수치는 인체 내의 원음元陰·원양元陽·기氣·혈血·진액津液 등 기본물질의 충실 정도에 따라 다르게 나타난다. 따라서 형체를 관찰해보면 신체 내 각종 기본물질의 충실한 정도를 알 수 있다.

신형이 작거나 구루병이 있다면 체내의 원음과 원양이 부족하고, 골격의 생장발육이 좋지 않았다고 판단할 수 있다. 신형이 비만하다면 체내 비脾가 저장하는 기가 부족하다고 판단할 수 있다. 수습水濕의 운화에 장애가 발생하면 수습이 쌓여 담탁痰濁이 되고, 이것이 비만을 유발한다. 신형이 마르고 약하다면 체내의 기·혈·진액 등의 물질이 지나치게 소모되어 형태形態가 충실하지 못하고, 그로 인해 수척해졌다고 미루어 짐작할 수 있다.

체태體態는 주로 사람이 활동할 때의 각종 자세와 동작이다. 체태는 신경계통(대뇌,

척수, 외주신경 등)이 운동계통(근육, 인대, 골격 등)을 지배·제어하는 상황을 반영한다. 건강한 인체는 체태가 자연스럽고, 자신의 의사대로 여러 가지 동작을 취할 수있다. 신경계통이 운동계통을 지배·제어하는 데 장애가 발생하면, 각종 체태의 이상을 초래해 일부 활동에 장애가 나타나고, 활동능력을 상실하거나 혹은 자유스럽게 활동할 수 없게 된다. 이런 체태의 특징을 관찰한다면 체내 신경계통의 기능 상태를 판단하고 분석할 수 있다.

신경계통의 기능 이상에는 쇠약(상실)과 항진 두 가지가 있다. 신경계통의 기능이 쇠약하면 그것이 지배하는 근육 흥분성이 저하되어 근위축·지체탄탄肢體癱瘓[2]·구안와사口眼喎斜 등의 체태가 나타난다. 신경계통의 기능이 항진하면 그것이 지배하는 근육 흥분성이 증가해 근육경련, 수족 떨림, 관절 경련, 각궁반장角弓反張[3], 목정상조目睛上吊[4], 사지추축四肢抽搐[5] 등의 체태가 나타난다.

이 밖에 몇몇 특수한 질병은 특징적인 체태를 유발하는데, 이런 체태에 대한 이해역시 질병 진단에 도움이 된다. 예컨대 협심통 환자는 늘 손으로 심장 부위를 보호하며 함부로 행동하지 않는다. 허리와 다리에 병이 있는 환자는 늘 손으로 허리를 보호하고 척추를 옆으로 구부려 통증을 줄이려고 한다. 움츠리고 옷을 많이 입는 것은 오한惡寒 환자라는 표시다. 옷을 벗으려고 한다면 열증熱症 환자다. 망진으로 이런 특수한 체태를 관찰하면 질병의 부위와 성질을 이해하는 데 큰 도움이 된다.

---

2) 지체탄탄(肢體癱瘓) : 사지가 늘어져 움직이지 못하는데, 증상이 가벼운 경우는 수족을 움직일 수는 있지만 사지관절이 이완되어 부축을 받아야 거동할 수 있다. 대부분 간신휴허(肝腎虧虛)로 기혈이 부족한 데다 사기가 경락에 침범하여 발생한다.

3) 각궁반장(角弓反張) : 등이 가슴 쪽으로 휘어들어, 반듯이 누울 때 머리와 발뒤축만 바닥에 닿고 등이 들리는 증상이다.

4) 목정상조(目睛上吊) : 눈동자가 위로 치켜 올라가는 것을 말한다.

5) 사지추축(四肢抽搐) : 사지의 힘줄이 땅기거나 늘어져서 팔다리가 움츠러들었다 늘어졌다를 반복하는 증상이다. 계종(瘛瘲)이라고도 한다.

오색五色과 오장五臟

질병은 인체의 형태 변화를 야기하기도 하지만 인체 표면의 색택色澤에도 변화를 일으킨다. 성질이 다른 질병 및 다른 장부의 질병은 모두 인체 표면에서 다른 색택의 변화를 낳는다. 그러므로 색色을 살피는 것은 망진에서 가장 중요한 부분이다. 이 장의 앞머리에서 소개한 고사에서 제 환후는 결코 병든 모습(병태病態)을 보여주지 않았지만, 편작은 그의 질병 상태를 판단할 수 있었는데, 편작의 판단은 무엇에 근거를 둔 것일까? 저자 생각에 신神 이외에 근거로 삼을 만한 것은 색택뿐이었을 성 싶다.

어떻게 인체에 나타나는 색택으로 질병의 경중과 부위를 판단할 수 있으며, 색택과 질병 사이에는 대체 어떤 관계가 있는 것일까? 한의학에서는 체표의 색택과 내부 장부 사이의 관계를 탐색함으로써 체표에 나타난 색의 변화는 장부·질병과 긴밀한 관계가 있다는 한의학만의 독특하고 효과적인 색택진단이론을 만들었다. 색택은 사실 두 가지 내용을 포괄하고 있다. 첫째는 색色이요 둘째는 광택光澤이다. 다른 색과 광택의 변화는 다른 질병 부위와 성질을 반영할 수 있다. 먼저 색과 질병의 관계에 대해 알아보자.

오장五臟과 오행五行은 일대일로 대응하는 관계다. 구체적으로 말하면, 심心은 화火에, 간肝은 목木에, 비脾는 토土에, 폐肺는 금金에, 신腎은 수水에 속한다. 오행은 또 각기 자기 속성의 색이 있다. 화火는 홍紅에, 목木은 청靑에, 토土는 황黃에, 금金은 백白에, 수水는 흑黑에 대응한다. 화火, 목木, 토土의 구별과 홍紅, 청靑, 황黃의 대응은 이해하기 쉽다. 금金과 백白의 대응은 금속에 빛을 비추면 금속 특유의 백색 광택을 띠므로 금이 백색에 대응한다고 하면 이해하기 쉽다.

그렇다면 수水를 흑黑에 대응시키는 이치는 무엇일까? 물은 명백히 무색투명한 물질인데 왜 흑색과 결부시켜 놓았을까? 이건 꽤 재미있는 문제다. 물은 일반적인 상태에서 무색투명하지만 오염되거나 변질된 후에는 어떤가? 일상생활의 경험에 비추어보면, 이때 물은 점점 검게 변하고 냄새가 나게 된다. 정상 상태의 물은 무색투명하기 때문에 어떤 물체와 같이 있게 되면 늘 그 물체의 색으로 보일 뿐이다. 그러나

물이 병들게 되면 그 병든 색인 흑黑이 나타난다. 이 점을 이해했으면 각자의 오행 속성을 바탕으로 오장五臟과 오색五色을 대응시키기 쉬울 것이다. 그 대응은 바로 심心과 홍紅, 간肝과 청靑, 비脾와 황黃, 폐肺와 백白, 신腎과 흑黑이다.

색과 장부의 관계는 찾았으니, 이젠 몸의 특정 부위를 통해 이 색들의 변화를 관찰해야 한다. 앞에서 오장과 체표의 다섯 기관은 직접적으로 관련이 있으며, 오장은 이 다섯 기관을 통해 외부와 정보를 교환하고, 외부 상황에 따라 자신의 기능 상태를 끊임없이 조절한다고 했다. 다섯 기관은 바로 혀(설舌), 눈(목目), 입(구口), 코(비鼻), 귀(이耳)다. 이 기관들은 어디 있는가? 면부面部에 있다. 면부와 오장의 관계가 이렇게 직접적이고 밀접하다면, 오장의 변화가 만드는 색의 변화도 반드시 면부에 반영될 것이므로, 한의학은 면부를 인체의 색 변화를 관찰하는 주요 부위로 확정했다.

정상색正常色과 병색病色

면부面部는 오장의 정기精氣가 외부와 소통하는 곳이자 오장의 정기가 모이는 곳이기도 하다. 따라서 오장이 주관하는 색도 모두 얼굴에 나타난다. 정상적인 상황에서는 오장이 대응하는 다섯 색은 면부에 서로 포용, 융화되어 나타난다. 자신의 얼굴을 자세히 살펴보면 네 가지 색을 관찰할 수 있는데, 홍紅·황黃·백白·청靑이다. 동양인(동북아시아)의 기부肌膚의 색택은 대개 황백黃白이 조화된 색이 주색主色이다. 황색과 백색은 비脾와 폐肺 두 장기의 정기가 면부에 반영된 색이다. 황백黃白을 주색主色으로 하면서 은은한 홍색과 청색이 비치는 것은 기부 아래의 동맥과 정맥이 표현해내는 색이다.

홍색과 청색은 심心과 간肝 두 장기의 정기가 면부에 반영된 것이다. 심心·간肝·비脾·폐肺의 주색인 홍紅·황黃·청靑·백白 네 색은 모두 면부에 반영됐지만, 신腎의 주색主色인 흑黑만 반영되지 않았는데, 이건 무슨 까닭일까? 사실 이 이유는 앞에서 이미 밝힌 대로다. 신腎은 수水에 속한다. 물은 정상 상태에서는 무색투명하기 때문에 건강한 상태라면 무색투명한 신腎의 정기는 면부에서 관찰할 수 없다. 그러나 신腎에 병이 생기면 면부에 병색인 흑黑이 나타난다. 이런 의미로 말하자면 면부의 정상적인 색은 홍·황·백·청 및 투명색이 서로 조화된 색이어야 하며, 어떤 한 가지 색이 특별히 두드러지게 나타나지 않아야 한다. 곧, 홍색과 황색이 은은하며 밝고 윤기 있는 색이 정상적인 안색이라고 할 수 있다.

이런 정상적인 안색을 '상색常色'이라고 한다. 하지만 장부에 질병이 발생하면 조화로운 안색의 특징이 깨지고 병이 생긴 장부의 색이 두드러진다. 심에 병이 생기면 홍색, 간에 병이 생기면 청색, 비에 병이 생기면 황색, 폐에 병이 생기면 백색, 신에 병이 생기면 흑색이 나타난다. 이런 질병 상태에서 나타나는 색은 대개 원래의 안색과 융화되지 못하고 유리되는데, 이런 병태의 안색을 '병색病色'이라 한다.

홍紅은 심의 주색이다. 심에 병이 생기면 양쪽 광대뼈 부위에 홍색이 나타나는데 대개 옅은 홍색을 띤다. 심은 화火에 속하므로 홍색은 심열병心熱病과 관계된다. 홍색의 깊이와 농도에 따라 질병의 허실을 판단할 수 있다. 짙고 탁한 홍색을 띤다면 대개 실열實熱 때문이다. 열사熱邪를 외감하거나 장부실열臟腑實熱로 일어난 발열로, 감염성 발열이나 갑상선기능항진으로 인한 발열 등에서 많이 보인다. 만약 분홍색이나 엷은 홍색을 띤다면 대개 허열虛熱 때문이다. 여성의 갱년기 조열潮熱과 같은 음허화왕陰虛火旺으로 인한 발열에서 많이 보인다. 실열이 원인인 경우는 대개 면부 전체에 드러나고, 허열이 원인인 경우는 주로 광대뼈 부위에서만 보인다. 이 역시 실열과 허열을 구분하는 방법 가운데 하나다.

이 밖에 홍색은 다른 상황에서도 볼 수 있다. 오래 앓았던 환자나 중환자는 평소 얼굴이 창백하다. 그러나 때로는 뺨에 홍조가 나타나고, 안색이 화장한 것처럼(분홍색 연지를 한 겹 바른 것처럼) 엷은 홍색을 띠는데, 부위가 일정치 않고 옮겨 다닌다. 안색은 비록 붉지만 사지는 차갑다. 이런 홍색이 나타나는 것을 '대양증戴陽證'이라 하는데, 이런 현상이 나타나면 환자의 상태가 위중하다. 환자의 얼굴에 홍색이 나타났지만 결코 체내에 열이 있어서가 아니라, 체내의 원양이 고갈된 탓에 음한陰寒에 밀려 면부로 떠올라 형성된 일종의 '열'의 허상이다. 따라서 이런 현상을 '진한가열眞寒

假熱'이라 한다.

원양의 고갈이 극점에 이른 뒤에는 왜 이런 상부上浮와 외월外越 현상이 나타날까? 앞에서 원양은 신腎에 저장된 정기며 그 주요 작용은 몸을 덥히고 장부 활동에 필요한 원동력을 제공하는 것이라 설명했다. 사람의 몸 전체로 말하자면 원양은 화원火源에 해당한다. 화火의 특성은 위로 솟구치는 것이다. 하지만 그러기 위해서는 '근원'이 될 만한 특정한 물질의 도움을 받아야 하는데, 원양이 바로 화火를 생산하는 물질이다. 원양이 충만해야만 그것이 생산하는 화火가 비로소 근원을 갖게 되고, 신腎에 온전히 저장된다.

만약 원양이 일정 정도 이상으로 고갈되면 그것이 생산하는 '화火'는 의지할 물질적 기초를 잃고 '무근지화無根之火'가 돼 면부로 떠오르게 된다. 일상생활에서 불더미가 사그라지려고 할 때는 불똥이 공중으로 솟구쳐 날아오르는 것을 본 경험이 있을 것이다. 따라서 '대양증戴陽證'은 사람의 원양이 곧 소멸하려는 위중한 징후로, 인명이 위독함을 상징한다.

청靑은 간肝의 주색主色이다. 간에 병이 생기면 면부에 청색이 나타난다. 이런 질문을 할 수 있을 것이다. "평소 간염 같은 간병 환자를 보면 면부에 주로 황색이 나타나는데, 이것은 어떻게 된 일입니까?" 맞다. 간염 등의 질병엔 대개 황달이 나타나지, 청색은 나타나지 않는다. 그러나 한의학에서 말하는 '간'의 개념은 해부학에서 말하는 간장의 개념과는 다르다. 우리는 앞에서 한의학에서 말하는 간의 주요 생리작용은 장혈藏血과 소설疏泄이라고 밝힌 바 있다. 그렇기 때문에 간병의 한의학적 의미는 간의 장혈과 소설 작용에 장애가 생긴 질병을 가리킨다. 그리고 황달성 간염의 본질을 한의학의 관점에서 말하자면, 그 근원은 간 자체의 병변이 아니고 비脾의 수습을 운화하는 기능에 장애가 발생해 체내에 쌓이고 맺힌 습열濕熱이 다시 간담에 영향을 줘 황달이 된 것이다. 이것은 '황색의 주병主病'에서 자세히 소개하겠다.

간은 목木에 속하고 목木의 특성은 위로 성장하는 것이다. 이 위로 성장하는 특성으로부터 우리는 뻗어나가고 시원하고 정연한 느낌을 받게 된다. 이러한 느낌을 간에 대입시켜보자. 간의 주요 작용에서 가장 두드러지는 것은 시원하게 하는 작용이다. 이 시원함은 기혈이 체내에서 막힘없이 원활하게 운행하는 시원함이요, 마음을 후련하게 해서 유쾌하게 만드는 시원함이다. 따라서 간의 질병은 자연히 시원하게 하는 작용을 정상적으로 발휘하는 데 영향을 미쳐 체내의 기혈어체氣血瘀滯와 정지울노情志鬱怒를 유발한다. 이 두 가지는 바로 청색이 주관하는 질병이다.

평소 화가 났을 때의 안색을 '붉으락푸르락'하다고 하는데, 이 또한 한편으로는 청색과 분노 사이의 관계를 제대로 실증한 것이다. 한랭寒冷은 혈액을 응고시켜 어혈을 만드는데, 어혈은 인체에 통증을 유발하는 중요 원인의 하나다. 그러므로 청색은 한증寒證 혹은 각종 통증을 반영하는 색이다. 이 밖에 간은 또 내풍內風('동요'를 특징으로 하는 각종 질병)과 직접적인 관련이 있다. 그러므로 청색은 소아경풍小兒驚風과 같은 내풍성內風性 질병과도 관련이 있다.

오색주병五色主病

황黃은 비脾의 주색主色이다. 비에 병이 생기면 면부에 황색이 나타난다. 비는 토土에 속하고 토土는 만물이 생장하는 근본이다. 그리고 비는 체내에서 기혈생성의 근본이기도 하다. 그러므로 비를 '후천지본後天之本'이라 한다. 앞에서 비의 주요 생리기능은 음식을 운화運化하는 것이라고 했으니, 비의 병은 바로 음식을 운화하는 기능에 장애가 발생한 것이다.

이 장애는 체내 기혈생성의 부족을 일으키고, 체내에 수습水濕이 과도하게 쌓이게 한다. 그러므로 황색과 관련된 질병은 주로 기혈휴손氣血虧損과 수습정취水濕停聚다. 하지만 기혈휴손과 수습정취로 인한 황색에는 시각적으로 차이가 있다. 기혈휴손으로 인한 황색은 담황淡黃에 푸석하고 광택이 없다. 이를 '위황萎黃'이라 한다. 영양상태가 안 좋은 어린아이를 묘사할 때 '면황기수面黃肌瘦(얼굴이 누렇게 뜨고 말랐다)'라고 하는데, 이 황이 바로 위황萎黃이다.

수습정취로 인한 황색은 체내에 과다한 수습이 쌓인 것이므로, 황색이 나타나는 것

외에도 부종을 동반하는 경우가 잦아 얼굴이 풍보처럼 보인다. 따라서 한의학에서는 이를 묘사할 때 '황반黃胖'이라 한다. 수습이 체내에 정체돼 쌓이면 체내의 열사熱邪 혹은 한사寒邪와 결합해 습열濕熱이나 한습寒濕이 되는데, 나타나는 색이 다르다.

습열로 인한 황색은 선명하고 광택이 있으며, 안색이 귤껍질 같다. 이런 황색은 앞에서 언급한 급성 황달성 간염에서 가장 많이 보이는데, 이를 '양황陽黃'이라 한다. 한습으로 인한 황색은 대개 누러면서 연기에 그을린 것처럼 어둡다. 이것은 황색 위에 한 겹 얇게 때가 묻은 것 같은 느낌을 준다. 그러나 아무리 씻어도 지워지지 않는다. 이런 황색은 간염 후기에 자주 나타나는데, 차가운 성질의 약을 지나치게 사용한 결과로 나타나는 경우가 많다. 이를 '음황陰黃'이라 한다. 음황이 나타나는 것은 몸의 양기가 쇠잔하고 수습이 몸에 가득 차서 양기가 기부肌膚에 도달하지 못하기 때문이다. 그리하여 안색이 누렇고 연기에 그을린 듯 어두운 것이다.

같은 간염이라도 초기에 나타나는 양황陽黃과 후기에 나타나는 음황陰黃은 색의 특성이 다르다. 이는 질병의 본질과 체내 상황이 다름을 반영하는 것이다. 양황의 색이 선명하고 밝은 것은 체내의 정기가 쇠하지 않고 습열이 안으로 성하다는 증거다. 음황의 색이 그을린 듯 어두운 것은 체내의 양기가 쇠잔하고 수습이 가득하다는 증거가 된다. 이 두 황黃이 반영하는 내부의 상황이 완전히 다르기 때문에 같은 간염이라도 양황과 음황의 치료법은 완전히 다르다.

양황은 청열이습淸熱利濕[6]해야 하고, 음황은 온양화습溫陽化濕[7]해야 한다. 앞 장에서 세균과 바이러스 등 미생물에 의한 감염성 질병을 대할 때는 인체 자체의 내부 환경을 주체로 삼아야 한다고 했다. 이것이 명명백백한 이치임에도 불구하고 자신의 몸을 두고는 왜 명확히 하지 못하는 것일까? 간염이 간염바이러스와 관계가 있다고는 하지만, 간염바이러스가 생장 번식하는 관건이 되는 요인은 인체 내부의 환경이다. 양황과 음황은 간염바이러스가 체내에서 생장 번식하는 적합한 환경 즉, 습열濕熱과

---

6) **청열이습(淸熱利濕)** : 이습법(利濕法)의 일종으로 하초습열(下焦濕熱)을 치료하는 방법이다. 청열은 성질이 찬 약물을 사용해 열을 내리는 것이고, 이습은 소변을 통해 습사(濕邪)를 배출시키는 것이다.
7) **온양화습(溫陽化濕)** : 양기를 온통(溫通)하는 방법으로 상초(上焦)의 습사를 없애는 방법이다.

한습寒濕을 반영한다. 만약 내부 환경의 차이에 따라 질병의 본질이 다르다는 사실을 바로 보지 못한다면, 질병 치료에서 큰 과오를 범하게 된다.

치험례 23 간염 치료

이전에 간염(음황증陰黃症) 환자를 치료한 적이 있다. 간 기능이 오랫동안 비정상이었고, GPT 수치가 줄곧 80~120IU/L(정상 범위는 40IU/L보다 낮다) 사이였다. 환자는 약 1년여 동안 한약을 복용한 상태였다. 저자를 찾아올 당시 GPT 수치가 또 올라가는 중이어서 환자 자신도 걱정이 심했다. 환자의 안색을 보니 누렇고 어두웠는데, 황색 위에 그을린 듯한 거무튀튀한 색이 한겹 덮여있었다. 피곤하고 힘이 없어 보였으며, 식욕이 없고 먹어도 맛을 못 느낀다고 했다. 추운 것을 싫어했으며, 대변은 묽었다. 혀는 옅은 백색으로 부어있었고, 설태舌苔는 희고 진득거렸다. 또 맥상脈象은 약했다.

이상의 상황을 종합했을 때 전형적인 음황증陰黃症이라 생각했다. 약을 1년 이상 썼는데 왜 효과가 없었을까? 환자가 복용하던 약의 처방전을 보고서야 답을 찾았다. 이전의 의사들은 간염에 있는 이 '염炎'자 때문에 모두 인진茵蔯, 호장근虎杖根, 수분초垂盆草, 치자梔子, 황금黃芩, 황련黃連, 대황大黃 같은 청열이습淸熱利濕의 약물을 쓴 것이다. 환자의 안색과 맥상은 분명히 체내의 양기가 이미 쇠약해져 있어서 여기에 차가운 약물을 쓰면 양기를 더욱 손상시킬 것이라고 말해주고 있었다. 사람이 눈밭에서 꽁꽁 얼어 떨고 있는데 당신이라면 그 사람에게 찬 것을 마시라고 하겠는가, 이것이 설상가상이 아니고 무엇인가? 따라서 다음과 같은 처방을 내렸다.

> 부자附子 10g, 건강乾薑 9g, 계지桂枝 10g, 사백출沙白朮 30g, 저령猪苓 10g, 복령茯苓 15g, 택사澤瀉 10g, 당삼黨參 30g, 목향木香 10g, 사인砂仁 6g, 반하半夏 10g, 진피陳皮 6g

처방 중 부자와 건강, 계지, 백출, 당삼, 목향, 사인은 온양건비溫陽健脾의 작용을 하고, 저령과 복령, 택사는 이수화습利水化濕의 작용을 한다. 전체 처방은 체내에 밝은 빛을 두루 비춰 습하고 차가운 안개를 자연스럽게 흩어지게 하는 것에 비유할 수 있다.

환자에게 처방한 약 7첩을 다 복용한 후 다시 간기능검사를 하라고 주문했다. 1주일 후 환자에게서 전화가 왔는데, 흥분으로 목소리가 떨리고 있었다.

"선생님, 검사 결과가 잘못 나온 것 아닙니까? GPT 수치가 18IU/L까지 떨어졌는데 도저히 믿을 수가 없어요. 최근 1년여 동안 GPT 수치가 80 밑으로 내려가 본 일이 없는데, 처방하신 약을 1주일 먹었더니 18까지 떨어졌습니다. 처방하신 약이 정말 용합니다!"

모두 20여 첩을 먹고 나자 환자의 얼굴색은 점차 붉고 윤기가 나기 시작했고, 여러 번 다시 간기능검사를 해도 모두 정상 범위 이내였으며, 약을 끊은 이후에도 재발하지 않았다.

백白은 폐肺의 주색主色이다. 폐에 병이 생기면 면부에 백색이 나타난다. 폐는 백맥百脈이 모이는 곳으로, 온몸의 기혈이 가장 밀집된 곳이라고 할 수 있다. 그러므로 각종 기혈 손상과 소모성 질환에도 폐의 주색인 백색이 나타난다. 큰 병이나 오랜 병으로 기혈이 소모되고 훼손됐을 때 주로 보이는데, 얼굴이 창백하고 화색이 없다. 큰 출혈 후에는 대개 안색이 창백하고 식은땀을 흥건히 흘리며 사지는 차갑고 활력이 떨어진다. 본래 몸이 허약하고 비위脾胃의 운화기능이 약하며 기혈을 생성할 근원물질이 없으면 얼굴이 창백하고 화색이 돌지 않는다. 종합해보면, 백색이 나타나는 것은, 정도의 차이는 있지만, 대부분 체내 기혈이 소모된 증상이다.

흑黑은 신腎의 주색主色이다. 신이 병들면 면부에 흑색이 나타난다. 밤을 샌 다음날 눈가에 다크서클이 생기는 것은 밤을 새는 동안 신에 저장된 정기가 소모되었기 때문이다. 그러므로 흑색은 신허腎虛와 관계있다. 신허란 신에 저장된 정기가 훼손되고 소모되었다는 뜻이다. 신이 저장하는 정기는 원음元陰과 원양元陽 두 가지다. 이 두 정기는 작용이 달라, 원음은 주로 몸을 적셔주고(자윤하고), 원양은 주로 몸을 따뜻하게 해준다(온후한다). 그러므로 손상된 정기에 따라서 면부에 나타나는 흑색에도 차이가 있다.

원음이 손상되면 몸을 적셔주는 작용이 약해지는데, 이때 나타나는 흑색은 대개 불에 타서 검게 그을린 색이고 면부의 질감도 말라 푸석하고 쭈글쭈글한 느낌이다. 원양이 손상되면 몸을 덥혀주는 작용이 약해지는데, 이때 나타나는 흑색은 대개 엷은 흑색이며 붓고 거무튀튀한 느낌이다. 신腎은 수水에 속하고, 신 자체는 또한 수음대사와 밀접한 관계가 있다. 따라서 흑색 또한 수음병水飮病과 관련이 있다. 많은 신장병 환자들은 후기로 갈수록 신의 정기가 소모되고 수음이 안에 정체되기 때문에 신장 기능의 쇠퇴와 수액대사의 문란이 나타난다. 따라서 면부 전체에 흑색이 나타나고, 그 흑색의 농도로 질병의 경중과 예후를 판단할 수 있다. 흑색이 짙을수록 병이 더 중하고 예후도 좋지 않다.

좋은 색과 나쁜 색

색깔에 대해 이야기할 때는 그 색채의 차이 이외에 밝기의 차이도 포함시켜야 한다. 예컨대 흑색 깃털과 흑색 석탄은 비록 다 흑색이지만 그 밝기가 달라서 사람에게 주는 느낌도 다르다. 밝기의 차이는 바로 색깔의 광택도光澤度를 말한다. 같은 색이라도 광택도에 따라 그 본질이 다르다. 그러므로 체표의 광택을 관찰하는 것은 질병의 다른 성질을 이해한다는 데 의의가 있다.

기표肌表의 광택을 관찰하는 것은 색을 살피는(망색望色) 진단방법의 중요 요소다. 누군가 건강해 보인다면 우리는 '기색氣色이 좋다'고 말한다. 기색의 '색色'은 얼굴의 색을 가리키고, '기氣'는 얼굴의 광택을 가리킨다. 이 '기색'이라는 단어로부터 광택의 좋고 나쁨은 체내의 기와 매우 밀접한 관계임을 알 수 있다. 한의학에서는 기표의 광택은 오장육부의 정기가 체표로 반영되는 것이기 때문에 장부의 정기가 충만하면 기표의 광택도 좋고, 장부의 정기가 소모되면 기표의 광택도 좋지 않다고 인식한다.

기표의 광택도는 장부의 정기와 밀접한 관계가 있다. 인체가 질병 상태에서 나타내는 병색病色의 광택도는 다르기 때문에 그것이 나타내는 질병의 경중 또한 다르다. 같은 병색이라도 광택이 좋으면 질병 상태이긴 하지만 장부의 정기가 여전히 충만한 것으로, 이때는 병이 상대적으로 가볍고 쉽게 회복된다.

한의학에서는 이런 광택이 있는 병색을 '선색善色', 곧 좋은 색이라 한다.《황제내경黃帝內經》에는 다섯 가지 선색善色의 유형이 제시되어 있는데 모두 참고할 만하다. 다섯 가지 선색은 다음과 같다.

① **청여취우**青如翠羽 : 물총새의 깃털처럼 푸르고 광택이 난다.
② **적여계관**赤如鷄冠 : 닭벼슬처럼 선홍색으로 윤기가 난다.
③ **황여해복**黃如蟹腹 : 게 암컷이 알을 밴 것처럼 색이 누렇고 연한 광택이 있다.
④ **백여시고**白如豕膏 : 돼지기름처럼 희고 매끌매끌하다.
⑤ **흑여오우**黑如烏羽 : 까마귀의 깃털처럼 검고 윤택하다.

만약 병색에 광택이 적거나 아예 없다면 질병이 이미 인체의 정기를 심각하게 소모시켰다는 뜻이다. 이때는 병이 무겁고 예후도 좋지 않다. 한의학에서는 이렇게 광택이 없는 병색을 '악색惡色', 곧 나쁜 색이라 한다.《황제내경黃帝內經》에는 악색惡色의 다섯 가지 유형도 제시해 놓았으니, 다음과 같다.

① **청여초자**青如草玆 : 죽은 풀처럼 아직 푸르기는 해도 광택이 없고 어둡다.
② **적여배혈**赤如衃血 : 죽은피가 응고된 것처럼 암홍색에 흑색이 섞여 있고 생기가 없다.
③ **황여지실**黃如枳實 : 덜 익은 탱자 열매처럼 흑황색에 광택이 없다.
④ **백여고골**白如枯骨 : 해골처럼 희지만 광택이 없다.
⑤ **흑여태**黑如炱 : 잿빛에 광택이 없다.

《황제내경黃帝內經》에서 제시한 유형들을 참고하면 '선색'과 '악색'을 구체적이고 형상적으로 개념화하는 동시에 체내 장부 정기의 성쇠를 판단하고 병의 경중을 이해할 수 있다.

＊＊＊

　망신望神, 망형태望形態, 망색택望色澤을 통해 질병의 시각적인 정보를 얻을 수는 있지만, 어떤 병이든 모두 복잡하고 다변적이어서 관찰로 얻은 정보만으로는 전면적이고 세밀하게 질병을 판단하기는 어렵다. 질병이 외부로 드러내는 정보를 최대한 많이 얻기 위해 한의학은 설태舌苔를 판별하고, 목소리를 듣고, 냄새를 맡고, 병의 상황을 묻고, 맥상을 살피는 것과 같은 여러 가지 진단방법을 발명하고 창조했다. 따라서 한의학은 시각, 후각, 청각, 촉각 등 인체가 사용할 수 있는 모든 감각을 총동원한다고 할 수 있다. 이렇게 해야만 질병에 대한 가장 상세한 정보를 얻을 수 있으며, 질병의 본질을 정확히 판단하고 분석하기 위한 가장 믿을 만한 근거를 제공할 수 있다. 그 중 설태를 판별하는 것은 사실상 망진의 범주에 속하지만, 설태에 대한 관찰 및 설태와 질병 진행의 유기적인 관계는 한의학에서는 별도의 진단방법으로 간주하므로, 이 책에서는 설태 부분의 내용은 망진에서 독립시켜 별도의 장에서 소개하기로 한다.

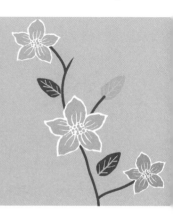

설진 舌診

설舌과 장부臟腑의 관계

혀와 질병을 밀접히 연관시키고 혀의 외관 변화에 따라 체내의 질병 상황을 판단하는 것은 한의학만의 독특한 진단방법이다. 한의학에서 이렇게 혀에 대한 관찰을 중시하는 까닭은 혀와 장부의 관계로부터 실마리를 풀어나가야 한다.

앞에서 "심心은 혀에서 규竅(구멍)를 연다."고 한 것은, 심이 외부와 정보를 교환하는 기관이 바로 혀라는 말이다. 심의 기능 변화는 혀를 통해 표현되므로 "혀는 심心의 외후外候가 된다."고 한다. 여기서의 '후候'는 증상·조짐의 뜻이다. 심은 인체의 '군주지관君主之官'으로서 각종 생명활동을 주재하므로, 그 외후가 되는 혀 또한 자연히 모든 생명활동의 상황을 반영할 수 있는 것이다. 이 때문에 내재적 동태평형動態平衡이 파괴돼 각종 질병의 증상이 나타날 때는 혀에도 상응하는 변화가 나타나므로, 이런 변화를 관찰하고 분석함으로써 유력한 질병의 증거를 확보할 수 있다. 따라서 한의학에서는 혀에 대한 관찰을 매우 중시한다.

설舌의 구성

혀와 질병과의 관계를 이해하기 위해서는 먼저 혀의 조직과 구조를 이해해야 한다. 혀는 구강 바닥과 하악골 그리고 설골에 부착돼 있으며, 상하 양면으로 윗면은 설배舌背라 하고(설면舌面이라고도 함), 아랫면은 설저舌底라 한다. 설면에는 얇고 투명한 점막이 한 꺼풀 덮여 있는데, 이 점막 위에는 가늘고 작은 돌기가 솟아 있으니 이를 설유두舌乳頭라 한다. 설유두의 형태에 따라 사상유두絲狀乳頭, 균상유두菌狀乳頭, 윤곽유두輪廓乳頭 세 가지로 나누는데, 앞의 두 가지는 혀의 앞부분에 분포하고 나머지 한 가지는 혀의 뿌리와 가까운 부분에 분포한다. 균상유두와 윤곽유두 위에는 미뢰味蕾라고 하는 미각기관이 있으니, 이곳이 맛을 느끼는 곳이다.

한의학에서는 시각적으로 드러나는 특징을 근거로 혀를 크게 설질舌質과 설태舌苔 두 부분으로 나눈다. 설체舌體라고도 하는 설질은 혀의 기육과 맥락 조직이다. 설질에는 세 방향의 횡문근(가로무늬근)이 있고, 혈액이 풍부하며, 병이 없는 상태에서는 담홍색을 띠고 자유롭게 움직인다.

설태는 설체 위에 덮인 이끼 형태의 태상물苔狀物로, 주요 성분은 사상유두다. 정상적인 상황에서는 백색을 띠고 과립이 혀 표면에 고르게 분포한다. 설면에 밀착해 벗겨지지 않으며, 이 태층苔層을 통해 담홍색의 설체가 은은히 비친다. 이런 이유로 정상적인 혀의 상태를 '담홍설淡紅舌, 박백태薄白苔'라고 한다. 질병에 걸렸을 때는 설체와 설태 모두에 변화가 나타나기 때문에 설체와 설태를 관찰함으로써 질병이 발생한 부위와 질병의 성질을 판단할 수 있다. 설체와 설태의 변화는 질병 진단에 근거를 제공한다.

설舌의 신神 · 색色 · 형形 · 태態

먼저 설체와 질병 사이의 연관관계를 살펴보자. 앞 장에서 언급한 망진望診과 마찬가지로, 설체에 대한 관찰 또한 신神·색色·형形·태態 네 방면에서 이루어진다.

설신舌神은 혀의 전체적인 상황을 가리키는데, 혀를 살필 때 받는 첫인상이다. 일반적으로 설신은 두 방면의 내용을 포괄한다. 하나는 영고榮枯다. '영榮'은 혀가 붉고 윤기가 나며 생기가 있음을 가리킨다. 이는 곧 신神이 있다는 표현으로, 각 장부가 저장하는 정기가 충만하고 장부의 기능이 정상임을 나타낸다. 비록 병이 있더라도 가볍고 쉽게 회복된다. '고枯'는 혀가 마르고 뻣뻣하며 색이 어둡고 윤기가 없음을 가리킨다. 이는 곧 신神이 없다는 표현으로, 각 장부가 저장하는 정기가 훼손되고 장부의 기능이 쇠퇴했음을 나타낸다. 병이 무겁고 쉽사리 회복되지 않는다. 또 하나는 민활성敏活性이다. 설체의 활동이 자유롭고 펴고 마는 데 힘이 있는 것은 신神이 있다는 표현으로, 병이 있더라도 가벼움을 나타낸다. 하지만 설체가 경직되어 펴고 마는 것이 자유롭지 못하고 말을 더듬는 것은 신神이 없다는 표현으로, 병이 무거움을 나타낸다. 설신을 살핌으로써 질병과 장부의 상태가 기본적으로 좋은지 나쁜지 판단할 수 있다.

질병의 상태를 좀 더 상세히 알아보기 위해서는 설체의 색色과 형形과 태態를 자세히 관찰해야 한다. 설체의 색은 설체가 담고 있는 풍부한 혈액과 관련이 있으며, 정상적인 상황에서는 담홍색을 띤다. 설체의 색 변화는 설체 동맥이 공급하는 혈액의 양과 밀접한 관계가 있으니, 공급되는 혈액의 양이 부족하면 설체의 색이 옅게 변하고, 공급되는 혈액의 양이 너무 많으면 설체의 색이 더욱 짙어지며, 혈액이 어체되면 설체의 색이 더욱 짙어질 뿐만 아니라 암흑暗黑의 색택을 띤다. 이제 주로 보이는 설체 색 변화의 몇 가지 유형을 살펴보고, 그것들이 대표하는 임상에서의 의미를 알아보자.

담백설淡白舌

설체의 색이 정상적인 담홍색보다 옅거나, 심할 경우 혈색이 전혀 없는 것을 담백설淡白舌이라 한다. 담백설은 혈액을 많이 소모했거나 저혈압 등의 원인으로 설체 동맥이 공급하는 혈액이 부족해서 나타난다. 앞에서 기혈의 생성은 비脾의 운화기능에 의존하고, 혈액이 혈관을 정상적으로 운행하는 데 필요한 추동력은 양기陽氣에 의존한다고 언급한 바 있다. 따라서 담백설은 다음 두 가지 상황에서 주로 보인다. 첫째, 비허脾虛로 운화기능이 무력해져 기혈이 부족하거나, 오랜 중병이나 대량의 출혈로 기혈이 과도하게 소모된 경우다. 둘째, 양기가 허약해 혈액의 운행을 추동하는 힘이 없는 경우다.

홍설紅舌

담백설과 상반되는 색 변화로, 담홍색보다 짙고, 심할 경우 선홍색을 띠는 것을 홍설紅舌이라 한다. 홍설은 설체 동맥이 혈액으로 과도하게 충영充盈된 결과로, 대부분 혈액순환이 급속하다. 홍설은 화열내생火熱內生과 외감열사外感熱邪로 인한 각종 발열성 질병에서 주로 보인다. 설체 표면의 설태를 결합해 관찰하면 이러한 열증이 허열虛熱인지 실열實熱인지를 분별할 수 있다. 홍설에 누렇고 두터운 태가 덮여 있는 것은 대부분 실열증實熱證에 속한다. 홍설에 태가 적거나 없는 것, 혹은 설태에 갈라진 무늬가 있는 것은 대개 허열증虛熱證에 속한다. 이 부분은 다음에 상세히 소개하겠다.

강설絳舌

강설絳舌은 홍설보다 더욱 색이 짙다. 이는 홍설에서 보이는 열증보다 상태가 더욱 심함을 나타낸다. 강설 또한 홍설과 마찬가지로 실열 혹은 허열이 원인이므로 설태와 결합해서 판별해야 한다.

자설紫舌

자紫는 붉은 가운데 푸른 기가 있는 색으로, 자설紫舌은 두 방면에서 의미가 있다. 붉은 기가 많아 강자색絳紫色으로 나타나는 것은 대개 체내에 열이 있음을 나타낸다. 열사熱邪가 혈액을 달여 혈액이 농축돼 정체되면 강자설絳紫舌이 된다. 푸른 기가 많거나 옅은 자색에 습윤한 것은 대개 체내에 한寒이 있음을 나타낸다. 한사寒邪로 혈액이 응고되어 정체되면 담자설淡紫舌이 된다.

청설青舌

청색과 관련된 질병 중 가장 주요한 것은 바로 어혈瘀血과 한증寒證이다. 청설青舌 역시 예외가 아니다. 청색은 설체舌體가 담고 있고 혈액이 정체되어 나타나는 색으로, 그 색이 정맥곡장靜脈曲張으로 기부 표면에 돌출하는 '청근青筋'과 비슷하다. 암청색이 주가 되고 홍색이 적기 때문에 물소의 혀 색깔과 비슷하다고 해서 한의학에서는 '수우설水牛舌'이라고도 한다. 청설은 내한内寒과 어혈瘀血의 증상으로, 혀 전체가 청색인 것은 한사寒邪가 인체에 침입해 체내 양기가 울체되고 국부적으로 혈액이 응고됐음을 나타낸다. 혀 양쪽 가장자리가 청색인 것은 대개 체내에 어혈이 있다는 표시다.

설색을 관찰함으로써 체내의 한열寒熱 상황과 기혈의 운행 상황을 알 수 있다면, 설형舌形의 관찰을 통해서는 인체의 내부 환경을 알 수 있다. 설형은 밖으로 드러난 혀의 형상을 가리키는데, 주로 보는 것은 설체의 반수胖瘦와 노눈老嫩, 창별脹癟 및 몇 가지 특수한 병태病態다.

반대설胖大舌

설체가 정상보다 커 입안 가득하고 수분이 많은 것을 반대설胖大舌이라 한다. 설체가 퉁퉁하고 커서 이와 접촉하는 혀의 양 가장자리가 이에 씹혀 치흔齒痕이 생기기 때문에 이때는 '치흔설'이라고도 한다. 분명한 것은 반대설이나 치흔설 모두 설체의 수분과다가 원인이라는 점이다. 설체의 수분과다는 체내에 수습이 과도하게 쌓인 것과 관련이 있기 때문에 반대설과 치흔설이 나타나는 것은 체내에 수습정취水濕停聚의 병리현상이 있음을 의미한다.

수박설瘦薄舌

설체가 정상보다 작고 얇은 것을 수박설瘦薄舌이라 한다. 반대설과 반대로, 수박설은 체내 음액陰液이 훼손되거나 기혈이 부족해 설체가 충영되지 못하여 생긴다. 설체에 살이 없고 얇으며 선홍색인 것은 음액이 훼손됐음을 나타내고, 색이 담백색인 것은 기혈부족을 나타낸다.

노설老舌

설질의 무늬가 거칠고 굵으며 윤기가 없고 단단한 것을 노설老舌이라 한다. 노설이 생기면 일반적으로 실증實證에 속한다.

눈설嫩舌

설질의 무늬가 가늘고 매끄러우며 수분이 비교적 많고, 부어 퉁퉁하고 연한 것을 눈설嫩舌이라 한다. 일반적으로 허증虛證에 속한다.

열문설裂紋舌

설면에 깊이가 일정하지 않고 고르지 않은 각종 형태의 골이 패인 것을 열문설裂紋舌이라 한다. 대부분 질병으로 기혈진액氣血津液과 장부의 정기가 손상돼 설체를 자양하지 못하기 때문에 열문이 나타난다. 하지만 일부 정상인에게도 열문설이 보이기 때문에 열문설만 보고 정기가 손상되고 소모됐다고는 판단할 수는 없다. 이때는 인체의 모든 상황과 결합해 질병의 유무를 판단해야 한다.

점자설點刺舌

'점點'은 설면에 솟은 홍색, 백색 혹은 흑색의 작은 점을 가리킨다. '자刺'는 '망자芒刺'라고도 하는데, 혓바늘을 말한다. 점과 자는 주로 혀끝과 가장자리에 잘 생기며, 대개는 열증 때문이다.

중설重舌

'중重'은 곧 중첩을 의미한다. 설하舌下의 혈락血絡이 부어 원래의 혀 아래 작은 혀가 하나 더 생긴 것 같기 때문에 중설重舌이라 한다. 여러 곳의 혈락이 부어 연꽃 모양으로 서로 중첩된 것을 '연화설蓮花舌'이라고 한다. 중설과 연화설은 모두 설하의 혈맥종대血脈腫大 때문이다. 앞에서 '심주혈맥心主血脈'을 언급한 바 있는데, 심화心火가 왕성하게 되면 혈맥이 과도하게 충혈되어 종대腫大가 나타난다. 따라서 중설과 연화설의 주요 원인은 심화항성心火亢盛이다.

상술한 설형의 변화 외에도 감염이나 궤양, 종류腫瘤 등과 같은 혀 자체의 질병으로 인한 설형의 변화도 다양하게 나타나므로 그 증상과 특징을 근거로 다각적인 진단이 필요하다.

설태舌態가 가리키는 것은 혀의 동태動態다. 혀의 동태 이상은 대개 신경계통의 병변 때문이다. 설태舌態의 이상은 강경僵硬·위연萎軟·왜사歪斜·전동顫動·토농吐弄·단축短縮·이종弛縱·마비痲痺 등으로 나타나는데, 크게 두 가지로 귀납된다. 하나는 혀의 운동기능 항진이고, 또 하나는 혀의 운동기능 감퇴나 상실이다. 설체의 운동기능이 항진하면 강경·전동·토농·단축 등의 설태舌態가 나타나고, 설체의 운동기능이 감퇴되거나 상실되면 위연·왜사·이종·마비 등의 설태舌態가 나타난다. 이제 이런 설태舌態의 특징을 상세히 알아보자.

강경설僵硬舌

설체가 뻣뻣하게 굳어 펴고 마는 운동이 원활하지 못해 음식을 먹기 힘들고 말하기가 곤란한 것을 '설강舌强'이라 한다. '풍기내동風氣內動' 부분에서 "갑작스런 강직은 모두 풍에 속한다."고 언급한 바 있다. 따라서 '설강舌强'은 풍기내동의 표현으로 본다.

위연설萎軟舌

설체가 연약하고 펴고 마는 힘이 없는 것을 위연설萎軟舌이라고 한다. 위연설은 기혈이나 음액이 극도로 소모되어 설체에 영양과 자윤이 결핍됐을 때 나타나는 설태다. 혀의 활동은 설근舌筋에 의지하고, 설근의 힘은 또 혀에 대한 영양공급과 밀접한 관계가 있다. 기혈과 음액이 소모되어 설근이 충분한 영양을 공급받지 못하면 자연히 정상적인 기능을 할 수 없게 된다. 며칠 동안 밥을 먹지 못하면 온몸에 힘이 **빠지고** 사지가 축 늘어지는 것과 같은 이치다.

전동설顫動舌

설체에 불규칙한 경련이 일고 자유롭게 움직이지 못하는 것을 가리키며, '전설戰舌' 이라고도 한다. 경련은 '풍風'의 특성이므로 전동설 역시 내풍內風의 주요한 표현이다.

왜사설歪斜舌

설체가 한쪽으로 치우친 것을 왜사설歪斜舌이라 하는데, 뇌출혈이나 뇌경색 같은 뇌혈관질환에서 많이 보인다.

토농설吐弄舌

설두舌頭가 늘 입 밖으로 나와 있는 것을 토설吐舌이라 하고, 혀를 삐죽 내밀었다가 바로 집어넣거나 입술의 상하좌우로 끊임없이 놀리는 것을 농설弄舌이라 한다. 평소 매운 음식을 먹거나 뜨거운 물에 혀를 데었을 때 흔히 입을 크게 벌리고 혀를 쭉 내 밀어 설면舌面의 온도를 내리거나 거북함을 없애려고 한다. 토설의 이치 또한 이와 마 찬가지다. 바로 체내에 열이 있기 때문에 혀를 입 밖으로 쭉 내밀어 잠시라도 온도를 낮추려는 반응이다. 농설은 전동설처럼 '풍'의 특성을 갖고 있으므로 내풍에서 많이 보인다.

단축설短縮舌

설체가 수축되어 길게 펴지 못하는 것을 단축설短縮舌이라 한다. 자연계 물체의 특 성은 모두 열을 받으면 팽창하고 차가우면 수축한다. 따라서 설체가 짧게 수축되는 것은 대개 한사寒邪를 감수했기 때문이다.

이종설弛縱舌

이종弛縱은 단축短縮과 상반되는 뜻이다. 이종설弛縱舌은 설체가 입 밖으로 나와 입 안으로 수습하기 곤란하거나 당겨 넣을 수 없는 것을 가리키며, '설종舌縱'이라고도 한다. 한寒은 수축과 관련이 있는 바, 늘어지는 것은 당연히 열熱이 원인이다. 따라서 이종설은 대부분 내열內熱이 원인이며, 위연무력萎軟無力이 함께 보이는 것은 대개 기혈이 훼손됐기 때문이다.

설마비舌麻痺

마麻는 마목麻木을, 비痺는 경직硬直을 가리킨다. 설마비舌麻痺는 곧 혀의 활동이 부자연스럽고 마목감이 있는 설태舌態를 가리킨다. 마麻가 많고 비痺가 적은 것은 대개 기혈부족으로 설체의 유양濡養과 자윤滋潤이 부족하기 때문이고, 비痺가 많고 마麻가 적은 것은 대개 풍기내동風氣內動 때문이다.

설태舌苔의 형성

질병이 인체에 미치는 영향은 설체의 신神·색色·형形·태態에 반영됨과 아울러 설태舌苔의 각종 변화로도 나타난다. 설태舌苔가 갖는 질병진단 방면에서의 의의를 이해하기 위해서는 먼저 설태가 어떻게 형성되는가를 이해해야 한다.

설태의 형성은 비위脾胃의 기능과 밀접한 관련이 있다. 한의학에서는 수곡정기水穀精氣(음식이 비위의 소화를 거친 후 형성되는 정미로운 물질)가 혀로 올라온 것이 설태라고 인식한다. 정상적인 상황에서의 설태는 두껍지도 얇지도 않아 그 아래의 담홍색 설체를 은은하게 볼 수 있으며, 색은 담백색淡白色을 띤다. 질병상태에서는 밖에서 들어오거나 안에서 생긴 각종 사기邪氣로 인해 비위 정기의 상승이 영향을 받아 설태에 각종 변화가 나타난다. 이런 변화는 두 가지로 나눌 수 있는데, 하나는 색의 변화고 또 하나는 질의 변화다.

태색苔色과 태질苔質

먼저 색의 변화부터 살펴보자. 설태舌苔의 색변화는 대개 열과 관련이 있다. 왜 그럴까? 음식이 소화되는 과정을 예로 들어 이 문제를 풀 수 있다. 쌀과 물을 솥에 넣고 가열한다. 적당한 화력에 일정 시간이 지나면 생쌀이 끓어 밥이 된다. 쌀이 밥으로 적당히 익었을 때는 맑은 백색이다. 하지만 계속 가열하면 하얀 쌀밥이 점차 누렇게 타다가 끝내는 새까만 재가 된다. 비脾와 위胃는 음식을 소화하는 중요한 기관이다. 음식물은 위(밥을 끓이는 솥에 비유)에서 혼합되고, 비의 운화運化와 위의 부숙腐熟(솥 아래의 불에 비유)을 통해 우리가 이용할 수 있는 수곡정기(잘 익은 밥에 비유)가 된다. 수곡정기는 설면으로 상승해 혀에는 희고 윤택한 색이 나타난다. 수곡정기가 내외부의 사열邪熱에 졸면 설태의 색이 황색 ➡ 회색 ➡ 흑색의 순으로 변한다(다 된 밥을 계속 가열하면 점차 검게 눌어붙는 것과 같다). 사열邪熱에 진액이 손상되면 설태의 색변화와 동시에 필히 건조하고 갈라지며 윤기를 잃는 등의 질적 변화가 나타난다.

사열 외에도 설태를 회색이나 흑색으로 변화시키는 요인이 하나 있다. 앞에서 설명한 색과 오행의 관계를 되짚어 생각해보자. 무엇일까? 바로 수水다. 흑색은 수水의 병색病色이고 수水에는 또 음한陰寒의 특성이 있으니, 체내에 음한이 내성內盛하고 수습이 정체된 때에는 설태가 회색이나 흑색으로 변한다. 열과 한이 모두 설태를 회색이나 흑색으로 변화시키니 이를 어떻게 판별해야 할까?

열熱과 한寒 이 두 가지 병을 일으키는 요인은 완전히 상반된 특성을 갖고 있다. 따라서 설태의 색이 아닌 속성을 통해 이 두 가지를 판별할 수 있다. 사열邪熱로 인한 회색이나 흑색의 설태는 건조하고 윤기가 없는 반면, 음한陰寒으로 인한 회색이나 흑색의 설태는 습윤하다. 이를 통해 알 수 있는 것은 설태의 색 이외에 설태의 속성 또한 질병의 성질과 밀접한 관련이 있다는 사실이다. 설태의 속성변화와 색변화를 결합해 연구하면 질병의 성질에 대하여 완전하고 전면적으로 인식할 수 있다. 이제 설태의 속성과 질병 사이의 관계에 대해 알아보자.

설태의 속성에는 방금 언급한 윤조潤燥 말고도 후박厚薄, 부니腐膩, 박락剝落 등이 있다. 이러한 변화를 관찰함으로써 사기邪氣가 침범한 깊이와 위기胃氣의 성쇠를 알 수 있다.

설태의 윤조潤燥는 주로 체내의 진액 상태를 반영한다. 설태가 촉촉하면 진액이 충분한 것이고, 설태가 건조하면 진액이 손상되고 소모된 것이다. 진액이 소모된 정도에 따라 설태의 건조한 정도에도 차이가 있으며 질감 또한 다르다. 진액이 가볍게 손상됐을 때는 설태가 말라 윤기가 없고 만졌을 때 수분이 적다. 한의학에서는 이를 '조태燥苔'라 한다. 진액이 중간 정도로 손상됐을 때는 설태가 모래알처럼 거칠고 까끌까끌하며, 이를 또한 '조태糙苔'라 한다. 진액이 심하게 손상됐을 때는 설태가 뻣뻣하고 가뭄에 논바닥이 갈라진 것 같이 갈라진다. 이를 '조열태燥裂苔'라 한다. 만약 설부舌部에 자윤이 지나쳐 설태가 번질번질하고 끈적거리며, 심할 경우 침처럼 뚝뚝 흘러 떨어질 것 같은 것은 체내에 수습이 지나치게 많다는 표현이다. 이런 설태를 '활태滑苔'라 한다.

설태의 습윤한 정도 외에 설태의 두께도 질병의 성질을 이해하는 데 중요한 역할을 한다. 설태의 두께는 주로 체내 예탁穢濁물질(음식의 적체불화나 옹양 등 질병으로 생성된 부패물질)의 양을 반영한다. 정상의 설태는 수곡정기가 상승해서 설면에 형성된 한 층의 얇고 흰 태상물苔狀物로, 이 설태를 투과해 아래의 담홍색 설체를 볼 수 있다. 질병이 비교적 가볍고 얕으며 음식을 소화시키는 비위에 영향을 주지 않을 때의 설태는 대개 얇다. 하지만 질병으로 비위의 운화부숙運化腐熟 기능이 약해지고 음식을 정상적으로 소화하지 못할 때는 체내에 각종 예탁물질이 비정상적으로 만들어지고 쌓인다. 이런 예탁물질이 설면으로 훈증熏蒸하면 설태가 두터워진다. 앞에서 말했듯이 소화불량일 때 설태가 두껍게 변하는 것은 바로 이런 이치다. 따라서 한의학에서는 후태厚苔를 체내의 음식정체飮食停滯나 수습불화水濕不化의 지표로 삼는다.

그렇다면 설태가 두터운지 그렇지 않은지 어떻게 판단할까? 또 정상적인 얇고 흰 설태와는 어떻게 구별할까? 후태厚苔와 박태薄苔를 구별하는 기준은 바로 '바닥을 볼 수 있느냐'이다. '바닥을 볼 수 있다'는 말은 곧 설태 아래로 은은히 비치는 설체를 볼 수 있다는 말이다. 설태 아래로 설체를 볼 수 없다면 그것이 곧 후태다.

후태는 또 그 과립의 굵기와 매끈한 정도를 기준으로 부腐와 니膩로 나눈다. 설태의 과립이 굵고 엉성하며, 비지가 설면에 쌓인 것 같고 문지르면 벗겨지는 것을 '부태腐苔'라 한다. 설태의 과립이 작고 매끈거리며 오밀조밀하고, 문질러도 벗겨지지 않고 긁어도 떨어지지 않으며, 설면에 기름기 같은 점액이 달라붙어 있는 것을 '니태膩苔'라 한다. 부태는 주로 체내에 예탁물질이 있음을 설면에 반영하고, 니태는 체내에 수습이 지나치게 많음을 나타낸다.

마지막으로 설태의 박락剝落을 알아보자. 설태가 전체적으로 혹은 부분적으로 벗겨져 매끄러운 설체를 직접 눈으로 볼 수 있는 것을 설태의 박락이라 한다. 한의학에서는 박락 부위의 수와 크기에 따라 다른 명칭으로 구분한다. 설태가 전부 벗겨져 설면이 거울처럼 반들거리는 것을 '경면설鏡面舌' 혹은 '광박설光剝舌'이라 한다. 설태가 군데군데 벗겨져 벗겨진 부분은 설태가 없어 붉게 반들거리고 나머지 부분은 흰 설태가 남아 있어 홍백이 뒤섞인 꽃 같은 것을 '화박태花剝苔'라 한다.

앞에서 정상적인 설태는 인체의 수곡정기가 설면에 드러난 것이고, 수곡정기는 비위의 운화와 부숙 기능에 의존해 만들어진다고 했다. 따라서 설태의 박락은 비위의 정기가 손상을 받아 수곡정기가 설면으로 상승하지 못함을 상징적으로 나타낸다. 특히 '광박설'은 비위의 정기가 극도로 손상되고 고갈됐음을 나타내며, 질병으로 말하자면 위중한 증상에 속하므로 특별히 조심해야 한다.

설태의 색과 속성을 결합하면 질병이 갖고 있는 한열寒熱의 성질과 사기邪氣의 깊이를 비교적 전면적으로 판단할 수 있다. 자주 보이는 설태의 유형은 다음과 같다.

박백태薄白苔

정상적인 설태로, 질병이 비교적 가볍고 얕아 비위의 정상적인 기능에 영향을 미치지 않고, 체내에 예탁물질이 쌓이지 않았을 때는 대개 박백태薄白苔가 나타난다.

백후태白厚苔 혹은 백부태白腐苔

후태厚苔와 부태腐苔는 모두 체내 수습예탁水濕穢濁의 기가 설면으로 훈증했음을 반영하고, 백색은 또 체내에 열상熱象이 없거나 내한內寒이 있음을 나타낸다. 따라서 백후태白厚苔나 백부태白腐苔는 양기가 왕성하지 못하고 수습이 정체되거나 음식이 적체됐음을 나타낸다.

황니태黃膩苔

황黃은 열을 반영하고, 니膩는 수습의 상징이다. 따라서 황니태黃膩苔와 관련된 질병은 '습열濕熱'이다. 습열이 생기는 것은 대개 비위의 기능 및 음식의 성분과 큰 관련이 있다. 생활수준이 향상됨에 따라 고지방·고단백의 음식을 많이 섭취하게 됐다. 이런 고지방·고단백의 음식을 과다하게 섭취하면 비위의 정상적인 운화부숙 기능에 영향을 미쳐 체내에서 운화되지 못하고 쌓이는 예탁물질, 곧 담습痰濕이 생기게 된다. 담습이 체내에 누적되는 시간이 길어지면 울결되어 열이 발생한다. 쓰레기 더미를 생각하면 이해가 쉬울 것이다. 쓰레기를 장시간 처리하지 않으면 썩으면서 열이 발생하는 것과 같은 이치다. 이런 습과 열이 합쳐진 상태가 바로 '습열濕熱'이다. 담습은 또한 비만을 유발하는 주요 원인이기 때문에 황니태는 뚱뚱한 사람에게서 더 많이 보인다.

박황태薄黃苔

설태는 그대로 얇은 상태에서 색만 누렇게 변한다. 황은 열증熱證과 관련이 있고 태가 얇은 것은 사기가 깊이 침범하지 않아 아직 비위의 기능에 영향을 미치지 않았고 체내에 예탁물질이 쌓이지 않았음을 나타낸다. 따라서 박황태薄黃苔는 열이 기표肌表에 있다는 표현이다. 대개 감기로 인한 발열이나 피부연조직감염으로 인한 발열에서 보인다.

염태染苔

설태舌苔의 색과 속성의 변화는 질병이 갖고 있는 한열의 성질과 비위 정기의 성쇠 및 예탁물질의 유무를 판단하는 중요한 근거가 된다. 하지만 설태를 관찰할 때도 주의가 필요하다. 판단의 근거로 삼는 것은 반드시 진정한 질병 상태에서 나타나는 설태여야 한다. 이 말을 어떻게 이해해야 할까? 설마 설태도 가장할 수 있는 것은 아닐까? 맞다, 설태에도 가짜가 있다. 색소가 함유됐거나 특수한 성분의 음식이나 약물을 먹은 후에는 설태의 색과 속성에 변화가 나타나고 각종 가상假象이 만들어진다. 이런 설태를 '염태染苔'라 한다.

예를 들어, 우유를 마신 후나 유아가 모유를 빨고 난 후에는 백태白苔와 비슷한 가상이 나타난다. 땅콩, 행인杏仁, 황두黃豆 등 식물성지방이 많이 함유된 식품을 먹은 후에는 잠시 동안 설면에 백색의 찌꺼기가 붙어 있어 부니태腐膩苔와 비슷한 가상이 나타난다. 커피, 포도주스, 술, 오매탕烏梅湯, 산매탕酸梅湯 등 철분이 함유된 음료나 약을 마신 후에는 설태가 흑갈색으로 물든다. 계란노른자, 비타민B$_2$, 감, 귤, 사탕 등을 먹은 후에는 설태가 황색으로 물든다. 주사朱砂가 함유된 약물을 복용하면 설태가 홍색으로 물든다. 이 밖에도 가상이 나타나는 경우는 많다. 염태는 외부의 색소가 설태에 영향을 미친 것이지 질병이 설태에 반영된 것이 아니다. 따라서 이런 염태를 질병 진단의 근거로 삼는다면 크나큰 착오를 범하게 되니 주의해야 한다.

설태의 색과 속성의 변화는 질병의 성질과 깊이를 반영할 수 있다. 이 밖에 설태가 나타나는 설면의 부위 또한 질병을 진단하는 데 중요한 근거가 된다. 한의학에서는 혀를 설첨舌尖·설중舌中·설근舌根 세 부분으로 나누어 인체의 삼초三焦에 각기 대응시킨다. 곧 설첨은 상초에, 설중은 중초에, 설근은 하초에 대응시키는데, 비정상적인 설태가 나타나는 부위에 따라 질병이 발생한 부위도 다르다.

예를 들어, 설중에 니태가 나타나면 수습이 중초(비위)에 정체된 것이고, 설근에 니태가 나타나면 하초(방광과 신)에 수습이 정체된 것이다. 오장을 삼초에 나누어 배속시켰듯이 또 혀의 각 부위에도 오장을 나누어 배속시킬 수 있다. 심과 폐는 상초에 속하므로 설첨에 대응하고, 설첨의 변화는 심과 폐의 **상황**을 반영할 수 있다. 비와 위는 중초에 속하므로 설중에 대응하고, 설중의 변화는 비와 위의 **상황**을 반영할 수 있다. 신과 방광은 하초에 속하므로 설근에 대응하고, 설근의 변화는 신과 방광의 변화를 반영할 수 있다. 오장육부를 혀의 각 부위에 대응시킴으로써 각 부위의 설체와 설태의 변화를 살펴 오장육부의 질병 **상황**을 판단할 수 있다. 이 방법은 우리가 질병을 진단하는 데 또 하나의 근거를 제공한다.

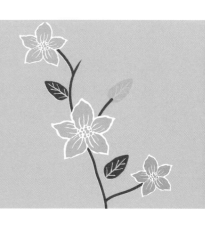

문진 聞診

소리의 발생

인체의 오관五官은 외부 사물을 감지하는 주요 기관이다. 한의학에서는 시각·청각·후각·촉각을 충분히 이용해 질병의 각종 외재적 증상들을 파악한다. 앞에서 설명한 망진望診은(혀에 대한 관찰도 포함) 시각이란 수단을 이용해 질병 정보를 얻는다. 고문古文에서는 듣고 냄새 맡는 것을 모두 '문聞'으로 표시했다. 따라서 소리를 듣고 냄새를 맡아서 질병 정보를 얻는 방법을 '문진聞診'이라 한다.

인체가 소리를 내는 것은 입·혀·치아·입술·코·인후·후두개·폐 등의 기관이 상호 협조한 결과로, 건강한 사람의 소리에는 공통적인 특성이 있다. 건강한 사람은 발음이 자연스럽고 음조가 부드러우며 강약이 조화롭다. 하지만 성별·연령·체질·정서 상태에 따라 소리에 차이가 있다.

남자의 소리는 비교적 굵고 낮으며, 여자의 소리는 가늘고 낭랑하며, 아이의 소리는 날카롭고, 노인의 소리는 낮고 중후하다. 마르고 약한 사람의 소리는 가볍고 가늘며, 건장한 사람의 소리는 높고 우렁차다. 기쁠 때의 소리는 경쾌하고 시원스러우며, 화가 났을 때의 소리는 매섭고 무거우며, 슬플 때의 소리는 처량하고 끊어지며, 무서울 때의 소리는 가볍게 떨리며, 좋아할 때의 소리는 따뜻하고 부드럽다.

이런 소리들은 모두 정상적인 소리다. 발음기관 자체에 병변이 발생하면 소리도 변하게 된다. 중풍에 걸린 사람은 혀가 굳거나 혀와 입이 비뚤어져 말을 더듬고 명료하지 못하다. 성대에 질병(성대용종이나 성대결절 등)이 있는 사람은 쉰 소리를 내고, 이가 빠진 사람은 바람이 세 말소리가 이상하다. 이런 상태는 발음기관 자체의 병변으로 인한 소리의 이상으로, 서양의학에서는 이에 대해 더욱 상세하게 논술하고 있다.

소리와 인체물질의 관계

한의학에서는 소리의 변화를 통해 체내 물질의 성쇠와 기능의 강약을 판단하는데, 이 또한 한의학의 정체사유整體思維를 구체적으로 체현하는 부분이다. 카세트플레이어에 공급되는 전력이 부족하면 테이프를 틀 때 음질에 이상이 발생한다. 사람의 소리 또한 마찬가지다. 여러 발음기관이 정상적으로 협조하기 위해서는 인체에 충분한 물질이 공급돼야 한다. 원음元陰·원양元陽·기氣·혈血·진액津液 등과 같은 체내물질이 손상되거나 고갈되면 소리에도 이상 변화가 발생한다. 체격이 건장한 사람은 대개 목소리가 크고 우렁차고, 체질이 허약하거나 장기간 중병을 앓고 난 사람의 목소리는 작고 낮다. 따라서 원음·원양·기·혈·진액 등은 소리를 내는 물질적 기초가 되며, 소리 변화의 차이는 인체물질 중 어느 한 물질의 성쇠 상황을 반영한다고 할 수 있다.

소리의 네 가지 속성

일반적으로 소리에는 네 가지 속성이 있다. 음조音調, 음질音質, 음강音强, 음량音量이 그것이다. 소리의 어느 한 속성의 변화는 모두 인체물질의 성쇠와 밀접한 관련이 있다. 이제 각종 물질이 소리에 어떤 영향을 미치는지 알아보자.

음조音調

음조가 높으면 목소리가 맑고 높으며, 음조가 낮으면 소리가 굵고 낮다. 음조의 높낮이는 성대의 형질과 직접적인 관련이 있다. 성대가 길고 넓으며 두꺼우면 음조가 낮은데, 보통 남자의 성대가 이렇다. 성대가 짧고 좁으며 얇으면 음조가 높은데, 대개 여자의 성대가 이렇다. 하지만 사실상 성대의 길이와 폭, 그리고 두께는 변할 수 있다. 모두에게 익숙한 예를 들어보자. 과거 봉건사회의 환관들은 거세당한 이후에 목소리가 가늘고 높게 변하면서 여자의 성대와 비슷한 특성을 나타냈다.

한의학에서는 음조의 높고 낮음을 결정하는 요인을 원음(여성호르몬)과 원양(남성호르몬)의 비율에서 찾는다. 원음이 상대적으로 왕성하면 목소리가 여자처럼 가늘고 높고 낭랑하며, 원양이 상대적으로 왕성하면 남자처럼 목소리가 굵고 낮다. 원음과 원양의 비율이 변하면 음조의 높낮이도 따라서 변하는데, 앞에서 든 환관의 예가 이를 잘 설명해준다. 따라서 음조의 높낮이를 통해 원음과 원양의 상대적인 관계와 과부족을 판단할 수 있다. 여자의 경우, 원음이 상대적으로 부족하거나 원양이 상대적으로 왕성하면 남자처럼 목소리가 굵고 낮게 변한다. 남자의 경우, 원양이 부족하거나 원음이 상대적으로 왕성하면 여자처럼 목소리가 가늘고 높게 변한다.

음질音質

음질은 소리의 매끄러운 정도를 가리킨다. 음질이 좋으면 목소리가 매끄럽고 풍성해 듣기 좋고, 음질이 나쁘면 거칠고 둔탁하며 메말라 듣기에 거북하다. 음질의 좋고 나쁨은 주로 원음과 진액 그리고 혈의 자윤滋潤 작용과 관련이 있다. 진액과 음혈이 충만하면 목소리가 매끄럽고, 진액과 음혈이 부족하거나 손상되면 목소리가 거칠다. 말을 너무 많이 하거나 장시간 하게 되면 입이 마르고 혀가 까끌까끌해지며 심할 경우 목소리가 쉬는 경험은 누구나 해보았을 것이다. 이는 바로 말을 하면서 체내의 진액을 소모해 발음기관을 자윤하지 못하기 때문이다. 그러므로 진액과 음혈은 발음기관을 자윤해 매끄러운 음질을 내게 하는 중요한 요인이다. 따라서 음질의 좋고 나쁨으로 음혈과 진액과 같은 자윤물질이 충분한지를 판단할 수 있다.

음강音强

음강은 목소리의 강약을 가리키는데, 이는 물체를 진동시키는 외부 힘의 크기에 의해 결정된다. 가야금을 뜯을 때 힘을 가볍게 주면 소리가 약하고 무겁게 주면 소리가 강한 것과 같은 이치다. 인체로 말하자면, 소리를 낼 때 내쉬는 공기 흐름(기류)의 크기와 발음기관에 대한 압력의 크기로 목소리의 강약이 결정된다. 기류와 발음기관에 대한 압력이 크면 목소리가 강하고, 작으면 목소리가 약하다.

기류의 크기와 기류의 발음기관에 대한 압력의 크기와는 어떤 관계일까? 그것은 바로 기氣다! 여기에서 말하는 기는 원음과 원양 두 물질의 상호작용으로 만들어지는 체내 물질과 분자의 운동이다. 물질과 분자의 운동을 통해 원음과 원양의 상호작용으로 생성된 효능을 각 장부기관에 전달함으로써 각종 생명활동이 일어난다. 인체가 소리를 낼 때 필요한 에너지는 바로 이 기에서 나온다. 기가 충분하면 생성되는 기류가 크고 발음기관에 대한 압력도 커져 목소리의 강도가 강하고, 그 반대면 소리가 약하다. 따라서 목소리의 강약으로 기의 과부족을 판단할 수 있다. 기는 원음과 원양이 상호작용한 결과이므로, 목소리의 강약으로 원음과 원양의 과부족 상황도 알 수 있다.

음량音量

음량은 목소리의 울림을 가리킨다. 음량의 크기는 음강音强과 직접적인 관계가 있는데, 음강이 강하면 음량이 크고 음강이 약하면 음량이 작다. 따라서 음량의 크기 또한 기와 밀접한 관계가 있다. 평소 목소리가 우렁찬 사람을 보면 "그 사람 참 기氣가 넘치는군!"하고 표현하는데, 바로 이런 이치다.

이 밖에, 음량과 관계있는 기관이 하나 있는데, 바로 폐肺다. 폐는 악기의 울림통과 비슷하다. 폐가 있음으로써 목소리의 음량을 효과적으로 키울 수 있는 것이다. 폐의 공명작용이 약해지면 음량에 변화를 초래해 쉰 소리를 내거나 심할 경우 소리를 내지 못하게 된다. 이렇게 폐 때문에 음량이 작아지거나 소리를 내지 못하는 것은 두 가지 상황에서 자주 보인다. 하나는 감기나 해수에 걸렸을 때고, 또 하나는 오랜 병으로 몸이 허약해졌을 때다.

금실불명金實不鳴과 금파불명金破不鳴

한의학에서는 음량이 작아지는 두 경우를 구분하며 아주 재미있는 이름을 붙였다. 앞의 경우는 '금실불명金實不鳴'이라 하고, 뒤의 경우는 '금파불명金破不鳴'이라 하는데, 무슨 뜻일까? 앞에서 폐는 오행 가운데 금金에 속한다고 했다. 금은 곧 금속이니 동종銅鐘을 생각해보자. 동종은 가운데가 비어있어 타종 시에 충분한 공명을 만들어내 소리를 멀리 퍼지게 한다.

우리가 감기에 걸렸을 때를 생각해보자. 외부의 풍한風寒과 풍열風熱의 사기나 내부의 담탁물질이 폐부를 막아 폐의 공명 기능이 떨어지거나 상실되면 말이 나오지 않거나 소리를 낼 수 없게 된다. 동종 가운데의 빈 공간이 다른 물체로 꽉 채워지면 종을 쳐도 원래의 맑게 멀리 퍼지는 소리를 내지 못하고 그저 짧고 둔탁한 소리밖에 낼 수 없는 것과 비슷한 이치다. 따라서 이런 상황을 '금실불명金實不鳴'이라 한다.

그렇다면 '금파불명金破不鳴'은 무슨 뜻일까? 동종이 맑고 멀리 퍼지는 소리를 내기 위해서는 종의 외벽이 온전해야 한다. 그래야만 종신鐘身의 빈 공간에서 효과적인 공명을 만들어낼 수 있다. 종신에 균열이 있으면 공명작용도 깨져 '파성破聲'이 난다. 폐로 이야기하면, 폐가 온전한 울림통이 될 수 있도록 하는 주요 요인은 기氣의 고섭작용固攝作用이다. 오랜 병으로 몸이 허약해지고 정기正氣가 과도하게 소모되고 손상되면 기의 고섭작용이 파괴되는데, 이는 동종의 종신이 깨진 것과 마찬가지다. 이렇게 되면 공명작용이 약해지거나 없어져 탁한 쇳소리가 나거나 소리가 나지 않는다. 이런 현상을 '금파불명金破不鳴'이라 한다.

소리로 해수咳嗽를 판단

　질병은 정상적인 발음의 음조·음질·음강·음량에 영향을 미칠 뿐만 아니라 해수(기침)·천식·딸꾹질·트림·한숨·복명腹鳴·재채기 등과 같은 비정상적인 소리를 유발하기도 한다. 이런 소리의 발생은 대개 몇몇 특수한 질병과 관련이 있기 때문에, 이런 소리를 통해 질병의 종류를 판단할 수 있다.

　해수(기침)소리는 대개 폐가 사기의 침습을 받아 숙강肅降기능을 제대로 발휘하지 못함을 나타낸다. 천식소리는 기관지경련으로 공기의 진출입이 원활하지 못함을 나타낸다. 딸꾹질소리는 횡격막의 경련으로 나는 소리다. 트림은 비위의 소화기능이 불량해 위 속의 탁기濁氣가 상역上逆함을 나타낸다. 한숨소리는 대개 정서적으로 우울하고 편안하지 못함을 나타낸다. 복명은 수음水飮이 장腸에 정체됐음을 나타낸다. 재채기는 주로 감기 초기에 나타난다.

　이런 비정상적인 소리의 발생은 질병의 종류를 판단하는 근거가 될 뿐만 아니라, 이런 비정상적인 소리의 각기 다른 특징을 바탕으로 질병의 성질을 판단할 수도 있다. 예를 들어, 소리가 굵고 묵직하며 우렁찬 것은 대개 실증實證(정기가 아직 손상되거나 소모되지 않았음)을 나타내고, 소리가 가볍고 가늘며 미약한 것은 대개 허증虛證(정기가 이미 손상되거나 소모되었음)을 나타낸다.

　소리가 발생하는 질병으로 말하자면, 소리는 질병을 진단하고 약을 처방하는 주요 근거가 되는데, 그 중에서 가장 전형적인 것이 바로 해수咳嗽다. 해수는 폐부의 질병에서 가장 많이 보이지만 다른 장부의 병변과도 밀접한 관계가 있다. 이에《황제내경黃帝內經》에서는 "오장육부가 모두 기침을 유발한다. 오직 폐만 기침을 유발하는 것이 아니다[五臟六腑皆令人咳, 非獨肺也]."라고 했으며, 해수와 함께 보이는 증상을 근거로 '폐해肺咳'·'심해心咳'·'비해脾咳'·'간해肝咳'·'신해腎咳'의 '오장해五臟咳' 이론을 제기했다.

해수는 소리가 나는 질병으로, 이 소리에는 질병과 관련된 유용한 정보가 많이 포함되어 있기 때문에 해수로 인한 소리의 특징을 연구 분석하면 해수의 원인을 발견하고 판단하는 데 매우 유익하다. 앞에서 여러 번 강조했듯이 질병으로 인해 나타나는 각종 증상들은 사실상 질병의 본질을 더 잘 반영할 수 있다. 따라서 같은 해수라 하더라도 나타나는 소리의 특성을 잘 관찰하면 해수를 일으킨 진짜 원인을 찾아낼 수 있다.

해수소리가 무겁게 가라앉고 탁하거나 목구멍에서 개구리가 우는 듯한 골골거리는 소리가 나는 경우는 대부분 폐나 기관지에 담탁痰濁이 있음을 나타낸다. 기침이 갑작스럽게 나고 소리가 크며 바람을 맞으면 더 심해지는 경우는 대부분 감기 초기에 풍사風邪가 폐를 침입했음을 나타낸다.

해수소리가 맑고 낭랑한 경우는 조사燥邪에 폐가 상했거나, 진액과 음혈이 소모되어 폐와 기관지가 자윤滋潤을 잃었음을 나타낸다. 기침이 갑작스럽게 나고 일단 기침을 시작하면 끊이지 않으며, 심하면 오심과 구토에 피가 섞여 나오기도 하고, 그칠 무렵에는 백로가 우는 듯한 소리를 내는 경우는 어린아이의 백일해百日咳[1]에서 많이 볼 수 있다.

해수소리가 개가 짖는 소리 같은 경우는 대부분 디프테리아[2]에 걸렸음을 나타낸다. 해수소리가 낮고 작으며 힘이 없고 거품 같은 가래가 나오는 경우는 대부분 기허氣虛임을 나타낸다.

해수소리가 높고 카랑카랑하며 쿡쿡거리는 소리를 내는 경우는 대개 원음이 쇠약해져 원양이 부월浮越함을 나타낸다.

---

[1] 백일해(百日咳) : 경련성의 기침을 일으키는 어린이 급성전염병. 3~6세의 어린아이들이 잘 걸리며, 특히 겨울부터 봄에 걸쳐 유행한다. 병에 걸리면 경과가 100일 정도 걸리며, 오래되면 끈끈하고 반투명한 가래가 나오고, 기관지염이나 폐렴 등을 일으키기 쉬우나 한번 걸리면 일생 면역이 된다.
[2] 디프테리아 : 열이 나고 목이 아프며, 음식을 잘 삼킬 수 없고, 호흡기의 점막이 상하며, 갑상선이 부어 호흡곤란을 일으키고, 후유증으로 신경마비나 심장 혹은 신장에 장애가 따르는 급성법정전염병. 어린아이가 많이 걸린다.

이렇듯 각기 다른 해수소리의 특성을 파악하는 일은 질병치료 면에서 매우 중요한 의미를 갖는다. 예를 들어, 해수소리가 시원하지 못하고 목구멍에서 가래 끓는 소리가 난다면 가래를 제거해 기침을 그치게 하는 방법으로 치료해야 한다. 마른기침에 가래가 없는 경우라면 자음윤폐滋陰潤肺의 방법으로 기침을 그치게 해야 한다. 해수소리가 마치 찢어진 북을 두드리는 소리처럼 울림이 없이 쿡쿡거리는 소리라면 자음잠양滋陰潛陽의 방법으로 치료해야 한다.

치험례 24   해수咳嗽 치료

한 달여를 해수로 고생한 병원 직원이 있었는데 하루는 동료 의사에게 진료를 부탁했다. 당시 동료는 다른 환자를 진료하던 중이라 이 직원은 옆에서 기다려야 했다. 기다리는 동안 몇 차례 기침을 했는데, 해수소리가 마치 찢어진 북을 두드릴 때 나는 소리처럼 '쿡쿡'거렸다. 그때 동료는 해수소리를 듣고 바로 환자의 상태를 알아차렸다. 이런 해수소리는 원음이 소모되어 원양이 부월했음을 나타내는 명백한 표현이었다. 그런데 다른 의사들의 진료기록을 보니 오히려 가래를 없애고 화火를 삭이는 화담청화化痰淸火의 약을 처방했으니 아무 효과를 보지 못한 것도 이상할 게 없었다. 저자의 동료는 환자에게 돌아가는 길에 오미자 침제浸劑[3]를 몇 봉지 사서 먹고 3일 후에 상태의 변화를 알려달라고 했다. 그런데 이튿날 그 환자가 또 찾아와 오미자 침제를 사지 못했으니 어떻게 해야 하는지를 물었다. 이에 음휴양부陰虧陽浮한 질병의 본질을 근거로 보음잠양補陰潛陽하고 진섭수렴鎭攝收斂하는 처방을 내렸는데, 5일을 복용하자 해수가 완전히 사라졌다.

위의 치료사례를 듣고는 저자 역시 해수를 치료할 때 소리를 듣고 병의 본질을 판단하는 방법을 중시하게 됐다. 특히 이런 찢어진 북을 두드리는 듯한 해수소리로

---

3) **침제(浸劑)** : 규정된 방법에 따라 생약(生藥)의 약용 성분을 정제수 따위로 침출한 약.

병을 진단하는 방법은 이전의 의서에는 상세한 기록이 전혀 없다. 동료 의사의 경험을 통해 배운 후 임상에서 적용해 본 결과 효과가 매우 뛰어났다.

한번은 친구의 아버지가 보름여를 해수로 고생하다가 전화로 치료방법을 물어온 적이 있다. 이에 전화상으로는 설태舌苔를 볼 수도 없고 맥을 짚을 수도 없으니 해수소리를 들려달라고 했다. 친구 부친의 해수소리는 바로 동료 의사가 묘사했던 대로 찢어진 북을 두드릴 때 나는 '쿡쿡'거리는 파성破聲이었다.

"약 세 첩을 처방해드릴 테니 잘 다려 음복하십시오."

"약 달이는 일이 너무 번거로우니, 그냥 먹을 수 있는 환丸으로 된 약은 없는가?"

"그러시다면…, 시장에서 설탕에 잰 오매烏梅를 사서 하루에 두 번, 한 번에 3~5알씩 드십시오. 그리고 3일 후에 다시 상태를 알려주십시오."

3일이 지나자 전화가 왔다.

"치료법이 참 신묘하네 그려. 첫날 먹고 나니 확실히 해수가 많이 가라앉더니, 오늘은 거의 사라진 듯하네. 오매가 이렇게 효과가 있을 줄 미처 생각 못했네."

"아버님이 내시던 해수소리의 특징을 보니 음허양부陰虛陽浮에 속했습니다. 오매는 맛이 시고 수렴섭납收斂攝納하는 작용이 있으니 부월하는 원양을 다시 신腎으로 내려 보내 저장할 수 있습니다. 그래서 해수가 치료된 것입니다."

일상적으로 먹는 평범한 음식으로 보름여를 앓던 해수를 치료했으니, 이것이 바로 소리를 듣고 병을 진단하는 한의학의 신묘함이다!

질병과 냄새

이어서 문진聞診 가운데 냄새를 맡아 병을 진단하는 법을 설명한다. 질병으로 인해 발생하는 이상한 냄새는 두 방면에서 나타난다. 하나는 병을 앓는 몸 자체에서 비정상적인 냄새가 나는 것이고, 또 하나는 배설물에서 비정상적인 냄새가 나는 것인데,

대개는 환자에게 자세히 물어봐야 상세히 파악할 수 있다. 몸 자체에서 나는 비정상적인 냄새로는 구취口臭와 한취汗臭, 호취狐臭(암내), 신취身臭, 비취鼻臭 등이 있다.

구취口臭

정상인은 말을 할 때 입에서 아무 냄새도 나지 않지만, 구강이나 소화계통에 질병이 발생했을 때는 구취를 풍긴다. 구강 질환으로 인한 구취는 대개 구강 안의 부패물질 때문에 발생하는데, 충치·구강불결·구강궤양·악성종양惡性腫瘍 등으로 인한 구취가 여기에 속한다. 소화계통 질환으로 인한 구취는 대부분 소화불량으로 음식물이 체내에서 발효되어 시큼하고 역겨운 냄새가 식도를 거쳐 구강으로 발산되는 것이다. 소화계통 질환으로 인한 구취는 트림을 할 때 더욱 심하다.

한취汗臭

땀 분비가 과다하면 한취가 나게 된다. 발열환자에게서 한취가 난다면 몸에 땀이 많이 난다는 뜻이다. 이는 진단과 약 처방에 근거를 제공한다.

호취狐臭

땀샘의 분비가 지나치게 왕성함을 나타낸다.

신취身臭

환자의 몸에서 썩은 냄새가 나는 것은 환자의 체표體表에 생긴 궤양이나 종창이 썩어 문드러졌음을 나타낸다.

비취鼻臭

코에서 냄새가 나고 탁한 콧물이 그치지 않는 것은 비강이나 부비강에 염증이 있음을 나타내며, 이를 '비연鼻淵'이라고도 한다.

배설물의 비정상적인 냄새는 주로 대소변과 가래, 그리고 여성의 대하帶下 냄새의 변화를 가리킨다. 예를 들어, 뱉은 가래가 탁하고 진하며 덩어리지고 농혈膿血이 섞여 있으며 비린내가 심한 경우는 대개 폐농양肺膿瘍을 나타내는데, 이를 '폐옹肺癰'이라 한다.

정상적인 대변에 비해 냄새가 지독하고 더러운 경우는 대개 내열內熱이 있음을 나타내고, 대변에서 비린내가 나는 경우는 대개 내한內寒이 있음을 나타내며, 시큼한 냄새가 나는 경우는 체내에 소화가 되지 않은 음식물이 있음을 나타낸다.

소변이 황적색으로 탁하고 냄새가 심한 경우 또한 내열內熱이 있음을 나타낸다. 여성의 대하에서 악취가 나는 경우는 대개 내열이 있을 때고, 비린내가 나는 경우는 대개 내한이 있을 때다.

배설물의 비정상적인 냄새로부터 하나의 속성을 발견할 수 있다. 배설물의 냄새가 더럽고 지독할 때는 대개 내열이 있는 경우고, 냄새가 없거나 비린내가 날 때는 대개 내한이 있는 경우임을 알 수 있다. 이는 음식물이 더울 때는 쉽게 부패해 악취를 풍기고 추울 때는 상대적으로 긴 시간 동안 보존된다는 이치를 생각하면 이해가 빠르겠다. 따라서 체내에 열熱이 있을 때는 물질이 산화해 분해되는 과정이 가속화되고 부패균의 번식도 증가해 배설물에서 시큼한 썩은 내가 나고, 체내에 한寒이 있을 때는 물질이 산화해 분해되는 속도가 느려져 배설물 또한 냄새가 없거나 비린내가 나게 되는 것이다. 배설물의 이런 특성은 임상에서 질병의 한열 성질을 감별하는 중요한 근거가 된다.

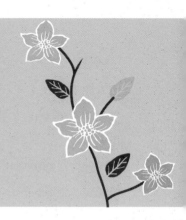

13

문진 問診

문진問診의 중요성

　인체의 주관적인 감각은 질병을 가장 본질적이고 직접적으로 반영한다고 할 수 있다. 예컨대, 같은 위통胃痛을 한 사람은 냉통冷痛이라 표현하고, 다른 한 사람은 불에 타는 듯한 통증이라고 했다면 이 두 위통의 성질은 같은 것일까? 두 환자를 검사해보면 결과는 아마 둘 다 표재성表在性 위염으로 나올 것이다. 장비에 의한 검사는 인체가 발병인자의 작용으로 나타내는 결과만 보여줄 뿐이다. 따라서 이 결과를 근거로 다시 질병의 본질을 분석하고 판단할 필요가 있다. 만약 이 결과를 질병의 본질로 여긴다면, 질병에 대한 치료 역시 굽은 길을 에둘러 가는 꼴이 될 것이다.

　동상과 화상 모두 인체조직에 염증을 일으킨다. 이 두 상황에 모두 항염抗炎의 방법으로 치료한다면 의심할 여지없이 효과가 좋지 않을 것이다. 염증은 결코 동상이나 화상의 본질이 아니고, 각종 발병인자가 인체에 작용해 나타난 결과기 때문이다. 그렇다면 어떻게 질병의 본질과 관련된 정보를 얻을 수 있을까? 그것은 바로 환자의 주관적인 감각을 통해서다. 하지만 환자의 주관적인 느낌에 대해서는 상세하고 목적이 뚜렷한 질문으로만 알아낼 수 있다. 그러므로 문진問診은 질병의 진단과 치료과정에서 매우 중요한 작용을 하며, 의사가 질병의 근원을 탐구할 때 사용할 수 있는 가장 강력한 무기다.

244

십문가十問歌

　질병의 근원 탐구에 대한 문진問診의 중요성은 대체가 불가능하기에, 한의학의 역대 의가들은 모두 문진의 운용을 매우 중시했다. 명대明代의 명의 장경악張景岳은 선배들의 문진 경험을 모두 모으고 그 내용을 귀납적으로 해석해 '십문가十問歌'를 지었다. 뒷사람들은 또 이 '십문가'를 기초로 수정과 보충을 더해 문진할 때 참고할 기준을 만들었으니 수정된 '십문가'는 다음과 같다.

첫째 한열을 묻고, 둘째 땀을 묻는다.
셋째 몸과 머리를 묻고, 넷째 변을 묻는다.
다섯째 음식을 묻고, 여섯째 가슴이 답답한지 묻는다.
일곱째 귀가 잘 들리는지 묻고, 여덟째 목마른지 물어야 한다.
아홉째 오랜 병이 있는지 묻고, 열째 원인을 묻는다.
여기에 겸해 먹는 약과 인체의 변화를 참고한다.
여자에게는 반드시 월경을 물어야 하는데,
월경의 빠르고 늦음, 폐경과 하혈을 모두 살펴야 한다.
소아의 병에 대해 한 마디 덧붙이자면,
천연두와 홍역을 모두 살펴야 한다.
一問寒熱二問汗, 三問頭身四問便,
五問飮食六問胸, 七聾八渴俱當辨,
九問舊病十問因, 再兼服藥參機變,
婦女尤必問經期, 遲速閉崩皆可見,
再添片語告兒科, 天花麻疹全占驗.

'십문가'는 간결하나 문진의 내용을 거의 다 포괄하고 있다. 다만 우리가 실제 활용할 때는 질병의 특성을 바탕으로 목적과 방향성을 가지고 물어야 한다. 꼭 십문가대로 문진을 해야 하는 것은 아니다. 이제 십문가의 주요 부분을 선택해 한의학 문진의 오묘함과 요점을 음미해보자.

물음의 내용과 의미

한열寒熱을 물음

'한열寒熱을 묻는다' 함은 질병상태에서 환자에게 차고 뜨거운 감각이 있는지 묻는다는 말이다. 환자의 한열 감각을 통해 질병의 성질이 한증寒症인지 열증熱症인지 확정할 수 있다. 사람은 항온동물이기 때문에 체온을 일정하게 유지하기 위해서는 열을 생산하고 발산하는 두 계통의 협조 작용이 있어야 한다. 질병이 이 체온조절계통에 영향을 미치면(외부의 한열자극 혹은 체내의 물질손상 등으로) 춥거나 더운 증상이 생긴다.

이 한열증상이 나타내는 다른 특성을 통해 체온조절계통이 균형을 잃은 원인과 근원을 판단하고 질병을 치료할 수 있다. 일반적으로 질병상태에서 느끼는 한열감각에는 오한발열惡寒發熱, 단한불열但寒不熱, 단열불한但熱不寒 및 한열왕래寒熱往來 네 가지가 있다. 아래에서 이 네 가지 한열의 증상과 의미를 상세히 이해해보자.

오한발열惡寒發熱

추위를 타는데 옷을 많이 껴입고 이불을 많이 덮고 불을 쬐거나 실내의 온도를 높여도 한랭감을 완화시킬 수 없는 감각을 '오한惡寒'이라 한다. 오한은 대개 발열과 같이 나타나며, 열이 심할수록 뚜렷하고 추워서 벌벌 떨기까지 하므로 보통 두 말을 합쳐 오한발열이라 한다. 서양의학에서 말하는 대다수 세균과 바이러스로 인한 질병에서 모두 이런 오한발열 증상을 볼 수 있다.

그렇다면 왜 세균과 바이러스 등의 사기邪氣가 인체에 침입하면 오한발열 증상이 나타날까? 여기서 또 한 번 기氣를 언급할 필요가 있다. 기에는 인체를 보호하고, 모공을 여닫으며, 몸을 덥히는 작용이 있다. 외사外邪가 인체에 침입하려면 먼저 기와 한바탕 대결을 펼쳐야 하는 바, 정기正氣가 왕성할 때라면 사기邪氣가 인체에 영향을 미치지 못하므로 병이 생기지 않는다. 하지만 정기가 훼손되거나 몇몇 특정한 상황(예컨대 감기)에서는 인체를 보호하는 기의 작용이 약해지게 된다. 이때 사기는 정기가 허한 틈을 타 인체에 침입해서 정기와의 '투쟁'을 벌이게 된다. 이 투쟁 과정에서 몸을 덥히고 땀구멍을 여닫는 기의 작용이 방해를 받아 기표肌表의 땀샘이 닫히게 되므로 오한이 발생한다. 정기와 침입한 사기가 투쟁을 벌이면 열이 나는데, 이것이 발열을 야기한다.

현대의학에서는 감염성 발열의 발생 기전機轉을 주로 두 가지 요인으로 설명한다. 하나는 인체에 침입한 미생물이 백혈구에게 잡아먹히면서 내독소內毒素[1]를 방출하는데, 이 내독소가 체온조절중추의 변화를 야기해 발열을 유발한다는 것이다. 또 하나는 백혈구가 탐식작용貪食作用(세균을 잡아먹는 작용)을 다한 후 죽어서 분해될 때 열을 발생해 발열을 야기한다는 것이다. 두 가지 요소를 종합해 다시 한의학적으로 해석해보면 의외로 잘 들어맞는데, 한의학에서 말하는 정기와 사기의 투쟁이 바로 이 두 요소의 이미지를 묘사한 것이다.

오한발열이 나타난다는 것은 사실 정기가 아직 비교적 왕성해 사기가 인체의 표층表層에서 정기의 완강한 저항에 부딪혔음을 알려주는 것이므로, 오한발열의 증상이 나타나는 질병을 '표증表證'이라 한다. 표증에 나타나는 오한과 발열의 경중에 따라 오한이 가볍고 발열이 심한 질병을 표열증表熱證이라 하고, 오한이 심하고 발열이 경미한 질병을 표한증表寒證이라 한다.

---

1) 내독소(內毒素) : 세균 속에 들어 있어 밖으로 분비되지 않는 독소. 세균이 죽어서 그 세포가 파괴될 때 외부로 나타난다.

단한불열但寒不熱

'단但'은 고문에서 '다만, 단지'의 뜻이다. 따라서 단한불열但寒不熱은 환자에게 한랭의 감각만 있고 발열의 감각은 없는 증상을 가리킨다. 이런 한寒을 '외한畏寒'이라 한다. 외한畏寒으로 느끼는 한랭감은 옷을 껴입고 이불을 뒤집어쓰고 불을 쬐는 등 온기를 받는 방법으로 개선된다는 점에서 오한과 근본적으로 구별된다.

단한불열은 대개 두 가지 상황으로 나타난다. 하나는 외부의 한사寒邪가 인체에 침범해 복부·관절·사지의 냉통冷痛을 일으키는 것인데, 냉통은 온찜질이나 기타 따뜻하게 하는 방법으로 완화 또는 경감시킬 수 있다. 이런 냉통은 한사로 인해 인체 국부의 기혈이 응체돼 생긴다. 이때의 인체는 결코 물질적으로 쇠약해진 것이 아니므로, 이런 한증을 '실한증實寒證'이라 한다.

또 하나는 인체 자체의 양기陽氣가 훼손돼 몸을 덥힐 수 없을 때 나타나는, 추위를 타고 복부가 살살 아프며 사지가 차고 따뜻한 것을 찾는 증상을 말한다. 이런 한증은 몸 자체의 양기가 훼손돼 온후溫煦하는 기능이 쇠퇴한 것이므로, 이를 '허한증虛寒證'이라 한다.

실한증과 허한증 모두 냉통감冷痛感을 유발하고, 열기를 취하면 통증이 경감되는 특징이 있다. 그렇다면 어떻게 이 둘을 구별할까? 한의학에서는 두 가지 방법을 제시한다.

첫째, 동통의 성질로 구별한다. 실한증에서 나타나는 동통은 기혈이 한사를 감수한 후 응체되어 일어나는 것이므로 대개 동통이 격렬한데다 만지면 아프다. 이에 반해 허한증에서 나타나는 냉통은 체내 양기의 온후작용이 쇠퇴해 일어난 것이기 때문에 대개 통증이 은근하고, 부드럽게 주무르면 편안해지는 특징이 있다. 이것이 실한증과 허한증에서 나타나는 동통의 성질에 따른 구별법이다. 이 차이는 모든 실증 동통과 허증 동통을 감별하는 요점이라 할 수 있다.

둘째, 전신 증상의 차이로 구별한다. 실한증은 한기가 인체의 국부에 침입해 야기된 질병이므로 한기가 침입한 국부의 냉통 이외에는 대개 전신 증상이 없다. 하지만 허한증은 온후溫煦와 추동推動 기능을 하는 양기가 훼손돼 일어나는 질병으로, 추위를 타는 증상 외에도 각종 장부기능의 쇠퇴 증상이 나타난다. 나른하고 무기력하며, 정신이 흐릿하고, 대변이 묽고 심하게 설사하며, 유정遺精[2]과 위구불개胃口不開[3] 등의 증상이 그것이다.

단열불한但熱不寒

단열불한但熱不寒은 단한불열但寒不熱과 정반대로, 발열은 있지만 추위는 타지 않는 것을 가리킨다. 발열의 정도와 증상에 따라 장열壯熱, 미열微熱, 조열潮熱 세 가지로 구분한다.

① 장열壯熱은 곧 고열高熱(체온이 계속 39℃ 이상)이라는 의미로, 대개 외부의 사열邪熱이 장부 깊이 들어와 발생한다. 고열 이외에 얼굴이 붉어지고, 두통으로 머리가 깨질 듯하고, 목이 타 찬물을 찾고, 땀을 심하게 흘리는 등의 증상이 주로 나타난다.

② 미열微熱은 정도가 비교적 약한 발열(체온이 37~38℃ 사이를 유지)을 가리킨다. 이런 열증熱證은 대개 기본물질의 훼손으로 인한 체내 생산열과 발산열의 불균형으로 일어난다. 주로 보이는 것으로는 기허발열氣虛發熱과 음허발열陰虛發熱, 진상발열津傷發熱이 있다.

기허발열氣虛發熱은 체내 원기元氣의 소모로 인한 땀구멍 개폐 기능의 실조로 초래된 낮은 열이다. 대개 식은땀이 나고 무기력하며 소화가 잘 안 되는 등 원기를 소모해 발생하는 다른 증상과 같이 나타난다. 과로는 원기의 소모를 가중시키므로 기허발열은 과로 후에 가중된다.

음허발열陰虛發熱은 원음이 소모되거나 원음과 원양 사이 제약평형의 관계가 깨지면서 원양이 상대적으로 왕성해 일어나는 약한 열이다. 음허발열은 주로 오후나 야

---

2) 유정(遺精) : 성교를 하지 않음에도 정액이 저절로 흘러나오는 것을 말한다. 정액은 신(腎)에 저장되고 심(心)이 주관하므로, 대개 무절제한 성교와 지나친 근심 걱정으로 인해 심신이 손상되면 발생한다.
3) 위구불개(胃口不開) : 위구(胃口), 즉 분문(賁門)은 상부가 식도와 이어진다. 이곳이 막혀 열리지 않으면 섭취한 음식물이 위로 들어가 소화되지 못한다.

간에 비교적 규칙적으로 나타나는데, 마치 조수의 밀물과 썰물 같아서 '조열潮熱'이라고도 한다. 음허발열에서 나타나는 이런 조열潮熱 현상을 설명하기 위해서는 양기의 운동규칙을 알아야 한다. 먼저 자연계의 '양기陽氣'에는 어떤 변화규칙이 있는지 살펴보자. 태양은 자연계 양기의 근원인데, 매일 아침에 떠올라 밤에 지는 변화규칙을 따른다. 이로 인해 자연계의 양기에는 아침에 피어올라 낮에 왕성하고 저녁에 숨는 변화규칙이 존재한다.

지구 만물은 모두 자연계 양기의 변화에 따라 생장하고 번식하는데, 사람도 예외가 아니다. 사람이 자연에 적응하려면 인체 내의 양기도 자연계의 양기 변화에 따라야 한다. 아침에 잠에서 깨면 인체의 양기는 신腎(양기를 저장하는 곳)에서 나와 사지백해四肢百骸와 오장육부를 주유하며 인체가 각종 활동을 할 수 있도록 에너지를 제공하는데, 이 양기는 낮에 가장 왕성하다. 오후가 되면 양기는 다시 점차 수렴되고, 밤이 되면 신腎으로 되돌아가 인체의 기관과 장부가 점진적으로 휴식상태에 들어가게 되니, 이로써 수면에 들어간다. 양기의 운동변화 규칙으로부터 오후와 야간은 양기가 수렴되기 시작해 점차 신腎으로 돌아가는 시간임을 알 수 있다.

정상적인 상황에서 신腎이 저장하는 원양과 원음은 서로 제약하고 평형을 이루는데, 이런 상태가 돼야만 인체 내부에 '불온불화不溫不火'의 환경이 만들어져 정상적인 체온을 유지한다. 하지만 원음이 소모되면, 원양이 신腎으로 되돌아갈 때 원음과 원양 사이의 한열평형寒熱平衡이 깨져 발열이 나타난다. 이것이 바로 음허발열이 주로 오후나 야간에 조열潮熱로 나타나는 원인이다. 이 발열은 생산열 과다로 발생한 것이 아니다. 따라서 대개 열이 심하지 않거나 환자가 겨우 발열을 느낄 정도고, 체온도 높이 올라가지 않는다. 이것 역시 음허발열의 주요 특징 가운데 하나다.

기허氣虛와 음허陰虛 이외에도 저열을 야기하는 상황이 있으니, 진상발열津傷發熱이다. 이런 상황은 열병 막바지에 흔히 보이는데, 사열이 진액을 손상시켰거나 심한 땀이나 구토, 설사 등으로 진액이 대량으로 유실된 결과다. 이런 진상발열은 진액손상으로 유발된 것이어서 대개 구건설조口乾舌燥와 기부건조肌膚乾燥 등과 같이 조직이 윤택을 잃는 증상을 동반한다.

③ 음허발열陰虛發熱을 설명하면서 조열潮熱의 뜻을 언급했다. 그것은 환자가 특정 시간에 발열이 나타나거나 열이 심해지는 현상을 가리키는데, 마치 조수의 밀물과 썰물처럼 규칙성을 띤다. 앞에서 설명한 음허조열陰虛潮熱 외에 자주 볼 수 있는 것은 양명조열陽明潮熱과 습온조열濕溫潮熱이다.

양명조열은 사열이 장腸에 쌓여 일어나는 발열로, 경락학설에 따르면 대장이 양명경陽明經에 속하기 때문에 양명조열이라 부른다. 이런 조열은 주로 오후 3~5시에 나타나는데, 한의학에서는 바로 오후 3~5시 사이가 양기가 체내를 운행하다가 양명경에 도달하는 시간이라고 생각한다. 양기와 사열이 합쳐지면 발열을 야기하거나 발열을 더욱 심화시키는데다가, 대장에 사열이 있기 때문에 대변을 딱딱하게 만들어 속이 더부룩하고 변비가 생기게 된다. 이런 이유로 양명조열은 '양명부실증陽明腑實證'이라고도 불린다.

습온조열은 습濕과 열熱 두 사기가 함께 침입해 일어나는 발열이다. 이런 조열은 주로 오후에 나타나는데, 피부를 처음 만졌을 때는 열감을 느낄 수 없다가 계속 접촉하고 있으면 점차 뜨거워지는 열감을 느끼게 되는 특성이 있다. 이런 열상熱象을 '신열불양身熱不揚'이라 한다. 습사에는 끈적거리고 무겁고 탁한 특성이 있기 때문에, 열사와 습사가 함께 침입했을 때는 열사가 습사에 싸여 견제를 받게 된다. 이렇게 열이 외부로 전달되는 데 지장을 받기 때문에 신열불양身熱不揚한 열상이 생기는 것이다. 이런 열상은 오후에 가중된다. 정오는 인체의 양기가 가장 왕성한 때로, 이때 양기가 사열과 합쳐지면 체내의 열량은 최고점까지 도달한다. 하지만 습사의 끈끈하게 정체시키는 작용 때문에 바로 발산되지 않고 오후가 돼서야 느끼게 되는 것이다.

습온조열濕溫潮熱과 음허조열陰虛潮熱은 모두 오후에 발생하는데, 어떻게 구분할 수 있을까? 습온조열은 습열이 쌓여 발생하며, 습열이 쌓이면 대개 혀에 누렇고 끈적이는 설태가 낀다. 음허조열은 원음이 소모되어 발생하며, 음허일 경우 대개 혀가 붉고 설태가 적다. 이렇게 혀에 나타나는 설태의 차이로 습온조열과 음허조열을 구분할 수 있다.

④ 한열왕래寒熱往來는 오한과 발열이 교대로 발작하는 것을 가리킨다. 오한이 날 때는 발열이 없다가 오한이 끝나면 이어서 발열이 생기고, 발열이 있을 때는 오한이 나지 않는다. 이것이 한열왕래와 오한발열의 차이다. 한열왕래는 학질瘧疾과 소양병 少陽病에서 주로 보인다. 학질은 학질원충瘧疾原蟲이 일으키는 질병으로, 학질원충이 체내에서 번식해 인체의 적혈구를 파괴하면 한열왕래 증상이 생긴다.

대개 발작할 때는 먼저 추위에 벌벌 떨지만 이불을 여러 장 덮어도 완화시킬 수 없 다. 그런 다음 이어서 발열하는데 얼음물에 들어가고 싶을 정도까지 열이 오른다. 이 런 한열발작은 일정한 규칙이 있어, 하루 한번 발작하기도 하고 2~3일에 한번 발작 하기도 한다. 격렬한 두통과 갈증, 다한多汗 등의 증상을 동반하는 경우가 많다.

학질 외에 소양병도 한열왕래의 증상을 유발한다. 소양병이란 개념은 한대漢代의 명의 장중경張仲景이 저술한《상한론傷寒論》에서 나왔다.

"소양에 병이 나면 입이 쓰고 목구멍이 마르며 눈이 침침해진다(少陽之爲病, 口苦, 咽乾, 目眩也)."

소양병의 발생 기전機轉은 무엇일까? 먼저 소양少陽이 무엇인지 알아보자. 소양은 인체 부위를 층차로 구분한 개념 가운데 하나다. 한의학은 인체를 음양 두 부분으로 나누었으니, 인체의 배부背部 및 사지의 바깥쪽은 양陽에 속하고, 복부 및 사지의 안 쪽은 음陰에 속한다. 양부陽部는 주로 외부의 사기를 막아내는 주요 부위고, 음부陰部 는 장부가 일하는 중요한 장소다. 그 가운데 양부는 바깥에서 안으로 세 층으로 나눌 수 있는데, 한의학에서는 가장 바깥에 있는 층을 '태양太陽'이라 하고, 가장 안에 있는 층을 '양명陽明'이라 하며, 태양과 양명 사이에 낀 중간층을 '소양少陽'이라 한다. 소양 병은 바로 사기가 소양층에 침입해 발생한 질병이다.

앞에서 말했지만, 사기邪氣가 침입했을 때 정기正氣가 왕성하면 대개 기표肌表(태양층太陽層)에서 투쟁해 오한발열 증상이 나타난다. 만약 정기가 쇠약해졌다면 태양층에서 효과적으로 대항해 싸울 수 없기 때문에 사기가 소양까지 침입한다. 사기가 침입한 후에는 정기가 태양으로 나갈 수 없고, 기부肌膚는 양기의 온후를 얻을 수 없기 때문에 오한이 나타난다. 그러나 이때 정기가 외사에 저항할 수 없을 정도로 쇠약해지지 않았다면, 정기는 조금씩 힘을 축적해 사기의 침입에 대항한다. 정기가 어느 정도 축적돼 사기에 필적할 때가 되면 둘 사이에 또 다시 투쟁이 발생하고, 이때 발열이 나타나지만 정기와 사기 양쪽 모두 상대를 격파할 수 없기 때문에 소양병의 한열왕래가 발생한다.

이런 한열왕래는 정기와 사기 양쪽의 역량 및 교전 상황에 따라 결정되기 때문에 정해진 주기 없이 수시로 발생한다. 소양은 또 담경膽經이 분포하는 곳이기 때문에 사기가 소양에 침입하면 한열왕래 외에도 입이 쓰고, 목구멍이 마르며, 눈이 침침한 등의 담부膽腑가 기능을 실조한 증상도 나타난다.

땀을 물음

땀은 땀샘이 분비하는 체액으로, 한의학에서는 땀의 형성을 '양이 음에 더해진[陽加於陰]' 결과로 본다. 다시 말해, 땀은 양기가 체내의 진액에 열을 가해 땀구멍으로 배출시킨 결과라는 뜻이다. 그러므로 땀에 대해 물으면 피부 땀구멍의 개폐 기능과 양기와 진액의 과부족 상황을 이해할 수 있기 때문에 질병의 본질을 더욱 잘 판단할 수 있다.

예컨대 두 환자가 오한발열의 증상을 보이는데, 그 중 한 명은 땀이 나고 다른 한 명은 땀이 나지 않는다고 하자. 땀이 나는 상황의 차이는 우리에게 무엇을 알려줄 수 있을까? 장중경의 《상한론傷寒論》에서는 땀이 나는 유형을 '태양중풍증太陽中風證'이라 하고 땀이 나지 않는 것을 '태양상한증太陽傷寒證'이라 했는데, 이 말은 무슨 뜻일까?

태양太陽은 조금 전에 밝혔듯이, 인체 가장 바깥층의 방어선을 가리킨다. 여기서의 중풍中風과 상한傷寒은 현대 서양의학에서 말하는 중풍과 상한의 의미가 아니고, 풍사風邪에 의한 손상과 한사寒邪에 의한 손상을 의미한다. 이것은 오한발열에 땀이 나는 것은 풍사가 인체를 침범한 결과고, 오한발열에 땀이 안 나는 것은 한사가 인체를 침범한 결과임을 알려준다.

왜 풍사에는 땀이 나고, 한사에는 땀이 나지 않을까? 풍사의 특성은 배출이고, 한사의 특성은 수축과 응고다. 풍사는 배출하는 것이라 땀구멍이 열리게 하기 때문에 땀이 나고, 한사는 수축하는 것이라 땀구멍이 닫히게 하기 때문에 땀이 나지 않는다. 같은 오한발열 증상인데도 땀이 나고 안 나고를 통해 완전히 다른 질병의 본질을 알 수 있다. 만약 문진問診의 도움을 받지 않는다면 어떻게 이런 귀중한 정보를 얻을 수 있을 것인가?

이번에는 자한自汗과 도한盜汗 두 가지 비정상적인 한출汗出 상황을 살펴보자. 이 두 가지 비정상적인 한출汗出을 통하여 양기와 음액의 성쇠 상황을 판단할 수 있다. 자한自汗은 바로 환자가 늘 땀을 흘리는데 자연스럽게 멈추지 않는 것이다. 활동 후나 노동으로 지친 후에는 땀이 더 심해 옷이 흠뻑 젖을 정도로 흘리는 병증이다. 이렇게 비정상적으로 땀을 흘리는 것을 '자한'이라 한다. 자한은 양기허약으로 땀구멍을 고섭固攝하지 못해 진액이 저절로 흘러나와 일어난다.

도한盜汗은 환자가 잠잘 때 땀이 나고 깨면 땀이 멈추는 것인데, 사람이 잠든 후에 도둑이 들어와 물건을 훔치는 것과 같다고 해서 '도한'이라 한다. 일반적인 한의서에서는 도한을 음허의 특징으로 간주하는데, 사실 도한에는 음허와 양허의 구별이 있다. 음허도한陰虛盜汗은 초저녁부터 심야까지 많이 발생하고, 땀이 나기 전에는 대개 조열潮熱이 일면서 가슴이 답답하며, 열이 내린 후 땀이 난다. 양허도한陽虛盜汗은 심야 이후 혹은 새벽에 많이 나타나는데, 대개 식은땀을 흥건히 흘리고 손발과 사지가 차다.

두통을 물음

머리는 경락經絡이 가장 밀집한 곳으로, 여러 경락이 머리의 각기 다른 부위에 분포하고 있다. 그러므로 두통이 있는 부위를 살펴 사기邪氣가 어느 경락에 침입했는지 알 수 있다. 또 경락과 장부는 직접적으로 관련되기 때문에 두통이 있는 부위를 근거로 질병의 영향을 받는 장부를 설명할 수도 있다.

머리의 이마 및 미릉골眉棱骨은 족양명위경足陽明胃經이 지나는 통로다. 만약 이 부분에 통증이 나타나면 사기가 양명경 혹은 위胃에 있는 것이다. 머리의 양옆 태양혈太陽穴 자리는 족소양담경足少陽膽經이 지나는 통로다. 만약 여기에 통증이 나타나면 사기가 소양경 혹은 담膽에 있는 것이다. 머리 뒤의 목덜미 부위는 족태양방광경足太陽膀胱經이 지나는 통로다. 만약 이 부분에 통증이 나타나면 사기가 태양경 혹은 방광膀胱에 있는 것이다. 머리의 꼭대기는 족궐음간경足厥陰肝經이 지나는 통로다. 여기 통증이 나타나면 사기가 궐음경 혹은 간肝에 있는 것이다. 치아 부위는 족소음신경足少陰腎經이 지나는 통로다. 그러므로 두통이 치아에 미친다면 사기가 소음경 혹은 신腎에 있는 것이다. 이 밖에 두통에 설사가 동반되면 사기가 태음경이나 비脾에 있는 것이다.

대변을 물음

음식물이 인체에 들어가면 비위의 소화를 거친 후 그 가운데 정미물질은 소장에서 흡수돼 인체에 영양을 공급하고, 남은 조박물질은 대장을 통해 체외로 배출된다. 대장이 조박물질을 체외로 배출하는 데 필요한 원동력은 기氣에서 제공받는다. 그러므로 대변에 대해 물어보면 비위와 대장, 소장의 기능상태 및 기의 충만 정도를 파악할 수 있다. 아래에서는 자주 볼 수 있는 몇 가지 대변의 이상 상황을 소개한다.

변비便秘

대변이 건조해 잘 풀어지지 않고, 배변 횟수가 줄어 여러 날 대변을 보지 못하고, 복부팽만감으로 불편한 것을 변비便秘라 한다. 변비는 주로 두 가지 요인으로 생긴다. 첫째는 장腸의 연동능력蠕動能力이고, 둘째는 장내 자윤滋潤의 정도다. 장에 대한 기의 추동작용은 조박물질이 체외로 배설되는 동력의 근원이다. 만약 기가 부족하면 장의 연동능력이 떨어지게 돼 조박물질이 장에 너무 오래 머물러 변비가 생긴다. 이런 변비는 대개 피로와 무기력, 신경쇠약, 식욕부진 등 기허氣虛의 증상을 동반한다.

기의 추동작용 외에 외부의 한사寒邪도 장의 연동운동에 영향을 미친다. 한사의 특성이 수축과 응고기 때문에 한사가 대장에 침입하면 장경련을 유발해 조박물질이 순조롭게 배출되지 못하기 때문에 변비가 생긴다. 이런 변비를 '냉비冷秘'라 하는데, 완복냉통脘腹冷痛과 사지불온四肢不溫, 국부희난局部喜暖 등의 증상을 동반한다.

장의 자윤이 부족해도 변비가 생기는데, 장을 자윤하는 원음과 혈, 진액 등의 물질이 감소하면 지나치게 건조해져서 조박물질이 장 속에서 마른 상태로 뭉쳐 체외로 배출되지 않는다. 이런 변비는 노인이나 출혈이 심하거나 진액을 대량으로 잃은 환자에게서 많이 보이며, 입과 혀가 마르고, 가슴이 답답하면서 잠을 이루지 못하고, 목구멍이 건조하여 아프고, 피부가 건조해지는 증상을 동반한다.

설사泄瀉

설사는 변비와 정반대로 대변이 묽어 제 형태를 갖추지 못하거나 물 같이 나오고, 아울러 배변 횟수가 늘어나는 병증이다. 음식이 인체로 들어가면 비위의 운화와 부숙(소화과정), 소장의 분청비탁分淸泌濁(흡수과정)을 거치고, 마지막으로 조박물질이 대장을 거쳐 체외로 배설된다. 이 과정의 어느 한 단계에서라도 장애가 발생하면 대변에 이상이 생긴다.

그 가운데 음식에 대한 비위의 운화와 부숙 기능의 실조가 설사와 가장 밀접한 관계가 있다. 비위의 기능이 쇠퇴하면 정상적으로 음식을 운화할 수 없고, 수분이 대량으로 장에 들어가서 배탈설사를 야기한다. 그러므로 설사가 나타나면 우선 비위 기능의 쇠퇴를 생각해야 한다. 설사한 대변 속에 소화되지 않은 음식물이 섞여있는 것을 완곡불화完穀不化라 하는데, 이런 상황이 나타나는 것은 비의 운화 기능이 쇠약해진 것 외에 신이 저장하는 원양의 부족과도 밀접한 관계가 있다.

어째서 완곡불화完穀不化는 원양의 부족과 관계가 있을까? 옛날 사람들은 이 문제를 설명하기 위해 기막힌 비유를 들었다. 음식이 분해·흡수되려면 우선 위의 부숙과 비의 운화를 거쳐야 하는데, 위가 음식을 부숙하는 것은 쌀을 익혀 밥을 짓는 일과 유사하다. 이 과정에서 위는 밥을 익히는 솥에, 원양은 솥을 가열하는 불에 비유할 수 있다. 원양이라는 화력이 왕성해야 위로 들어간 음식물이 인체가 분해·흡수할 수 있는 물질로 부숙된다. 원양이 쇠약해져 음식을 부숙하지 못하는 것은 불이 없어서 밥을 짓지 못하는 것에 비유할 수 있는데, 바로 여기에서 완곡불화의 현상이 나타나는 것이다. 그러므로 환자가 완곡불화의 현상이 나타났다고 말하면 원양의 쇠약을 고려해야 한다.

또 한 유형의 설사는 정서적인 요인과 관계가 있다. 기분이 좋지 않거나 우울할 때마다 복통설사가 나는데, 설사를 한 후에는 통증이 줄거나 완화되고, 위완창통胃脘脹痛과 함께 식사량이 줄고 식욕이 떨어지는 증상을 동반하는 것을 '통사痛瀉'라 한다. 이런 설사는 간이 지닌 소설疏泄 기능의 실조와 관련이 있다. 앞에서 이미 설명했듯이, 간은 목木에 속하고 주요 기능은 소설로, 곧 전신의 기혈 및 정지情志를 후련하게 하는 작용을 한다. 만약 정지가 억울抑鬱되면 간의 소설 기능에 장애를 일으키는데, 이런 상황을 '간기울결肝氣鬱結'이라 한다.

기가 간에 울결하면 간은 자신의 소설하는 기능을 발휘할 방법이 없어 답답함을 느끼게 되는데, 기를 분출할 곳을 물색하다가 결국 비를 찾게 된다. 이것은 간은 목木에 속하고 비는 토土에 속하는데, 목木은 능히 토土를 극克하기 때문에 간은 비를 극제克制하는 장기가 된다. 따라서 간기肝氣가 울결되면 간은 비에게 이것을 분출하려고 하니, 결과적으로 비의 운화와 대장의 전도 기능이 실조돼 '통사痛瀉'가 일어난다. 설사를 한 후에는 울결된 기가 잠시 소통되기 때문에 증상이 완화되거나 경감되는 것이다.

음식의 기호를 물음

비脾와 위胃는 음식을 소화시키는 주요 기관이기 때문에 환자의 음식기호를 물어보면 비위의 기능 상황과 질병의 한열한 성질을 파악할 수 있다. 예컨대 식욕이 지나치게 왕성하고 식사 후 오래되지 않아 배고픔을 느끼며, 식사량이 많은데도 몸이 여

치험례 25

복통설사 치료

40대 여성 환자로, 한번은 사소한 일로 가슴이 답답했는데 그 뒤로 이상한 병이 생겼다고 한다. 밥만 먹으면 복통설사가 나고 설사를 하면 통증이 가라앉고, 음식을 먹지 않으면 정상인과 마찬가지로 아무런 불편이 없었다. 초음파와 위내시경 등 각종 검사를 다 해봤지만 어떤 이상도 발견할 수 없었고, 이런 증상이 보름이나 계속됐다. 이 환자를 몇 번 치료한 적이 있는데 매번 결과가 좋았기 때문에 이번에도 자신의 이상한 증상을 치료해달라고 부탁했다. 전화로 부탁을 해온 터라 설태와 맥상脈象 등 참고할 자료가 없었기 때문에 이 병의 본질을 100퍼센트 파악했다고는 할 수 없지만, 환자의 몸이 여위고 약하며 비위脾胃의 기능 자체도 왕성하지 못하기 때문에, 이번에 가슴이 답답했던 것이 간기내울肝氣內鬱과 극범비토克犯脾土를 야기한 것이 아닌가 생각했다. 이런 이유로 밥을 먹으면 복통설사가 나는 것이라고 보았다. 따라서 소간해울疏肝解鬱과 건비실비健脾實脾하는 처방을 내렸다.

> 초백출炒白朮 30g, 백작약白芍藥 15g, 방풍防風 3g, 진피陳皮 · 부자附子 · 건강乾薑 · 감초甘草 각 6g, 복령茯苓 12g

3일 후 환자에게서 전화가 왔다.

"처방이 아주 신통하네요. 한 첩을 먹고 나니 밥을 먹어도 배가 아프지 않았고, 세 첩을 먹었더니 완전히 좋아졌어요."

이번 치료사례는 온전히 문진問診에 의지한 것이었다. 문진을 통해 얻은 자료는 상당히 정확히 질병의 특성과 본질을 알려주기 때문에 질병을 진단하고 치료하는 가장 좋은 근거가 된다.

원다면 이것은 대개 비위의 기능이 항진한 증상으로, 대부분 위화胃火에 속한다. 식욕이 좋지 않아 음식 생각이 없고 뱃속이 답답하다면, 이것은 대개 비위 기능이 부족한 증상이다.

이 밖에 특별히 좋아하는 음식도 질병의 성질을 반영할 수 있다. 같은 갈증인데도 따뜻한 물을 좋아한다면 체내에 한기가 있다는 증거고, 찬물을 좋아한다면 몸에 열이 있다는 증거다. 목이 마른데 물을 입 안에 머금기만 하고 목으로 넘기지 않으려 한다면 대개 체내에 어혈이 있는 것이다.

또 사람이 특정 음식을 싫어하는 것도 질병을 감별하는 좋은 수단이다. 혐오감은 사람의 주관적인 정서인데, 특정한 것을 싫어하는 것은 확실히 이것이 몸에 손상이나 손해를 초래한 적이 있어서 몸이 그것에 대해 혐오감을 보이는 것이다. 어떤 것을 많이 먹어서 위가 불편해지면, 다음에 그것을 봤을 때 혐오감이 들게 된다. 질병도 마찬가지다. 어떤 사기나 물질이 인체에 악영향을 미쳐 병이 생겼다면, 인체에서는 이런 사기나 물질에 대해 싫은 느낌이 생긴다. 한사가 사람을 상하게 하면 오한이, 풍사가 사람을 상하게 하면 오풍惡風이, 열사가 사람을 상하게 하면 오열惡熱이 생긴다. 음식에 대해 혐오감을 나타내는 것은 대개 상식傷食의 표현이다. 인체의 이런 특성을 이용해 환자가 싫어하는 특정한 음식이 있는지를 물어 질병의 원인을 알아낼 수 있다.

이명耳鳴을 물음

귓속에서 매미소리나 천둥소리 같은 것이 나는 느낌을 이명耳鳴이라 한다. 이명은 허실虛實의 구분이 있는데, 허증이명虛證耳鳴은 간과 신의 정기가 손상돼 일어나는 것이고, 실증이명實證耳鳴은 간담의 화火가 왕성해 일어나는 것이다. 현대 한의이비인후과의 창시자인 건조망乾祖望 교수는 이명의 허증과 실증을 감별하는 좋은 방법을 제시했다. 그것은 이명 환자가 외부 소음의 방해를 받을 때 어떤 반응을 보이는지를 살펴 이명의 허실을 확정하는 것이다.

외부의 소음으로 이명이 가중되고 심지어 답답함과 불안한 증세를 나타낸다면 대개 실증이명이고, 이명이 외부의 소음에 묻혀 감소하거나 심지어 사라진다면 허증이명으로 판단한다. 만약 뚜렷한 변화가 없다면 다른 방법으로 그 허실을 판단해야 한다.

구미口味를 물음

구미口味[4]는 환자가 입안에서 느끼는 이상미각異常味覺이다. 비脾는 입에 공규孔竅를 열고, 간담肝膽은 목木에 속하여 비토脾土를 억제할 수 있다. 신腎은 수水에 속하며, 비토의 제약을 받는다. 위와 비는 모두 토土에 속하고, 또 경락을 통해 표리 관계를 이룬다. 그러므로 입에 나타나는 이상미각은 대개 비·위·간·담·신의 기능 상황과 관련이 있다. 자주 보이는 이상미각은 다음과 같다.

구담핍미口淡乏味

비위의 기능이 저하됐을 때 나타나는 증상이다. 식사량이 감소하고, 속이 더부룩하며, 묽은 대변을 보는 증상을 자주 동반한다.

구첨口甛 또는 구니口膩

비의 운화부족運化不足과 수습내정水濕內停의 증상이다.

구중범산口中泛酸

간목肝木이 위토胃土를 침범하거나, 혹은 위 자체의 기능실조로 위가 자신의 통강通降 기능을 충분히 할 수 없어 위산이 역류하면서 구중범산口中泛酸을 일으킨다.

구고口苦

열병이나 담화항성膽火亢盛의 표현이다. 한의학에서는 산酸·감甘·고苦·함鹹·신

---

4) '구미(口味)'의 사전적인 의미는 '맛 또는 입맛'이지만 '이상미각(異常味覺)'과 연관 짓기 어려워 원문 그대로 '구미(口味)'로 적는다.

辛 다섯 가지 맛도 자신의 오행 속성에 따라 구별된다고 보는데, 산酸은 목木, 감甘은 토土, 고苦는 화火, 함鹹은 수水, 신辛은 금金에 속한다. 이 오행 속성을 근거로 오장과의 대응을 나누기도 하는데, 산酸은 간肝, 감甘은 비脾, 고苦는 심心, 함鹹은 신腎, 신辛은 폐肺에 대응시킨다. 이런 구분과 대응은 환자의 미각 변화를 통해 질병의 성질과 병이 있는 장부를 추측할 수 있는 근거를 제공한다(오미와 오장 사이의 관계는 17장에서 상세히 소개하기로 한다). 오미와 오행의 대응관계에서 고미苦味는 화火에 속하기 때문에 화열병에는 항상 구고口苦가 나타남을 알 수 있다. 담즙은 맛이 쓰기 때문에 담화항성膽火亢盛인 때에는 담기膽氣가 상훈上熏해 구고가 나타나게 된다.

구함口鹹

앞에서 말했듯이 짠맛은 오행의 수水와 오장의 신腎에 속한다. 그러므로 신에 병이 생기면 구함口鹹이 나타난다.

구중산수口中酸餿

대개 상식傷食으로 일어나며, 음식물이 위에 오래 머물러 발효되면 쉰 맛을 낸다.

월경月經을 물음

월경月經은 성숙한 여성 특유의 생리현상이다. 한의학에서는 월경의 시작이 '신기腎氣(원음元陰과 원양元陽)'와 밀접한 관련이 있다고 생각한다. 일반적으로 초경初經은 12~15세에 시작되고, 월경 사이의 주기는 대략 28일 전후다. 매달 월경은 3~5일간 지속되고 색은 붉으며 핏덩이가 없고, 대개 49세 전후로 끝난다. 월경의 주기와 양, 색, 질을 물어 질병의 허실과 한열을 알 수 있다.

월경주기가 1주 이상 앞당겨지고, 이런 현상이 3회 이상 연속되는 것을 월경선기月經先期라 한다. 월경주기가 빠르고 색이 짙고 끈적끈적하며 양이 많은 것은 대부분 혈열血熱 때문이다. 혈열은 열사가 혈액에 침입한 것으로, 혈류를 가속시키고 물이 끓는 것처럼 혈액이 혈관에서 안정되게 운행하지 못해 월경주기를 앞당긴다. 월경주기가 빠르고 색이 옅고 묽으며 양이 많은 것은 대부분 기허氣虛 때문이다. 기는 혈액을 고섭固攝하는 작용을 하는데, 기허가 되면 혈액이 체외로 쉽게 삼출되어 월경선기를 야기한다.

　월경주기가 1주일 이상 늦어지고, 이런 현상이 3회 이상 연속되는 것을 월경후기月經後期라 한다. 색이 옅고 묽으며 양이 적은 경우는 혈허血虛에 속하는데, 혈해血海[5] 가 비어 월경을 할 물질적인 기초가 형성되지 못했기 때문이다. 이는 저수지의 수원이 말라 아래로 물을 내려 보낼 수 없는 것과 마찬가지다. 그 월경이 암자색에 핏덩이가 있고 양이 적다면, 이것은 한사가 혈액을 응고시켜 월경후기를 유발한 것이다. 몸이 뚱뚱한 여성에게 월경후기나 폐경閉經이 나타나는 것은 대개 담탁이 경락을 가로막아 발생한 월경이상이다. 이런 월경후기 혹은 폐경은 통상적인 양혈조경약養血調經藥을 사용해서는 효과가 좋지 않다. 게다가 양혈약은 대다수가 끈적거리는 경향이 있어 도리어 체내의 담습을 가중시킨다. 이때 화담거습化痰去濕하는 방법을 쓰면 환자의 경락에 있는 담습을 제거해 정상적인 월경주기를 회복시킬 수 있다.

백대白帶를 물음

　백대白帶는 여성 자궁경부의 점막세포가 분비하는 점액이다. 정상적인 상황에서는 소량의 백대가 분비돼 자궁경부와 질을 자윤한다. 점액분비가 현저하게 증가하거나 백대의 색과 냄새에 변화가 생겼다면 이것은 질병의 현상으로, 이를 '대하병帶下病'이라 한다. 앞에서 설명했듯이 점액분비과다는 '내습內濕'의 범주에 속하지만, 대하의 특징은 다르다. 곧 기본적으로 '습'한 상황에서 한열의 성질을 겸하고 있다고 할 수 있다. 대하의 색이 희고 양이 많으며 묽고 냄새가 없거나 비린내가 나는 것은 대개 한

---

5) 혈해(血海) : ① 충맥(衝脈)을 가리킨다. "열네 살이 되면 천계의 발육이 무르익어 임맥이 통하고 충맥이 왕성해지면서 월경이 때맞춰 이르게 되므로 자식을 낳을 수 있다(二七而天癸至, 任脈通, 太衝脈盛, 月事以時下, 故有子)."《소문(素問)·상고천진론(上古天眞論)》② 간(肝)을 가리킨다. 간(肝)에는 혈액을 저장하고 조절하는 기능이 있어서 "간은 혈해를 주관한다(肝主血海)."고 한다.

습寒濕이다. 대하의 색이 누렇고 양이 많고 끈적이고 악취가 나는 것은 대개 열습熱濕이다.

소아小兒에게 물음

중국에서는 고대에 소아과를 '아과啞科'라고 했다. 벙어리처럼 어린아이는 대부분 자신의 각종 불편한 점을 정확하고 상세하게 설명할 수 없기 때문에, 소아의 질병을 치료할 때는 아이의 부모나 가족에게 물어 질병의 상황을 파악해야 한다. 소아질병의 특성을 근거로 아이가 출생할 당시의 상황(예를 들면 산모의 임신기·수유기의 상황, 난산이나 조산 여부 등 아이의 체질을 판단할 만한 근거)과 예방접종 상태(전염병 진단에 의미가 있다) 및 상세한 발병경과 등을 중점적으로 묻는다.

소아 문진의 요점

발병경과는 소아의 질병을 진단하는 데 매우 중요한 참고자료가 된다. 아이가 발병 전에 갔던 곳, 접촉한 물건이나 사람, 먹은 음식, 복장상태, 거주환경 등은 모두 매우 유용한 진단 근거를 제공한다. 이런 정보를 잘 이용하면 의외의 수확을 거둘 수 있다.

여기서 청대淸代의 명의 섭천사葉天士의 고사를 소개하니, 이 고사를 통해 깨달음을 얻을 수 있을 것이다. 당시 소주성蘇州城에 한 부자가 있었는데, 하루는 금지옥엽으로 키우던 다섯 살 난 아들에게 갑자기 병이 났다. 온몸이 참을 수 없을 정도로 아파서 누구의 손이 피부에 닿기만 해도 자지러졌다. 부자는 급히 용하다는 의사들을 청해 치료를 부탁했지만, 명의라고 하는 의사들도 무슨 병인지 알아내지 못했다. 누구는 풍한을 감수했기 때문이라고 하고, 누구는 체내에 어혈이 있기 때문이라고 했다. 그래서 풍습을 제거하고 활혈화어活血化瘀하는 온갖 약을 먹여봤지만 통증은 전혀 호전되지 않았다. 이때 어떤 사람이 귀신이 들린 것이지도 모른다고 하여 승려와 도사를 불러 법사法事를 해보기도 했지만 아들의 병은 호전되는 기색을 보이기는커녕 통증 때문에 날로 여위어갔다. 이때 부자의 머리에 섭천사의 이름이 떠올랐다. 섭천사는 당시 소주 제일의 명의였다. 만약 그를 청하여 자기 아들을 치료하게만 한다면 분명 희망이 있었다.

섭천사가 부자의 집에 당도하여 아이를 살펴보니, 피부에 윤기가 있고 붓지도 붉게 충혈 되지도 않아 아무런 이상도 없어보였다. 하지만 손이 아이의 피부에 닿자 아이는 바로 아파서 엉엉 울음을 터뜨렸다. 다시 진맥했으나 맥상도 대단히 온화해서 아무런 병도 없어 보였다. 그러나 아이가 아파하는 표정을 보니 꾀병을 부리는 것 같지도 않았다. 이렇게 이상한 병은 섭천사도 처음 봤다. 눈썹을 찡그리고 한참을 생각해도 병의 원인을 찾을 수 없었다. 그래서 부잣집의 하인들에게 자세히 물었다.

"아이가 병이 나기 전에 어디에 갔었느냐? 또 무슨 물건을 만졌느냐?"

"도련님은 아무 데도 가지 않으셨습니다. 그날 낮잠에서 깨어 뜰에 있는 나무 아래에서 더위를 식히고 돌아오시더니 바로 병이 나셨습니다. 그 사이 나무 아래 돌 의자에 앉았던 것 말고는 만진 물건도 없습니다."

"같이 한번 가보자."

하인들은 섭천사를 데리고 뜰로 나갔다. 정원에 큼직하고 무성한 석류나무 한 그루가 있었다. 가지와 잎이 무성하고, 이따금 매미 울음소리가 들렸다. 섭천사는 고개를 들고 나뭇잎을 바라보며 잠시 멍하니 있다가 생각나는 바가 있는 듯 나무 밑으로 걸어갔다. 지면과 나무 밑의 돌 의자를 보고는 결론을 내린 듯 부자에게 말했다.

"아이의 병은 고칠 방법이 있소만 보조약이 필요합니다. 만약 마련할 수 있다면 아이의 병을 치료할 수 있고, 마련할 수 없다면 나로선 돕고 싶어도 힘이 돼줄 수 없습니다."

"우리 아이 병만 고친다면 틀림없이 하지요. 선생, 어서 말씀하시구려. 무슨 보조약입니까?"

"찹쌀밥 3백 근이 필요한데, 석 냥만 남기고 다 먹을 겁니다. 이 찹쌀밥 석 냥이 내가 요구하는 보조약입니다."

"그거야 쉽지요."

부자는 즉시 사람을 시켜 찹쌀밥을 지으라고 명했다. 그러나 이렇게 많은 찹쌀밥을 어떻게 한 번에 다 먹는단 말인가? 아이의 병을 고친다는 생각에 내내 인색했던 부자도 좋은 일 한번 하기로 했다. 하인들을 시켜 대문 앞에서 마을사람들에게 찹쌀밥을 나눠주라고 했다. 찹쌀밥을 다 나눠주고 석 냥이 남게 되자, 섭천사는 이 찹쌀밥으로 작은 주먹밥 세 개를 만들었다. 그리고 아이의 옷을 벗기더니 주먹밥을 하나 집어 들고 아이의 몸 위에 가볍게 굴렸다. 이상하게 들리겠지만 온몸에 한번 굴리자 아이를 괴롭히던 통증이 많이 가벼워졌다. 섭천사는 또 주먹밥 하나를 집어 들고 가볍게 아이의 피부 위에 굴렸다. 세 번째 주먹밥까지 다 쓰자 아이의 통증은 완전히 사라졌다. 부자는 아이의 병이 나은 것을 보고 연신 섭천사의 의술을 침이 마르도록 칭찬했다. 섭천사는 미소만 지을 뿐 아무 대꾸도 하지 않았다. 집에 돌아오자 제자가 물었다.

"사부님, 그 아이의 병은 무엇이었습니까? 그리고 사부님께서 그 아이를 치료하시는 데 쓰신 것은 무슨 방법이었습니까? 평소에 그걸 쓰시는 걸 못 봤습니다."

섭천사가 웃으며 답했다.

"나도 계속 생각해봤지만 답을 낼 수 없었다. 하지만 뜰 안을 한번 보고나서 이해하게 됐지. 뜰 안의 석류나무에 병의 원인이 있었던 게다."

제자는 더욱 의아했다.

"석류나무가 통증을 유발할 수 있습니까? 왜 전에 그런 이야기를 못 들었죠?"

"나는 석류나무 아래에서 모충毛蟲 몇 마리가 기어 다니는 것을 봤다. 이 모충의 털이 아이의 전신통증과 눈에 띄지 않는 이상을 야기한 원인이지."

"그렇다면 왜 보조약으로 찹쌀밥 3백 근이나 요구하신 겁니까?"

"찹쌀의 성질은 끈끈해서 피부에 박힌 모충의 털을 붙여낼 수 있다. 병의 근원이 사라졌는데 통증도 당연히 그치지 않겠느냐. 찹쌀밥 3백 근에 대해서라면, 내가 그 부자의 양식을 빌려 가난한 사람들 한번 구제한 걸로 해두자. 그 사람을 위해 덕을 쌓은 셈이기도 하니까."

저자는 이 고사를 듣고 나서 섭천사의 의술과 의덕醫德에 탄복했을 뿐만 아니라, 문진問診이 질병의 원인을 밝힐 때 결코 소홀히 할 수 없는 것임을 깨달을 수 있었다.

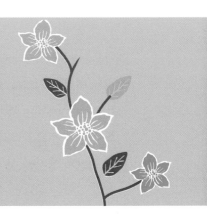

14

맥진脈診

맥박이 전하는 정보

대부분의 사람들에게 맥진脈診은 아주 신기한 의술로 보인다. 한의사가 손가락 세 개로 당신의 맥을 짚고는 병의 상태를 알아낼 수 있다면 정말 불가사의한 일일 것이다. 하지만 바로 이런 이유로 많은 사람들은 맥진에 대해 의심을 품게 된다. 손가락 세 개만으로 각종 첨단 의료기기를 통해 알아내는 것처럼 내 몸속 장부의 변화를 알아낼 수 있단 말인가? 이런 의심을 품는 사람들은 서양의학의 첨단 의료기기와 설비를 통해 나온 검사결과만을 신뢰한다.

맥진이란 것이 한의학의 진단법이라는 가면을 쓰고 실제로는 사람을 속이는 무엇으로 간주될 수 있지는 않을까? 맥진이 정말 그렇게 허무맹랑한 것일까? 맥진은 이미 한물 간 진단방법일까? 우리는 또 맥진을 불가능하거나 결함이 많은 진단방법으로 간주해야 하지는 않을까? 우리가 맥진의 실질적인 의미와 기전機轉을 정확하게 이해할 때야 비로소 한의학의 앞을 막고 있는 이런 회의懷疑와 부정否定을 뛰어넘어 지혜와 예지로 충만한 의학의 영역으로 한발 다가설 수 있을 것이다.

일찍이 누군가 의문을 품었다. 맥박이란 것이 그저 심장이 뛰는 것만을 반영하는 것이 아니라면 강약과 완급 말고도 우리에게 뭔가 알려줄 수 있지 않을까? 그렇다면 맥박은 우리에게 도대체 어떤 정보를 제공할 수 있을까? 이 문제를 분명히 풀어야만 우리는 맥진의 의의를 진정으로 인식할 수 있을 것이다.

《사해辭海》에서는 맥박에 대해 이렇게 풀이했다.『심장박동으로 일어나는 압력의 변화로 주동맥(요골동맥)의 벽에는 진동이 발생하는데, 이 동맥벽의 진동이 밖으로 두루 전달돼 생기는 것이 맥박이다.』

통상 말하는 맥박은 손목 요측에서 만져지는 요골동맥의 박동으로, 이 또한 맥진의 부위가 된다. 맥박이 심장의 박동으로 발생한다면 왜 한의학에서는 심장을 진단하지 않고 맥박을 질병진단의 주요 수단으로 삼는 것일까? 지금부터 설명하는 내용을 따라 직접 경험해보면 더욱 구체적으로 맥박이 전달하는 정보를 이해할 수 있을 것이다.

당신의 오른손 식지, 중지, 무명지의 볼록한 부분을 왼손 요골동맥 부위에 놓아라. 이때 주의할 점은 당신의 힘이다. 가볍게 눌러도 만져지는가, 아니면 무겁게 눌러야만 만져지는가? 이것은 맥박이 당신에게 보내는 첫 번째 정보로 맥의 깊이다.

맥박이 만져진 다음 처음 느끼는 감각은 바로 맥박의 속도와 강도다. 속도는 시계로 잴 수 있는데, 1분에 맥박이 몇 차례 뛰는지 세보면 된다. 일반적으로 정상인의 맥박은 1분에 60~90차례 뛰는데, 이 기준에 못 미치거나 넘게 되면 너무 느리거나 빠른 것이다.

이번에는 강도를 알아보자. 손가락 아래에서 뛰는 맥박의 힘을 근거로 스스로 판단할 수 있다. 이것이 맥박이 우리에게 보내는 두 번째 정보로 맥박의 강도다.

맥박은 동맥의 규칙적인 박동이기 때문에 세밀히 느낀다면 박동의 리듬을 감지할 수 있다. 규칙적인가, 아니면 불규칙적인가? 이것은 맥박이 우리에게 보내는 세 번째 정보로 맥박의 리듬성이다.

이상의 몇 가지 정보는 맥박의 대체적이고 전체적인 면모인데, 이밖에 우리는 맥박을 통해 무엇을 이해할 수 있을까? 맥박은 혈관벽의 진동으로 형성되는 것이므로 혈관벽을 통해 우리는 일종의 질감을 느낄 수 있지 않을까? 그렇다! 좀 더 자세히 들어가 보자. 한번 만져 보자. 맥박이 부드럽고 편안한 느낌인가, 아니면 단단하고 긴장된 느낌인가? 이것이 바로 맥박이 우리에게 보내는 네 번째 정보로 혈관벽의 탄력성과 긴장도다.

당신이 짚은 맥박에서 일정한 굵기가 느껴지는가? 예를 들어 전선줄처럼 굵은가, 아니면 실처럼 가는가? 이것이 바로 맥박에 보내는 다섯 번째 정보로 혈관의 굵기다.

이밖에 또 새로운 뭔가를 발견했는가? 맥박을 통해 혈액의 흐름을 느낄 수도 있지 않을까? 매끄럽게 흘러 통하는가, 아니면 막힌 듯 매끄럽게 통하지 못하는가? 이것은 맥박이 보내는 또 하나의 정보로 맥박의 흐름이다.

이상의 체험을 통해 맥박에 대한 완전히 새로운 개념을 이해했을 것이다. 맥박은 원래 이렇듯 풍부한 정보를 담고 있다.

일반적으로 손가락으로 느끼는 맥박에 대한 감각은 크게 다섯 개 부분으로 나눌 수 있다.

첫째, 심장박동의 강도와 속도, 리듬이다. 이는 맥박의 강약, 완급, 리듬의 변화를 일으키는 주요 요인이다.

둘째, 혈관벽의 탄성과 긴장도다. 이는 맥박의 부드러움과 단단함의 변화를 일으키는 주요 요인으로, 혈관의 탄성이 좋고 긴장도가 약하면 맥박이 부드럽고, 혈관의 탄성이 좋지 못하고 긴장도가 높으면 맥박이 단단하다.

셋째, 동맥을 흐르는 혈액의 양인데, 이는 맥박의 굵기에 영향을 미치는 중요한 요인이다. 혈액이 가득하면 맥박이 굵고 크며, 혈액이 부족하면 혈관이 충분히 확장되지 못해 맥박이 가늘고 작다.

넷째, 혈액의 혈관에 대한 충격력이다. 이 충격력은 심장박동의 힘, 혈액량 및 혈류 속도 등의 요인에 의해 종합적으로 형성된다. 충격력이 크면 맥이 잘 짚이고, 충격력이 작으면 무겁게 눌러야만 맥이 짚인다.

다섯째, 혈액의 점도粘度다. 이는 맥박의 흐름에 변화를 일으키는 주요 요인이다. 혈액의 점도가 크면 혈류의 저항력이 커져 속도가 완만하고 흐름이 매끄럽지 못하며, 혈액의 점도가 작으면 혈류의 저항력이 작아 속도가 빠르고 혈액이 원활히 흐른다.

이상의 다섯 가지가 우리가 맥박을 느낄 수 있도록 하는 요인이다.

맥박을 구성하는 이러한 요인으로부터 우리는 심장, 혈관, 혈액 등과 관계되는 정보를 얻을 수 있을 뿐만 아니라, 이 세 가지와 인체의 각 물질 사이에 존재하는 수천 수만 갈래의 관계를 알 수 있다.

예를 들어, 심장박동의 원동력은 원양元陽으로부터 나오며, 혈액이 혈관 속을 운행하는 동력은 기氣의 추동작용으로부터 나온다. 또 혈관벽의 탄성은 원음元陰의 자윤에 의해 결정되고, 혈관벽의 긴장도는 정서적인 요인 및 국부적인 한열寒熱 상황에 영향을 받는다. 혈액의 충만도는 혈액량을 반영할 뿐만 아니라 진액의 과부족도 반영해 나타낼 수 있다. 혈액의 속도는 또 혈액 속에 포함된 다른 이물질의 양과 밀접한 관계가 있는데, 이물질(담탁, 어혈 등)이 많으면 혈류의 저항력이 증가해 속도가 느려진다. 이 모든 내용은 맥박의 특징을 근거로 각종 기본물질의 충분 정도와 기능 상태를 추론해 진단할 수 있음을 의미한다.

앞에서 밝혔듯이 오장은 음, 양, 기, 혈, 진액 등의 기본물질을 저장하는 곳이다. 이런 물질의 과부족과 오장의 기능 상태는 직접적인 관계가 있어, 물질이 충분하면 장부의 기능이 강하고 왕성하며, 물질이 소모되고 모자라면 장부의 기능은 쇠약해진다. 따라서 맥박을 통해 오장육부의 기능 상태를 최종적으로 이해할 수 있는 것이다. 작고 작은 맥박을 이용해 인체와 관련된 이렇게 많은 정보를 얻어낸 옛사람들의 총명함과 지혜에 탄복하지 않을 수 없다. 이 때문에 한의학은 창조적으로 맥진을 질병 진단의 중요한 수단으로 삼았다. 맥박은 장부의 기능 상태 및 인체 물질의 충분 정도와 관련 있는 가장 믿을 만하고 가장 직접적인 증거를 제공한다. 이 증거를 통해 우리는 인체에 내재하는 평형상태를 분명하게 알 수 있는 것이다.

지금까지의 설명으로 맥박은 우리에게 어떤 병이 있다가 아니라 인체에 내재한 평형상태를 알려준다는 사실을 명백히 이해했으리라 생각한다. 맥박은 비위의 기능이 좋은지 나쁜지는 반영해 나타낼 수 있지만, 위염이 표재성 위염인지 위축성 위염인지는 알려주지 못한다. 맥박이 반영하는 것은 장부기관의 기능 상태지 표현 형태가 아니기 때문이다. 어느 의사가 맥진을 통해 당신에게 당뇨병이 있다거나 골질증식骨質增殖이 있다고 말한다면, 그것은 자신의 무지를 감추기 위해 부리는 잔꾀거나 그렇지 않으면 본래 사기꾼이다.

맥진脈診의 부위

　이어서 맥진의 부위를 살펴보자. 현재 한의학에서 채용하는 맥진법의 주요 부위는 기본적으로 요골동맥이다. 요골동맥은 손목의 요측(엄지손가락과 가까운 쪽)에 위치하며, 이 부위를 '촌구寸口'라고 한다. 이는 우리가 짚는 요골동맥의 중심 부위가 손바닥으로부터 1촌 가량 떨어져 있기 때문에 붙은 이름이다.

　한의학의 맥진이 처음부터 촌구를 이용한 맥진은 아니었다. 《황제내경黃帝內經》에는 인체의 모든 체표동맥을 통해 질병을 진단한다고 기록돼 있다. 《난경難經》에서 맥진의 부위로 촌구를 언급한 이후, 특히 진晉나라의 의가 왕숙화王叔和가 자신의 저작인 《맥경脈經》에서 적극적으로 촌구를 진맥에 사용해 보급한 이후, 맥진 부위는 점차 촌구로 고정됐다.

　한의학에서 맥진의 주요 부위로 요골동맥을 선택한 이유는 두 가지라고 생각한다. 하나는 요골동맥 부위의 체표가 얕고 손을 뻗으면 바로 닿는 부위라 의사가 진찰하기 편하다는 점이다. 특히 봉건사회에서 여성 환자를 진찰하기는 매우 불편했다. 진찰을 한다고 허벅지의 대퇴동맥이나 목 부위의 경동맥을 만질 수는 없는 노릇이다. 또하나로 요골동맥은 경락학설에서 수태음폐경手太陰肺經의 순행노선 위에 있다. 폐는 모든 맥이 모이는 곳으로 오장육부의 정보가 모두 맥을 통해 폐로 전달되기 때문에 폐에 반영되는 정보를 요골동맥에서 얻을 수 있다는 점이다.

　한의학에서는 요골동맥이 반영하는 각종 정보를 더욱 상세하게 관찰하기 위하여 요골경상돌기(손목 요측에 만져지는 돌기)를 기준으로 요골동맥을 세 부분으로 나누는데, 요골경상돌기 부위를 '관關'이라 하고, 관 앞을 '촌寸', 관 뒤를 '척尺'이라 한다. 촌·관·척은 진맥의 세 부위로, 의사는 식지와 중지, 무명지를 이용해 이 세 부위의 맥상脈象을 진찰함으로써 질병과 관계된 상세한 정보를 얻는다(식지는 촌부의 맥상을, 중지는 관부의 맥상을, 무명지는 척부의 맥상을 진찰한다).

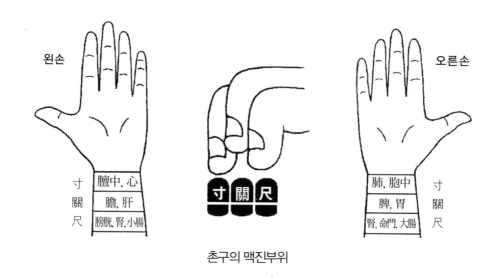

촌구의 맥진부위

　왜 촌구를 세 부분으로 나눠 따로 진찰하는 것일까? 여기에는 매우 중요한 뜻이 내
포되어 있다. 한의학에서는 인체를 상초上焦와 중초中焦, 하초下焦로 구분한다. 상초
는 머리와 얼굴의 오관, 횡격막 위의 흉강 및 그 안의 장기(심과 폐)를 포함하고, 중
초는 횡격막 아래부터 배꼽 위까지의 상복부 및 그 안의 장기(비, 위, 간, 담)를 포함
하며, 하초는 배꼽 아래의 하복부 및 그 안의 장기(신, 방광, 대장, 소장)를 포함한
다. 촌·관·척은 바로 인체의 삼초와 서로 대응하는데, 촌부는 위치가 가장 높아 상
초의 상황을 반영할 수 있고, 척부는 그 위치가 가장 낮아 하초의 상황을 반영할 수
있으며, 관부는 가운데에 위치해 능히 중초의 상황을 반영할 수 있다. 촌·관·척 삼
부三部와 상·중·하 삼초三焦의 대응을 통해 요골동맥은 사실상 전 인체를 반영한다.
따라서 한의사가 손가락 세 개로 느끼는 감각은 단순한 맥박이 아니라 전 인체의 오
묘한 신비다.

맥상脈象의 개념

촌·관·척 삼부에서 얻은 정보를 '맥상脈象'이라 한다. 왜 맥상이라 할까? '상象'은 표현이라는 뜻이다. 앞서 한의학의 장부에 대한 인식을 설명하면서 '장상藏象이론'을 언급했다. 이 '상象'은 바로 장부의 기능이 인체 외부로 표현되는 것을 가리킨다. 따라서 상象의 함축된 의미를 각종 정보의 외재적인 표현이라고 이해할 수 있다. 예를 들어, 텔레비전을 켜면 각종 화면과 소리를 보고 들을 수 있다. 우리가 보고 듣는 화면과 소리가 바로 일종의 상이다. 그것은 전류, 전파, 광선, 음파 등의 정보가 텔레비전이라는 기계 안에서 종합되어 나타나는 표현이다. 따라서 맥상은 바로 인체 내부의 정보를 맥박을 통해 나타내는 표현이다.

내부의 정보가 맥박으로 표출되면 이 정보를 받아들일 안테나가 필요한데, 이 안테나가 바로 우리의 식지, 중지, 무명지 세 손가락이다. 이 세 손가락을 통해 촌·관·척 삼부의 맥상을 받아들이는 것은 질병의 문을 여는 열쇠를 손에 넣는 것과 같다. 인체에 내재한 각종 변화가 우리 손가락 아래에서 진정으로 파악된다면, 그것이 건강이던 질병이던 능히 식별하고 판단할 수 있지 않을까?

맥상으로 반영돼 나오는 각종 질병의 정보를 식별하고 판단하기 위해서는 먼저 무엇이 정상적인 맥상인지를 알아야 한다. 정상인의 맥상에 관하여《황제내경黃帝內經》에 이런 구절이 있다.

"人一呼脈再動, 一吸脈亦再動, 呼吸定息, 脈五動, 閏以太息, 命曰平人, 平人者不病也."

이 구절을 지금의 말로 옮기자면, 정상인은 호흡할 때, 숨을 한번 내쉴 때마다 맥박이 두 번 뛰고, 숨을 한번 들이쉴 때도 역시 맥박이 두 번 뛴다. 한번 내쉬고 한번

들이쉬는 것을 일식 一息이라 하는데, 이 일식 사이에 맥박은 모두 네 번을 뛴다. 여기에 숨을 내쉬고 들이쉬는 사이 잠시 멈출 때도 한 번을 뛰니, 정상인의 완전한 호흡 과정 속에서 맥박은 모두 다섯 번을 뛰게 된다. 이것이 건강한 상태다.

《황제내경黃帝內經》에서는 이 건강한 상태의 사람을 '평인平人'이라 했다. 그럼 무엇이 '평平'인가? 평은 곧 '형衡'으로, 높지 않으면서 낮지 않고, 살지지 않으면서 마르지 않고, 뜨지 않으면서 가라앉지 않고, 빠르지 않으면서 느리지 않고, 팽팽하지 않으면서 느슨하지 않고, 무르지 않으면서 단단하지 않고, 거만하지 않으면서 비굴하지 않고, 넘치지 않으면서 모자라지 않는 것이다. 이것이 바로 '평平'으로, 건강의 본질이 바로 여기에 있다. 앞서 1장에서 명백히 논술했듯이 인체 내부의 각 장부와 기관 사이에는 일종의 동태적인 평형상태가 유지되고 있는데, 이것을 바로 건강이라 한다. 이 동태적인 평형은 무엇일까? 우리의 선조들이 수천 년 전에 이미 제기한 '평平'은 아닐까? 이 '평平'은 건강의 개념을 가장 명쾌하게 설명한 글자다.

평맥平脈이란?

정상적인 사람을 '평인平人'이라 했으니, 정상인에게 나타나는 맥상을 '평맥平脈'이라 한다. 《황제내경黃帝內經》의 설명에 따르면, 평맥은 1분에 70~80차례 뛰는데, 촌·관·척 삼부에서 모두 만질 수 있어야 한다. 손가락 아래의 감각이 뜨지 않으면서 가라앉지 않고(맥박의 위치가 체표 가까이로 얕지 않지만 무겁게 누르지 않아도 느낄 수 있어야 하고), 크지 않으면서 작지 않고(맥박의 형상이 굵고 크지 않으면서 가늘고 작지도 않고), 여유가 있으면서 부드럽고(너무 빠르거나 너무 느리지 않고, 지나치게 팽팽하거나 느슨하지 않고), 무르지 않으면서 단단하지 않고(혈관벽이 지나치게 이완되거나 수축되지 않고), 부드러우면서 힘이 있고(혈관벽에 대한 혈액의 충격력이 손가락을 울릴 정도로 세지 않으면서도 일정한 힘이 있고), 리듬이 일정하며, 외부 환경의 변화와 생리에 따라 일정한 변화가 나타나야 한다.

274

맥脈의 위胃 · 신神 · 근根

이상의 표현에 따라 한의학에서는 평맥平脈의 특징을 세 가지로 총괄했다. 바로 위胃와 신神과 근根이다. '위胃'는 맥상에 '위기胃氣'가 있음을 가리킨다. 무엇이 '위기胃氣'인가? 앞에서 말했듯이 위는 음식을 받아들이고 소화시키는 곳으로, 위를 '수곡의 바다[水穀之海]'라고 한다. 생명활동에 필요한 영양물질은 음식물을 받아들이고 소화시키는 위가 정상적인 기능을 하지 못하면 생성되지 않는다. 이런 의미에서 위는 생명의 근본이요, 기혈氣血 생성의 원천이다.

위가 정상적으로 음식물을 받아들이고 소화시키면 인체는 충분한 영양을 공급받을 수 있는데, 이런 상태를 바로 '위기胃氣가 있다'고 말한다. 맥상에 '위기'가 있다는 말은 바로 각종 영양물질이 충분하고 각 장부의 기능이 균형을 이루고 서로 협조함을 표현한 것이다. 앞에서 말한 뜨지 않으면서 가라앉지 않고, 크지 않으면서 작지 않고, 여유가 있으면서 부드럽고, 무르지 않으면서 단단하지 않고, 부드러우면서 힘이 있고, 리듬이 일정하다는 것은 '위기胃氣'가 있다는 표현이다. 맥상이 '평平'이라는 원칙에 부합하면 이 또한 '위기胃氣'가 있는 것이다.

다음으로 '신神'을 살펴보자. 앞서 망진에서도 '신神'을 언급한 바 있는데, 생명활동의 총체적인 표현을 '신神'이라 한다. '신神'은 각종 물질이 체표에 드러나는 종합적인 표현으로, 이것이 맥상으로 드러날 때도 '신神'으로 표현한다. 신神의 특징은 여유가 있으면서 부드럽고 힘이 있는 것이다.

'근根'은 글자 그대로 근본을 의미한다. 장부와 관련해서 설명한 바 있다. 정기精氣(원음元陰과 원양元陽)를 저장하는 신腎은 각종 생명활동의 원동력이 되는 곳으로 인체의 근본이 된다. 따라서 신腎에 정기가 충분한 것이(맥상에 나타남) 평맥平脈의 근본이다. 상 · 중 · 하 삼초와 맥박의 촌 · 관 · 척 삼부를 대응시키면, 신腎의 위치는 하초下焦에 해당하기 때문에 신腎과 대응하는 것은 맥박의 척부尺部다.

신腎에 정기精氣가 왕성하면 맥상에 반영되어 맥의 척부를 지그시 누르면 힘이 느껴진다. 이것이 바로 맥상에 '근根'이 있다는 중요한 표현이다. 맥상의 '근'을 큰 나무의 뿌리에 비유하면 적당하겠다. 만약 뿌리가 손상되거나 훼손되지 않았으면 비록 가지의 잎이 전부 말라 떨어졌다 하더라도 다시 새싹을 틔우고 생기를 발산할 수 있다. 이를 질병에 적용하면, 맥상의 '근'은 질병의 예후가 좋고 나쁨을 판단하는 중요한 근거가 된다. 맥상에 '근'이 있으면 비록 병이 있다 하더라도 가볍고 예후가 좋다. 하지만 맥상에 '근'이 없으면 병이 중하고 예후가 좋지 않다. 위胃·신神·근根 이 세 가지 요소는 정상적인 맥상을 구성하는 주요 특징이다.

정상적인 맥상은 외부환경, 생리상태, 나이, 성별, 정서 등에 따라 일정한 변화가 나타난다. 예를 들어, 여름에는 혈관이 확장돼 맥상이 대부분 세고 크지만 겨울에는 혈관이 수축돼 맥상이 가라앉고 팽팽하다. 몸을 움직인 후에는 대부분 빨라지고 조용히 누워있을 때는 느리다. 아이의 맥상은 대부분 어른보다 빠르고, 여성의 맥상은 남성보다 약하다.

맥상脈象의 구조와 의미

정상적인 맥상에 대해 어느 정도 이해했다면 이어서 질병 상태에서의 맥상의 변화와 의미를 탐색해보자. 질병 상태에서의 맥상을 병맥病脈이라 한다. 한의학의 역대 의가들이 끊임없이 보충하고 가다듬어 전형적인 병맥을 28가지로 총괄했다. 그 중에서 주요하고 자주 보이는 병맥의 형성 과정과 의미를 탐구해보자.

부맥浮脈

한의학에서는 부맥浮脈을 '물 위에 나무가 떠 있는 것 같다'고 표현한다. 손가락에 전달되는 맥상이 물 위에 나무가 떠있듯이 겉으로 얕고 가볍게 눌러도 능히 느낄 수 있다는 뜻이다. 하지만 무겁게 누르면 오히려 맥상이 약해지기 때문에 이를 '들면 남고 누르면 부족하다'고 말한다. 부맥은 표증表證(외사가 피부 표면을 침범한 경우 정기가 밖으로 나와 사기에 대항하면서 발생하는 오한과 발열 등의 증상)의 주요 맥상이다. 표증은 왜 부맥으로 나타나는 것일까? 정기正氣가 밖으로 나와 사기邪氣에 대항하면 반드시 혈관이 고동치게 되므로 부맥이 생기게 된다.

침맥沉脈

침맥沉脈은 부맥과 상반되는 맥상으로, 부맥이 피부 표면에 떠있는 맥상이라면 침맥은 무겁게 눌러야만 만져지는 맥상이다. 부맥과 침맥은 맥상의 깊이를 반영하는 것으로, 피부로부터 얕으면 부맥이고 깊으면 침맥이다. 맥의 깊이는 두 가지 요인과 관계가 있다. 하나는 기육肌肉의 두텁고 얇음이다. 기육이 두터우면 맥의 위치가 비교적 깊고, 기육이 얇으면 맥의 위치가 비교적 얕다. 또 하나는 맥에 대한 기氣의 고동작용鼓動作用이다. 이것은 공에 바람을 불어넣는 것과 같아서 기가 충분하면 혈관이 크게 팽창해 쉽게 만져지는 부맥으로 나타난다. 하지만 기가 부족하면 혈관이 수축해 맥상이 안으로 깊이 숨어있는 침맥으로 나타난다.

침맥은 두 가지 경우에 자주 보인다. 첫째, 원기元氣가 소모되면 혈관을 고동치게 할 힘이 없어 가라앉은 침맥이 나타난다. 둘째, 사기邪氣가 장부로 깊이 들어오면 정기正氣가 체내에 모여 사기에 대항하거나 혹은 정기가 사기에 둘러싸여 피부로 나오지 못하게 되는데, 이때에도 혈관에 대한 기의 고동작용이 약해져 침맥이 나타난다. 하지만 이런 침맥은 원기가 소모되지 않아도 나타나는 때가 있는데, 맥의 위치가 비록 가라앉아 있다하더라도 맥의 박동력은 여전히 강한 경우다. 이는 원기 소모로 인한 침맥과 구별해야 한다.

지맥遲脈

지遲는 곧 느리다는 뜻으로, 지맥遲脈은 맥의 박동이 완만해 박동 수가 분당 60회 이하인 맥상을 가리킨다. 맥의 속도는 심박의 속도에 의해 결정된다. 심박의 속도는 한열寒熱 두 요인과 밀접한 관련이 있다. 열은 심박의 속도를 빠르게 할 수 있고, 한은 느리게 할 수 있다. 따라서 지맥은 주로 한증寒証의 표현이다.

한증에는 두 가지 유형이 있는데, 하나는 외한外寒으로 외부의 사기가 인체에 침입해 관절과 위胃의 냉통 등을 유발하는 것이고, 또 하나는 내한內寒으로 주로 원기가 소모되어 인체를 정상적으로 따뜻이 데울 수 없어 사지가 차고 허리와 무릎이 쑤시고 힘이 없는 증상 등을 유발하는 것이다.

삭맥數脈

삭數은 곧 빠르다는 뜻으로, 삭맥數脈은 맥의 박동이 너무 빨라 박동 수가 분당 120회 이상인 맥상을 가리킨다. 삭맥과 관련된 질병은 주로 열증熱証이다. 열증도 한증과 같이 내외의 구분이 있다. 외감열사外感熱邪 혹은 화열내생火熱內生 모두 삭맥으로 나타난다.

홍맥洪脈

홍洪은 무슨 뜻일까? 홍수가 났을 때는 어떤 모양인가? '거센 파도가 담과 벽을 무너뜨린다[波濤洶湧, 冲墻倒壁]'는 말로 형용할 수 있을 것이다. 이 '홍洪'으로 형용되는 맥상은 우리에게 극도의 충격력을 느끼도록 하기에 충분하다. 홍맥洪脈으로 표현되는 이런 충격력은 심장 혈관이 수축되고 이완될 때 발생하는 압력의 차이와 관련이 있다. 압력 차가 클수록 맥상의 충격감도 세진다. 따라서 체내에 사열이 극도로 성하여 심장이 과도하게 수축되면 홍맥이 나타나게 된다.

세맥細脈

맥상이 가늘고 작은 것을 세맥細脈이라 한다. 손가락으로 팽팽하게 묶은 실을 누를 때의 느낌이 세맥의 특징이다. 세맥은 주로 기氣와 혈血 두 요소와 관련이 있는데, 기는 혈관을 고동시킬 수 있고, 혈은 혈관을 가득 채울 수 있다. 기와 혈의 충분 정도가 맥의 굵기를 최종적으로 결정한다. 따라서 세맥은 기혈의 소모 여부가 반영되는 맥상이다.

활맥滑脈

활滑은 곧 원활하고 막힘이 없음을 가리킨다. 활맥滑脈을 '쟁반에 구슬이 구르는 것 같다'고 표현하는데, 이는 반질반질한 쟁반 위에 구슬이 굴러가는 것처럼 아무런 장애물이 없다는 뜻이다. 맥상이 원활하고 막힘이 없다는 것은 기혈이 충분하고 흐름이 좋다는 표현이다. 따라서 정상인에게 활맥이 나타나는 것은 결코 병태病態가 아니다. 여성은 특수한 경우에 활맥이 나타나기도 하는데, 바로 임신했을 때다. 이것이 바로 TV나 소설에서 말하는 '희맥喜脈'이다. 여성이 임신을 하면 태아에 영양을 공급해야 하기 때문에 체내의 기혈은 임신 전보다 충만하게 되고 순환 역시 빨라진다. 따라서 활맥의 맥상이 나타나게 된다.

활맥은 임산부와 정상인에게 나타나지만, 담음병痰飲病의 주요 맥상이기도 하다. 앞에서 담음은 수액대사의 장애로 생성되는 일종의 병리적인 산물이라고 했다. 담음의 특성은 습탁점활濕濁黏滑로, 이 특성은 맥상에서 활맥으로 반영된다.

현맥弦脈

현맥弦脈을 '거문고 줄을 누르는 것 같다'고 비유하는데, 이를 통해 현맥의 두 가지 특징을 알 수 있다. 하나는 혈관에 일정한 긴장도와 팽팽함이 있어 거문고 줄을 누르는 듯한 느낌이 있다는 점이고, 또 하나는 맥상이 세맥보다는 약간 굵으면서 어느 정도 힘이 있다는 점이다. 따라서 현맥은 기혈의 소모로 나타나는 것이 아니다.

이 두 가지 특징으로부터 현맥은 혈관수축의 한 표현이라는 점을 추론할 수 있다. 그러면 어떤 원인으로 혈관수축이 일어나는가? 현대의학은 인체가 어떤 긴급한 조건에 처했을 때(긴장, 초조, 억울, 외상, 분노, 동통, 한랭자극, 실혈 등) 교감신경이 신상선계통(혈관수축을 일으키는 중요 요소)을 자극해 혈관수축이 일어난다고 생각한다. 그러면 한의학의 현맥에 대한 인식을 알아보자. 한의학에서는 현맥을 간기울결肝氣鬱結, 동통 혹은 학질의 주요한 맥상이라고 인식한다. 우울함이나 긴장으로 야기되는 간肝의 소설疏泄 기능 실조인 간기울결, 말라리아 원충으로 인해 적혈구가 파괴되는 학질, 그리고 동통 이 세 가지가 바로 교감신경을 자극하는(신상선계통의 흥분과 혈관수축을 야기하는) 조건이다.

긴맥緊脈

긴맥緊脈은 팽팽한 새끼줄을 누르는 것 같은 맥상을 가리킨다. 혈관수축으로 나타
난다는 점에서 현맥과 비슷하지만 현맥보다 혈관수축의 정도가 더 심한 것을 긴맥이
라 한다. 가야금 줄과 새끼줄을 비교해보면 알 수 있는데, 긴맥의 맥상은 현맥보다
굵고 크며, 힘도 현맥보다 강해 맥을 짚은 손가락이 튈 정도로 강한 맥박을 느낄 수
있다. 긴맥이 생기는 생리적인 기전機轉 또한 현맥과 비슷해, 인체에 한사寒邪가 침범
했을 때 많이 보인다.

앞에서 언급한 부맥과 침맥을 참고하면 한사의 위치를 판단할 수 있을 것이다. 맥
상이 긴緊하고 부浮하면 한사가 피부 표면에 있는 것이고, 맥상이 긴緊하고 침沉하면 한
사가 이미 장부로 들어갔음을 나타낸다. 그 밖에 극렬한 동통에도 긴맥이 나타날 수
있는데, 이 또한 인체의 교감신경(신상선계통의 흥분으로 인한 혈관수축) 때문이다.

장맥長脈

맥의 길이가 세 손가락이 누르는 부위를 초과하는 것을 장맥長脈이라 한다. 장맥은
기혈이 남음을 표현하는 것으로 체격이 건장하고 건강한 체질의 사람에게 많이 보인
다. 맥상이 장長하고 현弦한 것은 주로 간화肝火가 지나치게 왕성하다는 표현이다.

단맥短脈

장맥과 상반되는 맥상으로 맥의 길이가 촌·관·척 삼부에 다 차지 않는 맥을 가리
킨다. 세 손가락으로 삼부를 눌렀을 때 처음 부위인 촌부에 다 차지 않거나 끝 부위
인 척부에 다 차지 않는 맥상을 단맥短脈이라 한다. 단短은 부족하다는 표현으로, 촌
부에 가득 차지 않으면 심心과 폐肺의 정기가 부족한 것이고(촌부는 심과 폐에 대응한
다), 척부에 가득 차지 않으면 신腎의 정기가 약해진 것이다(척부는 신에 대응한다).

이밖에 체내에 담탁이나 어혈이 있어 경락을 막으면 기혈이 정상적으로 소통되지

못하기 때문에 단맥이 나타날 수 있다. 이때는 전신의 기타 증상을 종합해 구분해야 한다.

약맥弱脈

약弱은 연약하고 힘이 없다는 뜻으로, 가라앉고 힘이 없는 맥상을 약맥弱脈이라 한다. 맥상에 힘이 없다는 말은 당연히 장부의 기혈이 부족하다는 표현이다. 맥박의 크기와 심장박동의 힘, 혈관 속 혈액의 충만도, 혈액에 대한 기의 추동력 사이에는 모두 밀접한 관계가 있기 때문에 맥상이 약한 것은 원양과 기혈이 소모돼 부족하다는 외재적인 반영이다.

규맥芤脈

규芤는 파의 옛말로, 규맥芤脈을 '파의 줄기를 누르는 것 같다'고 표현한다. 가운데가 비어 있는 것이 파의 특징이므로 규맥의 특징 또한 '가운데가 비어 있는' 것이다. 맥상의 '가운데가 비어 있다'는 말을 어떻게 이해해야 할까? 가볍게 눌렀을 때나 무겁게 눌렀을 때는 맥이 만져지는데 유독 중간의 힘으로 눌렀을 때는 속이 빈 듯이 맥이 만져지지 않는 것을 파의 줄기 같다고 표현한 것이다. 이 얼마나 절묘한 표현인가! 이런 맥상은 혈이 급격히 감소해 혈관을 가득 채울 수 없지만 여전히 어느 정도 용적과 긴장도를 유지하는, 따라서 '가운데가 빈' 특징으로 표현되는, 급성실혈이나 대토大吐, 대사大瀉로 인해 진액을 대량으로 잃어버리는 질병에서 주로 보인다.

결맥結脈

맥의 박동이 완만하면서 앞뒤로 박동이 멎는 간격이 일정하지 않은 맥상을 결맥結脈이라 한다. 결맥은 심장박동의 이상과 관계가 있는데, 서양의학에서는 심박수가 일정하지 않으면서 심방성조동心房性早動이 나타나는 경우를 결맥이라 한다. 심방이 박동을 앞당기고 대상간극代償間隙 또한 불완전해 맥박이 뛰었다 멎었다 하고, 그 간격이 일정하지 않은 맥상이 나타나게 된다. 심장이 스스로 뛰는 원동력은 원양과 기에서 나온다. 따라서 결맥이 나타나는 것은 양기가 훼손되고 한사가 심맥心脈에 응체된 결과다.

대맥代脈

맥박이 뛰는 과정 속에는 규칙적으로 멈추는 시간이 있는데, 이 멈추는 간격이 비교적 긴 맥을 대맥代脈이라 한다. 대맥은 주로 심실성조동心室性早動으로 일어난다. 심실이 너무 빨리 박동한 후에는 완전한 대상간극代償間隙이 생기기 때문에 규칙적으로 멈추면서 그 간격이 긴 맥상이 나타난다. 대맥의 한의학적 의미는 결맥과 비슷해서 심이 저장하는 정기의 훼손과 부족으로 생긴다.

칠절맥七絕脈

이상은 질병상태에서 주로 보이는 맥상으로, 정상적인 평맥平脈과는 다르지만 기본적으로 위胃·신神·근根 세 가지 특성을 모두 가지고 있다. 이는 장부의 정기가 아직 끊어지지 않아 치료만 하면 대부분 건강을 회복할 수 있음을 의미한다. 하지만 맥상이 위·신·근 세 가지 특성을 잃으면 이는 위기胃氣가 쇠미해지고 장부의 기능이 쇠약해져 생명이 이미 위급한 상황으로 떨어졌음을 의미한다. 이때는 이미 질병을 고치기에는 늦은 경우가 많다. 이렇게 위·신·근이 없는 맥상을 '진장맥眞臟脈'이라 하며, 괴맥怪脈 또는 사맥死脈, 절맥絕脈이라고도 한다. 진장맥은 바로 장부의 정기가 정상적으로 각 장부에 저장되지 않고 오히려 체외로 빠져나가 나타나는 위·신·근이 없는 맥상이다.

한의학에서는 임상경험을 통해 주로 보이는 진장맥을 일곱 가지로 총괄했다. 진장맥은 장부의 진기眞氣가 밖으로 빠져나가고 장부의 기능이 쇠약해졌다는 표현이므로, 이런 맥상은 병세가 위중하거나 죽음이 임박했음을 의미한다. 따라서 이 일곱 가지 맥상을 '칠절맥七絕脈'이라고도 한다. 이제 이 일곱 가지 절맥에 대해 알아보자.

부비맥釜沸脈

부釜는 무엇을 끓이는 데 쓰는 솥이고 비沸는 끓는다는 뜻으로, 부비釜沸는 솥에서 끓는 물을 뜻한다. 맥상이 끓는 물과 같은데, 맥박이 지극히 얕아 거의 피부에 떠있는 것 같고 눌러도 근根이 없으며, 셀 수 없을 정도로 맥박이 빨리 뛰고 기복이 매우 심하다. 이런 맥상은 죽음이 임박했을 때 많이 나타난다.

어상맥魚翔脈

물고기는 일반적으로 꼬리를 움직여 활동한다. 어상맥魚翔脈은 맥박이 피부 표면에 떠서 머리 부분은 고정되고 꼬리 부분이 요동쳐 마치 물고기가 헤엄치는 것처럼 나타난다. 이런 맥상이 나타나는 것은 양기가 고갈됐음을 말한다.

하유맥蝦游脈

새우는 헤엄치면서 튀어 오르는 특성이 있다. 따라서 하유맥蝦游脈은 맥이 피부에 있으면서 때때로 손가락 아래에서 튀어 오르는데, 불안정하게 팔딱거리는 맥상을 가리킨다. 하유맥이 나타나는 것은 대장의 정기가 고갈됐음을 의미한다.

옥루맥屋漏脈

지붕에서 한 방울씩 천천히 물이 듣는 것처럼 맥이 완만하면서 충격력이 없는 것을 가리킨다. 옥루맥屋漏脈은 맥박이 지극히 느리고 힘이 없으며 한참이 지나서야 한 번 박동을 한다. 이런 맥상은 장차 위기胃氣가 끊어질 증상에서 많이 보인다.

작탁맥雀啄脈

맥이 근육 사이에 있으면서 박동이 참새가 모이를 쪼는 것처럼 급히 서너 차례 뛰었다가는 한동안 멎는다. 맥박의 뛰고 멎음이 일정하지 않은데, 이런 맥상은 비기脾氣가 장차 끊어짐을 의미한다.

해삭맥解索脈

맥이 근육 사이에 있으면서 박동이 빨랐다 느렸다 하고, 때로는 조밀하고 때로는 성기며, 산만하고 무질서해 엉킨 줄을 푸는 것 같은 맥상을 가리킨다. 이런 맥상은 신기腎氣가 쇠약하고 고갈됐음을 나타낸다.

탄석맥彈石脈

맥이 비교적 깊고 맥상이 아주 단단하며 탁탁 손가락을 때리는 것이 마치 단단한 암석을 누르는 것처럼 부드럽고 무른 느낌이 전혀 없다. 이런 맥상은 장차 신기腎氣가 끊어질 증후에 많이 보인다.

맥상脈象으로 질병의 변화를 예측

맥상은 인체 내의 질병정보 뿐만 아니라 질병에 걸렸을 때의 체내 기능상태도 반영할 수 있다. 맥상으로 표현되는 이 두 가지 정보를 종합해 비교하면 질병의 예후와 변화 및 결과를 추측하고 판단할 수 있다. 예를 들어, 맥상이 느리고 부드러웠다가 현급弦急하게 변하는 것은 정기가 점차 쇠약해지고 사기가 점차 왕성해짐을 말하는데, 이는 질병이 점차 위중해짐을 나타낸다(느리고 부드러운 것은 맥에 위기胃氣가 있음이요, 현급한 것은 병사가 있음이다). 반대로 맥상이 원래는 현급했다가 완화되는 것은 사기가 점차 물러가고 위기가 회복되는 것으로 질병이 호전되는 신호다.

오랜 병으로 몸이 허약하고 실혈토사失血吐瀉 등의 증상이 있는 환자는 기혈과 진액이 소모돼 맥상이 허약하다. 홍洪, 활滑, 삭數, 대大 등이 지나치게 성한 맥상이 나타나는 것은 정기가 크게 쇠하고 사기가 극성을 부려 질병이 위중하고 예후가 나쁜 것을 나타낸다.

산 사람에게 감지되는 사맥死脈

명明나라의 명의 손일규孫一奎는 병을 고칠 때 맥진을 매우 중시해 늘 맥상을 통해 질병의 근원을 분석하고 예후를 판단했다.

어느 해 가을, 손일규는 친구의 부탁으로 한 기녀를 진찰하게 됐다. 진찰하는 동안 이 기녀는 수차례 기침을 했는데, 기침은 우연히 나온 것이고 특별히 불편한 곳이 없다고 했다. 하지만 매월 월경을 할 때면 양이 너무 적어 한두 방울이면 끝나고, 이 기간 동안은 잘 때 식은땀으로 온몸을 적시고, 깨고 나면 사지가 쑤시고 힘이 없어 몸을 지탱할 수 없다고 하소연했다. 손일규는 세심히 맥진을 한 후에 별 처방도 없이 푹 쉬면 괜찮을 거라고 몇 마디 위로의 말만 건넸다. 친구는 왜 처방을 하지 않았느냐고 물었고, 손일규는 탄식하듯 말했다.

"그 기녀의 맥상이 나에게 일러주기를 병이 이미 말기에 접어들어 백약이 소용없다고 했네. 다시 말하면 사맥死脈일세."

"보기에는 무슨 큰 병이 있는 것 같지도 않고 정신도 멀쩡한 듯한데 어찌 백약이 소용없을 정도로 심각하단 말인가?"

"그 기녀의 맥상은 너무 기이하더군. 양 촌부의 맥은 단삽短澁하고, 양 관부는 현弦하며, 양 척부는 홍활洪滑했네. 맥의 관부는 인체의 간담에 대응하는데, 관맥이 현한 것은 간화肝火가 왕성함을 의미하지. 그런데 지금은 가을이 아닌가? 가을은 금金에 속하고 간은 목木에 속하며 금은 능히 목을 이기니, 지금 같은 가을에는 이처럼 지극히 왕성한 현맥이 나타나지 않아야 한단 말일세. 지금은 간화가 억제돼야 하는 계절임에도 여전히 이렇게 왕성하니 음액陰液이 손상되고 소모됐음이 분명하네. 또 척부의 맥을 보면, 척맥은 신腎에 대응하는데, 척맥이 홍활하다는 것은 신의 원음元陰은 소모되어 모자라고 원양元陽은 지극히 왕성하다는 표현일세. 그리고 그 여자는 기녀가 아니던가. 분명 욕화欲火가 많이 동했을 터, 원음이 더욱 손상됐을 것일세. 마지막으로 촌부의 맥상을 보면, 촌부는 심心과 폐肺에 대응하는데, 촌맥이 단삽하다는 것은 곧 심폐의 정기精氣가 부족하다는 표현일세. 폐는 수水의 상원上源으로, 폐의 정기가 소모되면 신의 원음을 다시 자양하고 보충할 수 없네. 그 기녀의 맥상을 종합해보면, 사화邪火가 왕성하고 진음眞陰은 고갈된 것이네. 게다가 기침까지 하고 있지 않은가? 이는 진음이 쇠약해지고 고갈된 징조로, 고서에서는 '음허즉병, 음절즉사陰虛則病, 陰絶則死' 곧 음기가 허하면 병이 들고, 음기가 끊어지면 죽는다고 했네. 따라서 백약이 소용없다고 진단한 것일세. 내년 2월 봄 목木이 왕성한 계절이 되면 분명 병세가 더욱 악화돼 죽을 걸세."

과연 손일규의 말이 적중해 그 기녀는 이듬해 2월에 죽었다.

우리는 텔레비전이나 소설을 통해 맥진으로 환자의 병세를 알고, 병의 깊이를 판단하며, 병의 변화를 예측하는 모습을 보면서 참 불가사의하다고 생각했다. 사실 맥상은 기상氣象이 천체의 정보를 반영하는 것과 마찬가지로 인체의 정보를 반영하는 것이다. 천체를 통해 표현되는 징후를 보면서 미래의 변화를 유추해 판단할 수 있다면, 왜 맥상으로 표현되는 특징을 통해 질병의 예후를 판단할 수 없겠는가?

한의학에 대한 믿음을 갖자. 옛사람들이 우리에게 남겨준 24절기를 한번 생각해보라. 이미 폐기처분된 것인가? 그것이 틀린 것인가? 이로써 우리는 한의학을 믿어야 할 완전한 이유가 생긴 셈이다. 천체연구와 같은 연구방식(사물에 외재한 상을 통해 내부의 변화규칙을 탐구하는 방식)으로 탄생한 한의학 역시 첨단연구와 마찬가지로 과학적이고 신뢰할 만한 가치가 있다.

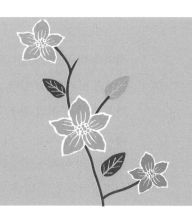

허虛와 실實

허증虛證과 실증實證

　망문문절望聞問切의 사진법四診法을 통해 우리는 이미 질병의 외재적인 표현과 증상을 상세히 알 수 있었다. 이제 해야 할 일은 이런 외재적인 표현과 증상을 인체 내부의 동태평형動態平衡과 유기적으로 결합해 질병을 진단하는 일인데, 이 과정을 '변증辨證'이라고 한다. 여기서 '증證'은 무엇일까? '증證'은 '증症'과 다르다. '증症'은 증상症狀이고, '증證'은 바로 각종 증상에 반영되어 나타나는 인체 내부의 동태평형이 변화한 근원과 실질이다.

　예를 들어 감기에 걸렸다고 하면, 열이 나고 코가 막히고 콧물이 흐르고 머리가 아프고 기침이 나고 맥이 부浮한 증상들이 나타난다. 이러한 증상들을 하나로 종합해 '표증表證'이라 하는데, 이 '표증'은 사실상 사기邪氣가 기표肌表에 침입했음을 설명하는 것이다. 따라서 변증은 동태평형이 파괴된 부분과 정도를 구체적으로 판별하는 일이다. 변증을 통해 우리는 겉으로 드러나는 복잡한 상징의 배후에서 질병의 진정한 근원을 찾을 수 있고, 질병 치료를 위한 직접적인 근거를 마련할 수 있다.

　동태평형은 대개 두 요소로 구성된다. 하나는 기氣, 혈血, 원음元陰, 원양元陽, 진액津液 등과 같은 기본물질이다. 이런 물질들은 생명활동을 유지하는 데 필요한 에너지와 동력의 원천으로, 기본물질이 충분하면 장부의 기능이 왕성하고 정상적인 생명활동을 유지할 수 있다. 또 하나는 각 장부의 기능 상태다. 장부 개개의 기능이 강성하고 장부 사이의 협조 작용이 원활히 이루어지면, 인체는 각종 복잡한 생명활동을 순조롭게 이루어나간다. 하지만 기본물질이 쇠약해지거나 장부의 기능이 문란해지면 내부의 동태평형이 파괴되고, 이로 인해 각종 질병이 발생하게 된다.

질병의 본질로 말하자면 크게 두 가지로 나눌 수 있다. 하나는 기본물질의 쇠약을 주요 원인으로 하는 질병으로 '정기탈즉허精氣奪則虛', 곧 '허증虛證'이라고 한다. 또 하나는 인체 안팎의 사기가 장부의 기능을 교란하는 것을 주요 원인으로 하는 질병으로 '사기성즉실邪氣盛則實', 곧 '실증實證'이라 한다. 이 두 질병은 발병 원인과 동태평형에 미치는 영향이 다르기 때문에 질병의 외재적인 표현에서도 완전히 다른 특징을 보인다. 따라서 질병의 허실虛實을 구분한다면 질병의 본질 또한 대략 파악할 수 있게 된다. 이제 허증과 실증의 특징과 외재적인 표현에 대해 상세히 알아보도록 하자.

허증虛證의 종류와 임상표현

기본물질에는 기氣, 혈血, 원음元陰, 원양元陽, 진액津液 등이 있는데, 이런 물질이 일상생활에서의 피로와 과도한 섹스, 지병, 선천부족先天不足, 실혈失血 등으로 과도하게 쇠약해지면 허증을 초래한다. 원음과 원양, 기, 혈, 진액 등의 물질은 작용이 각기 다르다. 따라서 쇠약해진 물질이 무엇이냐에 따라 음허陰虛와 양허陽虛, 기허氣虛, 혈허血虛로 나타나게 된다. 허증은 그 이름의 차이처럼 밖으로 드러나는 증상 또한 다르다.

기허氣虛

기氣는 원음과 원양의 상호작용으로 발생하는 물질운동으로, 세 가지 주요 작용을 한다. 첫째는 장부의 기능을 촉진하고 물질의 운송과 배설을 촉진하며 심장박동과 혈액순환을 촉진하는 추동작용推動作用이다. 둘째는 전신을 유주하면서 마치 성벽과 같이 외부 사기의 침범으로부터 인체를 지키는 방어작용防禦作用이다. 셋째는 고섭작용固攝作用이다. 고섭固攝에는 두 가지 의미가 있는데, 하나는 장부의 위치를 고정시키는 작용이고, 또 하나는 정미물질을 섭납攝納하는 작용으로, 인체에 유익한 각종 영양물질(혈과 진액 등)이 정상적으로 체내를 순환하며 운반되도록 한다. 이러한 기가 지나치게 쇠약해져 야기되는 허증을 '기허氣虛'라 하고, 그 특징은 상술한 세 가지 기능(추동, 방어, 고섭)의 쇠퇴로 나타나는데, 주요 증상은 다음과 같다.

첫째, 기의 추동작용이 약해지면 장부기능의 쇠퇴와 함께 물질의 운송과 배설에 장애가 발생한다. 심心의 기능이 약해지면 심장박동이 느려지고 힘이 없으며, 가슴이 두근거리고 불안하며, 맥이 가늘고 약해진다. 비위脾胃의 기능이 약해지면 입맛이 없고, 속이 더부룩하고, 묽은 변을 보고, 소화가 잘 되지 않고, 식후에 졸음이 온다. 폐肺의 기능이 약해지면 호흡이 짧아지고, 목소리가 작아지며, 가슴이 답답하고, 헛기침을 한다. 방광膀胱의 기능이 약해지면 소변줄기가 약하고 시원하게 보지 못한다. 대장大腸의 기능이 약해지면 배변이 잘 안 되고 변비가 생긴다. 순환계통의 기능이 약해지면 혈류가 원활하지 못하고 혈어血瘀가 생긴다.

둘째, 기의 방어작용이 약해지면 면역력이 떨어지고 땀구멍의 개폐가 정상적으로 이루어지지 않아 숨이 가쁘고 식은땀이 나며 감기에 잘 걸린다.

셋째, 기의 고정작용이 약해지면 장부가 원래의 위치에 고정되지 못해 위하수胃下垂, 신하수腎下垂, 자궁하수子宮下垂 등과 같은 장부하수가 발생한다. 기의 섭납작용이 약해지면 혈액과 진액 같은 물질의 비정상적인 유실을 야기해 월경의 양이 과다해지고 출혈이 멈추지 않으며 식은땀이 나는 등의 질병이 발생한다. 기허氣虛로 야기되는 이런 출혈을 '기불섭혈氣不攝血'이라 하는데, 기는 주로 비脾에 저장되므로 '비불통혈脾不統血'이라고도 한다.

이런 출혈을 치료하는 처방이 있으니 '귀비환歸脾丸'이다. 여기에서 '귀비歸脾'는 혈액을 다시 비脾에 귀속시키는 '통섭統攝'의 뜻이다. 이 처방은 기를 보하는 인삼人蔘, 황기黃芪, 용안육龍眼肉을 주요 약물로 하고 여기에 양혈수렴養血收斂하는 약물을 배합하는데, 기허로 인한 출혈에 매우 효과가 좋다.

기氣에 '섭혈攝血'작용이 있는 것은 왜일까? 혈액이 정상적으로 혈관을 타고 운행하면서 혈관 밖으로 스며 나오지 않는 것은 혈관벽의 투과성과 밀접한 관계가 있다. 혈관벽의 투과성이 낮으면 혈관의 밀폐성이 좋아 혈액 속의 세포가 쉽게 혈관 밖으로 달아나지 못한다. 하지만 혈관벽의 투과성이 높으면 혈관의 밀폐성이 떨어져 혈액 속의 각종 세포가 혈관 밖으로 스며 나오는 출혈증상이 일어나게 된다. 혈관벽의 투과성은 주로 혈관벽세포 사이의 결합 긴밀도에 의해 결정되는데, 세포 사이의 결합이 긴밀하면 혈관벽의 투과성이 낮고, 반대인 경우는 투과성이 높다.

그렇다면 혈관벽세포 사이의 결합력은 무엇에 의해 결정되는 것일까? 바로 기氣다. 따라서 기허氣虛는 혈관벽세포 사이의 결합력을 떨어뜨리고 혈관벽의 투과성을 높여 출혈을 야기하게 된다. 대개 이런 출혈에는 지혈제도 그다지 좋은 효과를 내지 못하기 때문에 '보기섭혈補氣攝血'의 방법으로 치료해야 한다. 이는 수도관 파손으로 인한 누수에는 파손된 부분을 보수해야만 누수 문제를 근본적으로 해결할 수 있는 것과 같은 이치다.

치험례 27　하혈下血 치료

한번은 중기출혈中期出血, 즉 월경주기 사이에 질출혈이 일어나는 환자를 치료한 적이 있다. 진단 시 환자는 안색이 창백하고, 목소리가 작고, 식욕이 없으며, 피로하고, 출혈량이 많으면서 색은 커피색을 띠고, 맥은 가늘고 약하며, 혀의 색은 엷고 백태白苔가 끼어있는 등 명백한 기허증氣虛證이었다. 저자에게 오기 전에 많은 의사에게 치료를 받았으나 낫지 않았으니, 그 이유는 무엇일까? 환자가 이전에 복용한 약의 처방전을 보니 모든 약물이 열을 내리고 출혈을 멈추게 하는 청열지혈淸熱止血을 위주로 처방됐으며, 또한 환자의 말에 따르면 이전에 자신을 진료한 의사들은 모두 자신의 병이 혈열血熱로 인한 것이니 평소에 몸에 열을 돋우는 음식을 먹지 말도록 주문했다고 한다. 이에 저자는 환자의 증상과 설태, 맥상을 봤을 때 절대 혈열血熱이 아니며 기허氣虛라고 말했다.

어느 한 질병의 본질을 판단할 때는 출혈만을 보고 열증熱證이라고 단정하거나 어혈瘀血만을 보고 한증寒證이라고 단정해서는 안 되며, 겉으로 드러나는 각종 증상을 바탕으로 '변증구인辨證求因'의 방법을 운용해 질병의 본질을 분석하고 판단해야 한다. 이 환자의 증상으로 말하자면 안색이 창백하고, 목소리가 작고, 식욕이 없으며, 피로하고, 맥은 가늘고 약하며, 혀의 색은 엷고 백태白苔가 끼어있는 증상은 모두 기허氣虛의 표현이다. 만약 혈열血熱이라고 한다면, 응당 안색이 붉고, 월경의 양이 많으면서 선홍색을 띠고, 혀가 붉고, 맥이 삭數하고 힘이 있는 등 열상熱象이 나타나야 한다. 이런 열상熱象이 나타나지 않았는데 어떻게 혈열血熱로 진단했는지 모를 일이다. 이에 귀비환歸脾丸 처방을 참조해 익기섭혈益氣攝血하는 처방을 내렸다.

> 인삼人蔘 6g, 황기黃芪 45g, 백작약白芍藥 10g, 당귀탄當歸炭 10g, 초백출炒白朮 30g, 녹인 아교주阿膠珠 10g, 원지遠志 10g, 포강탄炮薑炭 10g, 목향木香 10g, 해표초海螵蛸 10g, 승마탄升麻炭 6g. 인삼은 별도로 다려 농축액을 만든 후 약에 타서 복용.

더불어 환자에게 열을 돋우는 음식을 삼가지 않아도 된다고 알려줬다. 이 처방에 따라 약을 지어 14첩을 복용하니 환자의 중기출혈中期出血(질출혈)이 멎었고, 이후의 정기검진에서도 전혀 재발하지 않았다.

혈허血虛

혈血은 인체에 영양을 공급하고 자윤滋潤하는 물질이다. 따라서 혈허血虛는 장부조직의 자윤과 영양 상태의 하강을 초래하며, 이 때문에 각종 증상이 나타난다. 혈허의 주요 증상을 한 마디로 요약할 수 있으니, 바로 '일황오백사불양一黃五白四不養'이다. 이 말은 무슨 뜻일까? '일황一黃'은 얼굴에 핏기가 없고 누렇게 뜬 것을 가리키는데,

앞 장의 망진에서 다루었듯이 얼굴이 푸석하고 광택이 없다는 뜻이다. 혈허 환자의 안색은 대개 핏기가 없고 누렇게 떠있다. '오백五白'은 얼굴과 입술, 손톱, 혀, 결막의 색이 창백하거나 옅은 것을 가리키는데, 이 다섯 가지 백색은 혈허로 인해 조직에 공급되는 혈액이 부족해 나타나는 것이다. '사불양四不養'은 혈혈이 심心, 간肝, 두목頭目, 지체肢體를 자양하지 못하는 것을 가리킨다.

혈허로 심心을 자양하지 못하면 심황心慌과 심계心悸, 실면失眠, 다몽多夢, 심신불안心神不安 등의 증상이 나타난다. 혈허로 간肝을 자양하지 못하면 이롱耳聾과 이명耳鳴, 월경감소月經減少, 폐경閉經, 협통脇痛, 정지불창情志不暢 등의 증상이 나타난다. 혈허로 두목頭目을 자양하지 못하면 두훈頭暈과 안화眼花, 시력감퇴, 야맹증, 건망증, 다몽 등의 증상이 나타난다. 혈허로 지체肢體를 자양하지 못하면 수족마목手足麻木과 피부건조, 백설白屑, 지체진전肢體震顫, 관절구련關節拘攣 등의 증상이 나타난다.

혈허를 일으키는 원인은 크게 두 가지로 나눌 수 있다. 하나는 과다한 출혈이나 오랜 병, 지나친 근심 등으로 인한 과도한 소모고, 다른 하나는 장기간의 영양결핍이나 소화흡수기능의 저하로 인해 정미물질이 부족해서 혈액을 생성하지 못하는 생성부족이다. 이 두 가지 원인 외에 기氣가 부족해도 혈허를 야기할 수 있다. '기능생혈氣能生血'이라는 말이 있으니, 이는 혈액의 정상적인 생성을 보장하는 중요한 요소는 바로 충분한 기氣임을 말한 것이다. 이 때문에 한의학에서는 혈허 환자를 치료할 때 항상 보혈補血하는 약에 보기補氣하는 약을 더해 보혈의 효과를 배가시킨다. 보혈 처방 중에 '당귀보혈탕當歸補血湯'이라는 것이 있는데, 바로 이런 맥락을 좇아 만든 것이다.

황기黃芪 30g, 당귀當歸 5g

이 처방에는 두 가지 약물만 들어가니, 보기補氣하는 약물인 황기와 보혈활혈補血

活血하는 약물인 당귀다. 황기와 당귀의 비율을 6 : 1로 하는 것은 바로 대량의 기를 보하는 약물과 소량의 혈을 보하는 약물을 배합해 혈허를 치료하려는 목적이다.

한의학에서 혈허병血虛病을 치료하는 데 기氣의 작용을 중시하는 것은, 기가 각종 생명활동의 동력이 되고, 기의 과부족이 조혈造血 기능의 강약에 직접적으로 영향을 미치기 때문이다. 이런 의미에서 볼 때, 보기補氣를 통한 혈血의 생성은 확실히 우리에게 혈허를 치료하는 방법 면에서 새로운 방향을 제시할 뿐만 아니라, 이 방법을 통해 자체적인 조혈능력을 증강시킴으로써 보혈補血의 효과를 극대화하고 치료효과를 지속시킬 수 있다.

음허陰虛

음허陰虛는 곧 원음元陰이 쇠약해져 야기되는 허증이다. 원음은 두 가지 작용을 하는데, 하나는 장부기관을 자윤하는 작용이고, 또 하나는 원양의 과도한 항진을 억제하는 작용이다. 따라서 원음이 쇠약해지면 건조乾燥와 원양편왕元陽偏旺을 특징으로 하는 음허증陰虛證이 초래된다.

건조는 음액陰液 결핍으로 각 장부와 조직을 자윤하지 못해 일어난다. 기부肌膚의 자윤이 결핍되면 피부가 건조해지고 심하면 갈라지는 증상이 나타나고, 구강과 인후의 자윤이 결핍되면 입안과 혀가 마르고 목구멍이 말라 아프고 목이 쉬는 증상이 나타나고, 안정眼精이 자윤을 잃으면 눈이 껄끄럽고 사물이 흐리게 보이는 증상이 나타나고, 비강鼻腔이 자윤을 잃으면 코가 말라 아픈 증상이 나타나고, 장腸이 자윤을 잃으면 대변이 말라 변비가 생기고 심하면 항문이 찢어져 대변에 피가 묻어나오는 증상이 나타난다.

원음의 쇠약은 또 원양을 제약하는 작용의 약화를 가져와 조열潮熱과 도한盜汗, 성욕항진性慾亢進과 유정遺精, 세삭細數한 맥상 등 원양의 과도한 항진으로 인한 각종 증상이 나타난다. 이와 동시에, 원음의 쇠약은 각 장부에 또 다른 영향을 미치는데, 대개 상술한 '건乾'과 '열熱'의 특징에 더해 장부기능의 실조를 야기한다.

심心이 원음쇠약의 영향을 받은 것을 '심음허心陰虛'라 하는데, 양쪽 광대뼈 부분이 붉어지고 심번心煩과 불면, 오심번열五心煩熱[1]의 증상이 나타난다.

간肝이 원음쇠약의 영향을 받은 것을 '간음허肝陰虛'라 하는데, 두훈頭暈(어지럼증)과 이명耳鳴, 면부홍열面部烘熱, 협늑작통脇肋灼痛과 함께 손발을 흐느적거리고 화를 잘 내는 증상이 나타난다.

위胃가 원음쇠약의 영향을 받은 것을 '위음허胃陰虛'라 하는데, 배가 고파도 먹으려 하지 않고 배가 고픈 듯 하면서 고프지 않고 아픈 듯 하면서 아프지 않은 증상이 나타나고, 심한 경우 헛구역질과 딸꾹질을 한다.

폐肺가 원음쇠약의 영향을 받은 것을 '폐음허肺陰虛'라 하는데, 마른기침에 가래가 나오지 않거나 나올 경우 피가 섞여 나오고, 몸이 마르는 증상이 나타난다.

신腎이 원음쇠약의 영향을 받은 것을 '신음허腎陰虛'라 하는데, 허리와 무릎이 쑤시고 힘이 없으며 골증조열骨蒸潮熱[2]과 현훈眩暈, 이명耳鳴의 증상과 함께 남자는 음경이 발기해 수그러들지 않고 정액이 저절로 흘러나오며, 여자는 월경의 양이 적어지거나 폐경이 된다. 신腎은 원음을 저장하는 곳이기 때문에 원음이 쇠약해지면 가장 먼저 영향을 받는 곳이 바로 신腎이다. 따라서 다른 장부의 음허는 대개 신음허腎陰虛의 각종 증상을 동반한다.

음허를 치료하는 탁월한 처방이 있으니 '육미지황환六味地黃丸'이다. 현재 많은 사람들이 육미지황환을 보신補腎의 양약良藥으로 알고 있으며, 신허腎虛 하면 바로 육미지황환을 떠올리고, 심지어 많은 노인들은 육미지황환을 상복하는 자양강장제 쯤으로 생각하고 있으나, 이는 대단히 큰 오해의 소산이다. 육미지황환은 단지 원음을 보양하는 약물이므로 '음허'와 같은 허증에만 적합한 약물이지, 다양한 원인으로 발생하는 신체의 허손虛損에 모두 적용할 수 있는 약물이 아니다.

앞에서 언급했듯이 인체에는 원음元陰, 원양元陽, 기氣, 혈血, 진액津液 등 여러 기

---

1) 오심번열(五心煩熱) : 심중번열(心中煩熱)에 양쪽 손바닥과 발바닥의 발열감이 동반되는 증상을 말한다.

2) 골증조열(骨蒸潮熱) : 발열이 골수에서 비롯되어 골증(骨蒸)이라 한다. 아침에는 몸이 서늘하나 저녁이 되면 열이 나고, 가슴이 답답하고 조급하여 잠을 잘 자지 못하고, 입맛이 없고, 소변의 색이 짙어지고, 허리가 욱신거리면서 다리는 차고, 손바닥에 항상 열이 있다.

본물질이 있고, 각 물질의 쇠약으로 야기되는 '허虛'는 모두 다르므로 각기 다른 보양법을 써야 한다. 예를 들어, 기허氣虛에는 인삼 같은 보기補氣하는 약물로 보양해야 하고, 혈허血虛에는 아교阿膠 같은 보혈補血하는 약물로 보양해야 하며, 또 이어서 설명할 양허陽虛에는 녹용鹿茸 같은 보양補陽하는 약물로 보익해야 한다.

이 중에서 육미지황환을 보양제로 쓰기에 적합한 허증은 음허뿐이니, 자신에게 나타나는 각종 증상을 바탕으로 어느 물질이 쇠약해졌는지 판단해 적합한 보양제를 선택해야 한다. 이렇게 하는 것이야말로 진정으로 신체와 건강에 유익한 방법이다.

현재 많은 사람들이 보양제를 허虛를 보충하는 용도로만 알고 있지, 허虛에는 기氣·혈血·음陰·양陽의 구분이 있고, 보양제마다 각기 독특한 약성藥性이 있기 때문에 잘못 사용했을 경우 보허補虛의 효과를 얻기는커녕 도리어 상반되는 부작용이 발생할 수 있음을 알지 못한다. 예를 들어, 음허 환자가 인삼을 보양제로 복용했다면 이는 불난 집에 기름을 붓는 격으로, 음허의 증상이 개선되는 것은 고사하고 오히려 원양의 항진이 가중돼, 경미한 경우 코피가 흐르는 정도로 그치지만 심각한 경우는 뇌일혈腦溢血을 초래해 생명이 위험할 수 있다.

보양제의 남용 실태를 보자면, 언제부터인가 철피석곡鐵皮石斛이 암 환자에게 좋은 약으로 인식되어 많은 환자들이 방사선치료나 항암치료 뒤에 보양제로 복용하고 있다. 사실 철피석곡은 음액陰液을 보양하는 약물로, 방사선치료나 항암치료 뒤에 나타나는 구설인후건조口舌咽喉乾燥, 변비便秘, 골증조열骨蒸潮熱, 오심번열五心煩熱, 심번실면心煩失眠, 기불욕식飢不慾食, 양관조홍兩顴潮紅, 도한盜汗, 설홍소진舌紅少津, 맥상세삭脈象細數 등과 같은 음허의 증상에는 의심할 나위 없이 좋은 약물이다. 하지만 환자에게 양허陽虛의 증상(추위를 타고, 사지가 차고, 소변을 오래 보고, 대변이 묽고, 혀에 백태가 끼고, 맥이 느리고 힘이 없는 증상)이 있거나, 기허氣虛의 증상(피곤하고, 입맛이 없고, 소화가 안 되고, 배가 고프지 않고, 사지가 나른하고, 숨이 가쁘고, 식은땀이 나고, 혀의 색이 옅으면서 박태가 끼고, 맥이 약한 증상)이 있을 때 철피석곡을 보양제로 복용한다면 오히려 양기陽氣를 더욱 손상시켜 질병이 악화된다. 이는 아궁이의 불이 꺼져갈 때 장작으로 불을 더 지피는 것이 아니라 찬물을 한 바가지 끼얹는 것과 같은 행동이다. 따라서 절대 보양제의 남용에 따르는 부작용과 위험을 간과해서는 안 된다.

양허陽虛

양허陽虛는 인체의 원양元陽이 쇠약해 나타나는 허증이다. 원양은 인체에 어떤 작용을 할까? 자연계의 태양을 보면 생명활동에 미치는 원양의 중요성을 알 수 있을 것이다. 원양이 충분하면 활력이 넘치지만, 원양이 쇠약해지면 각종 생명활동 역시 쇠퇴해 죽음에 이르게 된다. 이에 대해 명대明代의 의가인 장경악張景岳은 다음과 같이 인식했다.

> "하늘의 큰 보물은 오직 붉은 태양 하나고, 사람의 큰 보물은 오직 진양眞陽 하나다(天之大寶, 只此一丸紅日, 人之大寶, 只此一息眞陽)."

원양은 다른 물질과 다른 점이 또 하나 있으니, 그것은 바로 주기적인 변화의 과정이다. 양기陽氣는 태양처럼 몸속에서 매일 그리고 매년 변화하고 교체되는데, 낮에는 양기가 밖으로 분출돼 각종 활동이 이루어지고, 밤에는 다시 되돌아와 저장되니 점차 휴식과 수면 상태로 들어가게 된다.

이 밖에 양기는 또 사계절의 변화를 따르는데, 체내에도 춘생春生, 하장夏長, 추수秋收, 동장冬藏의 주기적인 변화가 있다. 봄에는 양기가 기표肌表로 분출돼 혈관이 확장되고 신진대사 역시 활발해지며, 여름이 되면 가장 왕성한 상태에 이른다. 가을에는 양기가 신장으로 수렴收斂돼 혈관이 수축하고 신진대사 역시 미약해지며, 겨울이 되면 가장 허약한 상태에 이른다. 이런 양기의 주기적인 변화는 인체가 수시로 외부 환경의 변화에 적응할 수 있도록 할 뿐만 아니라 다양한 기후조건에서도 체내의 환경과 체온을 유지할 수 있도록 한다.

원양이 쇠약해지면 어떤 증상이 나타날까? 겨울에 어떤 느낌이 드는지 생각해보면 쉽게 알 수 있다. 맞다, 음산하고 추우며 수목의 잎이 모두 시들어 떨어지니 적막하다. 원양이 쇠약해졌을 때의 가장 특징적인 증상이 바로 열량부족으로 추위를 타는 것이다.

이 밖에 원양은 생명활동에 필요한 에너지의 근원이기 때문에 쇠약해지면 또 하나의 중요한 증상인 신진대사의 감퇴와 약화가 나타나니 심박완만心搏緩慢, 혈압강하血壓降下, 기초체온하락基礎體溫下落, 소한少汗 혹은 무한無汗, 소화기능감퇴消化機能減退, 반위애역反胃呃逆[3] 등의 증상이 바로 그것이다. 원양의 쇠약은 천품天稟 부족이 그 첫째 원인이고, 과도한 섹스와 일상생활, 노동, 찬 음식의 과식 등으로 인한 후천적인 소모와 약물에 의한 손상이 둘째 원인이다.

요즘은 특히 약물에 의한 손상이 원인인 양허陽虛가 자주 보인다. 현재 많은 의사가 암이나 간염, 신염 등의 병명을 보면 환자에게 어떤 증상이 나타나던지 간에 천편일률적으로 청열해독淸熱解毒하는 찬 성질의 약물을 처방한다. 뿐만 아니라 한번 처방하기 시작하면 거듭 같은 처방을 되풀이하기 때문에 양기는 찬 성질의 약물로 인해 나날이 손상을 받아 고갈되기에 이른다. 수많은 환자가 이런 치료 때문에 나날이 쇠약해져 가고 위독한 지경에 이르게 되지만, 환자로서는 이런 현상이 본래 병이 위중해서인지 아니면 잘못된 치료로 병이 악화된 것인지 도무지 알 길이 없다.

치험례 28

딸꾹질 치료

이전에 애역呃逆(딸꾹질) 환자를 치료한 적이 있는데, 이 환자는 위암으로 위절제술을 받고, 수술 후에는 재발 가능성을 낮추기 위해 항암치료를 받았다. 환자는

---

3) 반위(反胃) : 식후에 복부가 창만하고 먹은 것이 소화되지 않으며, 아침에 먹은 것을 저녁에 토하거나 저녁에 먹은 것을 아침에 토하는 것을 주요 증상으로 하는 병증이다. 애역(呃逆)은 딸꾹질을 말한다.

수술 후 줄곧 한 나이 많은 한의사가 주치의로 있는 한방병원에서 한약을 복용하며 몸조리를 하고 있었는데, 한약을 몇 달째 복용하자 새로운 문제가 발생했다. 바로 딸꾹질이 멈추지 않는 것이었다. 한번 시작하면 십여 분 동안 멈추지 않았고, 한약을 복용할수록 딸꾹질은 더욱 심해졌다. 어쩔 수 없이 한약 복용을 끊었지만 딸꾹질은 호전되지 않았고, 침구치료는 물론 다른 여러 민간요법도 써 봤지만 뚜렷한 효과를 보지 못했다.

환자는 정신이 불안정하고 목소리가 작고 낮았으며, 추위를 많이 타 계절에 맞지 않게 두꺼운 옷을 입고 있었다. 또 혀의 색은 옅고 박태薄苔가 끼어 있었으며, 맥상은 미약하게 가라앉아 있었고, 진찰하는 동안 딸꾹질이 그치지 않았으니, 이는 원양이 쇠약해져 일어나는 딸꾹질이 분명했다. 환자가 복용하던 약의 처방전을 보니 아니나 다를까 향다채香茶菜, 사설초蛇舌草, 등리근藤梨根, 산해라山海螺, 황련黃連 같은 대량의 청열해독약淸熱解毒藥이 들어 있었다. 이와 같이 약물을 썼으니 딸꾹질이 나을 수 있겠는가? 이에 양허陽虛의 본질이 드러나는 환자의 증상을 근거로 온양지애溫陽止呃하는 처방을 내렸다.

> 황기黃芪 30g, 당삼黨蔘 30g, 부자附子 12g, 건강乾薑 9g, 대자석代赭石 15g, 정향丁香 10g, 선복화旋覆花 15g(면포로 싸서 달인다), 시체柿蒂 10g, 대조大棗 30g, 초감초炒甘草 9g.

상술한 약물을 반 사발 정도가 되도록 45분간 다린 다음 한 모금 마시고 5분 쉬고 다시 한 모금 마시는 식으로 복용한다. 이 처방을 따라 모두 다섯 제劑를 복용하자 환자의 딸꾹질하는 증상이 사라졌다. 하지만 이후에 환자는 암에는 뜨거운 성질의 약을 복용하면 안 된다는 대다수 의사들의 말을 듣고 처음에 복용했던 찬 성질의 약으로 바꾸자 딸꾹질이 재발했다. 저자는 다시 보양補陽의 방법으로 치료하면서 다시는 찬 성질의 약을 복용하지 말라고 당부했다.

"그런 약이 당신의 딸꾹질을 유발한 이상 당신의 몸에는 맞지 않는 것이 증명된 셈인데 왜 자꾸 복용하려고 하는 겁니까?"

"그런 약이 암을 치료한다고 해서 몸에 좋지 않을까 하는 생각에서 먹었습니다."

"설령 그런 약이 진짜 암에 효과적이라고 하더라도 당신 몸에는 손해만 됩니다. 예를 들어 곱사등이를 치료한다고 합시다. 의사가 곱사등이의 굽은 등을 발로 밟아 곧게 펴면 어떻게 되겠습니까? 아마 곱사등이는 죽고 말 겁니다. 곱사등이인 것이 더 중요합니까, 아니면 생명이 더 중요합니까?"

예로부터 '유인치병留人治病'이란 말이 있다. 질병치료의 목적은 생명에 있으니, 생명을 잃는다면 병이 낫는다 한들 무슨 의미가 있겠는가?

장부臟腑의 실증實證

지금까지는 기본물질의 쇠약으로 야기되는 허증虛證을 설명했고, 지금부터는 질병 가운데 실증實證에 대해 깊이 탐구해보도록 하자. 실實은 허虛와 완전히 상반되는 개념으로, 허증이 기본물질의 쇠약으로 야기되는 것이라면 실증은 인체 안팎의 각종 요인으로 야기되는 장부의 기능문란으로, 기본물질의 쇠약 없이 발생하므로 실증이라한다. 앞에서 말한 육음六淫, 역려疫癘, 칠정七情 등이 원인이 되어 발생하는 질병은 모두 실증實證의 범주에 포함된다. 여기에서는 각 장부 자체의 기능실조로 야기되는 실증을 위주로 설명하겠다.

심心과 소장小腸의 실증實證
심화항성心火亢盛

심화항성心火亢盛은 내화內火에 속하며, 그 증상의 특징은 심장의 기능문란과 화열 내성火熱內盛이다. 심心의 주요 기능은 정신과 혈맥血脈을 주재하는 것이기 때문에, 심화항성에는 다음과 같은 주요 증상이 나타난다.

가슴이 답답하고 두근거리면서 열이 나고, 불안하여 잠을 잘 자지 못하고, 얼굴과 눈이 붉게 충혈되고, 입이 마르면서 찬물을 많이 마시고, 입안과 혀에 종창이 생기고, 대변이 말라 딱딱해지고, 소변의 색이 황적색으로 짙어지고, 피부에 종창이 생기면서 가렵고, 몸이 붉게 부으면서 열통이 있고, 혀의 색이 진홍색으로 변하면서 누런 설태가 끼고, 맥상이 삭數하면서 힘이 있는 등의 증상이 나타난다. 심한 경우는 미친 듯이 뛰어다니고, 말을 더듬고, 사람을 때리고 기물을 부수며, 피를 토하고 코피를 흘리는 등의 증상이 나타나기도 한다.

장부를 설명할 때 이미 말했듯이 심心과 소장小腸은 경락經絡으로 연결되어 있어서 심화항성은 또 소장 기능의 이상을 유발하기도 한다. 소장이 어떤 기능을 하는고 하니, 바로 분청비탁分淸泌濁의 기능을 한다. 이 분청비탁의 기능은 소변과 밀접한 관계가 있기 때문에, 심화가 항성하면 대개 소장의 기능에 영향을 미쳐 소변이 붉고 껄끄러우면서 아픈 증상이 나타난다. 이런 상황을 '심열心熱이 소장으로 옮겨갔다[心熱下移小腸]'고 한다.

심맥비조心脈痺阻

심맥비조心脈痺阻는 각종 원인으로 심장 맥락脈絡이 막혀 통하지 않아 심장에 공급되는 혈액과 산소의 결핍을 유발하고, 이 때문에 발생하는 심장 부위의 동통을 주요 특징으로 하는 병증이다.

심맥비조의 원인 가운데 주로 보이는 것은 어혈瘀血과 담탁痰濁, 기체氣滯, 한사寒邪가 있다. 하지만 각각의 원인으로 유발되는 동통의 특징 또한 각기 다르기 때문에 동통의 특징과 상관되는 기타 증상을 근거로 심맥비조의 근원을 분석하고 판단해 진짜 병인病因을 찾아야 한다.

어혈瘀血로 인한 심맥비조에는 대개 바늘로 찌르는 듯한 심장 부위의 동통과 함께 입술과 혀의 색이 암자색으로 변하거나 혈액이 정체된 반점이 생기고, 맥상이 삽澁한 증상이 나타난다.

담탁痰濁으로 인한 심맥비조에는 대개 심장 부위가 답답하면서 아프고, 살이 찌면서 담痰이 많이 생기고, 가슴이 답답하고, 머리와 몸이 무겁고, 희고 끈적끈적한 설태가 끼고, 맥상이 침활沉滑한 증상이 나타난다.

　기체氣滯로 인한 심맥비조에는 대개 심장 부위에 창통脹痛이 생기거나 통증이 오락
가락하는 증상이 나타나는데, 화를 내거나 울적할 때는 심해지고, 마음이 안정되고
편안할 때는 경감된다. 아울러 맥상이 현弦하고 힘 있는 증상이 나타난다.

　한사寒邪로 인한 심맥비조에는 대개 극렬한 통증이 나타나는데, 가슴의 통증이 등
까지 뚫고 들어가 퍼지거나 등의 통증이 가슴까지 뚫고 나와 퍼진다. 이 통증은 갑작
스럽게 나타나고 참기 어려울 정도로 극심하지만 열을 쬐면 경감된다. 이와 더불어
사지가 차고 맥상이 침긴沉緊한 증상도 함께 나타난다.

　심맥비조의 증후는 서양의학에서 말하는 관심병冠心病, 심교통心絞痛, 심근경색心
筋梗塞 등과 유사하다. 혈관이 막혀 통하지 않는 것은 겉으로 드러나는 표상表象일 뿐
이고, 진짜 원인은 어혈과 담탁, 기체, 한사 이 네 가지에 있다. 따라서 겉으로 드러
나는 현상을 가지고 심맥비조의 본질을 정확히 판단하고 그에 맞는 치료를 할 수 있
다면, 혈관이 막히는 문제를 근본적으로 해결할 수 있을 것이다. 이런 관점에서 볼 때,
전통적인 사유방식은 많은 부분에서 생명과학의 '동動'과 '변變'의 특징에 더욱 부합할
수 있으며, 이를 통해 더욱 쉽게 질병의 본질을 총체적으로 파악할 수 있을 것이다.

담미심규痰迷心竅

　심心은 정신을 주재하는 장부로, 담미심규痰迷心竅는 바로 담탁痰濁이 모이고 쌓여
정신을 주재하는 심心의 작용에 영향을 미침으로써 마음이 울적하고, 정신이 오락가
락하며, 무표정하고, 웅얼웅얼 혼잣말을 하며, 사람을 알아보지 못하는 등의 증상이
나타나는 질병이다. '전증顚證'이라고도 한다.

담화요심痰火擾心

　담화痰火는 담탁痰濁과 내화內火가 뒤섞여 만들어진 발병 인자를 가리킨다. 내화內
火의 특징이 바로 열과 항진이기 때문에 담화요심痰火擾心과 담미심규痰迷心竅는 서로
비슷하다.

담화요심으로 인한 정신이상은 대개 광조狂躁[4]와 발열發熱의 특성을 보이는데, 고열의 증상에 정신이 흐릿하거나 얼굴과 눈이 붉어지고, 안절부절 못하고, 밤에 잠을 자지 못하고, 호흡이 거칠어지고, 횡설수설하는 증상이 동반된다.

담화의 발생은 대개 안팎의 구별이 있으니, 안에서 발생하는 담화는 과도한 정신 자극으로 인해 안에서 생성된 화열火熱이 진액津液을 바싹 달여서 만들어지고(오지五志 곧 희喜·노怒·사思·우憂·공恐이 극에 달하면 모두 화火로 변할 수 있다), 밖에서 발생하는 담화는 대부분 화열의 사기邪氣를 감수해서, 곧 화열의 사기가 인체에 침입해서, 체내에 쌓인 담탁을 유인해 만들어진다. 본래 비만하고, 비脾가 약하고 습濕이 많은 사람이 화열의 사기를 감수하면 담화가 잘 생긴다.

간肝과 담膽의 실증實證

간기울결肝氣鬱結

간기울결肝氣鬱結은 이미 여러 번 언급했듯이 간肝의 소설疏泄하는 기능에 장애가 발생한 병증으로, 대부분 정지불창情志不暢이 주요 원인이다. 간기울결의 주요 증상은 마음이 울적하고, 흉협부胸脇部나 소복부少腹部(복부의 양옆)에 창만감脹滿感과 꿰뚫는 듯한 통증이 발생하며, 자주 한숨을 쉬는 것 등이다. 여자의 경우 유방창통乳房脹痛과 월경불순月經不順 등의 증상도 나타난다.

부녀자의 유방창통을 치료하는 데는 '소요환逍遙丸'이 매우 효과가 좋다. 현재는 거의 부녀자의 유선소엽증식乳腺小葉增殖을 치료하는 약으로 쓰이고 있지만, 사실 소요환의 진짜 효능은 간기울결의 치료다. 특히 여자는 정서적인 영향을 쉽게 받기 때문에, 근심걱정이 많거나 가슴이 답답하고 감상적이 되면 간기肝氣가 정상적인 소설을 할 수 없어 유선소엽증식 같은 질병이 발생한다. 소요환은 능히 간기肝氣를 소통시키니 유선소엽증식으로 인한 창통을 치료할 수 있는 것이다. 이 점을 이해한다면 소요환이 부녀자의 유방창통만을 전문으로 치료하는 약물이 아니라, 간기울결을 치료하

---

4) 광조(狂躁) : 몸이 몹시 괴로워 어쩔 줄 모르고 미친 듯 날뛰는 증상을 말한다.

는 약물임을 알 수 있을 것이다. 다시 말해, 환자의 증상이 앞에서 언급한 간기울결의 증상에 부합한다면 부녀자의 유선소엽증식이 아니더라고 소요환으로 치료할 수 있다는 말이다.

평소 저자는 남자라 하더라도 간기울결 환자면 소요환을 처방한다. 이때 환자는 대개 고개를 갸우뚱하며 소요환은 여자가 먹는 약이 아니냐고 묻는다. 이에 여기에서 분명히 밝힘으로써 독자들이 갖고 있는 소요환에 대한 단편적인 인식을 바로잡고, 소요환의 실제 효능과 용도를 더욱 많은 사람들이 알기를 바란다.

간화상염肝火上炎

간화肝火라고 하는 것은 간의 소설기능이 실조된 상태에서 내화內火의 증상까지 나타나는 것을 말한다. 따라서 간화의 주요 증상은 상술한 간기울결의 증상에 얼굴과 눈이 붉게 충혈되고, 입이 쓰고 마르며, 마음이 조급하면서 화를 잘 내고, 머리가 터질 것 같으면서 무겁고, 귀에서 소리가 나고, 혀가 붉으면서 누런 설태가 끼고, 맥상이 현삭弦數한 내열內熱의 증상이 함께 나타나는 것이다. 평소 화를 내는 것을 '대동간화大動肝火'라 표현하는데, 이를 통해 간화의 발생은 정서와 밀접한 관계가 있음을 알 수 있다.

간담습열肝膽濕熱

습사濕邪와 열사熱邪가 뒤섞인 것을 '습열濕熱'이라 한다. 따라서 간담습열肝膽濕熱은 습열의 사기가 간담의 정상적인 기능에 영향을 주어 나타나는 일련의 병증을 가리키는 말이다. 간담습열의 주요 증상에는 두 가지가 있다. 하나는 얼굴과 눈, 피부 및 소변의 색이 누렇게 뜨는 것으로, 이는 습열의 사기가 담즙膽汁의 정상적인 분비와 수포輸布에 영향을 미쳐 발생한다.

습열은 어떻게 담즙의 분비와 수포에 영향을 미칠까? 물을 가열하면 끓어오르는 것과 같은 이치로, 담膽이 열사熱邪의 영향을 받으면 담즙이 담도膽道 밖으로 끓어 넘치게 되므로 얼굴과 눈, 피부 및 소변의 색이 누렇게 되는 증상이 나타나는 것이다.

또 하나는 오른쪽 옆구리 부위의 창통脹痛과 오심惡心, 범오泛惡5), 납매納呆6)의 증상이다. 오른쪽 옆구리는 간과 담이 있는 곳으로, 습열의 사기가 간담에 침입하면 간기肝氣가 정상적인 소설작용을 할 수 없기 때문에 오른쪽 옆구리에 창통이 생긴다.

앞에서 언급했듯이, 간담은 목木에 속하고, 비위는 토土에 속하며, 또 목木은 능히 토土를 제약할 수 있으므로, 간의 소설하는 기능이 실조되면 대개 비의 운화 및 위의 통강通降에도 영향을 미치게 된다. 비의 운화기능에 장애가 발생하면 납매納呆의 증상이 나타나게 되고, 위의 통강기능에 장애가 발생하면 오심惡心과 범오泛惡의 증상이 나타나게 된다.

한체간맥寒滯肝脈

한체간맥寒滯肝脈에는 주로 소복少腹과 고환이 땅기는 증상이 나타나는데, 심한 경우 음낭이 오그라들면서 심하게 아프다. 대개 찬 기운을 쏘이면 증상이 가중되고, 온기를 쬐면 경감된다. 맥상은 대부분 침현沉弦하다. 한寒의 특성이 바로 수축이기 때문에 한사寒邪로 인한 질병은 대부분 각종 수축과 땅기는 증상이 나타나는 특색이 있다. 소복少腹과 고환, 음낭 부위는 바로 간경肝經이 분포하는 구역으로, 한사가 간에 침범하면 이런 부위에 수축과 땅김, 냉통冷痛 등으로 인한 불편한 증상이 나타나게 된다.

비脾와 위胃의 실증實證

습곤비위濕困脾胃

습한 지역에 오래 살거나 평소 물을 너무 많이 마시면 수습水濕이 체내에 과도하게 쌓여 비위脾胃의 기능에 영향을 미치게 되므로 입맛이 없고 묽은 변을 보며, 복부가 그득하면서 아프고, 구역질이 나고, 희고 끈적끈적한 설태가 끼는 등의 증상이 나타나게 되는데, 이를 '습곤비위濕困脾胃'라 한다.

---

5) 범오(泛惡) : 오심(惡心)과 비슷한 증상으로, 구역질이 나는데도 토하지 못하고 신물이 올라오는 증상을 말한다.
6) 납매(納呆) : 음식을 먹고 싶은 생각이 없거나 음식을 보고도 식욕이 안 생기고 항상 복부에 창만감(脹滿感)이 있는 증상을 말한다.

비위의 병을 말하자면, 현대 서양의학에서는 유문幽門에 서식하는 헬리코박터균을 위염을 일으키는 주범으로 인식하고 이를 죽이는 치료법을 쓴다. 하지만 저자는 이에 대해 몇 가지 다른 견해를 갖고 있다. 위염 환자의 유문에서는 분명 대량의 헬리코박터균을 찾아볼 수 있지만, 이것이 위염을 일으키는 주범이 헬리코박터균임을 의미하는지 의문이며, 또 살균하는 방법으로 헬리코박터균을 완전히 섬멸할 수 있을지도 의문이다.

〈1장 건강의 본질〉에서 이미 언급한 바, 악취가 나는 연못에서 대량의 부패균이 검출됐다고 해서 부패균이 악취를 일으키는 근본원인이라고 할 수 있겠는가? 또 부패균을 없애는 방법으로 연못의 수질을 근본적으로 개선시킬 수 있겠는가? 천만의 말씀이다! 따라서 우리는 좀 더 높은 차원에서 질병발생의 근본원인을 찾아야만 한다.

연못에 부패균이 대량으로 번식하는 근본원인은 물의 유동성이 파괴되어 부패균의 생장과 번식에 적합한 환경이 조성됐기 때문이다. 이와 같은 인과관계를 인식하고 있다면, 위胃의 동태환경動態環境의 파괴야말로 헬리코박터균이 대량으로 번식하게 된 근본원인임을 미루어 알 수 있다. 따라서 위의 동태환경을 정상으로 회복시킨다면 헬리코박터균의 생장과 번식을 근원부터 차단할 수 있다!

위의 동태환경에는 어떤 요소들이 있을까? 저자는 다음과 같은 몇 가지 주요 요소들이 있다고 생각한다.

첫째, 위의 연동운동蠕動運動 상태다. 위의 정상적인 연동운동은 소화가 잘 되도록 음식물을 잘게 분쇄할 뿐만 아니라, 이렇게 분쇄한 음식물을 제때 소장으로 운송하는 기본 조건이 된다. 연동운동 능력이 부족하면(기허나 양허가 이런 결과를 초래할 수 있다) 음식물을 제때 위에서 내보내지 못하는데, 오랫동안 음식물이 위에 정체되면 부패되고 발효되어 헬리코박터균의 번식에 적합한 환경이 만들어진다.

둘째, 위의 혈액순환 상태다. 혈액은 위에 각종 영양물질을 공급하는 동시에 위의 운동으로 발생하는 각종 대사물과 노폐물을 배출하는 역할을 한다. 위의 혈액순환이 흐르는 물처럼 원활하면 안정되고 깨끗한 환경을 유지할 수 있지만, 혈액순환에 장애가 발생하면(어혈과 기체가 이런 결과를 초래할 수 있다) 대사물과 노폐물을 제때 배출하지 못해 헬리코박터균의 생장에 적합한 환경이 만들어진다.

셋째, 위에 여러 다른 물질이 쌓이는 상태다. 앞에서 말한 수습水濕이 위에 과다하게 쌓이면 지나치게 습한 환경이 만들어지는데, 이는 바로 헬리코박터균을 비롯한 미생물의 생장에 적합한 조건이 된다.

상술한 위의 동태환경을 파괴하는 세 가지 문제를 해결해야만 비로소 헬리코박터균을 근본적으로 제거해 위염을 치료할 수 있다.

식체위완食滯胃脘

비위脾胃의 소화능력을 초과하는 폭음과 폭식, 무절제한 음식 섭취는 음식물의 정체停滯와 적취積聚를 초래해 각종 불편한 증상을 유발한다. 식체食滯의 주요 증상으로는 더부룩하고 창만감脹滿感이 있으며 아프고, 음식을 꺼리고, 신물이 넘어오고, 트림을 할 때 썩은 냄새가 나거나 삭은 음식물을 토하고(토한 후에는 창만감과 동통이 경감), 대변에서 썩은 악취가 나고(설사한 후나 방귀를 뀐 뒤에는 역시 창만감과 동통이 경감), 두텁고 끈적끈적한 설태가 끼는 증상 등이다.

한의학에서 음식의 적체積滯로 인한 질병을 치료하는 방법에는 세 가지가 있는데, 적체된 부위에 따라 토법吐法, 소법消法, 하법下法 가운데 하나를 선택해 쓴다.

토법은 구토를 통해 체내에 적체된 음식을 체외로 배출시키는 방법으로, 음식이 상완上脘이나 흉격胸膈 상부에 적체돼 있을 때 적합하다. 소법은 식체를 풀어 없애는 약물을 써서 체내에 정체된 음식을 소화시키는 방법으로, 음식이 중완中脘 부위에 정체돼 있을 때 적합하다. 하법은 대변을 통해 체내에 정체된 음식을 체외로 배출시키는 방법으로, 음식이 하완下脘이나 장腸에 정체돼 있을 때 적합하다.

그렇다면 음식이 정체돼 있는 부위를 어떻게 판단할까? 나타나는 증상을 통해 추측하고 분석해볼 수 있다. 음식이 상완上脘이나 흉격胸膈 상부에 적체되어 있을 때는 대개 흉격 부위에 더부룩한 창만감이 있으며, 구역질이 나고 토하고 싶으며, 계속 신물이 넘어오고 썩은 냄새가 올라오는 증상이 나타난다. 음식이 중완中脘 부위에 정체되어 있을 때는 대개 위강胃腔 부위에 더부룩한 창만감이 있으며, 음식 생각이 없거나 꺼리고, 위 속이 아픈 증상이 나타난다. 음식이 하완下脘이나 장腸에 정체되어 있을 때는 대개 터질 것 같은 포만감이 있고, 대변이 묽거나 설사를 하고, 대변에 부패해 악취가 나는 찌꺼기들이 섞여 있고, 설사를 하고 난 다음에는 동통이 가벼워지는 증상이 나타난다.

토법과 소법, 하법 가운데 일반적으로 가장 많이 쓰는 방법은 소법인데, 적체된 음식의 유형에 따라 적합한 약물을 선택해 써야 한다. 예를 들어, 산사山楂는 육식으로 인한 적체를 잘 소화시키고, 신곡神曲은 술로 인한 적체를 잘 소화시키고, 곡아谷芽와 맥아麥芽는 곡물과 면麵으로 인한 적체를 잘 소화시키고, 육계肉桂와 사향麝香은 과일과 찬 음식으로 인한 적체를 잘 소화시킨다.

한사범위寒邪犯胃

조리하지 않은 날 음식과 찬 음식을 많이 먹거나 시원한 것만 찾고, 배를 드러내놓고 잠을 자면 한사寒邪가 위胃를 침범하게 된다. 한寒의 특성은 수축이므로, 위가 한사의 영향을 받으면 대개 위 근육이 수축돼 경련이 일어나고 냉통冷痛이 발생하게 되는데, 동통이 극심할 때는 웅크리고 펴지 못할 정도다.

위화항성胃火亢盛

위화胃火는 심화心火나 간화肝火와 마찬가지로 내화內火의 하나로, 주요 특징은 위胃기능의 지나친 항진과 내열內熱이다. 위화항성胃火亢盛의 증상은 다음과 같다. 위완에 타는 듯한 작통灼痛이 생기고, 많이 먹어도 쉬 배가 고프고, 입이 말라 찬물을 많이 마시고, 잇몸이 붓고 짓무르고, 잇몸에서 피가 나면서 구취가 심하고, 밤에 이를 갈고, 대변이 말라 딱딱해지고, 소변의 색이 붉그스름하게 짙어지고, 혀가 붉고 누런 설태가 끼며, 맥상이 삭數하면서 힘이 있다.

어조위락瘀阻胃絡

어혈瘀血이 위胃에 조체阻滯돼 위의 신진대사와 정상적인 운동에 영향을 미치면 위통이 일어난다. 어혈을 설명할 때 언급했듯이, 어혈로 인한 질병의 특징적인 증상은 고정돼 옮겨가지 않으며 바늘로 찌르는 듯한 통증이다. 따라서 어조위락瘀阻胃絡의 주요 증상 역시 위완胃脘 부위에 국한된 바늘로 찌르는 듯한 통증으로 나타난다.

위胃와 관련된 질병은 대부분 위통을 동반한다. 위한胃寒에는 냉통冷痛이 나타나고, 위열胃熱에는 작통灼痛이 나타나고, 기체氣滯는 창통脹痛을 일으키고, 어혈瘀血은 자통刺痛을 일으키고, 위허胃虛는 은통隱痛(은근한 통증)을 일으킨다. 사실 이렇게 다른 성질과 특징을 띤 위통은 질병의 본질을 이해하는 데 가장 좋은 근거가 된다.

폐肺와 대장大腸의 실증實證

한담조폐寒痰阻肺

담음痰飲을 설명할 때, 담에는 한寒과 열熱의 구분이 있음을 밝힌 바 있다. 한담寒痰의 주요 특징은 담의 색이 희면서 맑고 묽거나 거품 같은 상태를 띠는 것인데, 이런 담은 주로 폐포肺胞와 기도, 기관지의 점막세포가 분비하는 점액이 과다해서 만들어진다. 한담조폐寒痰阻肺에는 상술한 담의 특징 외에 기침이 나고, 추위를 타고, 소화가 잘 되지 않고, 얼굴이 붓고, 혀의 색이 옅으면서 희고 끈적끈적한 설태가 끼고, 맥상이 활滑한 증상이 나타난다. 이런 담은 세균감염으로 인한 것이 아니기 때문에 항생제 치료로는 대개 좋은 효과를 거둘 수 없고, 온화한담溫化寒痰하는 약물(건강乾薑, 세신細辛, 강반하薑半夏 등)을 써야만 좋은 효과를 볼 수 있다.

열담옹폐熱痰壅肺

열담熱痰은 담의 색이 누렇고 걸쭉한 것이 특징인데, 때로는 황록색을 띠기도 한다. 열담이 폐肺에 쌓여 막히면 상술한 증상 외에 기침을 하면서 열이 나고, 호흡이 거칠어지고, 대변이 말라 단단해지고, 소변의 색이 황적색을 띠고, 얼굴과 눈이 붉어지고, 혀가 붉으면서 누런 설태가 끼고, 맥상이 활삭滑數한 증상이 나타난다.

열사熱邪가 항성亢盛하면 폐 조직에 고름이 생기는 폐농양肺膿瘍을 유발하기도 한다.

이때는 대개 고열에 기침을 심하게 하고, 비릿하고 탁한 가래를 뱉는데, 심한 경우는 농혈膿血을 토하기도 한다. 열담의 치료에는 열을 내리고 담을 삭이는 청열화담淸熱化痰의 약물을 써야 하는데, 만약 폐농양이 생겼다면 청열화담하는 약 외에 미인米仁, 동과인冬瓜仁, 어성초魚腥草, 길경桔梗 등과 같은 열을 내리면서 해독하고 농을 배출시키는 약을 함께 씀으로써 농액 배출을 촉진하여 폐의 기능을 정상으로 회복시켜야 한다.

대장습열大腸濕熱

대장습열大腸濕熱은 대부분 불결한 음식과 과도한 음주로 발생한다. 습열의 특징은 습사의 끈적끈적하면서 무겁고 탁한 성질에 열사의 작열하고 항진하는 성질이 더해진 것이다. 따라서 습열이 대장을 침범하면 대개 복통에 설사를 하고, 배가 몹시 아프면서 항문이 묵직한 느낌이 들고, 수시로 변의便意가 있고, 대변이 끈끈하여 시원하게 배출되지 않고, 냄새가 지독하고, 항문에 작열감이 있고, 혀가 붉으면서 누렇고 끈끈한 설태가 끼고, 맥상이 활삭滑數한 증상이 나타난다. 서양의학에서 말하는 급성위장염이 대부분 이런 유형에 속한다.

평소에 불결하거나 변질된 음식을 먹고 복통과 설사가 날 때 에페드린만 먹으면 금방 증상이 호전되고는 하는데, 에페드린에는 어떻게 이런 효과가 있을까? 불결한 음식으로 인한 복통과 설사는 불결한 음식물이 체내에 들어가 부패, 발효되면서 습열의 사기를 만들어 대장의 기능을 어지럽히기 때문이다. 에페드린은 한약재인 황련黃連에 들어있는 주요 성분으로, 황련의 주요 효능이 열을 내리고 습기를 말리며 해독하는 것이므로, 각종 습열에 의한 병증을 치료하는 묘약으로 쓰이며 좋은 치료효과를 보인다.

대장습열大腸濕熱을 치료하는 처방 가운데 유명한 처방이 있으니, 바로 '향련환香連丸'이다. 향련환은 황련과 목향木香을 배합해 만드는데, 황련에는 열을 내리고 습기를 말리는 효능이 있으니 대장의 습열을 제거하고, 목향에는 기를 다스리고 통증을 멎게 하는 효능이 있으니 대장의 기능을 회복시킬 수 있다. 두 약물을 병용함으로써 습열의 본本을 제거할 뿐만 아니라 복통의 표標까지 제거할 수 있으니 대장습열로 인한 복통설사와 항문작열肛門灼熱, 이급후중裏急後重, 대변불상大便不爽 등의 증상을 신속하게 개선할 수 있다.

신腎과 방광膀胱의 실증實證

신腎은 인체에서 원음과 원양을 저장하는 곳이기 때문에 일반적으로 허증만 있고 실증은 없다. 따라서 여기에서는 방광의 실증인 방광습열膀胱濕熱을 위주로 설명하겠다. 습열은 간담습열肝膽濕熱과 대장습열大腸濕熱 등을 설명하면서 이미 여러 차례 언급했다. 무릇 습열에는 점성黏性과 작열감灼熱感 등 비슷한 특성이 있지만, 침범하는 장부에 따라 병소 부위와 나타나는 증상에 약간의 차이가 있다.

방광은 소변을 저장하고 배설하는 중요한 기관이다. 따라서 습열이 방광을 침범하면 대개 소변에 이상이 발생한다. 주로 소변을 참지 못하며 자주 보고, 요도에 작통이 있고, 소변의 색이 황적색이고, 소변을 짧게 보거나 찔끔찔끔 흘리면서 시원하게 보지 못하고, 소변을 볼 때 허리와 등이 땅기면서 소복少腹이나 고환에 동통이 생기고, 심할 경우 소변에 피가 섞여 나오고, 혀가 붉으면서 누렇고 끈끈한 설태가 끼고, 맥상이 활삭滑數한 증상이 나타난다. 급성요로감염은 대부분 방광습열의 유형에 속한다.

앞에서 설명한 간담습열肝膽濕熱과 대장습열大腸濕熱을 다시 한 번 되짚어 보면, 한의학에서 말하는 습열의 질병은 모두 서양의학에서 말하는 미생물감염과 상당히 연관이 있음을 알 수 있다. 간담습열을 서양의학에서는 바이러스성간염이라 하고, 대장습열은 세균성장염이라 하며, 방광습열은 요로감염이라 하는 것을 보면 그렇다.

하지만 질병의 이름으로 보면 한의학과 서양의학 사이에는 이런 질병에 대해 큰 인식차가 있음을 알 수 있다. 서양의학의 인식은 질병의 표면적인 현상, 즉 병소 주위에서 발견되는 대량의 세균과 독소 등 미생물에 중점을 두고 있기 때문에 당연히 미생물에 의한 감염을 질병의 근원으로 생각하고 있으며, 현재 이런 개념이 이미 많은 사람들에게 각인돼 있다.

그렇지만 조금만 더 깊이 생각해보면, 어째서 인체는 미생물에 감염되고, 왜 같은 조건에서 누구는 감염되고 누구는 감염 안 되는지 의문이 생기게 된다. 뜨겁고 습한 여름에는 음식이 쉽게 변질되지만, 한랭건조한 가을과 겨울에는 오랜 시간 방치해도 잘 변질되지 않는다. 변질된 음식물을 검사해보면 여기에서도 대량의 세균이 검출되니, 음식물 변질의 근본원인은 분명 미생물의 생장과 번식에 적합한 환경을 제공하는 뜨겁고 습한 외부환경이라고 판단할 수 있다. 이런 이치를 이해한 다음 다시 감염성 질병을 살펴보면, 감염성 질병의 발생 또한 분명 환경의 문제며, 이 환경은 기온·습도·지리적 위치·기압·바람 등이 종합된 외부환경일 수도 있고, 인체 내부환경일 수도 있다.

외부환경의 이상(봄 같은 겨울, 겨울 같은 봄, 지나치게 무더운 여름 등)은 몇몇 특수한 미생물이 특정 지역에서 대량으로 생장 번식할 수 있는 환경을 만들어 유행성 질병을 초래할 수 있다. 인체 내부환경의 이상(수습의 과다한 적취, 어혈로 인한 혈액순환장애 등등) 또한 미생물의 생장과 번식에 적합한 체내 환경을 만들기 때문에 인체가 미생물에 감염되어 병이 발생한다. 한의학에서는 이런 질병들을 습열濕熱로 인한 질병으로 인식하는데, 습열은 환경과 연관된 개념이자 이런 질병을 야기하는 환경적인 근원이기 때문에 외부 혹은 체내의 습열이야말로 감염성 질병을 유발하는 진정한 근원이라고 생각한다.

'사스SARS'에 대한 몇 가지 생각

여기까지 설명했으니 이제 2003년 중국에서 발생한 비전형성폐렴非典型性肺炎(급성호흡기증후군 SARS)에 대한 몇몇 학자들의 관점을 한번 살펴보자.

현재 사스를 유발하는 미생물은 관상바이러스의 변이체變異體로 알려져 있지만, 이런 바이러스가 그 당시에 처음 나타난 것은 분명 아니다. 이 바이러스는 본래 공기 중에 항상 있어 왔지만, 일반적인 상황에서는 그 수량이 극히 적어 인체에 영향을 미칠 수 없다. 하지만 시간과 공간, 기후 등이 바이러스가 생장·번식하기에 좋은 환경으로 바뀌면 그 즉시 대량으로 번식해 인체를 침범하기 때문에 질병이 대규모로 유행하게 된다. 따라서 유행성 질병을 연구할 때는 질병이 만연한 지역의 환경요인을 더욱 중시해야 한다.

예를 들어, 곰팡이가 핀 음식을 사막 한가운데 가져다 놓으면 곰팡이 균이 사막 전체로 확산될까? 당연히 그렇지 않다. 이 점은 중국 항주의 '사스' 임상사례로도 실증할 수 있다. 항주에서 발견된 '사스' 임상사례는 모두 외부에서 유입된 경우로, 다시 말하면 '사스'가 창궐한 지역에서 감염되어 항주로 돌아온 후에 재발한 것이다. 하지만 가족으로서 그렇게 친밀한 접촉이 있었음에도 불구하고 환자들의 가족 중에는 발병한 사람이 한 명도 없었다. 이를 통해 환경이 전염병의 발병과 유행에 중요한 요인임을 어렵지 않게 알 수 있다. 만약 환경이 이런 세균과 바이러스가 생장하기에 적합하지 않으면 대규모 감염을 일으킬 수 없다는 말이다. 이런 사례로부터 '사스'가 가을과 겨울에도 거듭 창궐할 가능성은 거의 제로에 가깝다는 것을 추단하기는 어렵지 않다.

역사적으로도 증명이 되는데, 고대에는 지금과 같은 철저한 소독과 예방조치들이 시행되지 않았으며, 질병 발생이 세균과 바이러스 같은 미생물과 관련이 있다는 사실도 알지 못했다. 하지만 어느 시대에서도 현재와 같이 해를 거듭하며 반복적으로 역병이 발생한 적이 없을 뿐만 아니라 한약을 쓰는 것만으로도 매우 좋은 치료효과를 거뒀다. 그 이유는 무엇일까? 간단하다. 앞에서 이미 설명했듯이, 대부분의 유행성 질병(전염병)의 발생은 모두 독성이 강하기는 하지만 평소에는 비교적 수량이 적은 몇몇 미생물이 어떤 특정한 환경(이상기후나 홍수, 지진 등)이 조성되면서 대량으로 번식한 결과다. 이런 특정한 환경의 조성은 다양한 요인들이 종합적으로 작용한 결과로, 시간과 공간과 기후 면에서 완전히 똑같은 환경이 거듭 만들어질 가능성은 극히 희박하다. 따라서 사스가 또 다시 창궐하지 않을까 우려할 필요는 전혀 없다.

고대에는 미생물이 전염병을 일으키는 요인임을 알지 못했음에도 전염병을 확실하게 치료할 수 있었으니, 이를 어떻게 설명해야 할까? 그것은 바로 내부환경과 외부환경이라는 각도에서 출발해 질병의 근원을 탐구했기 때문에 가능한 일이었다. 한의학에서는 전염병의 발생을 천지의 '여기癘氣'를 감수한 결과라고 인식한다.

여기에서 '여癘'는 비뚤어졌다는 뜻이고, '기氣'는 기후와 절기의 기로, 앞에서 언급했듯이 온도와 습도, 기압, 풍속 등을 종합한 정보를 가리킨다. 따라서 이 두 글자를 합한 '여기癘氣'는 바로 비정상적인 자연환경을 가리키는 말이 된다. 이런 의미에서 볼 때, '여기癘氣'의 개념이야말로 전염병의 근원을 제대로 파악한 것이라고 할 수 있다.

질병의 근원을 찾았으니 치료의 근거를 마련한 셈이다. 겉으로 드러나는 전염병의 다양한 증상들을 근거로 하고 망문문절望聞問切 네 가지 수단을 동원한다면 이런 '여기癘氣'가 도대체 어떤 환경적인 요인에 의해 만들어지는지 판단하고 분석할 수 있다. 한寒이냐, 습濕이냐, 열熱이냐, 아니면 습열濕熱이냐, 이도 아니면 한습寒濕이냐? 이를 파악한 연후에 산한散寒과 화습化濕과 청열清熱 등의 방법을 동원해 환경이 인체에 미친 영향을 변화시킨다면 전염병 치유라는 목적을 달성하게 되는 것이다. 이것이 바로 한의학이 능히 전염병을 치료하는 이치다.

더 이상 미생물의 종류와 특성을 연구하는 일에 매달릴 필요가 없다. 대신 미생물의 대량 번식을 야기하는 환경요인이 무엇인지 파악하고 이 환경요인을 변화시키기만 한다면, 미생물의 번식과 확산을 근원적으로 억제하고 미생물로 인한 질병을 치료할 수 있다.

현재 중국에서는 사스의 병원체를 연구하는 일에 엄청난 자금과 인력을 투입하고 있지만, 환경과 미생물 사이의 상관관계라는 각도에서도 연구가 진행 중인지 의문이다. 저자 생각에 병원체에 대한 연구는 대개 소 잃고 외양간 고치는 격이라, 갑작스럽게 발생하거나 지금껏 발견되지 않은 전염병에는 속수무책일 때가 많다. 하지만 환경과 미생물 사이의 상관관계에 대한 연구는 앞을 내다보는 선견지명의 장점을 갖추고 있어, 어떤 종류의 미생물이건 간에 질병을 야기하는 환경적인 특성만 파악한다면 효과적으로 질병을 치료하고 통제하는 수단을 마련할 수 있다.

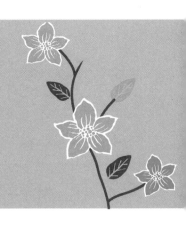

16

온열병溫熱病

온열병溫熱病이란?

온열병溫熱病은 외사外邪를 감수해 나타나는 발열을 주요 증상으로 하는 질병을 가리키는데, 지구온난화와 자연생태환경의 파괴와 더불어 점차 늘어나는 추세다. 현대의학에서는 외감발열外感發熱의 질병이 대부분 세균감염으로 발병하는 것이라고 인식해 그 치료 역시 항균抗菌·항병독抗病毒을 위주로 이뤄지고 있으며, 여기에 물리적으로 체온을 내리거나 체액을 보충하거나 전해질의 불균형을 바로잡는 몇몇 대증치료對症治療를 병행하고 있다.

항생제에 대한 내성이 강하지 않은 세균에 감염됐을 때는 다량의 호르몬으로 체온을 점차 정상으로 회복시킬 수 있지만, 호르몬의 사용이 과다하거나 장기적일 경우에는 새로운 문제를 일으킬 수 있다. 현재 쓰이는 항생제로 죽일 수 없는 세균에 의한 발열이나 이전까지 발견되지 않았던 세균에 의한 발열은 어떻게 할 것인가? 또 호르몬을 사용하지 않는 더 좋은 방법은 없는가? 정체불명의 세균에 의한 발열에는 속수무책으로 있어야 하는가? 이러한 문제들에 답하기 위해서는 먼저 발열을 일으키는 근원을 분명하게 밝혀야 하며, 그렇게 해야만 치료방법을 찾을 수 있다.

발열發熱의 원인과 본질

인체가 세균에 감염되면 열이 나게 되는데, 발열의 기전機轉은 두 가지를 벗어나지 않는다.

첫째, 세균 속에 있는 독소가 체온조절중추를 교란해 체온조절점을 위로 이동시킴으로써 발열을 일으키는 것이다. 체온조절중추는 온도를 제어하는 스위치와 같다. 병이 없는 상황에서는 그 조절점이 37℃ 전후에 맞춰져 있다. 다시 말하면, 체온조절중추의 제어를 통해 생산열과 발산열이 37℃ 전후에서 평형을 이룬다는 말이다. 하지만 세균 속의 독소가 체온조절중추를 교란해 체온조절점을 위로 이동시키게 되면, 인체는 생산열을 증가시키고 발산열을 감소시키는 방식으로 체온을 37℃라는 기준보다 높은 새로운 평형점에 맞추게 된다. 이렇게 해서 발열증상이 나타나게 되는 것이다.

둘째, 인체가 세균에 감염되면 혈액 속의 백혈구가 침입한 세균과 '전투'를 벌이면서 세균들을 잡아먹기 시작한다. 세균을 잡아먹고 난 백혈구는 자신도 죽게 되는데, 이 죽은 백혈구가 분해되면서 많은 열을 방출한다. 이 또한 발열을 일으키는 주요 원인이 된다.

이 두 가지 원인을 통해 생산열과 발산열 사이의 평형이 깨지는 것이야말로 발열의 근원임을 어렵지 않게 알 수 있다. 세균은 발열의 과정에서 그저 발열을 유인하는 인자일 뿐이고, 발열을 일으키는 원인이기는 하지만 발열의 본질은 아니다.

그렇다면 원인과 본질 사이에는 어떤 차이가 있을까? 한 가지 예를 들어 설명해보겠다. 누군가 당신을 한 대 때렸다고 치자. 그럼 당신은 통증을 느낄 것이다. 여기서 질문, 통증의 원인과 본질은 무엇인가? 답은 무척 간단하다. 원인은 한 대 맞은 것이고, 본질은 맞은 부위의 연조직 손상이다.

세균감염으로 야기된 온열병에 대한 한의학의 인식은 이렇다. 세균감염을 원인으로 보고, 이로 인한 체온조절기능의 실조를 본질로 보는 것이다. 따라서 우리의 치료 또한 여기에 중점을 둬야 한다. 그러면 한의학에서는 체온조절기능의 실조로 인한 생산열과 발산열의 불균형을 어떻게 판단하고, 또 어떻게 이 불균형을 바로잡을까? 지금부터 이런 문제들을 중점적으로 탐구해보자.

앞에서 언급했듯이, 질병을 바라보는 한의학의 인식은 인체에 내재한 동태평형動態平衡에 대한 연구를 기초로 세워졌다. 인체 내부의 각 기관과 장부가 동태평형의 상태에 놓여 있으면 건강한 것이고, 반대로 동태평형이 파괴된 상태에 놓이게 되면 여러 불편한 증상들이 나타나면서 질병상태에 빠지게 된다. 따라서 질병으로 나타나는 각종 증상들과 동태평형 사이에는 실제로 밀접하고 직접적인 관련이 있다. 우리는 이 관계는 물론 질병으로 나타나는 증상과 체증體證을 근거로 평형 파괴의 연결고리와 상태를 짐작할 수 있다.

한의학에서 온열병의 본질(생산열과 발산열 사이의 평형상태가 깨진 상황)을 찾으려고 운용하는 방식은 매우 간단하다. 그저 온열병으로 나타나는 각종 증상에 대한 연구와 분석을 거치기만 하면 생산열과 발산열 사이의 평형상태를 알 수 있다.

예를 들어, 온열병의 증상으로 발열과 함께 오한, 무한無汗, 두통, 관절통, 부긴浮緊하거나 부삭浮數한 맥상 등이 나타나면, 이 온열병의 본질은 외사外邪의 침입으로 인해 땀샘이 막히고 열을 제대로 발산하지 못해 체온이 상승한 것이라고 짐작할 수 있다. 이런 종류의 발열에는 땀샘의 분비를 증가시켜 땀을 내고 열의 발산을 촉진하는 방법만 써도 체온을 정상으로 회복시킬 수 있다.

하지만 온열병의 증상으로 발열은 있지만 오한은 없고 땀을 많이 흘리고 입이 말라 찬물을 많이 마시고 맥상이 홍대洪大한 경우라면, 이 온열병의 본질은 외사外邪의 침입으로 인해 인체대사가 항진하고 발산열의 수준을 넘어 생산열이 과도하게 증가해 체온이 상승한 것이라고 판단할 수 있다. 이 경우에는 땀을 내는 방법은 쓸 수 없고, 청열淸熱의 방법으로 신진대사의 항진을 억제하고 생산열을 감소시켜 점진적으로 체온을 정상으로 회복시켜야 한다.

검사장비가 없다 하더라도 세균감염 유무를 검사할 수 있을 뿐만 아니라, 한의학의 독창적인 인식방법을 운용하면 세균감염으로 인한 질병을 효과적으로 치료할 수 있다. 그 이유는 바로 한의학이 인체에 내재한 동태평형의 각도로 질병의 본질을 분석하고 판단하기 때문이다. 이런 인식방법에서 출발하면 굳이 세균의 종류를 알 필요가 없다. 다만 내재평형內在平衡 실조를 불러온 연결고리와 그 정도를 파악하는 것만으로 질병의 진짜 근원과 본질을 알 수 있다.

누군가에게 맞아 아픈 경우에 손상된 연조직을 정상으로 회복시키기만 하면 통증은 자연히 사라지게 된다. 이때 때린 사람이 누구인지, 키는 큰지 작은지, 뚱뚱한지 말랐는지, 남자인지 여자인지 등은 실제로 아픈 통증과는 아무런 관련도 없고 중요하지도 않다. 지금부터는 세균감염으로 야기되는 평형실조平衡失調에는 어떤 유형이 있으며, 각 유형별로 어떤 증상이 나타나는지 살펴보자. 이 두 문제를 확실히 짚고 넘어가면 온열병의 본질에 대해서도 확실히 알 수 있을 것이다.

온열병溫熱病의 네 단계

한의학에서는 온열병이 내재평형內在平衡을 파괴하는 유형을 크게 네 가지로 나누는데, 이 네 가지 유형은 얕은 곳에서 깊은 곳으로 들어가는 네 단계를 대표하기도 한다.

첫 번째 단계를 '위분증衛分證'이라 한다. 여기에서 '위衛'는 지킨다는 뜻이고, '분分'은 부위라는 뜻이다. 따라서 '위분衛分'은 인체에서 외사를 막아내는 부위를 가리킨다. 외사를 막는 1차 방어선은 기부肌膚에 있다. 기부는 외사가 체내로 진입하는 것을 막는 동시에 땀구멍의 개합을 통해 생산열과 발산열 사이의 평형을 조절하는 기능을 하는 곳이다.

위분증衛分證은 바로 외사가 인체에 침입해 기표肌表의 방어기능과 열을 발산하는 기능의 실조를 야기해 일어나는 온열병의 한 유형이다. 이때, 내재평형의 파괴는 주로 열을 발산하는 기능의 장애와 기표 기혈의 부조화로 나타난다. 따라서 주요 증상은 열이 나고 으슬으슬 추우며, 머리와 몸이 욱신욱신 쑤시고, 땀이 나지 않거나 나더라도 조금 밖에 나지 않는 특징을 보인다. 이때 사기는 기표에 머물러 있어 장부기능과 신진대사에까지 영향을 미치지는 못하며, 질병의 주요 원인이 사기에만 국한된 상태다. 그러므로 나타나는 증상 또한 사기 자체의 특성을 고스란히 담고 있다.

한사寒邪의 특성은 수축과 응체凝滯이므로 열은 심하지 않지만 으슬으슬 춥고 떨리며, 뼈와 관절이 쑤시고, 머리와 허리가 아프며, 땀은 나지 않고, 맥상이 부긴浮緊한 증상을 보인다.

열사熱邪의 특성은 작열감과 진액을 손상시키는 것이므로 열이 심하게 나는 대신 오한은 심하지 않고, 머리가 아프면서 입이 마르고, 목구멍이 부어 아프고, 혀 가장자리에 혓바늘이 돋고, 맥상이 부삭浮數한 증상이 나타난다.

습사濕邪의 특성은 무겁고 탁하며 끈적끈적한 것이므로 열이 나면서 으슬으슬 춥고, 머리가 아프면서 몸이 무겁고, 입이 텁텁하면서 입맛이 없고, 뼈와 관절이 쑤시면서 후끈거리고, 얼굴과 눈이 붓고, 두텁고 끈적끈적한 설태가 끼는 증상이 나타난다.

이 단계의 온열병은 그 본질이 땀구멍이 막히고 기표 기혈의 운행이 순조롭지 못한 것이므로, 이 두 문제만 해결하면 모든 증상이 저절로 사라지게 된다.

그렇다면 어떻게 이 두 문제를 해결할 것인가? 사기邪氣의 본질을 근거로 해결하면 된다. 한사로 인한 것이라면 한기를 흩어지게 하고 땀을 내면 되고, 열사로 인한 것이라면 열을 내리고 땀을 내면 되며, 습사로 인한 것이라면 습기를 제거하고 땀을 내면 된다. 다 해결됐다. 너무 간단하지 않은가? 한의학에서는 감염을 일으키는 세균의 종류를 연구하지 않고도 이렇게 신속하고 효과적으로 온열병을 치료할 수 있다.

두 번째 단계를 '기분증氣分證'이라 한다. 기氣는 원음元陰과 원양元陽의 상호작용으로 만들어지는 물질의 운동으로, 이런 물질의 운동은 신진대사와 장부의 작동을 뒷받침하는 원동력이자 인체에너지의 근원이다. 따라서 이를 '기주후지氣主煦之'[1]라 한다.

만약 사기邪氣가 이 기氣의 기능을 교란하면 기의 운동이 빨라져 신진대사가 항진하고 생산열이 대량으로 증가하는데, 이렇게 되면 온열병의 '기분증氣分證'이 발생한

---

1) 기주후지(氣主煦之) : 기(氣)가 인체의 장부, 경락, 기육, 골격, 혈액, 진액 등을 따뜻하게 하는 작용을 말한다.

다. 따라서 기분증은 신진대사의 항진과 체내 에너지 생산의 과다를 주요 특징으로 하며, 주요 증상은 다음과 같다.

열이 나지만 으슬으슬 춥지는 않고, 땀을 많이 흘려도 열이 물러가지 않으며, 가슴이 답답하면서 입이 마르고, 얼굴과 눈이 붉어지고, 머리가 깨지는 듯 아프고, 기침을 하면서 누렇고 걸쭉한 가래를 토하고, 호흡이 거칠고, 악취가 심한 대변을 보거나 검푸른 설사를 하고, 소변의 색이 짙으면서 짧게 보거나 찔끔거리면서 아프고, 혀가 붉어지면서 누런 설태가 끼고, 맥상이 홍대洪大하다.

온열병이 이 단계에 이르면 사기邪氣의 성질은 더 이상 중요하지 않다. 가장 중요한 것은 신진대사에 나타난 비정상적인 항진이므로, 이 단계의 온열병을 치료할 때는 항진한 신진대사를 원래대로 회복시키는 데 중점을 둬야 한다. 열熱은 물질의 운동을 가속화하고 냉冷은 물질의 운동을 둔화시킨다는 정도는 상식이다. 그러므로 항진한 신진대사를 원래대로 회복시키기 위해서는 황련黃連, 황금黃芩, 황백黃柏, 치자梔子, 석고石膏 등과 같이 성질이 찬 청열사화淸熱瀉火의 약물을 써야 한다. 하지만 성질이 찬 약물은 그 특성상 잘못 사용하면, 겨울철의 차가운 기후가 만물의 생기를 위축시키듯이, 양기陽氣와 비위脾胃의 운화기능을 손상시키는 큰 부작용이 따를 수 있으니 사용에 주의해야 한다.

세 번째 단계를 '영분증營分證'이라 한다. 여기서 '영營'은 영양營養하고 자윤滋潤한다는 뜻으로, 인체 내에서 영양하고 자윤하는 작용을 하는 것은 원음과 진액, 혈 이 세 가지 액체상태의 물질이다.

온열병의 2단계인 기분증氣分證은 신진대사의 과도한 항진을 특징으로 하는데, 이런 신진대사의 항진이 지속됨에도 불구하고 효과적으로 억제하지 못하면 두 방면에서 액상물질에 영향이 미치게 된다. 하나는 혈액의 운행이 빨라지는 것이고, 또 하나는 원음과 진액이 과도하게 소모되는 것이다. 이 현상은 냄비에 물을 붓고 가열하는 것에 비유할 수 있다. 계속 가열하면 물 분자의 운동이 빨라져 끓기 시작하면서 냄비 안의 물이 점차 증발해 줄어들기 시작한다. 곧, 우리 인체가 외사의 영향을 받아 혈액의 운행 속도가 빨라지고 음액이 과도하게 소모돼 내재평형이 실조된 상태를 '영분증營分證'이라 한다.

혈액의 운행이 항진하면 동맥이 과도하게 충혈 되어 울긋불긋 반진斑疹이 일어나고 혀의 색이 진홍색으로 변하는 증상이 나타난다. 이외에도 심心에는 혈맥血脈을 주관하는 작용이 있기 때문에, 혈액의 운행이 항진하면 심장의 기능을 교란해 심번불면心煩不眠와 심계심황心悸心慌의 증상도 유발하게 된다.

영분증은 혈액운행의 항진 외에 원음과 진액의 소모도 야기한다. 원음이 소모되면 원양을 제약하는 작용 또한 약해져 열이 높지 않으면서 물러가지 않고, 밤에는 열이 나고 낮에는 몸이 차며, 손발을 흐느적거리고, 맥상이 세삭細數한 허열虛熱의 증상이 나타난다. 또 진액이 소모되면 입과 목구멍이 건조해지고, 몸이 푸석푸석하고 수척해지며, 혀의 진액이 마르는 등 세포탈수의 증상이 나타난다. 이 단계의 온열병을 치료할 때는 체내의 여열餘熱을 제거하고 혈액운행의 항진을 억제하면서 열사熱邪로 인해 소모된 자양물질을 보익하는 데 중점을 둬야 한다.

'청영탕淸營湯'이라는 처방이 있으니, '영분증營分證' 단계의 온열병을 치료하는 데 주로 쓰인다.

> 서각犀角 9g, 생지황生地黃 15g, 금은화金銀花 9g, 연교連翹 6g, 현삼玄蔘 9g, 황련黃連 4.5g, 담죽엽淡竹葉 3g, 단삼丹蔘 6g, 맥문동麥門冬 9g

이 처방은 두 종류의 약물로 구성된다. 하나는 금은화와 연교, 담죽엽, 황련, 서각 같은 청열약淸熱藥이고, 또 하나는 생지황과 현삼, 단삼, 맥문동 같은 자양약滋養藥이다. 여기서 자양약의 용량이 청열약보다 많은 것은 영분증 증후의 특성 가운데 음액의 소모에 중점을 두고 있음을 설명하는 것이다.

청열약 가운데 우리가 관심을 두고 봐야 할 약재는 서각과 황련이다. 이 처방에서 서각의 함량은 9g으로, 전체 조제량 가운데 생지황 다음으로 많다. 이를 통해 이 처방에서 서각이 차지하는 중요성을 알 수 있을 것이다.

서각의 주요 작용을 한의학에서는 '양혈凉血'이라 한다(서각의 효능은 다음에 다룰 혈분증에서 더욱 자세히 소개한다). 글자를 통해서도 알 수 있듯이 '양혈凉血'은 혈액의 온도를 낮춘다는 뜻이다. 그렇다면 혈액 온도의 하강이 혈액의 운행에 미치는 영향은 무엇이겠는가? 당연히 운행의 속도가 떨어지고 세포의 운동이 약화되는 것이다. 따라서 '양혈凉血'은 본질적으로 지나치게 항진한 혈액의 활동성을 억제하는 것이며, 이는 또한 '청영탕'에서 서각을 중요하게 쓰는 이유다.

황련은 비교적 귀에 익숙한 약물일 것이다. 특히 쓴맛으로 유명하여 '벙어리가 황련을 먹으면 쓰면서도 쓰다고 말을 못한다'는 속담이 있을 정도다. 쓴맛은 화火를 제거할 수 있으며 심장으로 들어간다(고입심苦入心, 다음 장에서 자세히 다룬다). 따라서 한의학에서는 황련을 청심화淸心火의 중요한 약물로 삼는다. '청영탕'에 황련을 쓰는 이유는 황련의 쓴맛으로 영분증 가운데 심장기능의 항진으로 일어나는 심번불면心煩不眠과 심계심황心悸心慌의 증상을 개선시키고자 함이다. 뿐만 아니라 황련은 혈액운행의 항진을 억제하는 서각의 작용을 보조하는 역할도 하기 때문이다.

이 처방에는 또 네 가지 자양약滋養藥이 있으니, 그 중에 단삼의 주요 효능은 보혈補血과 양혈凉血로, 옛사람들은 "단삼 달인 물을 마시면 사물탕四物湯을 마신 것과 같은 효능을 본다."고 했다. '사물탕(당귀·천궁·백작약·숙지황)'은 보혈補血에 으뜸으로 치는 처방인데, 단삼을 '사물탕'과 동등하게 놓고 논한다는 사실 자체만으로도 단삼에 우수한 보혈 효능이 있음을 충분히 설명하는 것이다. 여기에 더해서 단삼에는 또 양혈凉血의 효능도 있다. 따라서 영분증에 단삼을 사용하면 혈액 가운데 소모된 수분을 보충할 수 있을 뿐만 아니라 항진한 혈액운행도 억제하는 효과를 거둘 수 있다.

생지황과 현삼, 맥문동 이 세 가지를 함께 배합한 약을 '증액탕增液湯'이라 한다. 처방의 이름을 보고 알 수 있듯이, 이 처방에는 음액을 자양하는 효능이 있으므로, 소모된 원음과 진액을 충분히 보양할 수 있다.

이 네 가지 자양약滋養藥에 앞에서 설명한 청열약淸熱藥을 배합하면 항진한 기능을 억제하고 소모된 음액을 자양해 영분증을 효과적으로 치료할 수 있다.

온열병의 네 번째 단계를 '혈분증血分證'이라 하는데, 온열병의 가장 깊은 단계다. 위衛·기氣·영營 세 단계에서 제때 효과적으로 치료하지 못하면 항진한 신진대사와 물질운동을 제대로 억제하지 못해 온열병이 혈분血分의 단계에 접어들게 된다.

영분증에서 설명했듯이, 열은 혈액의 흐름을 빠르게 하고 혈액 속의 각종 세포성분의 운동도 촉진시킨다. 영분증에서는 이런 혈액운동의 항진이 비교적 가벼운 단계라 주요 특징이 동맥충혈動脈充血 정도로 나타날 뿐이다. 하지만 사열邪熱의 작용으로 혈액의 운행이 더욱 항진하고, 혈액 속의 각종 세포성분이 혈관 속에서 망행妄行해 혈관 밖으로 넘쳐 나오면, 기부肌膚 표면에 검붉은 반진斑疹이 생기거나 요혈尿血, 변혈便血, 뉵혈衄血, 토혈吐血 등의 증상이 나타나게 된다. 이렇게 혈액운행의 항진으로 야기된 출혈을 '혈열망행血熱妄行'이라 한다.

이런 증상과 함께 열사熱邪가 혈액을 졸여 수분이 점차 감소하고, 혈액이 끈적끈적해지면 혈액어체血液瘀滯를 유발하게 된다. 온열병이 이 단계에 이르면 대개 출혈과 혈어血瘀가 함께 나타나기 때문에, 이때의 치료 또한 혈액운행의 항진을 억제하고 혈액의 점도 증가로 형성된 어체瘀滯를 개선하는 방법을 써야 한다. 이것이 바로 청대清代의 명의 섭천사葉天士[2]가 제기한 "열사가 혈에 들어가면 혈을 소모시키고 망동하게 하니, 곧바로 양혈凉血하고 산혈散血해야 한다[入血就恐耗血動血, 直須凉血散血]." 는 치료원칙이다.

혈액 상태와 심장 기능 사이에는 불가분의 매우 밀접한 관계가 있기 때문에, 온열병이 혈분 단계까지 이르면 혈액에 영향을 미쳐 출혈과 혈어를 일으킬 뿐만 아니라 반드시 심장의 기능에도 영향을 미치게 된다. 심장 기능의 장애는 필연적으로 정신 방면에도 이상을 초래해 열이 나면서 가슴이 답답하고 안절부절 못하며, 정신이 혼미하고 말을 더듬으며, 횡설수설하고, 손발이 오그라들고, 몸이 활처럼 뒤로

---

2) 섭천사(葉天士) : 청대(1667~1746)의 명의로, 위기영혈변증강령(衛氣營血辨證綱領)을 주창하였으며, 온열병의 전염경로와 발병부위, 변증논치 등에 대해 독창적인 이론을 펼쳐 온병학(溫病學)의 토대를 마련하였다.

젖혀지는 증상 등이 나타난다. 정신 방면의 이상 증세와 상술한 혈열망행血熱妄行이 혈분증의 특징이며, 이것은 또한 내재평형이 파괴됐음을 나타내는 혈분증의 본질이다.

온열병이 혈분 단계에 이르면 치료의 중점을 혈열혈어血熱血瘀 및 비정상적인 정신 상태를 개선하는 데 둬야 한다. 이 두 문제를 해결하지 않고서는 파괴된 내재평형을 회복시킬 수 없으며, 질병을 신속하게 치료할 수도 없다.

혈분증으로 인한 혈열혈어血熱血瘀 및 비정상적인 정신 상태를 치료하는 데 쓰는 중요한 약물이 있으니, 바로 서각犀角이다. 당대唐代의 저작인《약성본초藥性本草》에서는 서각을 이렇게 설명하고 있다.

> "서각에는 심신心神을 진정시키고 큰 열을 내리며 풍독風毒을 해소하는 작용이 있어, 불같이 열이 나고 가슴이 답답하며 횡설수설하고 풍독이 심중心中에 들어간 증상을 치료한다."

서각의 이런 효능은 서각 자체가 갖고 있는 차가운 특성에서 기인한다. 한의학에서는 모든 약물이 각자 한열寒熱의 성질과 효능을 가지고 있다고 생각한다. 우리가 박하薄荷나 마란두馬蘭頭를 먹으면 청량한 기분을 느끼고, 생강生薑이나 호초胡椒를 먹으면 따뜻한 느낌을 느끼는 것은 모든 약물에 한열의 성질과 효능이 있다는 사실을 구체적으로 체현하는 것이다. 약물이 가지고 있는 한열의 성질과 효능은 질병을 치료하는 데 중요한 의미가 있다.

차가운 성질의 약물은 신진대사를 늦추고 장부의 기능과 활동을 억제하며, 뜨거운 성질의 약물은 정반대로 신진대사를 항진시키고 장부의 기능과 활동을 촉진시킨다. 현재 몇몇 과학자에 의해 현대의학으로는 치료할 수 없는 질병에 걸린 인체를 냉동 보존했다가 의학이 더욱 발전해 치료할 수 있는 시기가 되면 다시 해동해서 치료하려는 시도가 이루어지고 있다. 이런 착상은 바로 신진대사 및 장부의 기능과 활동을 억제하는 한寒의 작용을 이용하려는 것이다. 이런 의미에서 약물이 갖고 있는 한열의 특성은 질병치료에 대단히 중요한 의미를 갖는다.

저자는 예전에 아버지로부터 서각에 관한 이야기를 들은 적이 있다. 아버지가 어렸을 때 집에 서각으로 만든 작은 그릇이 하나 있었다고 한다. 그런데 아주 신기한 것은 아무리 푹푹 찌는 여름이라 하더라도 그 그릇 속에 음식을 담아두면 사나흘이 지나도 상하지 않았다고 한다. 당시에는 저자 역시 신기하게 생각했다. 작은 그릇에 불과한데 놀랍게도 냉장고와 같은 기능이 있다니, 정말 불가사의한 일이었다. 지금 생각해보면, 이 일은 바로 서각이 갖고 있는 차가운 특성을 잘 반영하는 일례다.

이렇게 강력한 서각의 차가운 성질이 양혈청심凉血淸心의 효과를 발휘하므로, 온열병 가운데 혈분증을 치료하는 중요한 약물로 손꼽히는 것이다. 하지만 지금은 무소(코뿔소)가 보호동물로 지정되어 있기 때문에 서각을 약물로 사용하는 것도 금지되어 물소 뿔로 대체하고 있는 실정이다. 하지만 역대 '본초학本草學' 서적들을 찾아봐도 알 수 있듯이, 물소 뿔의 약성藥性은 비교적 온화해 거열해독去熱解毒의 효능이 있다고는 하지만, 서각처럼 한랭한 성질은 부족해 양혈청심凉血淸心의 효과는 거둘 수 없다. 이는 물소 뿔의 주치主治에 대한 역대 '본초학' 서적들의 기록으로도 실증할 수 있다.

> "물소 뿔은 시행사기時行邪氣를 감수한 한열두통寒熱頭痛을 치료할 수 있다."
>
> 《명의별록名醫別錄》
>
> "물소 뿔은 열독풍熱毒風과 장열壯熱을 치료할 수 있다."
>
> 《일화본초日華本草》

한열두통이나 열독풍, 장열 같은 병증은 온열병 가운데 위분증衛分證이나 기분증氣分證에 해당한다. 따라서 물소 뿔을 혈분증血分證에 쓰려고 하는 것은 마음은 있으나 능력이 미치지 못하는 것과 비슷한 상황이라고 하겠다.

　그렇다면 서각을 대체할 좋은 약물은 없는 것일까? 몇 년 전《악령본초握靈本草》라는 책을 교정하느라《본초강목本草綱目》을 처음부터 끝까지 다시 한 번 통독할 기회가 있었다. 그때 서각의 효능에 버금가는 약물을 발견했으니, 바로 '대모玳瑁'다. 대모는 바다거북과에 속하는 동물로 바다에 살며, 몸 길이는 일반적으로 60센티미터 안팎이고(큰 경우는 160센티미터까지도 자람), 위턱은 매부리처럼 아래로 꼬부라져 있고, 등껍질은 기왓장을 덮어놓은 것처럼 배열돼 있으며 표면이 매끄럽고 갈색과 옅은 황색이 섞여 있다. 성질이 난폭하며 어류와 새우, 해조류를 주식으로 한다. 한의학에서 약재로 쓰는 것은 등껍질이다.《본초강목本草綱目》에서 이시진李時珍은 대모를 이렇게 설명하고 있다.

"해독청열解毒淸熱의 효능이 서각과 같으니, 심신心神을 진정시키고 상한傷寒으로 인한 열결熱結과 광언狂言을 치료한다."

　저자는 대모玳瑁의 효능을 발견한 것을 계기로 임상에서 대모와 은화탄銀花炭, 연심蓮芯, 연교連翹 네 가지 약물을 배합해 만든 '대서산代犀散'을 혈분증血分證을 치료하는 데 쓴다. 그 효과가 물소 뿔보다 월등히 뛰어나니 참고할 만하다.

　약물의 선택이 끝났으면 이제 사용하는 문제가 남았다. 서각과 대모의 사용에 관해 옛사람들은 한결같이 "달이지 않고 생으로 쓰며, 물을 부어 갈아서 그 즙을 마신다[生用, 磨汁服]."고 강조했다. 이 사용방법은 약물의 치료효과와 상당히 밀접한 관계가 있다. 서각과 대모가 온열병 가운데 혈분증을 치료할 수 있는 것은 이 약물들에 한랭한 특성이 있기 때문이다. 그런데 이 특성을 잃어버리면 더 이상 양혈청심凉血淸心의 효과를 볼 수 없게 된다. 따라서 서각이나 대모를 혈분증 치료에 쓸 때는 반드시 이 '한寒'의 특성을 살려둔 상태에서 써야 한다.

그렇다면 어떻게 이 '한寒'의 특성을 살려둘 것인가? 옛사람들이 말한 방법대로 하면 된다. 만약 이 방법을 소홀히 해 일반적인 한약을 달이듯이 물에 넣고 달여 버리면 한랭한 성질이 파괴되고, 당연히 본래 갖고 있던 양혈청심凉血淸心의 작용도 약해지거나 사라지고 만다. 그러므로 한의학을 공부할 때는 약물의 성질과 주치만을 공부할 것이 아니라, 약물의 사용방법도 유념해서 공부해야 한다. 분명히 증상에 맞는 약물이라 하더라도 잘못 사용한다면 약물의 효과는 반감되거나 전혀 효과를 발휘하지 못하게 된다.

한약의 부작용에 대한 몇 가지 생각

여기까지 이야기한 이상 한약의 부작용에 관한 문제를 거론하지 않을 수 없다. 이 문제에 대해 저자는 줄곧 두 가지 오해의 부분이 있다고 생각해왔다. 하나는 한약은 부작용이 없기 때문에 장기간 복용해도 인체에 아무런 나쁜 영향을 미치지 않는다는 생각이다. 대부분 사람들의 눈에 한약은 먹어도 탈이 나지 않는 약이므로 비록 증證에 맞지 않는 약이라 하더라도 그렇게 큰 위험은 없는 것으로 비춰지고 있다. 또 하나는 이전에 중국에서 한약재인 목통木通과 관련해 신장 기능을 손상시킨 사례를 대대적으로 선전한 일이다.

사실 이 두 관점 모두 한약에 대한 잘못된 인식에서 비롯되었다. 한약으로 병을 고치는 일은 곧 약물의 다른 약성藥性을 이용해 파괴된 내재평형內在平衡을 회복시키는 일이다. 성질이 따뜻한 약은 신진대사를 왕성하게 하고 장부의 기능을 증강시키므로, 신진대사의 쇠퇴와 장부기능의 허약으로 인한 각종 허한성虛寒性 질병을 치료할 수 있고, 성질이 찬 약은 신진대사를 억제하고 장부의 기능을 약화시키므로, 신진대사가 항진하고 장부의 기능이 지나치게 강성해 일어나는 실열성實熱性 질병을 치료할 수 있다.

그런데 만약 실열병實熱病에 성질이 따뜻한 약을 써 치료하려고 한다면, 이는 불난 집에 부채질을 하는 것과 다를 바 없다. 또 허한병虛寒病에 성질이 찬 약을 써 치료하려고 한다면, 이는 설상가상이 되고 만다. 본래 내재평형이 유지되고 건강한 상태라하더라도 성질이 차거나 따뜻한 약물을 장기간 복용하면 원래의 평형상태가 파괴돼한증寒證이나 열증熱證을 유발하게 된다.

부적절하게 사용한 약은 건강에 악영향을 미치는데, 이 악영향이 바로 한약의 부작용이다. 세간에서 회자되는 '시약삼분독是藥三分毒'이라는 말은 바로 이런 이치를 설명한 것이다. 이런 의미에서, 현재 자주 언급되고 있는 목통 뿐만 아니라 어떤 한약이라도 잘못 사용할 경우에는 모두 부작용을 일으킬 수 있음을 명심해야 한다.

그러면 목통이 신장의 기능을 손상시킨다는 관점은 어디가 잘못되었을까? 한번은목통이 신장을 손상시킨다는 것을 검증하기 위한 실험이 있었다. 목통을 달인 약을실험쥐에게 3개월간 먹였더니 죽고 말았다. 쥐를 해부해 여러 장기의 상태를 검사하다가 신장의 변화를 관찰하고는 최종적으로 내린 결론이 바로 목통이 신장 손상을 초래할 수 있다는 것이다.

저자가 보기에 이 실험은 실제와는 완전히 동떨어진 것이다. 이런 방법으로 실험을 한다면 어떤 약물이라 하더라도 모두 장부 손상을 초래할 수 있다. 그 이유는 이렇다. 어떤 약물이건 간에 고유의 편성偏性(혹은 특성이라고 함)이 있다. 이 편성은실조된 내재평형을 바로잡는 데 쓰이는 것으로, 약물에 편성이 없다면 그 약물은 아무런 치료 작용도 하지 못한다. 약물의 편성을 제대로 사용하면 병을 고치는 양약良藥이 되지만, 잘못 사용하면 인체를 손상시킨다. 따라서 부작용의 크고 작음은 약물에있는 것이 아니라, 약물을 사용하는 의사에게 있다. 이런 각도에서 바라봐야만 객관적이고 정확하게 한약을 인식할 수 있다.

간단한 예를 들어 보자. 음식은 좋은 것으로 인체에 영양을 공급하지만, 무절제하게 폭식을 한다거나 폭음을 하면 체하거나 비위脾胃를 상하게 한다. 이는 명백하고도당연한 이치다. 목통이 신장을 손상시킨다고 한다면, 이런 손상은 어떻게 일어나는것일까? 그것은 바로 목통을 잘못 사용한 상황에서 발생한 것이다. 목통은 청열이뇨清熱利尿에 쓰이는 약물로, 그 약성藥性이 차고 열사와 습사를 제거하는 효능이 있다.

따라서 소변을 참지 못하고 자주 보며, 소변의 색이 짙고 작열감이 있으며, 입과 혀에 종창이 생기고, 가슴이 답답하고 잠을 이루지 못하며, 혀가 붉고 누렇고 끈적끈적한 설태가 끼고, 맥상이 활삭滑數한 증상을 보이는, 곧 습과 열의 특성이 모두 나타나는 방광습열증膀胱濕熱證이나 심열하이소장증心熱下移小腸證에 주로 쓰인다.

여기에서 말하고자 하는 것은 방광습열증이나 심열하이소장증을 서양의학에서 말하는 요로감염과 똑같은 질병으로 볼 수 없기 때문에 증상 면에서 상술한 습과 열의 특성이 모두 나타날 때라야 목통으로 치료할 수 있다는 점이다. 만약 이런 습열의 특징이 나타나지 않거나 반대로 오줌발에 힘이 없고 찔끔거리며, 추위를 많이 타고, 사지가 차고, 허리와 무릎이 쑤시면서 힘이 없고, 맑은 소변을 오래 보고, 하지가 붓는 등 양허陽虛의 증상이 나타났음에도 요로감염이나 신염腎炎으로 진단하고 목통으로 치료하고자 한다면, 결국 신기능의 손상을 초래할 것은 자명하다.

* * *

온열병溫熱病의 네 단계를 깊이 탐구하면서 발견한 것은 바로 질병을 바라보는 한의학의 인식이 시종일관 인체에 내재한 동태평형動態平衡에서 출발한다는 점이다. 온열병의 위분衛分, 기분氣分, 영분營分, 혈분血分 네 단계는 동태평형을 파괴하는 네 가지 유형을 대표하는 것으로, 파괴된 평형을 회복시키기 위해서는 이에 상응하여 해표발한解表發汗, 청기산열淸氣散熱, 청영투열淸營透熱, 양혈산어凉血散瘀, 청심성신淸心醒神 등의 치료방법을 채용해야 한다.

아직까지 많은 사람들이 한의학은 비과학적이고 주관적이라고 생각하고 있다. 사실 이런 인식은 한의학에 대해 제대로 알고자 다가서지 않았기 때문이다. 얼핏 보면 한의학에서 말하는 음양허실陰陽虛實이 만질 수도 없고 경계도 모호한 것이지만, 일단 진정한 마음으로 이 세계에 들어가 깊이 있게 음양허실에 담긴 뜻을 이해한다면, 한의학이야말로 대단히 치밀하고 객관적인 의학으로, 모든 방면에서 사람을 근본으로 질병의 진단과 치료에서 엄밀한 분석과 추리와 논증의 과정을 거친다는 사실을 발견하게 될 것이다.

　온열병으로 이야기하자면, 각각의 단계에서 다른 특징적인 증상이 나타나고, 다른 증상은 체내의 다른 병변 기전機轉을 반영하므로, 증상과 병변이 일어나는 기전 사이의 관계를 살펴 질병을 진단하게 된다. 비록 이 진단과정에서 첨단 진단장비를 이용하는 것은 아니지만, 분명한 체계와 믿을 만한 근거가 있으니 어찌 비과학적이라 하겠는가? 오히려 이런 진단방법을 통해 동태평형의 상황을 제때 파악해서 정확하고 객관적인 판단을 내릴 수 있다.

　예를 들어, 입이 마르면 물을 마셔야겠다는 생각이 들게 된다. 입이 마르다는 이 감각은 사실상 우리 인체에 수분이 결핍된 상황을 반영하는 것이다. 하지만 화학검사로는 근본적으로 입이 마른 본질이 어디에 있는지 알아낼 길이 없다. 그렇다면 입이 마르다는 감각으로 수분결핍을 판단하는 이 과정은 객관적일까? 객관적이다! 과학적일까? 과학적이다! 정확할까? 정확하다!

　한의학에서 질병을 진단하는 과정은 이런 과정과 비슷하지만 훨씬 상세하고 엄격하며 치밀하다. 그렇다면 한의학의 진단방법은 믿을 만할까? 당연히 믿을 만하다! 질병에 대한 한의학의 인식은 너무 현묘해서 이해하기 어려울까? 전혀 그렇지 않다! 사실이 이러한데, 여러분은 무슨 이유로 옛사람들이 우리에게 물려준 이런 고귀한 의학적 재산을 믿으려 하지 않는가?

3편

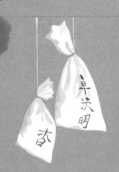
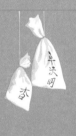

治療 치료

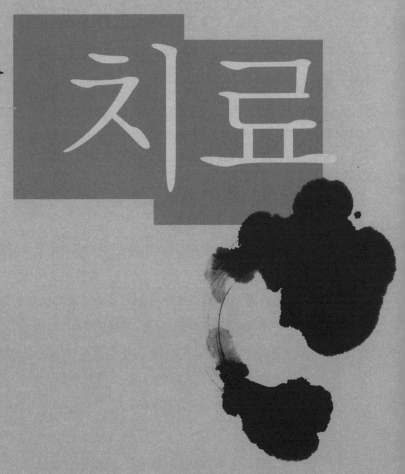

질병을 유발하는 원인은 무수히 많지만 근원은 하나, 바로 동태평형動態
平衡의 파괴다. 따라서 부정扶正과 거사祛邪의 방법으로 파괴된 동태평형
을 원상태로 회복시키는 일을 치료의 최종 목표로 삼아야 한다.

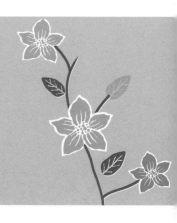

17

한약의 치료원리

신농神農과 한약의 기원

　앞 장까지는 인체 장부의 오묘함과 함께 질병과 관련한 내용을 상세히 탐구해봤다. 이번 장부터는 질병치료와 관계있는 내용에 대해 탐구해보자. 치병治病과 약물藥物은 불가분의 관계로, 한의학에서 병을 치료하기 위해 쓰는 약물을 한약이라고 한다. 한약은 대부분 자연계의 식물, 동물, 광물로부터 취하는데, 그중에서 식물이 가장 큰 비중을 차지한다. 따라서 고대에는 한약을 '본초本草'라 하기도 했다.

　한약의 발견과 운용으로 말한다면, 일반적으로 신농씨神農氏를 한약의 창시자로 보고 있다. 한대漢代의 저작인 《회남자淮南子·수무훈修務訓》에 이런 기록이 있다.

> "옛사람은 풀을 먹고 물을 마시고 수목의 열매를 채취하고 소라와 개미를 먹었다. 이 시기에는 질병과 독으로 해를 입는 사람이 많았으니, 이에 신농神農이 사람들에게 오곡을 파종하는 법과 땅을 살펴 건조한지 습한지 비옥한지 메마른지 높은지 낮은지를 알도록 가르쳤다. 또한 백 가지 풀의 맛을 보고 샘물의 달고 씀을 맛보아 사람들에게 피해야 할 것과 취할 것을 알도록 했다. 이때 하루에 일흔 가지의 독을 맛보았다(古者,

> 民茹草飮水, 采樹木之實, 食蠃蠬之肉. 時多疾病毒傷之害, 於是神農乃始
> 教民播種五穀, 相土地宜, 燥濕肥燒高下, 嘗百草之滋味, 水泉之甘苦, 令民
> 知所辟就, 當此之時, 一日而遇七十毒)."

신농神農이 백 가지 풀의 맛을 봤다는 이 전설은 지금껏 민간에 전해 내려온다. 전설에 의하면 신농은 뱃속의 오장육부를 모두 볼 수 있었다고 한다. 그 당시 사람들은 먹을 수 있는 것이라면 닥치는 대로 먹었기 때문에 늘 병을 달고 살았으며 목숨을 잃는 일도 많았다. 이에 신농은 사람들을 위해 먹을 수 있는 것이라면 모두 맛보기로 작정하고, 맛있는 것은 자신의 왼쪽에 찬 자루에 담고, 사람들에게 먹여보아 맛이 없는 것은 오른쪽에 찬 자루에 담아 약으로 쓰기로 했다.

제일 처음 맛을 본 것은 작고 보드라운 잎이었다. 이 잎이 뱃속에 들어가자 순찰을 하는 것처럼 각 기관을 샅샅이 훑고 다니며 깨끗이 청소를 하는 것이 아닌가! 이에 신농이 '사査'라고 이름 붙였으니, 이것이 바로 후세에 '차茶'라고 하는 것이다.[1] 신농은 이 잎을 왼쪽 자루에 담았다. 그 다음에 맛본 것은 나비 모양을 한 담홍색의 작은 꽃이었는데, 달달한 맛에 향기가 코를 찌르니, 이것이 바로 박하薄荷다. 신농은 이것을 오른쪽 자루에 담았다. 이런 식으로 온갖 풀의 맛을 보느라 매번 중독됐으나 '차茶'로 해독했다고 한다. 이렇게 모두 맛을 본 후 살펴보니 왼쪽 자루에는 꽃과 풀과 뿌리와 나뭇잎 4만 7천 가지가 담겨 있고, 오른쪽 자루에는 모두 39만 8천 가지가 담겨 있었다. 하지만 하루는 '단장초斷腸草'의 맛을 봤는데, 그 독성이 너무도 강해 차로도 해독하지 못하고 죽고 말았다. 이에 후세 사람들이 신농이 베푼 노고를 치하하고 기념하기 위해 신농을 한약의 비조鼻祖로 삼고 떠받들게 되었다고 한다.

신농이 온갖 풀의 맛을 보았다는 이야기는 신화적인 색채가 강하기는 하지만 전혀 근거 없는 이야기도 아니다. 박하사탕을 먹으면 목구멍에 청량감이 퍼지고, 생강生

---

[1] '사(査)'와 '차(茶)'는 중국어에서 모두 'cha'로 읽힌다.

薑과 산초山椒를 먹으면 뱃속이 따뜻해지는 것은 바로 이런 식물이 인체의 어느 부위에서 작용하고 그 효능은 무엇인지를 우리 인체가 느낌을 말한다. 곧 상술한 박하에는 청량淸凉하게 하는 작용이 있고, 생강과 산초에는 온열溫熱시키는 작용이 있다. 각각의 식물이 갖고 있는 다른 작용을 알면 질병을 치료할 때 효과적으로 쓸 수 있다. 예를 들어, 인후에 작통감이 있다면 박하의 청량작용을 이용해 치료할 수 있고, 위胃에 냉통이 있다면 생강이나 산초의 온열작용을 이용해 치료할 수 있다.

일반인보다 민감한 체질을 갖고 있는 사람이라면(전설 속의 신농이 아마도 이런 사람이었을 것이라 짐작해본다), 각종 음식물의 성질과 효능 및 작용하는 부위(장부)를 더욱 잘 느낄 수 있을 것이다. 이런 사람이 의식적으로 각종 동식물을 먹어보고 자신의 느낌을 기록한다면, 이것이 바로 원시적인 약물지식이 된다. 이렇게 약물에 대한 기록을 남겨둔다면 병이 났을 때 평소에 기록한 효과를 근거로 의식적으로 적합한 동식물을 선택해 치료할 수 있을 뿐만 아니라, 치료하는 과정 속에서 질병의 변화와 환자의 느낌을 기초로 끊임없이 약물지식을 누적시키고 풍부하게 할 수 있다. 현재의 풍부하고 다채로운 한약이론은 이런 과정을 거치면서 형성됐을 것이다. 그렇다면 한약은 어떻게 병을 치료할까?

사기四氣와 오미五味

한약이 각종 질병을 치료할 수 있는 것은 한약이 지닌 편성偏性 때문이다. 이 편성은 인체의 내재평형을 회복시키고 질병의 근원을 치유한다. 한약의 편성은 주로 두 방면으로 나타나는데, 하나는 약물의 '기氣'고, 또 하나는 약물의 '미味(맛)'다.

그렇다면 한약의 '기氣'는 무엇일까? 이 '기'가 가리키는 것은 바로 한약이 갖고 있는 한寒·열熱·온溫·량凉의 네 가지 다른 특성이다. 박하는 사람에게 청량한 느낌을 주므로 박하의 기는 량凉이고, 생강은 사람에게 따뜻한 느낌을 주므로 생강의 기는 바로 온溫이다.

다른 약물에는 각기 다른 기가 있다. 그 가운데 한寒과 량凉이 같은 성질에 속하고, 온溫과 열熱이 같은 성질에 속하는데, 정도에 차이가 있다. 량凉이 심해지면 한寒이 되니, 때로는 량凉을 '미한微寒'이라고도 하며, 온溫이 극에 달하면 열熱이 되니, 때로는 열熱을 '대온大溫'이라고도 한다.

한약이 지닌 한·열·온·량의 이 네 가지 다른 특성을 '사기四氣' 또는 '사성四性'이라 한다. 몇몇 한약에는 이 사기四氣 외에 평화平和의 성질이 있으니, 지나치게 열熱하지도 한寒하지도 않다. 이런 종류의 약물을 '평성약平性藥'이라 한다. 하지만 평성약이라 하더라도 사실은 편온偏溫하거나 편량偏凉한 특성을 지니고 있으니, 한의학에서 약물의 성질을 말할 때 오기五氣라 하지 않고 사기四氣라 하는 이유다.

그렇다면 한약이 가지고 있는 사기四氣는 질병치료에서 어떤 역할을 하는 것일까? 앞에서 설명했듯이, 사람은 항온동물로 정상적인 상황에서는 생산열과 발산열 사이의 평형을 통해 일정한 체온을 유지한다. 하지만 내부 혹은 외부 요인으로 인해 내재평형이 문란해지고 질병이 발생하게 되면 생산열과 발산열 사이의 평형이 무너지게 된다. 생산열이 발산열보다 많으면 발열과 기능항진의 증상이 나타나고, 발산열이 생산열보다 많으면 외한畏寒(곧 오한)과 기능쇠퇴의 증상이 나타난다. 이 또한 질병이 크게 두 가지로 나뉨을 의미하니, 바로 열증熱證과 한증寒證이다.

한약이 가지고 있는 사기四氣는 바로 질병상태인 한열의 불균형 상황을 바로잡는 데 쓰인다. 한량寒凉한 성질의 약은 신진대사를 억제하고 장부기관의 활동과 혈액순환을 둔화시킬 수 있으니 열증熱證을 치료하는 데 쓰이고, 온열溫熱한 성질의 약은 신진대사를 증진하고 장부기관의 활동과 혈액순환을 촉진시킬 수 있으니 한증寒證을 치료하는 데 쓰인다. 한의학에서 가장 오래된 본초학 책인《신농본초경神農本草經》에는 다음과 같은 기록이 있다.

"한寒은 뜨거운 약으로 치료하고, 열熱은 차가운 약으로 치료한다(療寒以熱藥, 療熱以寒藥)."

이 기록은 바로 약물이 지닌 사기四氣가 한열증寒熱證에 미치는 치료 작용을 말한 것이다. 한약에 대해 배울 때 가장 먼저 이해하고 파악해야 할 것 또한 사기四氣다. 약물의 기본적인 특성을 이해해야만 약물을 더욱 잘 사용할 수 있기 때문이다. 예를 들어, 혈어血瘀는 한사寒邪가 침입해 혈액을 응고시켜 생길 수도 있고, 열사熱邪가 침입해 혈액을 졸여서 생길 수도 있다. 이에 활혈화어活血化瘀의 약을 쓸 때에는 반드시 약물이 지닌 한열의 성질을 고려해야 한다.

한사로 인한 혈어에는 홍화紅花, 계지桂枝, 애엽艾葉 등 온열한 성질의 활혈약活血藥을 써야 하고, 열사로 인한 혈어에는 적작약赤芍藥, 단피丹皮, 단삼丹蔘 등 한량한 성질의 활혈약을 써야 한다. 만약 반대로 쓴다면 전혀 활혈 작용을 못할 뿐만 아니라, 도리어 병을 악화시키게 된다. 분명히 혈어증에 활혈약을 썼음에도 전혀 효과가 나타나지 않는 경우는 바로 한·열·온·량 사기四氣를 고려하지 않고 처방했기 때문이다. 이것이 바로 한약이 가지고 있는 사기四氣의 작용과 의미다.

이제 한약의 '미味'에 대해 살펴보자. 미味는 곧 맛으로, 혀의 미뢰味蕾에서 느끼는 한약에 대한 감각을 말한다. 일반적으로 시고(산酸) 쓰고(고苦) 달고(감甘) 맵고(신辛) 짠(함鹹) 다섯 가지 맛이 있기 때문에 '오미五味'로 통칭한다. 약물 가운데에는 특별한 맛이 없는 것도 있는데, 이를 담미淡味라 하고, 그 맛이 분명하지 않기 때문에 보통 감미甘味에 포함시킨다. 또 몇몇 약물은 떫은맛이 나니 이를 삽미澀味라 하고, 시고 떫은맛은 보통 같이 나거나 비슷하기 때문에 삽미澀味를 산미酸味에 포함시킨다.

한약이 지니고 있는 오미五味의 작용은 무엇이며 어떤 의미가 있을까? 여러분 모두 겨자를 먹어봤을 것이다. 겨자는 아주 매워서 먹으면 대개 콧구멍이 뻥 뚫리는 느낌을 느끼게 되는데, 이것은 바로 신미辛味에 개통開通과 발산發散의 작용이 있음을 설명하는 것이다. 우리는 일상에서 늘 신미辛味가 지니고 있는 발산과 개통 작용을 이용하고 있으면서도 그 본질은 이해하지 못하는 것 같다. 지금 설명하는 간단한 예를 통해 분명히 이해할 수 있을 것이다.

평소 풍한風寒을 감수해 코가 막히고 콧물이 흐르며 머리가 아프고 오한이 날 때 어떻게 하는지 생각해보자. 가장 간편한 방법으로 생강차를 끓여 마시게 된다. 뜨거운 생강차를 마신 후 이불을 덮고 한바탕 땀을 빼고 나면 몸이 상당히 개운해진 것을 느낄 수 있는데, 이것이 바로 생강이 지니고 있는 기氣인 온溫과 미味인 신辛의 특성을 이용해 풍한을 발산시키는 방법이다.

신미辛味에 개통과 발산의 작용이 있다면, 산미酸味에는 수렴收斂과 삽체澁滯의 작용이 있고, 고미苦味에는 사화瀉火와 조습燥濕의 작용이 있으며, 감미甘味에는 보익補益과 완화緩和의 작용이 있고, 함미鹹味에는 사하瀉下와 연견軟堅의 작용이 있다. 또 담미淡味에는 이수삼습利水滲濕의 작용이 있다. 이런 맛의 작용은 한의학을 임상에 적용하는 과정에서 발견한 것으로, 이 이론을 바탕으로 하면 약물의 맛으로부터 약물의 작용을 추측해 알 수 있다.

산조인酸棗仁, 오미자五味子, 산수유山茱萸 같은 약물은 모두 신맛이 있기 때문에 수렴지한收斂止汗의 효능을 발휘한다. 황금黃芩, 황련黃連, 황백黃柏 같은 약물은 모두 쓴맛이 있기 때문에 청열조습淸熱燥濕의 효능을 발휘한다. 황기黃芪, 당삼黨蔘, 숙지황熟地黃, 구기자枸杞子 같은 약물은 모두 단맛이 있기 때문에 신체를 보익補益하는 효능을 발휘한다. 망초芒硝, 모려牡蠣, 식염食鹽 같은 약물은 모두 짠맛이 있기 때문에 사하통변瀉下通便이나 연견산결軟堅散結의 효능을 발휘한다. 복령茯苓, 의이인薏苡仁 같은 약물은 특별한 맛이 없기 때문에 이수삼습利水滲濕[2]의 효능을 발휘한다.

오미五味와 오장五臟

한의학에서는 오미五味에 각기 다른 효능이 있을 뿐만 아니라 오장五臟과도 밀접한 관계가 있다고 생각한다. 구체적으로 살펴보면, 신맛은 간肝에 들어가고, 쓴맛은 심心에 들어가고, 단맛은 비脾에 들어가고, 매운맛은 폐肺에 들어가고, 짠맛은 신腎에 들어간다. 오미와 오장의 관계는 한의학의 일대 발견으로, 오미가 오장에 들어가는

---

2) 이수삼습(利水滲濕) : 수습(水濕)을 소변으로 나오게 하는 효능을 말한다.

관계를 명심하고 있으면 질병치료에 아주 큰 도움이 된다.

치험례 29

옆구리통증 치료

어느 해 날씨가 조금씩 싸늘해지기 시작하던 10월 무렵, 친구 한 명이 찾아와 오른쪽 옆구리의 동통을 호소하면서 밤이면 특히 심해진다고 치료를 부탁했다. 살펴보니 약간 피로한 기색이 보였고, 혀는 담홍색에 희고 얇은 설태가 끼어 있었고, 맥상은 가늘고 약했다. 이에 기허간울氣虛肝鬱로 진단하고 보기해울補氣解鬱의 약 세 첩을 처방했다. 십중팔구 틀림없이 병이 나을 것으로 확신했는데, 어떻게 된 일인지 약 세 첩을 다 먹고도 증상은 전혀 호전되지 않았다.

약이 효과가 없는 것은 분명 변증辨證에 문제가 있었기 때문이라 생각하고 환자의 증상을 다시 한 번 꼼꼼히 분석해봤다. 오른쪽 옆구리에 동통이 있다는 것은 병이 간肝에 있다는 뜻이고, 환자가 느끼는 동통의 성질이 창통脹痛도 아니고 자통刺痛도 아니라는 말은 기체氣滯와 혈어血瘀를 배제해야 한다는 뜻이며, 맥상이 허약한 것은 질병의 성질이 분명 허증虛證이라는 뜻이다. 종합해보면, 질병의 근원이 간허肝虛임을 짐작할 수 있다. 그리고 간肝은 목木에 속하고, 10월은 가을이니 금金에 속하며, 금金은 또 목木을 극克하니 발병한 것이었다. 생각이 여기에 미치자 모든 것이 분명해졌다. 이번에야말로 병의 뿌리를 찾은 것이다. 그렇다면 간허肝虛는 어떻게 치료할 수 있을까? 신맛이 간肝에 들어가는 원리를 이용해 처방을 내렸다.

> 산수유山茱萸 15g, 오미자五味子 10g, 산조인酸棗仁 15g, 계지桂枝 3g, 당귀當歸 12g, 백작약白芍藥 10g, 시호柴胡 3g, 맥아麥芽 3g

친구는 이 처방에 따라 약을 달여 먹은 이튿날 바로 전화를 해 이미 옆구리의 동통이 사라졌다는 소식을 전해왔다.

요통 치료

　보신補腎하는 처방 가운데 '청아환青娥丸'이라는 것이 있다. 송대宋代의 저작인《태평혜민화제국방太平惠民和劑局方》에 그 기록이 있으며, 주요 약물로 핵도인核桃仁, 보골지補骨脂, 두충杜仲 세 가지가 들어간다. 온양보신溫陽補腎하는 효능이 있어 신기허약腎氣虛弱으로 인한 각종 요통을 주치한다. 책을 보면 약의 복용법에 대해 "따뜻한 술이나 소금물과 함께 복용한다."고 나와 있다. 술과 함께 복용하는 것은 술이 지니고 있는 활혈活血의 효능을 이용하기 위함이요, 소금물과 함께 복용하는 것은 짠맛이 신腎에 들어가는 작용을 이용해 핵도인, 보골지, 두충 세 가지 약물의 보신補腎하는 작용을 증강시키기 위함이다.

　신허腎虛로 인한 요통 환자 가운데 한약을 달여 먹기 어려운 환자에게 추천하는 처방이 있다. 핵도核桃(호두)를 사서 그 과육을 소금물에 볶아 매일 3~5알씩 한 달을 복용하면 효과가 매우 좋다. 오미五味가 오장五臟에 들어가는 이론은 임상에서 이미 검증된 것으로, 제대로 운용한다면 의외의 좋은 치료효과를 거둘 수 있다.

귀경이론歸經理論

　한약에는 또 하나의 특성이 있으니 바로 '귀경歸經'이다. '귀歸'는 귀속歸屬과 전임專任을 뜻하고, '경經'은 경락과 경락이 속한 장부를 뜻한다. 다시 말해 '귀경歸經'이란, 각각의 약물마다 어느 한 경락과 그 경락이 속한 장부에 대해 특수한 치료 작용이 있음을 말하는 것이다.

　그렇다면 한약에는 왜 이런 작용이 있을까? 앞에서 이미 언급했듯이, 생명근원물질(원음과 원양)의 상호작용으로 기氣가 생겨나고, 이 기에는 원음과 원양의 상호작용으로 생산된 효능을 운반하는 작용이 있으니, 경락을 통해 이 효능이 장부에 전달되면 비로소 장부의 각종 생리활동이 일어나게 된다. 따라서 경락의 실질적인 의미는 기가 운반하는 효능을 목표한 기관에 전달할 때 거쳐야 하는 길인 셈이다. 한약이 어느 한 노선을 흐르는 기의 전달 작용을 증강시키거나 약화시킬 수 있다면, 어느 한 장부의 기능에도 변화를 가져올 수 있다는 생각, 이것이 바로 '귀경歸經'이다.

오미五味와 오장五臟과의 관계를 귀경歸經과 결합해보면, 오미五味가 오장五臟에 들어갈 수 있다는 의미는 곧 오미五味가 각기 다른 노선을 흐르는 기氣의 전도傳導에도 영향을 미칠 수 있음을 의미한다. 신맛이 간肝으로 들어가는 것은 신맛이 기가 운반하는 효능이 간肝에 전달되도록 영향을 주기 때문이다. 쓴맛이 심心으로 들어가는 것은 쓴맛이 기가 운반하는 효능이 심心에 전달되도록 영향을 주기 때문이다. 단맛이 비脾로 들어가는 것은 단맛이 기가 운반하는 효능이 비脾에 전달되도록 영향을 주기 때문이다. 매운맛이 폐肺로 들어가는 것은 매운맛이 기가 운반하는 효능이 폐肺에 전달되도록 영향을 주기 때문이다. 짠맛이 신腎으로 들어가는 것은 짠맛이 기가 운반하는 효능이 신腎에 전달되도록 영향을 주기 때문이다.

현재 진행되고 있는 한약에 대한 연구는 대개 유효성분과 약리작용에만 초점이 맞춰져 있지만, 사실 질병을 치료하는 효능의 핵심은 오히려 한약이 지니고 있는 자연적인 특성에 있다. 이 자연적인 특성은 한약이 지니고 있는 사기四氣와 오미五味 및 귀경歸經을 포괄하며, 한약이 무너진 내재평형을 바로잡는 작용을 하는 것은 전적으로 이 자연적인 특성에 기인한다. 앞에서 설명한 대로 한량寒凉한 약이 열증熱證을 치료하고 온열溫熱한 약이 한증寒證을 치료하는 것과, 매운맛이 발산發散하고 신맛이 수렴收斂하고 단맛이 보익補益하고 쓴맛이 사화瀉火하고 짠맛이 부드럽게 하는 것은 물론, 매운맛이 폐肺로 들어가고 신맛이 간肝으로 들어가고 단맛이 비脾로 들어가고 쓴맛이 심心으로 들어가고 짠맛이 신腎으로 들어가는 것 등등이 모두 자연적인 특성 때문이다. 만약 이런 자연적인 특성을 무시한다면 한약의 작용을 본질적으로 이해할 수 없을 뿐만 아니라 많은 오류를 범할 수 있다.

모려牡蠣를 예로 들어 살펴보자. 모려의 주요 성분은 탄산칼슘이며, 약리藥理 방면으로는 위산을 중화하는 작용 외에는 어떠한 작용도 하지 않는다. 하지만 한의학에서는 이런 모려에 음기를 북돋우고 양기를 가라앉히며 단단하게 맺힌 것을 부드럽게 풀어주고 놀란 마음을 안정시키며 수렴하는 작용이 있다고 본다. 그렇다면 이런 작용들을 실험실에서 발견할 수 있을까? 불가능하다. 또 이런 작용이 정말 효과가 있을까? 임상치료를 통해 그 효과의 대단함이 이미 실증됐다. 실험실에서는 도저히 발견할 수 없는 약물의 이런 작용들을 한의학에서는 어떻게 발견했을까? 그것은 바로 약물의 자연적인 특성에 대한 인식을 통해서 이뤄졌다. 한의학에서 약물의 자연적인 특성을 인식하는 방법을 살펴보자.

모려는 물속에 살기 때문에 음한陰寒의 기를 지니고 있다. 따라서 음기를 북돋우고 양기를 가라앉히는 작용을 할 수 있는 것이다. 모려에는 또 무겁고 가라앉는 속성이 있으니 놀란 마음을 안정시킬 수 있고, 맛이 짜면서 떫으니(떫은맛은 신맛에 포함) 맺힌 것을 부드럽게 풀어주고 수렴할 수 있는 것이다.

옛사람들은 바로 이런 방법으로 약물이 지닌 자연적인 특성과 그 특성이 내재평형에 미치는 작용을 주의 깊게 살핌으로써 헤아릴 수 없이 많고 다채로우며 치료효과가 확실한 한약을 만들어냈다. 따라서 한약을 인식할 때는 몇 가지 유효성분에만 초점을 맞춰서는 안 되고, 약물의 자연적인 특성을 비롯해 사기四氣와 오미五味, 귀경歸經까지 두루 살펴야 한다. 이렇게 해야만 한약을 제대로 쓸 수 있고, 한약의 신기한 효능이 진정으로 발휘될 수 있다.

금원사대가金元四大家의 한 사람이자 한의학 한량파寒凉派의 시조인 유완소劉完素는 약물의 자연적인 특성에 대해 매우 날카롭게 분석했으니, 이를 통해 많은 것을 깨우칠 수 있다.

"무릇 물物에는 고유의 성性이 있으니, 그 성性으로 제약하고 변화를 주어 통하게 하면 어찌 그 약의 효능에 모자람이 있겠는가! 이와 같으니, 그 성性에 따라 쓰고, 그 이기는 바에 따라 제약한다. 기氣가 같으면 서로 구하고, 기氣가 상극이면 서로 제약하며, 기氣에 남음이 있으면 모자람을 보충하고, 기氣가 서로 감응하면 뜻에 따라 좇는다. ……뱀의 성性은 위로 달아나는 것이니 물리치는 약으로 쓰고, 매미의 성性은 밖으로 벗는 것이니 가로막은 것을 물리치며, 등에는 피를 마시니 치혈治血에 쓰고, 쥐는 잘 뚫으니 치루治漏에 쓴다. 이른바 그 성性에 따라 쓴다는 말이 이와 같다(약물의 생리적인 특성을 이용). 쇠뇌의 노아弩牙는 화살을 빨리 나가게 하는 것으로 격발함으로써 묶어두지 않고, 절굿공이 끝에 묻은 겨 부스러기는 열격噎膈(현재의 식도암과 유사)을 내리는 것으로 쌓인 것을 찧어 내려 보내니, 이른바 그 용도에 따라 쓴다는 말이 이와 같다(약물의 사용 특성을 이용). 부평浮萍은 물에 가라앉지 않으니 술을 이길 수 있고, 독활獨活은 바람에 흔들리지 않으니 풍風을 치료할 수 있다. 이른바 그 이기는 바에 따라 제약한다는 말이 이와 같다(약물이 지닌 자연적인 제약의 특성을 이용). 마麻는 목木에 속하는 곡물로 풍風을 치료하고, 콩은 수水에 속하는 곡물로 수습水濕을 치료하니, 이른바 기氣가 같으면 서로 구한다는 말이 이와 같다(약물의 오행 속성을 이용). 소는 토土에 속하는 가축으로 그 젖으로 소갈消渴을 치료할 수 있고, 돼지는 수水에 속하는 가축으로 그 염통으로 황홀恍惚을 진정시킬 수 있으니, 이른바 기氣의 상극相克에 따라 서로 제약한다는 말이 또한 이와 같다(약물의 오행상극의 특성을 이용). 곰 고기는 몸이 쇠약한 것을 진작시키고, 토끼 간은 눈을 밝게 하니, 이른바 그 기氣의 남음으로 부족함을 보충한다는 말이 또한 이와 같다(약물이 지닌 천품의 특성을 이용). 잉어는 수습水濕을 치료하고, 집오리 또한 수습水濕을 다스리니, 이른바 그 기氣가 상응하면 뜻에 따라 좇는다는 말이 이와 같다(약물의 생활 속성을 이용). ……따라서 이와 같은 종류는 모두 열거할 수 없다. 고로 천지의 천성과 형상은 음양陰陽을 떠나지 않고, 자연의 형形과 색色에는 모두 본뜨는 상象이 있다. 털이나 날개가 있는 종류는 양陽에서 나지만 음陰에 속하고, 비늘과 껍질로 덮인 종류는 음陰에서 나지만 양陽에 속한다. 공청空靑은 나무[木]를 본떠 색이 푸르며 간肝으로 간다. 단사丹砂는 불[火]을 본떠 색이 붉으며 심心으로 간다. 운모雲母는 쇠[金]를 본떠 색이 희며 폐肺로 간다. 자석磁石은 물[水]을 본떠 색이 검으며 신腎으로 간다. 황석지黃石脂는 흙[土]을 본떠 색이 누르며 비脾로 간다(오색을 오장에 배속해 구체적으로 운용). 따라서 모든 것이 나고 자람에 자연의 이치가 아닌 것이 없다. 의사가 되고자 하면 위로는 천문天文을 알고 아래로는 지리地理를 알며 그 중간으로는 인사人事를 알아야 한다. 이 세 가지에 모두 밝은 연후에야 병을 고치는 사람이라 할 수 있다. 그렇지 않으면 눈도 없이 밤에 헤엄치고 발도 없이 산에 오르고 물을 건너는 것처럼 움직일 때마다 넘어지고 떨어질 것이니, 병을 고치려한들 아무 소용이 없다(夫物各有性, 制而用之, 變而通之, 施於品劑, 其功用豈有窮哉. 如是, 有因其性爲用者, 有因其所勝而爲制者, 有氣同則相求者, 有氣相克則相制者, 有氣有餘而補不足者, 有氣相感則以意使者. ……蛇之性上竄而引藥, 蟬之性外脫而退翳, 虻飮血而用於治血, 鼠善穿而用以治漏, 所謂因其性而爲用者如此. 弩牙速産, 以機發而不括也, 杵糠下嘻以杵築下也, 所謂因其用而爲使者如此. 浮萍不沉水, 可以勝酒, 獨活不搖風, 可以治風, 所謂因其所勝而爲制也如此. 麻, 木穀而治風, 豆, 水穀而治水, 所謂氣相同則相求者如此. 牛, 土畜, 乳可以療渴疾, 豕, 水畜, 心可以鎭恍惚, 所謂因其相克則相制也如此. 熊肉振羸, 兎肝明視, 所謂其氣有餘補不足也如此. 鯉之治水, 鶩之利水, 所謂因其氣相感則以意使者如此. ……所以如此之類, 不可勝擧. 故天地賦形, 不離陰陽, 形色自然, 皆有法象. 毛羽之類, 生於陽而屬於陰, 鱗甲之類, 生於陰而屬於陽. 空靑法木, 色靑而主肝. 丹砂法火, 色赤而主心. 雲母法金, 色白而主肺, 磁石法水, 色黑而主腎. 黃石脂法土, 色黃而主脾. 故觸類而長之, 莫不有自然之理也. 欲爲醫者. 上知天文, 下知地理, 中知人事, 三者俱明, 然後可語人之疾病. 不然, 則如無目夜游, 無足登涉, 動致顚殞, 而欲愈疾者, 未之有也)."

이 기록에서 알 수 있듯이, 약물의 자연적인 특성을 관찰하고 탐색하는 일은 약물의 효능을 인식하는 데 매우 중요한 작용을 한다.

한약이 지닌 자연적인 특성은 어떤 이유로 질병치료에 뚜렷한 작용을 하는 것일까?

3 치료治療

주지하다시피 한약에 쓰이는 약물은 대부분 천연의 동식물과 광물로부터 얻은 것이다. 이런 약물은 모두 자연환경에서 나고 자란 것들로, 자연계의 기후와 지리적인 환경 등 종합적인 요인에 맞서고 적응하는 과정 속에서 필연적으로 외부 요인에 저항하고 적응하는 물질이 생성된다. 따라서 자란 환경에 따라 완전히 다른 물질이 체내에 생성되는 것이다. 이렇게 생성된 각기 다른 물질은 인체의 내재평형에 서로 다른 영향을 미치게 되니, 한약이 천변만화千變萬化의 다양한 작용과 효능을 발휘하는 것은 바로 이 때문이다.

뜨겁고 메마른 지대에서 자라는 식물(알로에, 선인장 등)은 대개 청량자윤清凉滋潤한 특성을 지닌 물질을 생산해 외부의 뜨겁고 메마른 기후에 대항하는 데 쓴다. 이런 청량자윤한 특성을 지닌 물질이 내재평형에 미치는 영향은 바로 신진대사를 억제하고 장부의 활동과 혈액순환을 둔화시키는 것이므로, 인체기능의 항진으로 인한 화열병火熱病의 치료에 쓸 수 있다. 높고 추운 지대에서 자라는 식물(설연, 인삼 등)은 대개 온열溫熱한 특성을 지닌 물질을 생산해 외부의 추운 기후에 대항한다. 이런 온열溫熱한 특성을 지닌 물질이 내재평형에 미치는 영향은 바로 신진대사를 촉진하고 장부의 활동을 증강하며 혈액순환을 가속화하는 것이므로, 인체기능의 쇠퇴로 인한 허한병虛寒病의 치료에 쓸 수 있다.

이제 약물의 자연적인 특성이라는 것이 사실은 약물이 자연계의 각종 요인과 서로 적응하고 대항하는 과정 속에서 생산된 어떤 물질의 구체적인 발현이라는 사실을 알게 됐다. 이런 물질은 객관적으로 존재하는 것이므로 전적으로 신뢰하고 긍정할 수 있을 뿐만 아니라, 질병치료에 적극적으로 사용할 수 있다.

승강부침升降浮沉

한약에는 사기四氣와 오미五味, 귀경歸經의 특성 외에 승강부침升降浮沉의 특성이 있다. 승강부침升降浮沉이라 함은 인체에 대한 한약의 작용에 각기 다른 추향성趨向性이 있음을 말한다. 승升은 곧 상승의 뜻이고, 강降은 곧 하강의 뜻이며, 침沉은 곧 침잠의 뜻이고, 부浮는 곧 발산의 뜻이다. 승升과 부浮, 강降과 침沉 이 두 종류의 추향성趨向性에는 어느 정도 유사성이 있어서 완전히 구분하기 어렵기 때문에, 일반적으로 승부升浮와 침강沉降처럼 붙여 부른다.

한약에는 왜 승부升浮 혹은 침강沉降의 특성이 있을까? 이 질문에 답하기 위해서는 다시 한 번 한약이 지닌 자연적인 특성에서 해답을 찾아야 한다. 앞에서 설명했듯이, 한약은 한寒·열熱·온溫·량凉의 사기四氣를 지니고 있다. 물리학적으로 보면, 열熱은 분자의 상향운동을 유도한다. 따라서 온열溫熱한 성질의 약이 인체에 작용하면 각종 물질분자의 상향운동과 외향운동을 유도해 승부升浮의 성질과 기능이 나타나게 되는 것이다. 이와 반대로 한량寒凉한 성질의 약이 인체에 작용하면 물질분자의 하향운동과 내향운동을 일으켜 침강沉降의 성질과 기능이 나타나게 된다. 이것이 바로 한약이 지닌 사기四氣와 승강부침升降浮沉 사이의 관계다.

한약이 지닌 오미五味 또한 약물의 승강부침升降浮沉하는 성질에 영향을 미칠 수 있을까? 그렇다. 앞에서 언급했듯이 신辛은 발산發散하고, 산酸은 수렴收斂하고, 고苦는 사화瀉火하고, 감甘은 보익補益하고, 함鹹은 연견軟堅하는 특성이 있으며, 담淡에는 삼습滲濕하는 특성이 있다. 이 여섯 가지 맛이 일으키는 작용은 크게 두 가지로 나눌 수 있다.

첫째, 흥분과 증강의 작용을 일으킬 수 있으니, 발산하는 신미辛味와 보익하는 감미甘味, 삼습하는 담미淡味가 흥분과 증강의 작용을 하며, 이런 약물이 작용했을 때 나타나는 특성이 바로 승부升浮다.

둘째, 억제와 약화의 작용을 일으킬 수 있으니, 수렴하는 산미酸味와 사화하는 고미苦味, 사하연견瀉下軟堅하는 함미鹹味가 억제와 약화의 작용을 하며, 이런 약물이 작용했을 때 나타나는 특성이 바로 침강沉降이다. 따라서 《황제내경黃帝內經》에서는 다음과 같이 말했다.

3 치료治療

> "신미辛味와 감미甘味는 발산發散하니 양陽이고, 산미酸味와 고미苦味는 용설涌泄하니 음陰이다. 함미鹹味는 용설涌泄하니 음陰이고, 담미淡味는 삼설滲泄하니 양陽이다(辛甘發散爲陽, 酸苦涌泄爲陰, 鹹味涌泄爲陰, 淡味滲泄爲陽)."

양陽의 특성은 승부升浮고, 음陰의 특성은 침강沉降이니, 이것이 바로 오미五味가 약물의 승강부침升降浮沉에 미치는 영향이다.

승부升浮의 특성을 지닌 약물은 인체에 작용했을 때 상향과 외향의 추향성을 보이기 때문에, 양기를 끌어올리고 한기寒氣를 체표로 발산하며 게우게 하는 작용을 할 수 있다. 침강沉降의 특성을 지닌 약물은 인체에 작용했을 때 하향과 내향의 추향성을 보이기 때문에, 양기를 가라앉히고 경기驚氣를 진정시키며 화기火氣를 사하는 작용과 함께 삼습이뇨滲濕利尿와 사하통변瀉下通便 등의 작용을 할 수 있다. 이시진李時珍은 한약이 지닌 사기四氣와 오미五味의 특성을 종합해 다음과 같이 말했다.

> "산미酸味와 함미鹹味는 올라가지 않고, 신미辛味와 감미甘味는 내려가지 않으며, 한기寒氣는 떠오르지 않고, 열기熱氣는 가라앉지 않는다(酸鹹無升, 辛甘無降, 寒無浮, 熱無沉)."

한약이 지닌 사기四氣와 오미五味 외에 약물의 승강부침升降浮沉의 특성에 영향을 미칠 수 있는 요인이 또 있으니, 바로 약물의 속성이다. 질량이 가벼운 약물(식물의 꽃과 잎)은 대개 승부升浮의 특성을 지니고, 질량이 무거운 약물(광물류, 갑각류, 식물의 열매)은 대개 침강沉降의 특성을 지닌다.

약물이 지닌 가벼우면 뜨고 무거우면 가라앉는 이 특성은 임상에서 약을 쓸 때 고려해야 할 매우 중요한 부분이다. 예를 들어, 두면頭面이나 기표肌表, 상초上焦 등의 부위에 발생한 질병을 치료할 때는 가볍고 위로 올라가는 성질의 약물을 선택해 승부升浮의 특성을 이용함으로써 약물의 효능이 상부와 외부로 도달하도록 해야 한다. "상초上焦를 치료할 때는 깃털과 같아야 하니, 가볍지 않으면 위로 펼치지 못한다." 는 말이 있으니, 바로 이런 뜻이다.

또 요복腰腹과 하지下肢, 하초下焦 등의 부위에 발생한 질병을 치료할 때는 무겁고 아래로 내려가는 성질의 약물을 선택해 침강沉降의 특성을 이용함으로써 약물의 효능이 아래로 가라앉아 진정시키기도록 해야 한다. "하초下焦를 치료할 때는 저울추와 같아야 하니, 무겁지 않으면 가라앉지 않는다."고 하는 것이 바로 이런 이치다.

한약이 지닌 이런 승부升浮와 침강沉降의 특성에 주의를 기울이지 않고, 상초上焦의 병을 치료하는데 무겁고 아래로 내려가는 침강약沉降藥을 선택하거나, 하초下焦의 병을 치료하는데 가볍고 위로 올라가는 승부약升浮藥을 선택한다면, 이는 돌을 매달고 물에 떠있으려 하거나 구명조끼를 입고 잠수하려는 것과 마찬가지로 어리석은 일이다. 이렇게 하면서 어떻게 약의 효능을 바랄 수 있겠는가? 그러므로 한약을 쓸 때는 약물이 지닌 이 승강부침升降浮沉의 특성을 절대 홀시해서는 안 된다.

한의학에는 탁월한 효능의 방제方劑가 많은데, 모두 약물이 지닌 승부升浮 혹은 침강沉降의 특성을 잘 이용해 만들어낸 것이다. 이제 명성이 자자한 두 처방을 살펴볼 텐데, 하나는 금원金元 시기의 명의인 이동원李東垣이 지은 '보중익기탕補中益氣湯'이고, 또 하나는 근대의 명의인 장석순張錫純이 지은 '진간식풍탕鎭肝熄風湯'이다.

이 두 처방에는 공통점이 하나 있으니, 모두 약물이 지닌 승강升降의 특성을 이용해 기혈의 비정상적인 승강升降을 조절하는 것이다. 기는 체내물질의 운동으로, 이 운동에는 상승과 하강이 있다. 기의 승강升降 운동이 평형상태를 유지해야 인체의 정상적인 생리기능이 이루어지고, 기의 승강升降 기능이 실조되면 각종 질병이 발생하게 된다. 그렇다면 어떻게 기의 승강실조升降失調를 바로잡을 수 있을까? 바로 승부 혹은 침강의 특성을 지닌 약물을 사용하는 것이다.

보중익기탕補中益氣湯의 주요 성분은 황기黃芪와 당삼黨蔘, 백출白朮, 감초甘草, 당귀

當歸, 진피陳皮, 승마升麻, 시호柴胡로, 기허하함氣虛下陷(기 부족으로 인한 상승운동의 부족)으로 인한 식욕부진食慾不振, 대변희당大便稀溏, 장부하수臟腑下垂, 현훈핍력眩暈乏力, 노열신피勞熱神疲, 탈항脫肛 등의 병증을 주치한다. 이 처방의 오묘한 점은 황기와 당삼, 백출, 감초 등 기를 보하는 약물을 근본으로 하고, 여기에 승마와 시호 두 승부약升浮藥을 더해 전체 처방에 승부升浮의 동력을 발생시킴으로써 기의 상승운동을 촉진하고 강화한다는 데 있다. 이 때문에 기허하함으로 인한 각종 질병을 치료할 수 있는 것이다. 만약 시호와 승마를 뺀다면 전체 처방이 지닌 승부升浮 작용은 바로 하강하거나 소실되어 기함氣陷에 대한 치료효과 역시 떨어질 것이다.

진간식풍탕鎭肝熄風湯의 주요 성분은 백작약白芍藥과 천문동天門冬, 현삼玄蔘, 인진茵蔯, 감초甘草, 천련자川棟子, 맥아麥芽, 귀판龜板, 대자석代赭石, 생용골生龍骨, 생모려生牡蠣, 우슬牛膝로, 기혈이 머리 부위로 상역해 발생하는 현훈眩暈과 목창目脹, 이명耳鳴, 뇌부열통腦部熱痛, 심중번열心中煩熱, 면색홍조面色紅潮 및 중풍中風으로 인한 수족불수手足不遂, 구안와사口眼喎斜, 언어건삽言語蹇澀 등의 병증을 주치한다. 이 처방은 귀판과 대자석, 생용골, 생모려 등 무겁고 아래로 내려가는 약물을 많이 씀으로써 전체 처방에 강력한 침강沉降 효과를 일으킨다. 더욱 현묘한 점은 우슬이라는 특수한 침강약沉降藥을 첨가한 것이다. 금원사대가金元四大家의 한 사람인 주단계朱丹溪는 "우슬은 모든 약물의 효과를 하행시킬 수 있다."고 말했다. 따라서 진간식풍탕의 침강 효과는 우슬로 인해 더욱 증강되고, 이를 통해 기혈이 과도하게 상승해 일어나는 모든 질병의 증상을 신속하게 개선할 수 있다.

포제炮製의 작용과 의미

약물이 지닌 승강부침升降浮沉의 특성은 특수한 치료효과를 발휘함과 동시에 한 가지 의문을 제기하기도 한다. 예를 들어, 황금黃芩은 청열해독清熱解毒의 약으로 기氣는 차고 미味는 쓰며, 약물 자체가 지닌 승강升降 특성으로 말하자면 침강沉降에 편중돼 있다. 하지만 두면부에 화열증火熱證이 있을 때 황금이 지닌 이 침강의 특성은 두면부의 열증 치료에 그다지 좋은 효과를 보이지 못한다.

그렇다면 어떻게 해야 되는 것일까? 어떻게 해야 황금 자체가 지닌 한량寒凉의 특성을 그대로 보존하면서 또 승부升浮의 특성을 지니게 할 수 있을까? 그렇게 만들기 위해서는 약물에 어떤 처리를 해 약물이 원래 지닌 승강의 특성을 바꿔야 하는데, 이런 처리를 '포제炮製'[3]라 한다. 이시진李時珍은《본초강목本草綱目》에서 약물이 지닌 승강의 특성을 변화시키는 두 가지 방법을 제시했다.

> "승升한 것을 짜고 찬 것으로 끌어당기면 하초下焦에 닿을 만큼 가라앉고, 침沉한 것을 술로 끌어당기면 정수리에 닿을 만큼 떠오른다(升者引之以鹹寒, 則沉而直達下焦, 沉者引之以酒, 則浮而上至巓頂)."

이런 인식을 바탕으로 문제에 접근하면 황금의 승강 문제를 제대로 해결할 수 있다. 황금을 술에 볶으면(주초酒炒하면) 원래 지닌 한량한 성질을 그대로 보존하면서 승부升浮의 특성도 더할 수 있으므로 인체 상부의 열증을 더욱 잘 치료할 수 있다. 같은 이치로, 온열한 성질의 약물을 소금물에 볶으면 침강의 특성이 더해진다. 예를 들어, 두충杜仲과 익지인益智仁, 보골지補骨脂 같은 약물을 소금물에 볶으면(염수초鹽水炒하면) 약성藥性이 하초下焦에까지 침강할 수 있게 돼 보신온양補腎溫陽의 효능을 더욱 잘 발휘할 수 있다.

이 밖에, 약물을 식초에 볶으면 수렴收斂과 지통止痛의 작용을 증강시킬 수 있고, 생강즙에 볶으면 발산發散의 작용을 증강시킬 수 있다. 이런 것들이 포제炮製를 통해

---

3) 포제(炮製) : 포제(炮製)는 수제(水製), 화제(火製), 수화합제(水火合製)로 나눠지는데, 수제(水製)에는 세(洗) · 포(泡) · 표(漂) · 지(漬) · 수비(水飛) 등이 있고, 화제(火製)에는 단(煅) · 포(炮) · 외(煨) · 초(炒) · 홍(烘) · 배(焙) · 자(炙) 등이 있으며, 수화합제(水火合製)에는 증(蒸) · 자(煮) · 쉬(淬) 등이 있다.

약물이 지닌 승강부침升降浮沉의 특성을 변화시키는 방법이다. 약물에 대한 포제는 약물의 특성을 변화시키는 것 외에 다음과 같은 작용을 한다.

첫째, 약물의 독성과 부작용을 감소시키거나 제거한다. 반하半夏와 천남성天南星을 생강즙으로 포제하고, 대극大戟과 감수甘遂를 식초로 포제하면 독성을 감소시킬 수 있고, 하수오何首烏를 술에 찌면(주증酒蒸하면) 설사하는 부작용을 없앨 수 있다.

둘째, 약물의 특성과 효능을 변화시킨다. 앞에서 설명한 약물이 지닌 승강부침의 특성을 변화시키는 것 외에 약물이 지닌 다른 특성도 변화시킨다. 예를 들어, 생지황生地黃은 양혈청열凉血淸熱의 작용을 하는데, 포제를 거쳐 숙지황熟地黃이 되면 자음보혈滋陰補血의 작용을 하게 된다. 미인米仁을 생으로 쓸 때는 이습소종利濕消腫의 작용을 하지만, 볶아서 익히면 건비조운健脾助運의 작용을 한다. 대황大黃을 생으로 쓸 때는 주로 사하통변瀉下通便의 작용을 하지만, 술로 포제한 후에는 활혈화어活血化瘀의 작용을 한다. 당귀當歸의 주요 작용은 보혈활혈補血活血이지만, 초제炒製를 거쳐 숯이 되면 지혈止血에 쓸 수 있다.

약물이 숯이 됐는데 어떻게 지혈작용을 할 수 있는 것일까? 이 점에 대하여 한의학에서는 이렇게 해석한다. "피는 검은색을 보면 그친다[血見黑則止]." 이 말을 어떻게 이해해야 할까? 어떻게 검은색에는 지혈작용이 있을까? 이 의문을 해결하려면 오색五色과 오행五行의 관계에서 해답을 찾아야 한다. 숯은 검은색이고 검은색은 수水에 속한다. 피는 붉은색이고 붉은색은 화火에 속한다. 수水는 능히 화火를 극克하니, 검은색의 숯에 지혈작용이 있는 것이다.

한의학의 '血見黑則止' 이론에 대해 많은 사람들이 약물이 숯이 되면 유효성분이 모두 파괴될 텐데 어떻게 지혈작용을 할 수 있는지 이해할 수 없다는 반응을 보인다. 여기서 명심해야 할 것은 한약의 유효성분에만 초점을 맞춰서는 안 되며, 약물의 자연적인 특성과 자연계의 조화에 사고력을 모으고 연구해야 한다는 점이다. 방독면과 정수기에는 대개 활성탄活性炭을 사용하는데, 이것은 바로 활성탄의 강한 흡착성을 이용하기 위함이다.

이제 이렇게 생각해보자. 약물이 초제炒製를 거쳐 숯이 되면 혈액 속의 각종 세포

성분을 흡착하는 성질이 생기게 되고, 이로써 지혈작용을 할 수 있는 것은 아닐까? 만약 한약에 대한 인식이 유효성분에만 국한된다면 한약을 전면적으로 이해하기는 불가능하다.

간단한 예를 들어보자. 같은 품종의 닭 두 마리가 있다. 한 마리는 닭장에서 사료를 먹여 키우고, 또 한 마리는 산에 풀어놓고 스스로 먹이를 찾아 먹도록 했다. 이렇게 석 달을 키운 후 잡아먹는다면 두 마리의 맛은 어떨까? 분명히 다르다. 그렇다면 어느 닭이 더 맛있을까? 당연히 산에 풀어놓고 키운 닭이다. 이것이 바로 단순히 유효성분 하나만으로는 해석할 수 없는, 자연계가 부리는 조화의 오묘함이다. 따라서 한약을 인식할 때는 반드시 자연계의 조화로부터 깨달음을 구하고 사색해야만 한다. 이렇게 해야만 한약이 지닌 무궁무진한 오묘함을 진정으로 깨닫고 느낄 수 있다.

셋째, 약물의 치료효과를 배가시킨다. 현호색玄胡索을 초제醋製하면 지통止痛작용이 증강되고, 자완紫菀과 관동화款冬花를 밀구蜜灸하면 윤폐지수潤肺止嗽의 작용이 증강되며, 당귀當歸를 주초酒炒하면 활혈活血작용이 증강된다.

넷째, 약물을 각 장부로 인도한다. 이런 포제炮製는 오미五味가 오장五臟으로 들어가는 관계를 이용하는 것으로, 다른 맛의 액체에 약물을 초제炒製함으로써 약물이 어느 한 장부에 더욱 잘 작용하도록 한다. 함미鹹味가 신腎으로 들어가는 원리를 이용해 지모知母와 황백黃柏, 두충杜仲, 보골지補骨脂 등의 약물을 소금물로 초제炒製하면 이런 약물이 신장에 더욱 잘 작용하도록 할 수 있다. 산미酸味가 간肝으로 들어가는 원리를 이용해 시호柴胡와 청피靑皮, 별갑鱉甲 등의 약물을 식초로 초제炒製하면 이런 약물이 간肝에 더욱 잘 작용하도록 할 수 있다. 감미甘味가 비脾로 들어가는 원리를 이용해 감초甘草와 황기黃芪 등의 약물을 꿀로 자제炙製하면 이런 약물이 보비補脾의 작용을 더욱 잘 발휘할 수 있도록 할 수 있다.

모든 약물에는 제각기 고유한 자연 특성이 있는데, 두 가지 약물을 배합해서 사용하면 두 약물 사이에 각종 변화가 발생하게 된다. 어떤 변화는 치료효과를 배가시키고 독성을 약화시키는 등 치료에 유익한 반면, 어떤 변화는 치료효과를 저하시키고 독성을 증가시키거나 부작용을 유발하는 등 치료에 유해하기도 하다. 따라서 잘 가려 써야 한다. 한의학에서 약물을 배합해 사용하는 유형 일곱 가지가 있다.

단행單行

단행單行은 다른 약물의 보조를 받지 않고 어느 한 약물을 단독으로 사용하여 그 치료효능을 발휘하도록 하는 것이다. 예를 들어, 인체의 원기가 흩어지고, 땀을 비 오듯이 흘리며, 안색이 창백하고, 정신이 오락가락 하거나 대소변을 가리지 못하는 경우에 인삼人蔘 한 가지만을 진하게 달인 '독삼탕獨蔘湯'을 복용하면 신속하게 보기고탈補氣固脫의 효과를 볼 수 있다.

상수相須

작용이 유사한 두 약물을 함께 사용해 치료효과를 증강시키는 것을 '상수相須'라 한다. 예를 들어, 지모知母와 황백黃柏을 함께 쓰면 자음강화滋陰降火의 효과가 배가되고, 황기黃芪와 당삼黨蔘을 함께 쓰면 보기고표補氣固表의 작용이 배가되며, 곽향藿香과 패란佩蘭을 함께 쓰면 화습化濕의 효과가 배가된다.

상사相使

사使는 곧 보좌나 보조의 뜻으로, 두 가지 약물을 함께 사용함에 하나는 주主가 되고 하나는 보輔가 되어, 보약輔藥이 주약主藥의 작용을 증강시키는 것을 '상사相使'라 한다. '황기黃芪가 복령伏笭을 보좌'하니 함께 쓰면 보기이뇨補氣利尿의 작용을 증강시킬 수 있다.

상외相畏

어느 한 약물의 독성과 강한 성질이 다른 한 약물에 의해 억제되는 것을 '상외相畏'라 한다. 반하半夏의 독성은 생강生薑에 의해 억제되므로, 이를 '반하외생강半夏畏生薑'이라 한다.

상살相殺

어느 한 약물이 다른 한 약물의 중독성을 없애는 것을 '상살相殺'이라 한다. 파두巴豆에 의한 중독은 녹두綠豆가 없앨 수 있으니, 이를 '녹두살파두綠豆殺巴豆'라 한다.

상오相惡

어느 한 약물이 다른 한 약물의 효능을 약화시키는 것을 '상오相惡'라 한다. 내복자萊菔子가 인삼人蔘의 보기補氣하는 작용을 약화시키므로, 이를 '인삼오내복자人蔘惡萊菔子'라 한다.

상반相反

두 약물을 함께 사용했을 때 독성과 부작용이 생기는 것을 '상반相反'이라 한다. 오두烏頭와 반하半夏를 함께 사용하거나 감초甘草와 감수甘遂를 함께 사용하면 모두 독성과 부작용이 생기게 되니, 이를 '오두반반하烏頭反半夏'와 '감초반감수甘草反甘遂'라 한다. 이런 상반相反의 관계는 한약 배합의 금기에 속하니 함께 사용하지 않는 것이 바람직하다.

한약을 처방함에 함께 써서는 안 되는 금기는 '십팔반十八反'과 '십구외十九畏'로 집약되니 참고하기 바란다.

'십팔반十八反'이라 함은, 패모貝母・반하半夏・백급白芨・백렴白蘞・괄루栝樓는 오두烏頭와 반하고, 세신細辛・작약芍藥・인삼人蔘・사삼沙蔘・단삼丹蔘・고삼苦蔘・현삼玄蔘은 여로藜蘆와 반하며, 대극大戟・감수甘遂・원화芫花・해조海藻는 감초甘草와 반하는 것을 말한다.

'십구외十九畏'는 유황외박초硫黃畏朴硝, 수은외비상水銀畏砒霜, 낭독외밀타승狼毒畏密陀僧, 파두외견우巴豆畏牽牛, 정향외울금丁香畏鬱金, 아초외형삼릉牙硝畏荊三稜, 천오・초오외서각川烏・草烏畏犀角, 인삼외오령지人蔘畏五靈脂, 관계외적석지官桂畏赤石脂를 말한다. 여기에 쓰인 '외畏'는 두 약물을 배합했을 때 독성과 부작용이 생긴다는 뜻으로,

앞에 설명한 '상외相畏'의 외畏와는 뜻이 다르다.

'십팔반十八反'과 '십구외十九畏'는 오랜 기간 시행착오를 거치며 누적된 배용配用의 금기이긴 하지만, 임상에서는 해조옥호환海藻玉壺丸(해조와 감초를 함께 사용)처럼 '십팔반十八反'과 '십구외十九畏'를 함께 쓰는 처방도 많으니, 배용配用의 금기라고 해서 전혀 함께 쓸 수 없는 것은 아니다.

* * *

지금까지의 설명으로 한약의 치병원리와 오묘함에 대해 대략 이해했을 것이다. 하지만 한 가지 약물은 그 작용과 효능이 대체로 단일하고 국한적이며, 또 몇몇 약물은 독성도 지니고 있다. 따라서 이런 약물을 복잡 다변한 질병치료에 이용하기 위해서는 약물을 합리적으로 배합해 각각의 약물이 지닌 특성이 하나로 결합된 새로운 정체整體로 만듦으로써 약물의 치료작용을 극대화하고 약물 자체가 지닌 독성과 부작용을 최소화해야 한다. 이런 일정한 법칙과 원칙에 따라 약물을 배합해서 한약을 만드는 것을 '방제方劑'라 하는데, 일반적으로 처방處方이라고 하는 것이다.

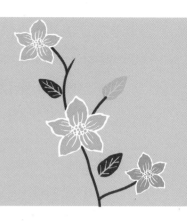

처방處方의 비밀

처방處方의 조성원칙

방제方劑라고도 하는 처방處方은 여러 가지 한약재를 유기적으로 조합하는 것으로, 처방의 목적은 실조된 내재평형을 바로잡는 것이다.

모든 질병은 여러 경로를 통해 다방면으로 내재평형을 파괴한다. 풍한風寒의 사기가 침입하면 땀구멍의 개폐에 장애를 일으킬 뿐만 아니라 혈관이 수축되고 콧구멍이 막히며 폐기肺氣의 소통이 원활하지 못하는 등 여러 병리변화를 일으킨다. 이에 약물을 배합해 처방을 할 때는 이런 병리변화의 주종과 경중을 고려해 처방에 적용해야만 좋은 치료효과를 거둘 수 있다. 《황제내경黃帝內經》에서는 처방의 조성원칙에 대해 다음과 같이 언급했다.

> "병을 주치하는 약을 군君이라 하고, 군약君藥을 보좌하는 약을 신臣이라 하며, 신약臣藥과 호응하는 약을 사使라 한다(主病之謂君, 佐君之謂臣, 應臣之謂使)."
>
> 《소문素問 · 지진요대론至眞要大論》

이 원칙이 후세 의가들에 의해 완전하게 보충되면서 현재의 '군君·신臣·좌佐·사使'의 조성원칙이 세워졌다. 이제부터 처방에서 군君·신臣·좌佐·사使가 의미하는 바가 무엇인지 살펴보자.

군약君藥

군君은 한 나라를 통치하는 사람으로, 처방에서 군약君藥은 질병을 주치하는 핵심 약물을 말한다. 처방에 군약이 빠진다면 전장에 나간 군대에 장수가 빠진 것과 마찬가지로 아무런 치료효과를 거둘 수 없다. 따라서 군약은 그 작용과 지위 면에서 다른 것으로 대체할 수 없는 약물을 말한다. 일반적으로 한 처방에서 군약의 분량이 가장 많은데, 이를 두고 금원사대가金元四大家의 한 사람인 이동원李東垣은 다음과 같이 말했다.

> "군약君藥의 분량이 가장 많고, 그 다음이 신약臣藥이며, 좌약佐藥과 사약使藥이 또 그 다음이다. 절대 신약臣藥이 군약君藥의 양보다 많아서는 안 된다(君藥分量最多, 臣藥次之, 佐使藥又次之, 不可令臣過於君)."

군약의 조제량이 가장 많은 것은 다른 약물의 영향과 견제를 받지 않고 군약이 지닌 약성藥性을 충분히 발휘하도록 하기 위함이다. 이는 요리를 하는 것과 같아서, 부재료의 양이 주재료의 양보다 많아서는 주재료의 색과 향과 맛을 제대로 살릴 수 없는 것과 마찬가지 이치다.

신약臣藥

신하의 역할은 군왕을 보좌하는 것이므로, 신약臣藥은 군약의 약성이 제대로 발휘될 수 있도록 보조작용을 하는 약물이다. 여기서 말하는 '보조'에는 두 가지 뜻이 있다. 하나는 질병에 대한 군약의 주요 치료작용을 돕고 강화시키는 것을 말하고, 또 하나는 질병의 부차적인 증상에 대해 어느 정도의 치료작용이 있음을 말한다.

좌약佐藥

좌약佐藥에는 세 가지 뜻이 내포되어 있다. 첫째는 좌조佐助로, 군약·신약과 함께 배합해 치료작용을 강화시키는 것이다. 둘째는 좌제佐制로, 군약과 신약이 지닌 독성을 제거하거나 지나치게 센 성질을 억제하는 것이다. 한 예로, 습담해수濕痰咳嗽를 치료하는 '이진탕二陳湯'은 반하半夏와 귤홍橘紅, 복령茯笭, 감초甘草, 생강生薑, 오매烏梅를 배합해 만드는데, 여기에서 생강이 바로 좌약이다. 생강은 반하와 귤홍이 지닌 온화한담溫化寒痰하는 작용을 돕는 동시에 반하의 독성과 지나치게 센 성질을 억제함으로써 인체에 발생할 수 있는 부작용을 감소시킨다. 셋째는 반좌反佐다. 임상에서 보면 분명히 한증寒證이라는 진단이 나와 열약熱藥으로 치료함에도 환자가 약물에 대한 거부반응을 보이는 때가 종종 있다. 이는 병사病邪가 장부 속으로 깊숙이 침범했기 때문인데, 이 병사를 제거하기 위한 약물이 체내에 들어오면 이에 저항해 약물이 순조롭게 체내에 들어오지 못하도록 저지하는 반응을 보이는 것이다.

이런 병증에는 약물의 효능을 위장할 필요가 있다. 표면적으로 질병의 성질과 비슷한 특성을 띠게 해서 병사病邪를 속임으로써 약물이 순조롭게 체내로 들어가 본래의 치료효과를 발휘하도록 하는 것이다. 이런 방법을 '반좌反佐'라 한다. 한증寒證이라 열약熱藥으로 치료해야 함에도 한사寒邪가 상대적으로 무거워 열약熱藥에 대해 거부반응을 보일 때에는 열약熱藥에 소량의 한량약寒凉藥을 첨가하는 반좌의 방법으로 치료해야 한다.

장중경張仲景이 지은 《상한론傷寒論》에는 다음과 같은 구절이 있다.

"소음병少陰病의 하리下利(설사)는 백통탕白通湯으로 치료한다. 소음병의 하리와 맥脈이 미약한 것은 백통탕으로 치료하는데, 백통탕을 복용하고도 하리가 그치지 않고, 궐역

3 치료治療

> 厥逆해 맥상이 숨어 나타나지 않으며, 헛구역질을 하고 가슴이 답답한 것은 백통가저담즙탕白通加猪膽汁湯으로 치료한다(少陰病, 下利, 白通湯主之. 少陰病, 下利脈微者, 與白通湯, 利不止, 厥逆無脈, 乾嘔煩者, 白通加猪膽汁湯主之)."

소음병의 하리下利는 주로 한사가 신腎에 저장된 원양을 손상시켜 일어나는 병으로, 장중경은 이를 백통탕白通湯으로 치료했다. 백통탕에 든 건강乾薑과 부자附子는 원양을 온보溫補하고, 총백葱白은 한사를 몰아내는 작용을 하니, 이것이 바로 소음병의 하리를 치료하는 대증방제對證方劑다. 하지만 몇몇 사람은 백통탕을 복용한 후에 오히려 하리가 그치지 않고, 궐역厥逆해 맥상이 숨어 나타나지 않으며, 헛구역질을 하고 가슴이 답답한 증상이 나타나기도 하는데, 이는 또 무슨 이유일까? 바로 한사가 너무 무겁거나 원양이 심하게 손상되어 나타나는 '거부반응' 때문이다. 장중경은 이런 환자를 '백통가저담즙탕白通加猪膽汁湯'으로 치료했다.

'백통가저담즙탕'은 온양산한溫陽散寒하는 백통탕에 한량寒凉한 약물인 돼지의 담즙을 더해 처방 전체에 한량한 가상假象을 띠게 한 것이다. 이렇게 하면 체내의 한사가 열약熱藥을 구별하지 못해 배척하거나 저지할 수 없기 때문에 약물에 대한 병사病邪의 거부반응을 효과적으로 제거하고, 백통탕이 지닌 온양산한溫陽散寒의 효능을 제대로 발휘할 수 있다. 이것이 바로 반좌反佐의 구체적인 운용방법이다.

사약使藥

사약使藥 역시 두 가지 뜻을 담고 있으니, 하나는 인경引經이고, 하나는 조화調和다. 앞 장에서 한약에는 귀경歸經의 특성이 있으니, 이는 약물마다 각기 다른 경락이나 장부에 특수한 치료작용을 하는 것이라고 설명했다. 이런 귀경의 특성이 강한 약물을 쓰면 다른 약물이 병변이 있는 경락과 장부에 더욱 잘 작용하도록 인도할 수 있는데, 이를 '인경引經'이라 한다.

두통을 예로 들면, 태양혈 부위가 아픈 두통은 소양경少陽經에 속하기 때문에 처방에 소양경에 특출한 작용을 하는 시호柴胡를 첨가해 인경약引經藥으로 쓴다. 정수리가 아픈 두통은 궐음경厥陰經에 속하기 때문에 궐음경에 특출한 작용을 하는 오수유吳茱萸를 첨가한다. 뒷골이 아프고 목까지 땅기는 것은 태양경太陽經에 속하기 때문에 태양경에 특출한 작용을 하는 강활羌活을 첨가한다. 이마가 아픈 두통은 양명경陽明經에 속하기 때문에 양명경에 특출한 작용을 하는 백지白芷를 첨가한다. 두통은 물론 턱까지 아픈 것은 소음경少陰經에 속하기 때문에 소음경에 특출한 작용을 하는 세신細辛을 첨가한다. 두통에 설사가 동반되는 것은 태음경太陰經에 속하기 때문에 태음경에 특출한 작용을 하는 창출蒼朮을 첨가한다. 이런 인경약引經藥의 인도를 통해 병변이 있는 경락과 장부에 대한 약물의 치료효과가 배가되는데, 전체 처방에서 인경약이 바로 사약使藥의 역할을 한다.

사약使藥이 담고 있는 또 하나의 뜻은 전체 약물의 조화다. 이 '조화調和'는 또 두 가지 의미로 나뉘니, 하나는 약성藥性의 조화고, 또 하나는 약미藥味의 조화다. 약성을 조화시킨다는 것은 각각의 약물이 지닌 다른 특성을 통일시키고 하나의 정체整體로 종합하는 작용을 말한다. 이렇게 해야만 하나하나의 약물이 지닌 효능이 최대로 발휘될 수 있다.

한약 처방에서 조화작용의 중요성을 잘 설명하는 비유를 하나 들어보자. 인체에 침입한 질병을 적이라고 한다면, 처방은 적을 물리치는 군대고, 전체 처방을 구성하는 각종 약물들은 개개의 사병이라고 할 수 있다. 군대가 훌륭한 전투력을 발휘하기 위해서는 군대 내부, 곧 사병 개개인의 단결과 협력이 선행돼야 한다. 따라서 전체 처방에 대한 약성藥性의 조화로 말하자면, 전체 처방이 최대한의 치료효과를 발휘할 수 있게 하는 기초가 된다고 할 수 있다.

그렇다면 약미藥味의 조화는 또 무슨 뜻일까? 한약을 먹어본 사람은 모두 알겠지만, 한약은 매우 써서 마시기가 쉽지 않다. 그래서 '좋은 약은 입에 쓰다'는 말도 생긴 것이다. 하지만 고미苦味에는 환자로 하여금 한약 먹기를 꺼리게 만들고 오심惡心과 구토를 유발하는 등 부정적인 면도 있다. 이럴 때는 전체 처방의 약미를 바꿀 필요가 있으니, 몇몇 감미甘味의 약물을 이용해 고미苦味를 떨어뜨림으로써 치료에 대한 고미苦味의 부정적인 영향을 감소시켜야 한다.

한약에서 약성藥性과 약미藥味를 조화시키는 약물이 있으니, 바로 감초甘草다. 감초의 별명은 '국노國老'로, 이시진은《본초강목本草綱目》에서 감초를 "모든 약의 성질을 조화롭게 할 수 있으니 국노라 한다[能調和諸藥之性, 故稱國老]."고 했으며, 맛이 달아서 '감초甘草'라고 한다. 감초의 이런 특성 때문에 처방의 사약使藥으로 쓰인다. 지금까지 전해 내려오는 처방들을 살펴보면, 감초의 사용빈도가 가장 높다.

지금까지 군君 · 신臣 · 좌佐 · 사使 네 가지 약물을 합리적으로 배합하면 약성藥性이 조화를 이뤄 뛰어난 치료효능을 보이는 방제가 만들어짐을 설명했다. 이런 방제는 엄격한 군율에 잘 훈련되고 일사불란하게 움직이는 군대와 같아서 질병과의 전투에서 백전백승하게 된다.

훌륭한 군대가 있더라도 전략과 전술이 좋지 못하면 전장에서 승리를 쟁취할 수 없다. 백전백승하고 싶다면 적의 허실을 잘 살펴 전략과 전술을 운용해야 한다.《손자병법孫子兵法》에 전략에 관한 다음과 같은 구절이 있다.

"병력을 운용함에 적보다 열 배가 많으면 포위하고, 다섯 배가 많으면 공격하고, 두 배가 많으면 나누어 공격하고, 엇비슷하면 전력을 다해 싸우고, 적보다 적으면 싸움을 피하고, 상대가 안 될 정도면 도망간다. 이런 까닭으로 약한 적이 고집스럽게 버티면 강한 적에게 사로잡히게 된다(用兵之法, 十則圍之, 五則攻之, 倍則分之, 敵則能戰之, 少則能逃之, 不若則能避之. 故小敵之堅, 大敵之擒也)."

이 말을 질병치료에 적용하면, 질병의 성질에 따라 다른 처방으로 치료해야 한다는 말로 이해할 수 있을 것이다.

제형劑型과 효능

질병을 인체 정기正氣와 외부 사기邪氣 사이의 한판 전쟁이라고 한다면, 정기正氣와 사기邪氣 쌍방의 역량을 대비해 우열을 가린 다음 적절한 치료수단을 결정해야 한다. 어떤 질병에는 거세게 공격해야 하는가 하면 어떤 질병에는 천천히 공격해야 하고, 또 어떤 질병에는 수비를 하면서 반격을 해야 하는가 하면 어떤 질병에는 오로지 수비만 해야 한다. 그렇다면 한약의 방제는 무엇에 의지해 질병에 대한 '공격'이나 '수비'를 펼칠까? 그것은 바로 방제의 각기 다른 제형劑型이다. 한약의 방제 가운데 일반적으로 흔히 볼 수 있는 제형에는 탕제湯劑와 산제散劑, 환제丸劑가 있다.

탕제湯劑는 가장 상용하고 익숙한 제형으로, 배합한 한약을 물이나 막걸리에 넣고 달인 후 약물의 찌꺼기는 버리고 남은 액체를 취해 복용하는 제형이다. 일반적으로 한약을 먹는다고 하면 이 탕제를 말한다.

그럼 탕제는 어떤 치료작용을 하며, 그 효과는 어떨까? "湯者, 蕩也."라는 말이 있는데, '탕蕩'은 곧 '쓸어낸다, 씻어낸다'는 뜻으로, 탕제에는 병사病邪를 쓸어내고 씻어내는 작용이 있음을 밝힌 것이다. 탕제의 이런 특성과 탕제 자체의 제형 사이에는 직접적인 관계가 있다. 물이나 막걸리 같은 용제溶劑를 거치면 한약 속의 유효성분이 물이나 막걸리에 용해되고, 이 약즙이 위胃에 들어가면 신속하게 혈액 속으로 흡수되어 온몸을 순환하면서 병변이 있는 장부에 치료작용을 하게 된다. 따라서 탕제의 가장 큰 특징은 약력藥力이 크고, 잘 흡수되며, 치료효과가 빨리 나타나고, 여러 유형의 질병에 다양하게 적용할 수 있다는 점이다. 특히 급하고 위중한 질병을 치료하는 데 적합하다.

중증과 급증은 대개 두 가지 원인에 의해 발생하는데, 하나는 사기邪氣의 기운이 지나치게 거세기 때문이고, 또 하나는 정기正氣가 과도하게 쇠약해졌기 때문이다. 적군과 교전을 벌일 때 적군의 세력은 강성한 반면 아군의 세력은 지나치게 쇠약하다면, 이때는 최정예 부대를 투입해야만 위기를 극복하고 전쟁에서 승리할 가망이 있다. 탕제가 바로 '최정예 부대'에 해당한다.

예를 들어, 열사항성熱邪亢盛으로 인해 고열과 대한大汗, 구갈口渴, 변비 등 '양명부실증陽明腑實證'의 증상이 나타나면 '대승기탕大承氣湯'을 써야 하는데, 대승기탕과 같이 쓸어내고 씻어내는 특성을 지닌 탕제를 써야만 체내에 쌓이고 맺힌 사열邪熱을 깨끗이 제거할 수 있다. 또 심한 출혈이나 중병을 오래 앓은 후 땀을 심하게 흘리고 안색이 창백하며 정신이 혼미한 원기외탈元氣外脫의 '망양증亡陽證'이 나타날 때는 익기고탈益氣固脫하는 특성이 강한 '독삼탕獨蔘湯' 같은 탕제를 써야만 경각을 다투는 위급한 상황에서 벗어날 수 있다.

산제散劑는 배합한 약물을 간 후 골고루 잘 혼합해 만든 분말로, 외용外用하기도 하고 내복內服하기도 하는 제형을 말한다. 외용하는 산제는 주로 환부에 펴 바르거나 외상 부위에 뿌리는 방법으로 쓰는데, 지혈을 시키고 새살이 돋게 하며, 사마귀 같은 군더더기 살을 떨어지게 하고, 어혈이나 종기를 없애는 작용을 한다. 인후가 부었을 때 쓰는 빙붕산冰硼散과 피부가 짓물러 아물지 않을 때 쓰는 생기산生肌散 등이 대표적이다. 이 책에서 중점적으로 탐구할 것은 내복하는 산제의 효능에 관한 것이다.

내복하는 산제는 가루를 낸 입자의 크기에 따라 두 가지 방법으로 복용한다. 입자가 아주 고운 경우는 그대로 물에 타 복용하고, 입자가 비교적 크고 굵은 경우는 물에 넣고 달인 후 그 물을 복용한다. 내복하는 산제가 지닌 가장 큰 특성은 바로 '발산發散'으로, 풍風·한寒·열熱과 같은 사기邪氣를 발산시키는 데 사용할 뿐만 아니라 기혈氣血을 발산시키는 데에도 사용한다.

사기가 기표肌表에 있거나 체내의 기혈이 원활히 흐르지 못하는 질병을 치료할 때 산제를 쓴다. 풍한감모風寒感冒에는 '향소산香蘇散'[1]을 쓰고, 풍열감모風熱感冒에는 '은교산銀翹散'[2]을 쓰고, 기혈울체氣血鬱滯와 사지역냉四肢逆冷에는 '사역산四逆散'[3]을 쓰고,

---

1) 향소산(香蘇散) : 향부자(香附子), 진피(陳皮), 소엽(蘇葉), 감초(甘草) 네 가지 약물을 굵게 가루를 낸 후 달여서 복용한다.
2) 은교산(銀翹散) : 은화(銀花), 연교(連翹), 담죽엽(淡竹葉), 형개(荊芥), 우방자(牛蒡子), 두시(豆豉), 박하(薄荷), 노근(蘆根), 감초(甘草)를 모두 절구에 찧어 가루로 만든 후 물에 넣고 달여서 향기가 피어오르면 그 물을 복용한다.
3) 사역산(四逆散) : 시호(柴胡), 지실(枳實), 백작약(白芍藥), 감초(甘草)를 같은 분량으로 가루를 내어 따뜻한 물에 타서 복용한다.

간기肝氣가 울결되어 화火로 변해 발생하는 심복통心腹痛에는 '금령자산金鈴子散'4)을 쓴다. 지금 소개한 것들이 모두 산제가 지닌 발산의 특성을 이용해 만들어낸 효과적인 방제들이다.

환제丸劑는 약물을 가루를 낸 후 꿀이나 물, 쌀풀, 밀가루풀, 술, 식초, 약즙 등 부형제를 이용해 만든 원형의 고체 제형을 말한다. 환제가 위胃에 들어가면 분말이 계속해서 용해되기 때문에 지속적으로 약리작용을 발휘할 수 있다. 따라서 환제에는 완만하게 흡수되어 약의 효력이 지속적이라는 특성이 있다. 이런 특성을 두고 "환은 더디다[丸者, 緩也]."고 했다.

환제는 작아서 휴대와 보관, 복용이 모두 간편해 장기적으로 복용할 수 있기 때문에 만성병이나 치료기간이 비교적 긴 질병을 치료하는 데 알맞다. 예를 들면, 학모증瘧母症(지금의 간종대에 해당) 치료에는 '별갑전환鱉甲煎丸'을 쓰고, 자궁근종 치료에는 '계지복령환桂枝茯苓丸'을 쓰는 등이다. 이것은 바로 환제가 비록 약력藥力이 더디기는 하지만 지속이라는 특성을 이용한 것이다.

약물을 환제로 만드는 이유가 또 있으니, 몇몇 약물은 휘발성 성분을 다량 함유하고 있어 달이게 되면 약효가 떨어지거나 없어지기도 하기 때문이다. 이런 약물을 사용할 때는 환제로 만들어 약물이 지닌 약효를 온전히 보전해 써야 한다. '안궁우황환安宮牛黃丸'과 '소합향환蘇合香丸' 같은 처방에 들어 있는 우황牛黃과 사향麝香, 소합향蘇合香, 빙편氷片 등은 휘발성이 강한 약물이기 때문에 탕제나 산제로 사용하면 달이는 과정에서 약물의 유효성분이 날아가 약효가 현저히 떨어진다. 그러므로 환제로 만들어 약물이 지닌 약성藥性을 보전하는 것이다.

휘발성 약물의 약성을 보전하는 것 외에 환제에는 한 가지 작용이 더 있으니, 약력藥力이 매우 강한 약물로 질병을 치료할 때 동반될 수 있는 정기正氣의 손상을 감소시키는 것이다. 수종복견水腫腹堅5)과 대소변불리大小便不利에 쓰는 '주거환舟車丸'이 바로

---

4) 금령자산(金鈴子散) : 금령자(金鈴子)와 연호색(延胡索)을 곱게 갈아 매회 9g씩 술로 복용한다.
5) 수종복견(水腫腹堅) : 체내에 수습(水濕)이 정체되어 복부에 부종이 생기고 매우 단단한 병증을 말한다.

환제가 지닌 정기손상을 감소시키는 작용을 이용한 처방이다. 처방 속에 든 원화芫花와 감수甘遂, 대극大戟, 흑축黑丑, 대황大黃 등 공하축수攻下逐水하는 약물로 하여금 체내에 울결한 수음水飮을 제거하도록 하는 동시에 약성藥性이 천천히 퍼지도록 해서 약물로 인한 정기正氣의 손상을 감소시킨다.

임상에서 쓰이는 환제에는 환제를 만드는 부형제에 따라 밀환蜜丸, 수환水丸, 호환糊丸, 농축환濃縮丸 등 몇 가지 유형이 있다.

밀환蜜丸은 벌꿀을 부형제로 써서 만든 환으로, 어느 정도 단맛이 나기 때문에 약의 쓴맛을 줄여 쉽게 복용할 수 있다. 또 벌꿀에는 보익補益의 효능도 있기 때문에, 밀환은 만성허약성 질병을 치료하는 데 많이 쓴다. 중기허약中氣虛弱을 치료하는 보중익기환補中益氣丸과 간신허손肝腎虛損을 치료하는 석곡야광환石斛夜光丸 등이 밀환의 제형을 사용한 처방이다.

수환水丸은 약물을 곱게 간 후 냉수나 술, 식초, 다른 약물을 달인 물과 혼합해 만든 환약이다. 수환은 밀환보다 쉽게 녹고 흡수가 빠르며, 과립이 작아 쉽게 삼킬 수 있다는 특징이 있다. '보화환保和丸(소화제로 많이 사용)'과 '육신환六神丸'이 대표적인 수환으로, 임상에서 가장 상용하는 환제다.

호환糊丸은 약물을 곱게 갈아 쌀로 쑨 풀이나 밀가루로 쑨 풀과 혼합해서 만든 환제로, 점성이 강하고 체내에서 녹는 시간이 밀환이나 수환보다 길어 천천히 흡수되고 작용시간이 길기 때문에 약효를 연장시킬 수 있을 뿐만 아니라 위胃와 장腸의 자극을 감소시킬 수 있다. 대표적인 호환으로는 서황환犀黃丸이 있다.

농축환濃縮丸은 처방 가운데 몇몇 약물을 계속 달이고 농축시켜 고膏로 만든 다음, 나머지 다른 약물의 분말과 혼합해서 건조한 뒤 다시 분쇄해 물이나 술을 부형제로 하여 만든 환제다. 농축환은 앞서 설명한 다른 환제보다 유효성분의 함량이 많고, 크기가 작아 복용이 쉽다.

지금까지 제형劑型에 따라 분류한 탕제湯劑와 산제散劑, 환제丸劑에 대해 살펴보면서 질병의 성질에 따라 적합한 제형을 선택해야 치료효과를 높일 수 있음을 설명했다. 예를 들어, 대변이 막혀 통하지 않는 변비 환자 두 명이 있다고 치자. 그 중에 한 사람은 외부의 열사熱邪가 위胃와 대장大腸에 침입한 후 장 속의 조박물질糟粕物質과 결합해 조시燥屎(마른 변)를 형성한 경우로, 이로 인해 대변폐색大便閉塞, 복만창통腹滿脹痛, 고열한출高熱汗出 등의 증상이 나타났다. 이때는 정기正氣가 아직 쇠약해지지는 않았지만 사기邪氣가 심한 것이므로 '최정예 부대'를 보내 맹공을 펼쳐야만 적군인 사기邪氣를 신속히 '섬멸'해 정기正氣를 보호할 수 있다. 이럴 때는 병사病邪를 단번에 쓸어내는 효능을 지닌 '대승기탕大承氣湯'을 주로 쓴다.

또 한 사람은 늙고 몸이 쇠약하며, 음혈陰血이 소모되고, 장腸이 유양濡養을 잃어 대변이 말라 통하지 않는 경우다. 이때는 음혈을 자양함으로써 장을 매끄럽게 윤활해야만 장 속의 조박물질을 자연스럽게 배출시킬 수 있다. 그러므로 대승기탕과 같이 신속하게 병사病邪를 제압하는 탕제를 쓸 것이 아니라, '마인환麻仁丸'이나 '오인환五仁丸' 같은 환제로 '지공'을 펼치면서 음혈을 자양하고 정기正氣를 북돋은 후 정체된 조박물질을 제거해야 한다. 그렇지 않으면 치료효과를 거두기는커녕, 오히려 과도한 맹공으로 원기를 고갈시켜 병이 가중되거나 악화된다. 따라서 질병을 치료함에 적합한 제형의 선택은 절대 홀시해서는 안 되는 중요한 부분이다.

한약 달이는 방법

한약의 여러 제형 가운데 활용 범위가 가장 넓고 임상에서 가장 많이 쓰이는 제형은 바로 탕제湯劑다. 탕제의 개념 속에서도 알 수 있듯이, 탕제의 가장 중요한 점은 달여야 한다는 것이다. 탕제를 달이는 과정 또한 약물의 치료효과에 직접적인 영향을 준다. 청대淸代의 명의 서령태徐靈胎는 이에 대해 다음과 같이 인식했다.

> "약 달이는 법을 깊이 강구해야 한다. 약의 효능이 있고 없음이 모두 여기에 달렸다(煎藥之法, 最宜深講, 藥之效不效, 全在乎此)."

지금부터 한약을 달이는 방법에 대해 간단히 소개하겠다.

한약을 달이기 위해서는 먼저 약을 달일 약탕기가 있어야 하는데, 전하는 말에 따르면 '은銀으로 만든 것이 가장 좋고, 그 다음이 자기瓷器'라고 한다. 이는 은과 자기가 화학물질에 대한 내성이 강하고, 쉽게 약물성분과 화학반응을 일으키지 않는 특성을 가지고 있기 때문이다. 하지만 지금 은으로 만든 약탕기로 한약을 달인다는 것은 일반적으로 불가능하기 때문에(비싸기도 하거니와 구하기도 힘들다) 주로 질항아리를 쓴다.

약탕기가 준비됐다면 다음으로 용제溶劑가 필요하다. 한약을 달일 때 가장 많이 쓰는 용제는 바로 물이다. 본래 한의학에서는 물에도 상당히 신경을 썼는데, 고서들의 기록을 보면 질병에 따라 물을 가려 썼다.

주로 사용한 물은 멀리서 흘러 내려오는 강물인 장류수長流水다. 강물은 유동성을 특징으로 하기 때문에 약물에 묻은 이물질을 씻어내고 약을 달이는 데 장류수를 썼다. 감란수甘瀾水는 여러 번 휘저어서 기포가 생기도록 한 물로, 비위脾胃를 보익補益하는 효능이 있다. 우수雨水를 쓰기도 했는데, 봄에 내린 빗물에는 승발升發하는 특성이 있어서 간기肝氣를 소통시키는 데 쓰기도 했다. 이 밖에 정수井水(우물물)와 설수雪水(눈을 녹인 물)도 한약을 달이는 데 썼다. 현재는 보통 수돗물과 광천수, 정화수 등 수질이 맑고 좋은 물로 한약을 달이며, 일반적인 경우에는 질병의 치료에 별다른 영향이 없다. 물의 양은 약물이 1촌寸 정도 잠기도록 잡는 것이 적당하다. 약탕기와 용제인 물도 준비됐으니, 이제는 불이 있어야 한다.

불에는 센 불(무화武火)과 약한 불(문화文火)의 구분이 있으니, 보통 '선무후문先武後文'의 방법으로 약을 달인다. 다시 말해, 처음에는 센 불로 끓이고 끓은 후에는 약한 불로 천천히 졸이는 방법으로, 통상 물이 끓어오른 후 15~20분 정도 달이는 것이 적당하다.

이 밖에 방제에 따라 달이는 방법도 달리 해야 한다. 예를 들어, 발산약發散藥과 공사약攻邪藥은 무화武火로 단시간에 급히 달여 약물이 지닌 극열한 성질이 신속히 발휘되도록 해야 하며, 자보약滋補藥과 조화약調和藥은 문화文火로 장시간 천천히 달여 약물이 지닌 자보滋補 성분이 충분히 우러나고 약성藥性이 부드러워지며 자보滋補하는 효과가 지속되도록 해야 한다.

또 한약에 따라 달이고 복용하는 방법에도 차이가 있다. 주로 접할 수 있는 방법에는 선전先煎, 후하後下, 영돈另沌, 양화烊化, 충복沖服 등이 있으며, 이는 몇몇 특수한 약물 때문에 생기는 차이다.

선전先煎

몇몇 특수한 약물을 먼저 10~20분 달인 다음에 다른 약물을 첨가해 함께 달이는 방법이 선전법先煎法이다. 귀판龜板, 별갑鱉甲, 모려牡蠣, 와릉자瓦楞子, 진주모珍珠母, 석결명石決明 같은 갑각류의 약물과 자석영紫石英, 석고石膏, 자석磁石, 대자석代赭石 같은 광물류의 약물은 재질이 단단하기 때문에 보통 선전법을 써야 하며, 오래 달일수록 약물성분이 잘 우러난다. 또 부자附子와 천오川烏, 초오草烏 같은 독성이 있는 약물도 장시간 달이면 독성이 줄어들기 때문에 선전법을 써야 한다.

독성이 있는 약물은 통상 20~30분(방제의 양이 많으면 1시간 정도) 먼저 달여 독성을 줄이거나 없앤다. 이 밖에 조심토灶心土나 나도근糯稻根 같이 흙이 많이 포함된 약물과 노근蘆根, 백모근白茅根, 죽여竹茹 같이 가볍지만 양이 많은 약물도 선전先煎해야 하는데, 끓은 후 맑게 우러난 물만 취하고, 다시 다른 약물을 첨가해 달인다.

후하後下

박하薄荷, 사인砂仁, 두구豆蔲, 육계肉桂 같은 방향성芳香性과 휘발성이 강한 약물은 오래 달이면 유효성분이 날아가기 때문에 다른 약물을 먼저 적당히 달인 후 완전히 달여지기 약 5분 전에 넣고 달인다.

영전另煎

일반적으로 귀한 약물을 달일 때 쓰는 방법으로, 약물의 유효성분을 최대한 보존하고 귀한 약물의 유효성분이 다른 약물에 흡수되지 않도록 하기 위해 이 방법을 쓴다. 보통 한 가지 약물만 달이거나 삶은 후 그 물을 다른 약물을 달인 물과 섞어서 복용하는 방법을 말한다. 예를 들어, 인삼人蔘을 달일 때는 작게 썰어서 뚜껑이 있는 그릇에 인삼 한 가지만을 담아 물과 닿지 않도록 하고, 두세 시간을 달인 후 다른 약물을 달인 물과 섞어서 복용한다. 영양각羚羊角을 달일 때는 영양각을 얇은 편으로 썰어 단독으로 2시간 정도 달인 후 그 물을 다른 약물을 달인 물과 섞어서 복용한다.

양화烊化

아교阿膠, 녹각鹿角, 귀판龜板, 이당飴糖 등 교질膠質과 점성이 많은 약물에 많이 쓰는 방법이다. 이런 약물은 단독으로 열을 가해 용해시킨 다음 뜨거울 때 다른 약물을 달인 물에 넣고 잘 저어 섞거나 다시 약간 가열해 완전히 용해되도록 한 후 복용한다. 이는 함께 달일 경우 점성이 강한 약물이 약탕기에 눌어붙거나 다른 약물에 달라붙어 약물의 유효성분이 우러나는 것을 방해하지 못하도록 하기 위함이다.

충복沖服

몇몇 귀하거나 휘발성이 강한 약물을 곱게 간 다음 그 가루를 이미 달인 약탕에 넣고 섞어서 복용하는 방법이다. 우황牛黃, 사향麝香, 침향沉香, 삼칠근三七根, 천패川貝, 육계肉桂, 자하거紫河車, 혈갈血竭 등은 충복沖服의 방법으로 복용한다.

한약 복용 방법

한약을 다 달였으면 이제 복용할 차례. 한약을 복용하는 시간과 방법 또한 치료 효과에 적지 않은 영향을 미치니 평소에 이런 문제에 주의를 기울이지 않았다면 지금부터라도 꼭 숙지하길 바란다.

일반적으로 두면頭面이나 심흉心胸 등 상초上焦 부위의 질병을 치료할 때는 식후에 복용함으로써 약성藥性이 인체의 상부에 장시간 머물면서 질병에 지속적으로 작용하도록 해야 한다. 간신肝腎이나 하반신 부위의 질병을 치료할 때는 식전에 복용함으로써 약효가 곧바로 하초下焦에 도달하도록 해야 제대로 효과를 볼 수 있다. 이 밖에 자보滋補하는 약물은 공복에 복용하는 것이 좋은데, 이는 공복이라야 약물 속의 자보滋補 성분이 잘 흡수되기 때문이다.

이상으로 한약 복용 시간에 대해 주의할 점 몇 가지를 살펴봤고, 한약 복용의 차수에 대해 살펴보자.

일반적으로 한약은 하루에 두 차례 복용하는 것을 원칙으로 한다. 다시 말하면, 한약 한 첩을 두 번 달여서 그 두 번 달인 약탕을 혼합해 아침저녁으로 나눠 복용한다. 때로는 아침, 점심, 저녁으로 세 번 나눠 복용하기도 한다. 병세가 위급할 때는 두 번 달인 약탕을 한 번에 복용하거나 하루에 두 첩을 달여 복용함으로써 치료효과를 높일 수도 있다.

고열이 물러나지 않고 몸 전체가 불덩이 같은 환자는 약을 달인 다음 빈번히 복용함으로써 약효를 지속시켜야 한다. 병세가 어느 정도 진정된 후 약효를 공고히 하거나 재발을 예방하기 위해 복용할 때는 격일로 한 첩을 복용하거나 2~3일 간격으로 한 첩을 복용해도 된다.

피해야 할 음식

한약을 복용한 후에는 몇몇 가려야 할 음식에 주의해야 되는데, 이는 부적합한 음식으로 인해 약효가 떨어지거나 사라지는 것을 피하기 위함이다. 이를 두고 '기구忌口'라고 한다.

일반적으로 풍한風寒을 발산시키는 약을 복용할 때는 발한發汗의 효과에 영향을 미치지 않도록 익히지 않은 날 음식과 찬 음식, 기름기가 많고 느끼한 음식을 피해야 한다.

보기補氣하는 약(인삼이 든 약)을 복용할 때는 인삼의 보기補氣하는 약효가 떨어지지 않도록 무와 겨자 등 파기破氣하는 음식을 피해야 한다.

불면증 환자는 진한 차와 커피, 콜라 등 각성물질이 함유된 음식을 피해야 하고, 해수咳嗽 환자는 생선과 새우, 게 등 비린내 나는 음식을 피해야 한다.

옹양癰瘍(화농성 연조직 감염) 환자와 열병 환자는 양고기, 개고기, 사슴고기, 거위고기, 닭고기 등 조양생풍助陽生風하는 음식을 피해야 한다.

이런 세부 사항에 주의를 기울여야 약물이 최대한의 효과를 발휘해 단기간에 건강을 회복할 수 있음을 유념해야 한다.

* * *

적[疾病]과 싸울 '병사[韓藥]'도 있고, '군대[方劑]'도 조직됐으며, '전략[劑型]'도 세웠고, 엄정한 '군기(달이는 법, 복용하는 법, 금기 음식)'도 수립했으니 이제 남은 것은 총공세를 펼치는 일이다. 질병을 물리치기 위해 총공세를 펼칠 때는 질병의 허실虛實과 질병의 깊이, 병정病情과 기간 등 구체적인 상황을 바탕으로 구체적인 '작전방안[治法]'을 세워야만 단번에 질병을 섬멸할 수 있다. 이제부터 변화무쌍變하고 신비로운 치법治法의 세계로 들어가 한의학이 어떻게 책략을 운용해 적을 제압하고 승리를 거두는지 살펴보자.

쉬어 가기 | 배꼽으로 보는 건강과 질병

한의학에서는 임상경험을 바탕으로 배꼽의 형태를 보고 사람의 건강상태를 진단하기도 한다.

① **원형** : 동글동글하고 하반부가 도톰하며 위를 향한 배꼽은 남자의 배꼽 중에서 가장 좋은 형태다. 이런 배꼽은 혈압이 정상이고, 간肝·장腸·위胃 등 내장이 모두 건강하며 정력이 넘친다.

② **만월형** : 배꼽의 모양이 풍만하고 알차 보이며, 하복부에 탄력이 있는 것은 여자의 배꼽 중에서 가장 좋은 것으로, 심신이 모두 건강하고 난소의 기능이 좋음을 나타낸다.

③ **상향형** : 배꼽이 위로 길어 거의 삼각형과 비슷한 형태다. 이런 배꼽 형태를 가진 사람은 남녀를 불문하고 대부분 위胃와 담낭膽囊, 췌장膵臟의 기능이 좋지 않다.

④ **하향형** : 상향형과 반대의 형태다. 위하수胃下垂, 변비 등의 질병을 앓고 있음을 나타낸다. 만성위장병 및 부인과 질환에 주의를 기울여야 한다.

⑤ **우편향형** : 간염, 십이지장궤양 등의 질환을 앓기 쉽다.

⑥ **좌편향형** : 위와 장이 좋지 않으므로 변비, 대장점막의 병변 등에 주의해야 한다.

⑦ **작고 얕은 형** : 배꼽의 깊이가 얕고 작은 것은 남녀를 불문하고 비교적 신체가 허약함을 나타낸다. 이런 사람들은 체내의 호르몬 분비가 비정상적이고 항상 무기력증을 느낀다. 기氣의 순환기능에 편차가 있는 사람과 정신장애를 앓는 사람의 배꼽은 항상 이런 형태를 나타낸다.

⑧ **물뱀형** : 정맥확장으로 배꼽 주위가 물뱀이 똬리를 튼 것 같은 형태를 나타낸다. 이런 배꼽 형태는 간경화 같은 간질환의 징조로 본다.

⑨ **돌출형** : 뱃속에 다량의 적액積液이 있거나 난소에 낭종이 있을 때 배꼽이 밖으로 돌출한다.

⑩ **함몰형** : 뱃속에 결핵성복막염 같은 염증이 생기면 배꼽이 속으로 함몰된다.

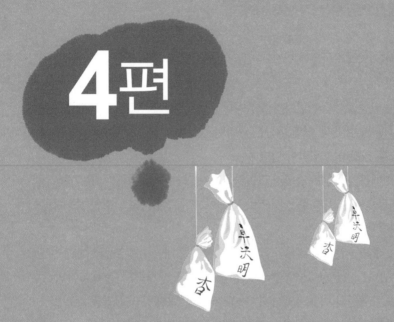

4편

八法 팔법

허증虛證이면 손상된 물질에 따라 다양한 보법補法을 쓰고, 실증實證이면 사기邪氣의 성질과 침입한 부위에 따라 다양한 거사법祛邪法을 쓴다. 보 허補虛와 거사祛邪의 원칙이 있기에 한의학은 풍부하고 다채로운 치법治法을 연출할 수 있다.

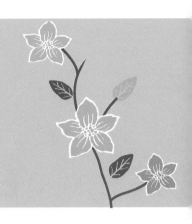

한법汗法

병을 고치는 여덟 가지 방법

질병은 내외부의 각종 요인으로 인해 내재한 동태평형動態平衡이 실조되어 발생한다. 따라서 질병의 치료는 당연히 고유한 동태평형을 회복시키는 일이 된다. 한의학은 질병에 의한 평형 파괴의 유형에 따라 원래의 동태평형을 회복시킬 수많은 방법을 창안해냈으니, 이런 방법들을 '치법治法'이라 한다.

풍한風寒을 외감하면 오한과 발열, 두통, 무한無汗과 뼈마디가 쑤시는 증상이 나타나는데, 이때의 내재평형 실조는 주로 풍한의 사기로 인한 땀구멍의 폐색 때문이다. 따라서 치료 시에는 발한의 방법을 써서 땀구멍을 소통시키고 풍한을 발산시켜 풍한으로 파괴된 내재평형을 회복시켜야 한다. 이런 발한의 방법이 바로 한의학에서 말하는 치법治法이다.

앞에서 질병의 성질에는 두 가지가 있음을 설명했다. 하나는 기본물질의 소모나 손상으로 야기된 허증虛證이고, 또 하나는 내외부의 사기가 장부의 기능을 파괴해 일어난 실증實證이다. 따라서 한의학의 치법을 총괄한다면, '보정補正'과 '거사祛邪' 이 두 원칙을 벗어나지 않는다. 다시 말해, 한의학의 모든 치법은 '외부로부터 들어온 사기邪氣를 몰아내고, 자신의 정기正氣를 보충한다'는 이 원칙을 중심으로 운용된다.

374

한의학에서는 망문문절望聞問切의 진단법으로 얻은 각종 증거들을 통해 질병의 허실을 판단하고, 질병의 허실을 근거로 '보허補虛' 혹은 '거사祛邪'의 치료법을 결정한다. 허증이면 손실된 물질에 따라 다른 보법補法을 쓰고, 실증이면 사기의 성질과 침입한 부위에 따라 또 다른 거사법祛邪法을 쓴다. 이런 보허와 거사의 원칙이 있기 때문에 한의학은 풍부하고 다채로운 치법을 연출할 수 있는 것이다.

청대清代의 명의인 정종령程鍾齡은 역대 의가들의 치료경험을 근거로 주요 치법 여덟 가지를 귀납했으니, 이것이 바로 지금까지 이어져 쓰이는 '치병팔법治病八法'이다. '팔법八法'은 한법汗法·토법吐法·하법下法·화법和法·온법溫法·청법淸法·소법消法·보법補法 여덟 가지를 말한다. 이 여덟 가지 기본적인 방법이 생김으로 해서 질병치료에 대한 기본적인 준칙이 서게 됐다. 이번 장부터는 이 여덟 가지 치료방법을 하나하나 깊이 있게 탐구해보자.

한법汗法이란?

한법汗法은 발한發汗을 통해 질병을 치료하는 방법으로, 주로 각종 사기가 기표에 침입해 일어난 표증表證을 치료하는 데 쓰인다.

한의학에서는 땀의 발생을 '양이 음에 가해진[陽加於陰]'[1] 결과로 인식하는데, 그 뜻은 이렇다. 땀이 나는 것은 양기가 음액을 증발시켜 땀구멍을 통해 체외로 배출되는 것이다. 양기는 음액을 증발시켜 땀을 만들어내는 중요한 조건이 되기 때문에 양기가 음액을 증발시키는 과정에 영향을 받게 되면 땀의 배출에도 장애가 발생해 땀이 잘 나지 않거나 전혀 나지 않는 증상이 나타나게 된다. 이런 증상을 치료할 때 바로 한법을 쓴다.

---

1) "陽加於陰謂之汗."《소문(素問)·음양별론(陰陽別論)》

4 팔법八法

한법汗法의 원리와 표증表證

양기가 음액을 증발시켜 땀을 만들어내는 이 생리과정은 주로 기표에서 이루어진다. 그러므로 각종 외사가 기표에 침입해 양기의 증발작용을 가로막을 때는 땀의 생성과 배출에 장애를 초래하게 되는데, 이것이 바로 '표증表證'이다.

표증의 가장 대표적인 증후는 오한과 발열이다. 오한과 발열은 땀구멍이 막혀 땀의 배출에 장애가 발생하고 생산열과 발산열 사이의 평형이 깨진 결과다. 표증은 땀을 제대로 배출하지 못해 발생한 것이기 때문에 치료는 당연히 땀의 정상적인 배출에 중점을 둬야 하며, 이는 한법으로 가능하다.

외부로부터 침입하는 사기에는 여섯 가지가 있으니, 이를 '육음六淫'이라 한다. 육음六淫은 풍風·한寒·서暑·습濕·조燥·화火로 나뉘니, 이런 사기가 땀의 생성과 배출에 영향을 미칠 때는 어느 한 사기 단독으로 미치는 것이 아니라 대개 복합적으로 영향을 미친다. 예를 들어, 풍사와 한사가 함께 침입하면 풍한표증風寒表證을 일으키고, 풍사와 열사가 함께 침입하면 풍열표증風熱表證을 일으키고, 서사와 습사가 함께 침입하면 서습표증暑濕表證을 일으키는 식이다. 이 모두가 땀의 생성과 배출에 장애를 일으켜 오한과 발열, 무한, 두통 등의 증상을 유발한다. 그런데 사기마다 특성이 다르기 때문에 침입한 사기의 특성에 따라 다른 한법을 선택해 치료해야 한다.

실증實證을 치료하는 한법汗法

신온발한법辛溫發汗法

이 한법汗法은 풍한표증風寒表證에 쓴다. 풍한표증은 풍사와 한사가 함께 기표에 침입해 땀의 배출과정을 교란해서 생기는 질병이다.

한사에는 수축과 응고의 특성이 있기 때문에 풍한의 사기가 기표에 침입해 내재평형을 깨뜨리면 땀구멍이 막히고 기표의 기혈이 응체되는 특성을 보인다. 땀구멍이 막히면 오한과 발열, 무한 등의 증상이 나타나고, 기표의 기혈이 응체되면 두통과 함께 전신의 뼈마디가 쑤시고 목 부위가 불편하며 맥상이 부긴浮緊한 증상이 나타난다. 이러한 증상이 풍한표증의 주요 특징이다. 그렇다면 땀구멍이 막히고 기표의 기혈이 응체된 문제를 어떻게 풀 수 있을까? 이때 바로 신온발한법辛溫發汗法을 써야 한다.

신온발한辛溫發汗이라 함은 맵고 따뜻한 성질의 약물을 써서 땀을 내고 기표의 응체를 풀어주는 방법을 가리킨다. 앞에서 신미辛味의 약물에는 소통과 발산의 특성이 있고, 온성溫性의 약물에는 기표의 혈액순환을 개선시키는 특성이 있다고 설명했다. 따라서 맵고 따뜻한 성질의 약물은 막힌 땀구멍과 기표의 응체된 기혈을 효과적으로 풀어 풍한표증에서 나타나는 각종 불편한 증상을 신속하게 개선시킨다.

상용하는 신온발한약辛溫發汗藥에는 마황麻黃, 계지桂枝, 생강生薑, 소엽蘇葉, 형개荊芥, 방풍防風, 백지白芷, 신이辛夷, 총백葱白, 담두시淡豆豉 등이 있다. 평소 풍한을 감수해 두통과 코막힘, 오한, 관절통 등의 증상이 있을 때 뜨거운 생강차를 마신 후 이불을 덮고 한숨 자면서 한바탕 땀을 흘리고 나면 한결 개운해진 느낌을 받게 되는데, 이것이 바로 생강이 지닌 신온발한의 특성을 이용한 것이다.

신온발한법을 이용한 탁월한 방제가 있으니, 바로 '마황탕麻黃湯'이다. 마황탕은 한대漢代의 명의 장중경張仲景이 지은 《상한론傷寒論》에 나오는데, 여기에 들어가는 약물은 마황麻黃과 계지桂枝, 행인杏仁, 감초甘草다. 마황탕은 풍한의 사기를 감수해 두통과 발열, 전신동통, 요통, 관절통, 무한, 기침 등의 증상이 나타날 때 쓴다. 앞에서 언급했듯이 땀구멍이 막히고 기표의 기혈이 응체되는 것이 풍한표증의 주요 특징으로, 마황탕이 바로 신온발한의 특성을 지닌 약물을 이용해 만든 방제다.

그 중에 맵고 따뜻한 성질을 지닌 마황에는 발한해표發汗解表와 발산풍한發散風寒의 효능이 있기 때문에 풍한의 사기로 막힌 땀구멍을 열 수 있으니, 방제 가운데 군약君藥이 된다. 계지의 성질 또한 맵고 따뜻해 혈맥을 덥히고 소통시키는 효능이 있기 때문에 응체된 기혈을 풀고 마황을 도와 발한의 작용을 증강시킬 수 있으니, 방제 가운데 신약臣藥이 된다. 마황과 계지를 조합함으로써 풍한표증으로 나타나는 오한과 발열, 두통, 관절통 등을 효과적으로 치료할 수 있으니, 전체 방제의 영혼이 깃들었다고 할 만하다.

풍한이 인체에 침습하면 앞에서 언급한 증상 외에 폐肺에도 영향을 미치게 된다. 폐는 장부 가운데 가장 높은 곳에 있으면서 기관지와 비강을 통해 외부와 소통하고, 가장 표천表淺한 장기이기 때문에 외부의 사기로부터 가장 쉽게 침습을 받는다. 5장에서 폐의 생리적인 특성은 '호흡을 주관하고, 모든 경맥이 모이는 것[主呼吸, 朝百脈]'이라고 설명한 바 있다. 그런데 풍한사風寒邪가 폐에 침입하면 이 두 생리적 기능에 영향을 미쳐, 기혈응체氣血凝滯 및 폐기肺氣의 소통과 숙강肅降 기능의 실조를 유발해 해소와 기침 등의 증상이 나타나게 된다. 마황탕에 행인을 넣는 이유가 바로 여기에 있는데, 행인에는 어떤 특성이 있을까?

이시진은 행인에 다음과 같은 효능이 있다고 《본초강목本草綱目》에 기술했다.

> "맺히고 막힌 것을 흩어지게 하고 내려가게 할 수 있으니 기표의 사기를 제거하고, 풍사를 흩어지게 하고, 상역한 기를 내려 보내고, 건조한 곳을 자윤하고, 적취를 없애고, 상손을 치료하는 약에 쓴다(能散能降, 故解肌, 散風, 降氣, 潤燥, 消積, 治傷損藥中用之)."

여기에서 행인의 세 가지 효능을 알 수 있다. 첫째, 해기산풍解肌散風의 효능으로 마황과 계지의 작용을 도와 기표의 풍한을 제거할 수 있다. 둘째, 강기降氣의 효능으로 폐의 숙강기능을 회복시켜 폐기상역肺氣上逆으로 인한 해수나 기침 등의 증상을 개선할 수 있다. 셋째, 상손傷損을 치료할 수 있다.

무엇보다 행인의 이 세 번째 효능에 주의해야 할 필요가 있다. 상손傷損의 근원은 무엇일까? 바로 경맥 기혈의 어체다. 행인이 상손을 치료할 수 있다는 말은 바로 행인이 기혈을 효과적으로 소통시키고 기혈의 어체를 풀어 없앨 수 있다는 뜻이다. 따라서 마황탕에 들어가는 행인은 경락의 기혈을 소통시키는 계지의 작용을 도와 폐의 기혈을 효과적으로 소통시켜서 '모든 경맥이 모이고, 호흡을 주관하는' 폐의 기능을 정상으로 회복시킬 수 있다. 이렇듯 행인에는 세 방면의 효능과 특성이 있기 때문에 장중경은 행인을 방제의 좌약佐藥으로 삼았다.

마지막으로 살펴볼 것은 감초다. '국노國老'로도 불리는 감초에는 강력한 조화의 작용이 있기 때문에 마황과 계지, 행인 세 약물을 하나의 정체整體로 긴밀히 결합시켜 전체 방제가 최대한으로 효능을 발휘할 수 있도록 한다. 따라서 전체 방제에서 사약使藥의 역할을 담당한다.

지금까지의 설명이 바로 마황탕이란 방제에 담긴 의미로, 비록 전체 방제에 들어가는 약물은 네 가지에 불과하지만 개개의 약물이 지니고 있는 효능이 완벽한 조화를 이루면서 맡은 바 역할을 충실히 하기 때문에 임상에서 뛰어난 치료효과를 발휘한다.

마황탕이 풍한표증을 치료하는 것은 약물 배합 상의 오묘함에서 찾을 수 있지만, 복용 방법에도 주의를 기울여야 한다. 《상한론傷寒論》에서는 "溫服……覆取微似汗."이라 하였으니, 이 말에는 세 가지 뜻이 담겨 있다.

첫째, '온복溫服'으로, 이 말은 약을 다 달인 후 뜨거울 때 복용하라는 뜻이다. 추운 겨울에 뜨거운 탕약 한 사발을 마시면 온몸에 훈훈한 감이 퍼지고, 어떨 때는 땀까지 나기도 한다. 여기서 알 수 있듯이, '온복'의 방법은 발한을 돕는 효과가 있기 때문에 마황탕이 지닌 발한의 효과를 더욱 높일 수 있다.

둘째, '부覆'로, '이불을 덮는다'는 뜻이다. 이불을 덮는 행위는 발한효과에 중요한 작용을 하기 때문에 절대 무시해서는 안 된다. 저자가 처음 한의학을 공부할 때 한번은 풍한을 감수해 오한발열惡寒發熱에 무한두통無汗頭痛, 전신산통全身酸痛 등의 증상으로 고생한 적이 있다. 이때 스스로 마황탕 한 첩을 지어 먹으면서 분명히 좋은 효과를 보리라 생각했지만, 땀도 전혀 나지 않았고 증상 역시 호전되지 않았다. 변증辨證에도 틀림이 없었고 증상에 대한 처방도 정확했는데 왜 아무런 효과도 나타나지 않았을까? 이에 《상한론傷寒論》에서 마황탕과 관련된 부분을 반복적으로 뒤적이며 원인을 찾다가 이 '부覆' 자에 주목했다. 그리고 다음날 다시 한 첩을 지어 먹고 난 후 이

불을 덮고 한숨 푹 잤다. 반나절 정도 잤을까 온몸에서 열이 나고 땀이 나기 시작하면서 여러 불편했던 증상들도 현저히 경감되는 것을 느낄 수 있었다. 이때부터 풍한표증 환자들에게는 마황탕을 처방하면서 약을 뜨겁게 복용한 후에는 반드시 이불을 덮고 한숨 푹 자면서 마황탕이 지닌 발한의 효과가 충분히 발휘되도록 하라고 주문한다.

'이불을 덮는' 이 행위가 어째서 발한에 이렇게 큰 영향을 미치는 것일까? 앞에서 땀이 나는 것은 '양陽이 음陰에 가해진' 결과라고 설명한 바 있다. 풍한의 사기가 기표에 침입하면 양기의 정상적인 운행 및 음액을 데워 발산시키는 작용을 방해하기 때문에 무한無汗의 증상이 나타나게 된다. 하지만 이때 양기는 아직 훼손되거나 소모된 것이 아니기 때문에 '이불을 덮는' 방법으로 양기를 효과적으로 축적시킬 수 있다. 이는 겨울에 비닐하우스를 세워 일정한 온도를 유지하면서 채소나 과일을 재배하는 일과 비슷하다고 생각하면 된다. 인체에 양기가 축적되면 자연히 음액을 데워 밖으로 발산시키므로 땀이 나게 되는 것이다. 따라서 '이불을 덮는' 방법은 발한이라는 측면에서 보면 절대 무시할 수 없는 중요한 내용이다.

셋째, '취미사한取微似汗'이다. 이 말은 발한의 정도를 표현한 것으로, 땀이 약간 나는 정도로 발한해야 좋다는 뜻이다. 곧 온몸이 흥건히 젖을 정도로 과도하게 땀을 흘려서는 안 된다는 말이다. 그렇다면 왜 땀을 약간만 흘려야 하며, 과도하게 흘리면 인체에 어떤 영향을 미치게 되는 것일까? 앞에서 설명한 바 있는데, 기는 혈액과 진액 등 액체 상태의 물질에 의지해 존재하기 때문에 이런 액상물질을 대량으로 잃게 되면 기 역시 대량으로 소모돼 '망양증亡陽證2)'이 발생하게 된다.

땀은 진액으로 만들어지는 것으로, 《황제내경黃帝內經》에서는 "주리가 열리며 많은 땀이 흘러나오는데, 이를 진액이라 한다[腠理發泄, 汗出溱溱, 是謂津]."고 했으니, 땀과 진액의 관계를 설명한 말이다. 따라서 과도한 발한은 질병에 대해 적절한 치료작

---

2) 땀이 그치지 않고, 사지가 차며, 안색이 창백하고, 정신이 맑지 않으며, 맥상(脈象)이 미약한 증후들이 나타나는 것을 '망양증(亡陽證)'이라 한다.

용을 하지 못할 뿐만 아니라 오히려 땀과 함께 양기를 외부로 유출해 '망양증'을 초래한다. 따라서 '약간 땀이 나는 정도'를 발한의 척도로 삼아야 좋은 치료효과를 볼 수 있다.

지금까지 발한의 효과에 많은 영향을 미치는 세 가지 주의사항과 그 의미를 알아보았다. '약은 뜨거울 때 복용하고, 복용한 후에는 이불을 덮고 한숨 푹 자며, 땀이 난다는 것을 느낄 수 있는 정도로 약간만 땀을 낸다'는 말의 의미를 되새기고 정확히 지킨다면 치료효과가 배가될 것이다.

신량발한법辛凉發汗法

이 한법은 풍열표증風熱表證에 쓴다. 풍열표증은 풍사와 열사가 인체에 침입해 땀의 배출에 장애를 일으키는 질병을 가리킨다. 오한발열이 주요 증상인데, 대개 오한은 경미하고 발열이 심한 것이 특징이다. 여기에 두통과 무한無汗, 인후종통咽喉腫痛, 구설건조口舌乾燥, 면홍목적面紅目赤, 맥상부삭脈象浮數 등의 증상이 동반된다.

음액을 손상시키는 것이 열사의 특성이기 때문에 풍열표증에는 신온발한법辛溫發汗法을 써서는 안 된다. 만약 신온발한법을 쓰면 음액의 손상이 더욱 가중돼 각종 부작용이 나타날 수 있다. 그렇다고 발한하지 않으면 땀 배출의 장애를 해결할 방법도 없으니, 열을 내리면서 발한할 수 있는 방법은 없다는 말인가?

있다! 바로 한의학이 창조해 낸 신량발한법辛凉發汗法이다. 신량발한이라 함은 신미辛味에 성질이 찬 약물을 써서 발한하는 것으로, 발한의 효과를 거둠은 물론 신온약辛溫藥으로 인한 진액의 손상도 피할 수 있다.

신량발한법을 처음 창안해 낸 사람은 청대淸代의 명의 섭천사葉天士지만, 환자 치료에 여념이 없어 이 치법을 세상에 널리 알리지는 못했다. 청대에 또 한 명의 저명한 의가가 있었으니 바로 오국통吳鞠通이다. 그는 섭천사의 임상경험을 총결해 외감열병外感熱病을 전문적으로 다룬 저작을 지었으니, 바로 《온병조변溫病條辨》이다. 이 책에 실린 수많은 방제는 사실 섭천사의 의안醫案에서 나온 것으로, 오국통이 정리하고 각 방제에 이름을 붙여 지금까지 전해지게 됐다. 그 가운데 '은교산銀翹散'이 풍열표증을 치료하는 명방名方이다. 이 역시 섭천사가 창안했지만, 오국통이 정리하고 명명한 방제다.

'은교산'의 주요 성분은 은화銀花, 연교連翹, 담죽엽淡竹葉, 우방자牛蒡子, 형개荊芥, 담두시淡豆豉, 박하薄荷, 노근蘆根, 감초甘草, 길경桔梗이다. 먼저 은교산의 조성을 분석해보면, 두 종류의 약물로 조성됐음을 쉽게 알 수 있다. 하나는 은화와 연교, 담죽엽, 우방자, 박하, 노근, 길경 같은 신량辛凉한 약물로, 이런 약물들이 전체 방제에서 큰 비중을 차지하고 있다. 또 하나는 형개와 담두시 같은 신온해표辛溫解表의 약물로, 전체 방제에서의 비중은 매우 작다.

그럼 왜 다량의 신량약辛凉藥에 소량의 신온약辛溫藥을 첨가하는 것일까? 이 점이 바로 은교산 방제의 오묘함이 담겨 있는 부분이다. 한열 자극은 땀의 생성과 배출에 영향을 미치는데, 약성이 찬 약물은 대개 땀의 생성과 배출을 억제한다. 만약 은교산에 형개와 담두시 두 신온약辛溫藥이 빠지고 전부 신량약辛凉藥으로만 조제된다면 전체 방제의 성질이 지나치게 차서 발한작용을 하지 못할 것이다. 형개와 담두시 두 약물이 있음으로 해서 방제의 발한작용이 증가될 뿐만 아니라 신온약辛溫藥이 오히려 풍열사기風熱邪氣에 의한 진액의 손상을 조장하는 것을 막을 수 있으니 일거양득이라 하겠다.

해서발한법解暑發汗法

이 한법은 서습표증暑濕表證에 쓴다. 무더운 여름에는 대개 찬 음료를 많이 마셔 한습寒濕의 사기가 체내에 쌓이게 되고, 기표 또한 서열暑熱 사기의 침입을 받기 때문에 땀구멍의 개폐 기능이 실조되어 체내에 쌓인 한습을 땀을 통해 체외로 배출하지 못하게 된다. 이렇게 되면 외열내한外熱內寒을 특징으로 하는 서습표증이 발생한다.

서습표증은 주로 여름철에 발병하며 오한과 발열, 두통, 무한, 면홍조面紅潮, 구갈口渴, 흉민胸悶, 흉비胸痞[3] 등의 증상이 나타나고, 두텁고 끈적끈적하면서 미끈거리

---

3) 흉비(胸痞) : 흉중(胸中)이 그득하면서 답답하지만 아프지는 않은 증상을 말한다.

는 설태가 낀다. 서습표증은 외열내한의 특성이 있으니, 치료 또한 이 특성을 근거로 적합한 한법을 써야 한다. '신가향유음新加香薷飲'이 바로 서습표증의 특성에 부합하는 효과적인 방제다.

신가향유음은 향유香薷와 후박厚朴, 은화銀花, 연교連翹, 편두화扁豆花를 배합해 조제한다. 그 가운데 향유가 서습표증을 치료하는 주약主藥으로, 그 맛은 맵고 성질은 따뜻해 강력한 발한해표發汗解表의 작용을 한다. 이를 두고 이시진李時珍은 "향유는 여름철 기표의 사기를 제거하는 약으로, 겨울철에 마황을 쓰는 것과 같다[香薷乃夏月解表之藥, 猶冬月之用麻黃]."고 했다.

이런 발한작용을 통해 서사暑邪로 인해 야기된 땀구멍의 폐색과 발열, 무한 등의 증상을 효과적으로 치료할 수 있다. 이 외에도 향유에는 뛰어난 화습성비化濕醒脾[4] 작용이 있기 때문에 체내에 쌓인 한습의 사기를 효과적으로 제거해 한습내온寒濕內蘊으로 인한 흉민胸悶와 흉비胸痞, 납식불향納食不香, 후니태厚膩苔 등을 치료할 수 있다. 발한해표와 화습성비의 두 특성 때문에 향유는 서습증暑濕證의 치료에서 없어서는 안 될 약물이다.

방제 가운데 후박과 편두화의 주요 효능은 온비溫脾와 산한散寒, 제습除濕으로, 향유를 도와 체내에 쌓인 한습사기寒濕邪氣를 제거한다. 은화와 연교의 주요 효능은 청열해표淸熱解表로, 향유를 도와 기표의 서열을 발산시킨다. 이 다섯 가지 약물이 향유를 중심으로 어우러져 청열발한淸熱發汗과 화습성비化濕醒脾의 효과를 발휘하는 전체 방제를 이루기 때문에 외열내한을 특징으로 하는 서습표증을 효과적으로 치료할 수 있는 것이다.

지금까지 세 가지 다른 표증에 대한 세 가지 한법을 살펴봤다. 이 세 가지 한법은 모두 정기正氣는 손상을 받지 않은 상태에서 외사外邪가 기표에 침입해 정상적인 땀 배출 과정을 문란케 해서 발생한 질병을 치료하는 방법이다. 이런 표증을 치료할 때는

---

4) 화습성비(化濕醒脾) : 습사(濕邪)를 제거하여 비기(脾氣)가 정상적으로 운화(運化)하도록 하는 작용을 말한다.

적합한 발한법만 잘 선택한다면 외사를 몰아내고 땀 배출을 정상으로 되돌릴 수 있다. 따라서 상술한 세 가지 한법은 모두 실증實證에 대한 한법이다.

하지만 정기가 부족한 상태(허증虛證)에서 외사의 침입을 받아 발열과 오한 등의 표증이 나타날 때 같은 방법을 쓴다면 발한으로 인해 본래 손상된 정기가 더욱 허약해져 치료는 고사하고 질병을 더욱 악화시킨다. 그렇다면 허증虛證에 외사를 감수한 상황에서는 어떻게 치료해야 할까? 이때는 '부정발한扶正發汗'의 방법을 써야 한다.

'부정扶正'은 정기를 북돋는다는 뜻이다. 정기의 소모와 손상 또한 네 가지 인체기본물질(원음元陰, 원양元陽, 기氣, 혈血)의 소모와 손상으로 야기되는 것이므로, '부정발한扶正發汗'은 바로 환자 체내의 기본물질 가운데 소모되고 손상된 종류와 정도를 가려 그것을 보충·자양하고, 거기에 적합한 발한방법을 선택해 기표의 사기를 발산시키는 방법을 가리킨다. 이렇게 해야 외사를 몰아냄과 아울러 정기를 손상시키지 않는 효과를 거둘 수 있다.

기본물질인 원음과 원양, 기, 혈이 손상됐을 때의 임상표현은 앞에서 이미 언급했기 때문에 여기에서는 주로 네 가지 기본물질이 손상된 상태에서 외사가 침입해 발생한 질병의 치료에 대해서 탐구해보도록 하겠다.

허증虛證을 치료하는 한법汗法

자음발한법滋陰發汗法

이 한법은 음허외감증陰虛外感證에 쓴다. 음허외감은 원음이 손상된 상태에서 풍열의 사기를 감수해 발생하는 일련의 질병을 말한다. 그 특징은 풍열표증에 음허의 증상이 함께 나타나는 것으로, 임상에서는 주로 머리가 아프고, 온몸에 열이 나며, 약간 오한기가 있고, 땀이 나지 않거나 나더라도 적게 나고, 마른기침을 하는데 가래는 나오지 않거나 혹 나오면 핏기가 보이고, 가래는 적지만 끈적끈적해 잘 뱉을 수가 없고, 입과 목구멍이 마르고, 가슴이 답답하고 잠을 잘 이루지 못하며, 혀가 붉으면서 진액이 적고, 맥상이 세삭細數한 증상들을 주로 볼 수 있다.

음허외감陰虛外感에 단순히 신량발한辛凉發汗의 방법을 쓴다면 음액이 땀으로 배출되기 때문에 음허의 증상이 더욱 가중된다. 따라서 음액을 보양하면서 발한하는 방법을 써야만 발한으로 인한 음액의 손상을 피할 수 있다.

'가감위유탕加減葳蕤湯'이 바로 자음발한滋陰發汗의 개념을 바탕으로 만들어진 방제로, 생위유生葳蕤, 생옥죽生玉竹, 총백葱白, 담두시淡豆豉, 길경桔梗, 박하薄荷, 백미白薇, 자감초炙甘草, 대조大棗가 방제를 구성하는 약물이다. 방제 가운데 생옥죽은 손상된 음액을 자보滋補하는 효능을 발휘하기 때문에 군약君藥이 된다. 총백과 두시, 길경, 박하, 백미는 풍열을 풀어주고 기표의 사기를 제거하며 땀구멍의 폐색을 열고 땀배출을 정상으로 회복시키는 효능을 발휘하기 때문에 신약臣藥이 된다. 자감초와 대조는 전체 약물의 효능을 조화시키고 옥죽이 지닌 음액을 자양하는 작용을 돕기 때문에 좌사약佐使藥이 된다.

전체 방제는 손상된 음액을 보충하고 외부로부터 침입한 풍열의 사기를 발산시키는 동시에 발한약으로 인한 음액의 손상을 막을 수 있다. 이에 청대淸代의 명의인 하수산何秀山은 이 방제를 두고 이렇게 평했다. "음허감모와 풍온해수 및 동온해수, 인건담결에 좋은 방제다[爲陰虛感冒風溫及冬溫咳嗽, 咽乾痰結之良劑]." 이것이 바로 음허외감에 대한 발한법이다.

온양발한법溫陽發汗法

이 한법은 양허외감증陽虛外感證에 쓴다. 양허외감은 원양이 손상된 상태에서 풍한의 사기를 감수해 발생하는 일련의 질병을 말한다. 그 특징은 풍한표증에 양허의 증상이 함께 나타나는 것으로, 임상에서는 주로 머리가 아프고, 온몸에 열이 나며, 오한이 들고, 땀이 나지 않고, 사지가 차고, 나른해 자꾸 누우려 하고, 정신이 흐릿하고, 안색이 창백하고, 목소리가 낮고 작으며, 설사를 하고, 혀의 색이 옅고 흰 설태가 끼고, 맥이 약하고 무기력한 증상들을 볼 수 있다.

양기는 땀을 생성하고 배출하는 데 중요한 작용을 한다. 이런 양기가 손상되면 음액을 데워 땀을 생성하고 배출하는 정상적인 작용에 장애가 발생해 무한無汗 또는 소한少汗의 증상이 나타나는 한편, 기표에 대한 고섭固攝 작용도 떨어져 땀구멍의 정상적인 개폐에 장애가 발생해 땀이 그치지 않거나 심한 경우 망양亡陽의 증상이 나타나기도 한다. 이 때문에 양허외감을 치료할 때는 두 가지 문제를 중점적으로 고려해야 한다.

첫째, 양기를 온보溫補해 음액을 데우는 작용을 정상으로 회복시켜야 한다. 이렇게 해야만 땀의 생성과 배출 과정을 정상으로 회복시키고, 풍한사기로 인한 땀구멍의 폐색과 두통, 신열 등의 증상을 없앨 수 있다.

둘째, 기표에 침입한 풍한사기를 발산시키는 약물을 쓰되, 땀구멍을 과도하게 열어 땀을 배출시키는 약물을 써서는 안 된다. 이렇게 해야만 땀구멍이 닫히지 않아 양기의 손상이 가중되고, 심할 경우 망양증까지 발생하는 경우를 막을 수 있다.

이런 원칙을 바탕으로 온양발한溫陽發汗하는 방법을 발명했으니, 남북조南北朝 시대 진晉나라의 명의인 도홍경陶弘景이 만든 '재조산再造散'이 바로 양허외감을 치료하는 뛰어난 방제다.

'재조산'은 황기黃芪와 인삼人蔘, 숙부자熟附子, 세신細辛, 계지桂枝, 강활羌活, 방풍防風, 천궁川芎, 외생강煨生薑, 초작약炒芍藥, 대조大棗, 감초甘草 등 12가지 약물로 조성된다. 방제 가운데 황기와 인삼, 숙부자, 대조, 감초는 양기를 온보溫補하고, 계지와 강활, 방풍, 천궁, 외생강은 풍한을 발산시키며, 초작약은 과도한 발한을 방지한다. 이렇게 전체 약물이 제각각의 효능을 발휘해 하나의 온양발한溫陽發汗하는 방제가 만들어진다.

이 방제는 장중경의 《상한론傷寒論》에 나오는 '마황부자세신탕麻黃附子細辛湯'과 '계지탕桂枝湯'을 조합한 것이라고도 할 수 있다. 그렇지만 도홍경은 양허외감증陽虛外感證의 특성을 충분히 고려한 후 이 두 방제를 교묘히 조합해 전혀 새롭게 탄생시켰을 뿐만 아니라, 새로운 방제에 양허외감증을 치료하는 자신만의 독특한 한의학적 구상을 첨가했다. '재조산再造散'이라는 방제로부터 우리는 대단히 많은 깨우침을 얻을 수 있으며, 고방古方을 준거로 병을 치료하는 것이 얼마나 큰 의미가 있는지 알 수 있다.

지금부터 재조산 탄생의 근거가 된 마황부자세신탕과 계지탕의 구성과 효능에는 어떤 특징이 있는지 먼저 알아보자.

마황부자세신탕은 마황麻黃과 부자附子, 세신細辛 세 가지 약물로 이루어지며,《상한론傷寒論》에 이르기를 "소음병少陰病에 처음 걸렸을 때 오히려 열이 나고 맥이 침沉한 경우에 마황부자세신탕으로 치료한다[少陰病, 始得之, 反發熱, 脈沉者, 麻黃附子細辛湯主之]."고 했다.

소음少陰은 신경腎經에 귀속되는데, 소음병少陰病의 실질은 신腎이 저장하는 원양이 부족해 기표를 온후하고 호위하지 못해 외부 사기가 이 틈을 타고 침입해 발생하는 질병이다. 따라서 장중경은 부자로 원양을 온보하고, 마황으로 외사를 발산시키고, 세신으로는 안으로 부자의 온보를 돕고 밖으로 마황의 발산을 도와 안팎을 잇는 교량 역할을 하게 함으로써 전체 방제의 약미藥味를 정련케 했으니, 실로 그 의미가 심원하다 하겠다.

계지탕은 계지桂枝와 작약芍藥, 생강生薑, 감초甘草, 대조大棗 이렇게 다섯 가지 약물로 이루어지며,《상한론傷寒論》에 이르기를 "태양중풍증은 양기가 부浮하고 음기가 약한데, 양기가 부하면 저절로 열이 나고, 음기가 약하면 저절로 땀이 난다. 오싹오싹 오한이 나고, 선뜩선뜩 오풍惡風이 나며, 화끈화끈 열이 나고, 코가 맹맹하면서 헛구역질을 하는 것은 계지탕으로 치료한다[太陽中風, 陽浮而陰弱, 陽浮者, 熱自發, 陰弱者, 汗自出. 嗇嗇惡寒, 淅淅惡風, 翕翕發熱, 鼻鳴乾嘔者, 桂枝湯主之]."고 했다.《상한론傷寒論》에서 말하는 태양중풍증太陽中風證은 풍한표허증風寒表虛證이라고도 하는데, 그 실질은 양기가 허약해 기표를 고섭하지 못하는 틈을 타 풍한사기風寒邪氣가 인체에 침입한 것이다.

양기의 기표에 대한 고섭작용은 사기의 침입을 방어하고 기본물질의 과도한 유출을 방지하는 것이라고 설명한 바 있다. 양기가 소모됐을 때는 방어와 유출방지라는 두 기능이 모두 하강해, 밖으로는 사기의 침입이 쉽고 안으로는 정기를 단속하지 못하므로 상술한 증후들이 나타난다. 이런 질병을 치료할 때는 기표에 침입한 풍한을 발산시키되 과도하게 발한하지 않음으로써 정기가 땀과 함께 배출되면서 과도하게 소모되지 않도록 해야 한다.

계지탕이 바로 이런 개념을 바탕으로 만들어진 방제다. 온양발한溫陽發汗하는 계지와 염음화영斂陰和營[5]하는 작약을 써서 발한을 하되 과도하지 않도록 해서 사기를 몰아낼 때 정기가 손상되지 않도록 하는 효과가 있으니, 양기휴손陽氣虧損과 기표불고肌表不固를 치료하고, 외사를 감수해 일어난 발열오한과 한출오풍寒出惡風 등의 증상을 치료하는 묘방이다. 이에 후인들은 계지탕을 두고 "장중경이 만든 모든 처방 가운데 으뜸으로, 자음화양滋陰和陽과 조화영위調和營衛, 해기발한解肌發汗을 모두 아우르는 처방이다[爲仲景群方之首, 滋陰和陽, 調和營衛, 解肌發汗之總方也]."라고 칭송했다.

재조산에서 도홍경이 계지탕으로 마황을 대체하고 부자·세신과 배합한 것은 온양발한의 작용을 증강시키기 위해서일 뿐만 아니라, 마황의 강력한 발한작용으로 정기가 손상되는 부작용을 피하기 위해서이니, 전체 방제가 지닌 양허외감증陽虛外感證에 대한 치료작용이 질병의 특성에 더욱 부합하도록 한 것이다.

이런 기초 위에 도홍경은 황기와 인삼, 방풍, 천궁 네 가지 약물을 첨가했다. 이 네 가지 약물은 두 쌍으로 짝을 지을 수 있으니, 황기와 방풍이 한 쌍이 되고, 인삼과 천궁이 한 쌍이 된다.

먼저 황기와 방풍의 쌍을 살펴보자. 황기에는 익기고표益氣固表의 작용이 있고, 방풍에는 거풍산사祛風散邪의 작용이 있으니, 이 두 약물을 배합함으로써 기표를 고섭해 외사를 몰아내면서도 정기를 손상시키지 않는 효과를 거둘 수 있다. 기허氣虛로 저절로 땀이 나고 감기에 잘 걸리는 것을 치료하는 유명한 방제인 '옥병풍산玉屏風散'이 바로 황기와 방풍을 위주로 하고 여기에 백출을 더한 방제다. '옥병풍'이란 방제의 이름에서도 알 수 있듯이, 황기와 방풍의 조합은 병풍과 같은 효과를 발휘해, 기표가 외사의 침입을 효과적으로 방어하고 정기의 과도한 유출을 효과적으로 방지할 수 있도록 하니, 이것이 바로 황기와 방풍을 조합한 묘방이라 하겠다.

---

5) **염음화영(斂陰和營)** : 음기(陰氣)를 수렴(收斂)하고, 영기(營氣)를 조화롭게 하는 것을 말한다. 영기(營氣)는 경맥을 따라 운행하는 정기(精氣)로, 음식에서 화생(化生)되고 비위(脾胃)에서 발원해 중초(中焦)로 나가며, 혈액을 화생하여 사지를 영양하고 오장육부를 자양하는 작용을 한다.

이제 인삼과 천궁의 쌍을 살펴보자. 인삼의 주요 효능은 대보원기大補元氣와 온보비폐溫補脾肺고, 천궁의 주요 효능은 활혈행기活血行氣와 거풍지통祛風止痛이니, 이 두 약물을 배합함으로써 양기를 보익하면서 기표의 기혈을 소통시키는 효과를 거둬 풍한사기가 체내에 발붙이지 못하도록 하는 효과를 거둘 수 있다. 이것이 바로 인삼과 천궁의 오묘한 조합이다.

마지막으로, 재조산에는 한 가지 약물이 더 있으니, 풍·한·습 세 사기를 몰아내는 효능이 있어 다른 약물들의 발산풍한發散風寒의 작용을 돕는 강활이다. 강활에는 이 외에도 한 가지 특수한 효능이 있으니, 바로 모든 약물이 태양경太陽經으로 들어가도록 인도하는 효능이다. '태양太陽'의 영역은 인체가 외사의 침입을 막는 가장 바깥 단계인 동시에 양기가 가장 집중되는 부위다. 양기가 소모, 손상되면 외래 사기에 대한 '태양'의 저항능력도 자연히 떨어지게 돼 풍한사기가 쉽게 '태양'에 침입해 질병을 일으킨다. 강활이 지닌 이 인경引經 작용이 재조산에서 매우 중요한 작용임은 의심할 나위가 없다.

재조산은 매우 정묘한 약물의 조합 외에 약물의 포제炮製 방법 면에서도 주의를 기우릴 만한 가치가 있다. 방제 가운데 생강은 구운(외煨)6) 것을 쓰고, 작약은 볶은 것을 쓰는 등 이런 미세한 부분까지도 도홍경의 제방원칙이 엄격히 적용됐다. 생강을 구우면 원래 가지고 있는 발산시키는 성질이 감소해 과도한 발산으로 인한 정기의 손상을 피할 수 있으며, 작약을 볶으면 원래 가지고 있는 한량寒凉한 성질이 감소해 한량약寒凉藥으로 본시 부족한 양기를 재차 손상시키는 일을 피할 수 있다. 이런 제방원칙으로부터 재조산에는 양기를 보호하려는 명의의 창의적인 생각과 의도가 곳곳에 배어 있음을 알 수 있다.

이 방제는 약의 효능은 같지만 양허외감陽虛外感 환자가 과도한 발한이나 한량약寒凉藥의 과용으로 건강을 해치고 생명을 단축시키는 일이 없도록 다시 배합해 만든 것

---

6) 외(煨) : 포제법(炮製法)의 일종으로, 약물을 밀가루 반죽에 싸서 뜨거운 활석분 속에 파묻어 약물의 외피가 노릇노릇해질 정도로 굽거나, 여러 겹의 종이에 싸서 구움으로써 치료에 이롭지 못한 유지(油脂)와 휘발성물질을 제거하는 방법이다.

이므로, 도홍경은 이 방제의 이름을 '재조산再造散'이라 했다.

익기발한법益氣發汗法

이 한법은 기허외감증氣虛外感證에 쓴다. 기氣는 외부 사기의 침입을 막는 힘으로, 기가 허하면 인체의 방어력이 떨어지게 된다. 앞에서 기를 설명할 때 언급했듯이, 기허의 대표적인 임상표현이 바로 감기에 잘 걸린다는 것인데, 이는 외부 사기의 침입을 방어하는 능력이 떨어진 결과다.

기허외감에는 발열과 오한, 무한, 두통에 사지가 쑤시고 힘이 없으며, 코가 막히고 목소리가 가라앉으며, 기침에 가래가 끓고, 소화가 잘 되지 않고, 명치 부위가 그득하고 답답하며, 피로하고 말이 어눌해지며, 혀가 옅은 홍색을 띠고, 희고 엷거나 희고 미끈미끈한 설태가 끼고, 맥상이 부浮하고 무력한 증상 등이 나타난다. 이런 질병을 치료할 때는 보기補氣와 축사逐邪를 병행하는 방법을 써야 한다.

정기와 외부 사기 사이의 싸움은 두 군대의 교전과 비슷하다. 아군의 힘이 적보다 약하면 필사적으로 싸워본들 결국 패하게 되어 있다. 아군의 힘이 적보다 강해야만 적의 침략을 물리칠 수 있는 것이다. 따라서 기허외감에는 먼저 보기補氣해서 인체의 저항력을 점차 증강시켜야 침입하는 외사를 효과적으로 쫓아낼 수 있다. '패독산敗毒散'이 바로 보기산사補氣散邪의 좋은 방제다.

패독산은 인삼人蔘과 시호柴胡, 전호前胡, 천궁川芎, 지각枳殼, 강활羌活, 독활獨活, 복령茯笭, 길경桔梗, 감초甘草 등 열 가지 약물을 배합해 만든다. 방제 가운데 인삼은 원기를 보익해 인체에 침입한 사기를 몰아내는 동시에 계속적인 사기의 침입을 방어하는 힘이 강력하다. 강활과 독활, 시호, 천궁 네 가지 약물은 풍한습사風寒濕邪를 발산시킬 뿐만 아니라 인삼의 보기補氣 작용을 지원해 외사를 밖으로 몰아내는 일을 돕는다. 지각과 전호, 복령, 길경 네 가지 약물은 폐기불선肺氣不宣[7]을 풀고 담痰을 없

---

7) 폐기불선(肺氣不宣) : 풍한사(風寒邪)를 감수하여 피모(皮毛)가 막혀 폐기(肺氣)가 선발(宣發)하지 못하는 것을 가리킨다.

애며 기침을 멈추게 하는 효능이 있어 외사의 침입으로 인한 폐기능의 실조를 제거한다. 마지막으로 감초는 모든 약물의 효능을 조화롭게 하고 인삼의 보익원기補益元氣하는 작용을 도와 전체가 익기산사益氣散邪하는 하나의 방제를 이루도록 한다.

양혈발한법養血發汗法

이 한법은 혈허외감증血虛外感證에 쓴다. 혈血은 자양하는 작용을 하고, 혈에 함유된 진액은 땀을 생성하는 물질적인 기초이기 때문에 한의학에는 '한혈동원汗血同源'이라는 말이 있다. 바로 혈과 땀 사이의 이 같은 밀접한 관계 때문에《황제내경黃帝內經》에서는 "혈이 손상된 사람은 땀을 내서는 안 된다[奪血者無汗]."고 했다. 여기서 '탈奪'은 잃어버리거나 소모 혹은 손상됨을 말하니, '탈혈奪血'은 곧 '실혈失血'을 가리킨다. 혈액의 대량 상실은 땀 생성의 물질적인 기초가 상실됐음을 의미하기 때문에 무한無汗이나 소한少汗의 병리변화를 야기하게 된다.

이런 원리를 근거로 장중경은《상한론傷寒論》에서 "출혈을 많이 한 사람은 땀을 내서는 안 된다[亡血家不可發汗].", "코피를 쏟은 사람은 땀을 내서는 안 된다[衄血家不可發汗]."고 하는 발한發汗의 금기禁忌를 제기했다.

혈액과 땀 사이의 이런 관계는 치료에도 어려움을 가져온다. 풍한의 사기를 감수해 오한과 발열, 두통, 무한, 관절통, 경항구급頸項拘急 등의 증상이 나타날 때는 발한해표發汗解表해 기표에 침입한 풍한사風寒邪를 제거해야 하는데, 실혈 환자나 빈혈 환자가 풍한사를 감수해 상술한 증상을 보이는 경우에는 어떻게 해야 할까?

이때 필요한 것이 보혈발한補血發汗의 방법이다. 먼저 혈액을 보익해서 충분하게 만들어야 발한을 위한 물질적인 기초가 마련되기 때문에 발한으로 인한 음혈의 손상을 가중시키지 않는다. '형방사물탕荊防四物湯'이라는 방제가 있으니, 바로 이런 한법을 채용해 여성의 출산 후 실혈에 더해 풍한을 감수했을 때 쓴다.

형방사물탕에 들어가는 약물은 형개荊芥와 방풍防風, 숙지황熟地黃, 백작약白芍藥, 당귀當歸, 천궁川芎 여섯 가지다. 형방사물탕은 대표적인 보혈補血 방제인 '사물탕四物湯'에 형개와 방풍 두 약물을 첨가한 것이다. 사물탕은 전체 방제가 보혈補血과 활혈活血

의 효능을 발휘하며, 보이불체補而不滯와 정중유동靜中有動의 특성이 있기 때문에 혈허증血虛證을 치료하는 뛰어난 방제다. 형방사물탕은 사물탕을 기초로 손상된 음혈의 자양에 치료의 중점을 두고, 기표의 사기를 가볍게 날려버리는 성질을 지닌 형개와 방풍 두 약물을 더해 음혈을 손상시키지 않으면서 기표의 풍한사를 없애는 양혈발한養血發汗의 방제다. 양혈발한의 방법을 써야만 발한 과정 중에 음혈이 더욱 손상되는 것을 막을 수 있고, 풍한사의 침입으로 발생한 각종 불편한 증상들을 효과적으로 제거할 수 있다.

지금까지 음허陰虛, 양허陽虛, 기허氣虛, 혈허血虛 네 가지 허증의 상황에서 외사를 감수했을 때 쓰는 한법에 대해 알아봤는데, 결국 한 가지 원칙으로 귀결된다. 사기를 제거하되 정기를 손상시켜서는 안 되고, 정기를 북돋우되 사기를 남겨둬서는 안 되며, 허하면 보補하고, 실하면 설泄해야 한다는 것이다. 이 원칙만 기억한다면 약을 씀에 잘못되는 일이 없을 것이다.

한법汗法의 금기증禁忌症

발한 과정에서 땀의 배출과 함께 기氣, 혈血, 음陰, 양陽 등의 물질은 어느 정도 영향을 받을 수밖에 없기 때문에, 상술한 네 가지 허증에 한법을 쓸 때는 본래 부족한 물질이 더 손상되지 않도록 신중해야 한다. 그렇지 않으면 질병치료의 바람은 물 건너가고 만다. 또 허증 가운데에도 몇몇 특수한 유형이 있으니, 《상한론傷寒論》에서 예로 든 '출혈을 많이 한 사람[亡血家]'이나 '코피를 쏟은 사람[衄家]'에게는 함부로 한법을 써서는 안 되며, 경솔히 사용했다가는 심각한 결과를 초래할 수 있다. 이렇게 함부로 한법을 써서는 안 되는 병증을 한법의 금기증禁忌症이라 한다.

청대清代의 명의 정종령程鍾齡은 자신이 저술한 《의학심오醫學心悟》에서 발한시켜서는 안 되는 병증 11가지를 종합했으니, 임상에서 한법을 쓸 때 반드시 참고해야 한다. 정종령은 발한금기증을 다음과 같이 나누고 있다.

"배꼽 상하좌우로 박동이 있는 사람은 발한시키면 안 된다. 맥脈이 침沈하고 목구멍이 말랐으며, 병이 이미 리裏로 들어가 대변이 통하지 않는 사람은 발한시키면 안 된다. 소음증少陰症에 갑자기 현기증이 일고 땀이 나지 않는 사람은 발한시키면 안 된다. 소음경少陰經에 한사寒邪가 바로 침입한 사람은 발한시키면 안 된다. 촌맥寸脈이 약한 사람은 발한시키면 안 된다. 척맥尺脈이 약한 사람은 발한시키면 안 된다. 출혈을 많이 한 사람은 발한시키면 안 된다. 임가淋家[8]는 발한시키면 안 된다. 오랫동안 창양瘡瘍을 앓은 사람은 발한시키면 안 된다. 상한병傷寒病이 소양경少陽經에 있는 사람은 발한시키면 안 된다. 괴병壞病[9] 환자와 허약한 사람 및 월경을 하는 여자는 발한시키면 안 된다(臍之左右上下有動氣者不可發汗. 脈沉咽燥, 病已入裏而大便不通者不可發汗. 少陰證, 但厥無汗者不可發汗. 少陰中寒不可發汗. 寸脈弱者不可發汗. 尺脈弱者不可發汗. 亡血家不可發汗. 淋家不可發汗. 瘡家不可發汗. 傷寒病在少陽不可發汗. 壞病, 虛人及女人經水適來者不可發汗)."

11가지 발한금기증은 보기에 매우 어수선하고 복잡해보이지만 조금만 자세히 탐구하고 귀납해보면, 사실 이 11가지 금기증이 크게 두 가지 요점에서 벗어나지 않음을 쉽게 알 수 있다.

첫째, 음陰·양陽·기氣·혈血·진액津液 등 기본물질이 손상되고 소모된 정기부족正氣不足 환자에게는 한법 사용에 신중을 기해야 한다. 한법을 꼭 써야 할 때는 반드시 먼저 정기를 북돋운 다음 약효의 발휘가 완만한 발한약을 선택해 정기의 손상이

---

8) 임가(淋家): 평소 소변이 방울방울 계속해서 나오고, 요의(尿意)는 잦지만 양이 적고, 배뇨 시에 성기가 아픈 환자를 말한다. 《상한론》에서는 이런 환자를 발한시키면 반드시 혈뇨(血尿)가 나온다고 했다.
9) 괴병(壞病): 상한병(傷寒病)의 중증으로, 상한 치료를 잘못해서 발생한다.

가중되지 않도록 해야 한다. 만약 한법의 사용이 적절치 못하면 심각한 결과를 초래할 수 있음을 유념해야 한다.

둘째, 한법은 병사病邪가 표表에 있는 질병에 사용해야 한다. 병사가 이미 리裏로 들어갔거나 반표반리半表半裏의 단계일 때는 한법을 써서는 안 된다. 그렇지 않으면 화를 자초하는 격으로 질병이 더욱 가중되고 악화될 수 있다. 이 두 가지 요점만 숙지해서 어느 때 한법을 쓰고 어느 때 한법을 써서는 안 되는지 명확한 원칙을 세운다면 모든 난제가 저절로 풀릴 것이다.

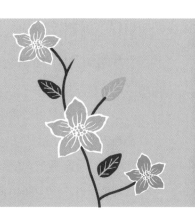

토법吐法이란?

토법吐法은 약물이나 다른 외부 자극으로 구토를 유발해 인후咽喉나 흉격胸膈, 위완胃脘 등의 부위에 정체된 담연痰涎이나 숙식宿食, 독물毒物을 제거해 치료하는 방법이다.

《황제내경黃帝內經》에서는 "사기가 상부에 있으면 토법을 쓴다[其高者, 因而越之]."고 논술했다. 이 말은 병사病邪가 인체 내부에 침입했는데, 그 부위가 비교적 높은 부위(위완 이상)라면 게워내는 토법으로 치료해야 한다는 뜻이다. 이 말 속에는 토법을 써야 하는 병증에 대한 언급도 있으니, 병을 유발하는 물질(독극물이나 숙식 등)이나 병리적인 산물(담연)이 인체의 위완부胃脘部 이상의 부위에 정체된 병증을 말한다. 이런 병증에는 토법을 써서 병을 유발하는 물질이나 병리적인 산물을 구강을 통해 체외로 배출시킴으로써 유해물질이 인체에 더 이상 손상을 주지 못하도록 감소시키거나 제거해야 실조된 내재평형을 회복시킬 수 있다.

4 팔법八法

토법吐法의 적용증

질병을 치료하는 과정 속에서 만들어진 한의학의 각종 치법에는 한 가지 중요한 원칙이 있으니, 병사病邪가 침투한 부위를 근거로 적합한 치료법을 취하여 시행하는 것이다. 예를 들어, 병사가 기표에 있으면 발한의 방법으로 기표의 사기를 땀과 함께 배출시키고, 인체의 내부에 있으면서 그 위치가 아래쪽(복부와 하지, 장 등의 부위)이면 통대변通大便의 방법으로 병사를 체외로 배출시킨다. 하지만 인체의 내부에 있으면서 그 위치가 위완부胃脘部 이상이고 통대변通大便의 방법으로 배출시킬 수 없을 때는 바로 이 장에서 설명하고자 하는 토법吐法을 써야 한다. 토법은 환자의 구토를 유발하거나 촉진해 위완부 이상의 부위에 적체된 병사를 체외로 배출시킴으로써 건강을 회복하는 치법이다.

치법의 선택은 실질적으로 '인세이도因勢利導'의 관념 즉, 상황에 따라 유리한 쪽으로 인도하는 방법으로 구체화된다. 하지만 토법은 환자에게 불쾌감을 주기도 하고, 몇몇 환자는 토법에 거부감을 느끼기 때문에, 현재 임상에서 토법을 사용하는 한의사는 극히 드문 상황이다.

사실, 토법은 몇몇 질병의 치료에서 다른 치법으로는 얻기 힘든 효과를 나타낸다. 예를 들어, 음식이 상완上脘 부위에 적체돼 흉격胸膈 부위가 그득하고 답답하며 신물이 넘어오고 썩은 냄새가 나는 트림이 올라오는 증상이 있을 때, 증상이 시작된 기간이 비교적 짧은 경우, 토법을 써서 상완 부위에 적체된 음식물을 토해 내면 즉시 편안함을 느낄 수 있다. 이런 효과는 잘 듣는다는 어떤 소화제로도 거둘 수 없는 것이다. 또한 어떤 독극물을 잘못 먹었을 경우, 즉시 토법을 써서 독극물을 토해 내면 독극물로 야기되는 위험을 최소한으로 낮출 수 있다. 이런 의미에서 말하자면, 토법을 더 이상 잘 쓰지 않는 치법으로 방치해 둘 것이 아니라, 중요한 치법의 하나로 생각하고 연구하고 효과적으로 사용함으로써 이 간단한 방법이 지닌 뛰어난 효능이 충분히 발휘되도록 할 필요가 있다.

토법吐法의 운용 실례

역대 의가醫家 가운데 토법을 치병의 수단으로 과감히 사용한 사람을 들라고 하면 금원金元 시기의 명의인 장종정張從正을 능가할 사람이 없다. 후세에 '공하파攻下派'의 창시자로 알려진 장종정의 치병에 대한 인식은 다음과 같았다.

"병이라는 것은 사람의 몸에 본래 있는 것이 아니다. 혹 밖에서 들어오기도 하고, 혹 안에서 생기기도 하는 것이 모두 사기邪氣다. 사기가 몸에 더해지면 속히 그것을 공격하여 제거함이 마땅하니, 움켜쥐고 남겨두면 무엇할 것인가? 비록 어리석은 사람이라 하더라도 모두 그 불가함을 안다. 먼저 사기를 공격할 방법을 논해야 하니, 사기를 제거하면 원기元氣는 저절로 회복된다(病之一物, 非人身素有之也, 或自外而入, 或由內而生, 皆邪氣也. 邪氣加諸身, 速攻之可也, 速去之可也, 攬而留之何也? 雖愚夫愚婦, 皆知其不可也, 先論其攻邪, 邪去而元氣自復也)."

사기邪氣를 몰아내는 방법에는 발한發汗과 용토涌吐, 사하瀉下 이렇게 세 가지가 있는데, 한汗 · 토吐 · 하下 이 세 가지 방법 속에는 실제로 여러 가지 수단이 포함된다. 장종정은 자신이 저술한 《유문사친儒門事親》에서 다음과 같이 밝히고 있다.

"인연, 녹연, 체기, 추루 등은 모두 상행하는 것이므로 토법吐法이다. 구, 증, 훈, 설, 세, 위, 락, 침자, 폄사, 도인, 안마 등은 모두 기표의 사기를 푸는 것이므로 한법汗法이다. 최생, 하유, 마적, 축수, 파경, 설기 등은 모두 하행하는 것이므로 하법下法이다

> (引涎[1]), 漉涎[2]), 嚏氣[3]), 追淚[4]), 凡上行者, 皆吐法也. 灸, 蒸, 熏, 渫, 洗, 熨, 烙, 針刺, 砭射, 導引, 按摩, 凡解表者, 皆汗法也. 催生[5])下乳[6]), 磨積[7])逐水[8]), 破經[9])泄氣[10]), 凡下行者, 皆下法也)."

위와 같이 발한과 용토, 사하 세 가지 방법에 내포된 의미는 사실 매우 광범위하다. 토법에는 '상행上行'의 특성이 있기 때문에 인체 상부에 있는 사기를 제거하는 가장 좋은 방법이 된다. 특히 인체 상부에 각종 음식이나 담연痰涎이 적체돼 탕약이나 침, 뜸, 훈세熏洗[11])의 방법으로도 제거할 수 없을 때는 토법을 써야만 효과적으로 적체를 없앨 수 있다. 지금부터 장종정의 치료사례를 통해 토법이 지닌 특수한 치료효능을 구체적으로 살펴보자.

---

1) 인연(引涎) : 약물의 냄새를 맡거나 약물을 콧속에 넣거나 입안에 문질러 침이 나오게 하는 방법이다.
2) 녹연(漉涎) : 약물을 콧구멍을 통해 넣어 침을 토해내게 하는 방법이다.
3) 체기(嚏氣) : 약물이나 자극성 있는 물질을 이용해 재채기를 유발하는 방법이다.
4) 추루(追淚) : 과립 형태의 약물 입자를 눈초리 끝에 뿌려 눈물이 나오게 하는 방법이다. 눈물을 흘리게 함으로써 눈병을 치료하기 위한 목적으로 많이 쓴다.
5) 최생(催生) : 임산부가 산달이 가까워서 난산의 징후가 있을 때 이를 예방하기 위해 활태방(滑胎方)을 복용하는 것을 말한다.
6) 하유(下乳) : 산모가 유즙(젖)이 나오지 않거나 부족할 때 유즙이 원활히 분비되도록 하는 방법을 말한다.
7) 마적(磨積) : 행기소도(行氣消導)의 약물을 이용해 체내의 적체를 제거하는 방법을 말한다.
8) 축수(逐水) : 이수행기(利水行氣)의 약물을 이용해 체내의 정음(停飮)과 수종(水腫), 담음(痰飮) 등 담탁물질을 제거하는 방법을 말한다.
9) 파경(破經) : 체내의 어혈(瘀血)을 제거해 월경을 정상화시키는 방법을 말한다.
10) 설기(泄氣) : 체내의 기체(氣滯)를 푸는 방법을 말한다.
11) 훈세(熏洗) : 먼저 약물을 물에 넣고 끓여서 이때 나오는 증기를 환부에 쏘인 후 그 물로 환부를 씻거나 천에 적셔 환부에 붙이는 치료법을 말한다.

술병 치료

3년 전, 장종정의 친구 한 명이 찬 술을 몇 되 마신 후로 왼쪽 옆구리 아래에 적괴積塊가 생기기 시작했다. 시간이 지날수록 적괴는 점점 커지고, 뻐근하면서 답답한 것은 물론이고 동통도 심해져 참을 수 없는 지경이 됐다. 지난 3년 동안 침도 맞고 뜸도 뜨고 안마도 받고 탕약도 먹어봤지만 효과는 전혀 없었고, 상태는 점점 심해져만 갔다.

장종정이 친구의 맥상을 살펴보니 양쪽의 맥이 모두 침沈하고 실實하면서 힘이 있었다. 이에 적체불화積滯不化로 인한 증상으로 판단하고, 즉시 독성산獨聖散을 처방해 토해내도록 했다. 약을 복용한 후 친구는 두세 되나 되는 액체를 토해냈는데, 색과 냄새가 3년 전 마신 술과 비슷했다. 장종정은 다시 화비거습和脾去濕하는 약을 처방해 사나흘 더 조리하도록 하니 3년이나 낫지 않고 괴롭히던 고질병이 치유됐다.

담적痰積 치료

매일 사경四更(새벽 1시에서 3시 사이)만 되면 가슴이 답답하고 머리가 무거워지는 증상을 호소하는 스님이 한 명 있었다. 가슴에 무거운 돌덩어리를 얹어 놓은 것 같아 편안히 누울 수가 없고, 방에서 나와 경내를 한 바퀴 돌아야만 비로소 묵직하게 누르던 것이 풀렸는데, 무슨 병인지 아는 이가 아무도 없었다.

시간이 흘러 이 스님 또한 그러려니 생각하고 지내던 중 우연히 장종정을 만났다. 스님은 장종정이 여러 난치의 잡병雜病을 치료하는 데 일가견이 있다는 말을 들어왔던 터라 자신의 괴이한 증상을 토로하기 시작했다. 스님이 하는 하소연을 다 듣고 나자, 장종정은 흉격 사이에 담적痰積이 있어 그런 것이니 토법으로 담적을 토해내면 병이 곧 나을 것이라고 말했다. 용토약涌吐藥을 쓰자 과연 시커멓고 끈적끈적한 액체를 두 되나 토해냈다. 전부 토해내고 나자 가슴을 짓누르던 것이 사라지면서 몸이 날아갈 듯 가벼워졌고, 매일 사경이면 발작하던 괴이한 증상도 완전히 치유됐다.

치험례 33

담수痰水 치료

한 부인이 있는데, 어릴 적 한바탕 크게 운 후에 찬물을 잔뜩 들이키고 나서 그대로 잠이 들었다고 한다. 이때 바로 병이 생겨 심하心下[12]에 물이 차 있는 것 같고 가슴이 뻐근하고 답답하면서 동통도 있으니, 이런 증상이 생긴 지 이미 20여 년이 지났다. 그 동안 수 없이 침도 맞고 뜸도 뜨고 탕약도 먹었지만, 증상은 전혀 호전되지 않고 도리어 심해질 뿐이었다. 게다가 입맛도 없어 식사량은 날로 줄어들었지만, 적수積水는 오히려 점점 증가했고, 동통도 한 달에 5~7차례나 발작했다. 매번 동통이 발작할 때면 심하心下를 비롯해 복부도 돌처럼 단단해지면서 누르면 극렬한 통증이 이루 말할 수 없을 정도고, 뱃속에서 꾸르륵거리는 물소리도 났다.

장종정이 진맥을 해보니 환자의 촌맥寸脈이 특별히 침沉하면서 더디게 뛰었다. 이것은 흉중에 있는 담痰이 원인이므로, 토법을 써야만 효과를 볼 수 있는 증상이었다. 따라서 과체산瓜蒂散을 처방했다.

과체瓜蒂, 적소두赤小豆, 인삼人蔘, 감초甘草

약을 복용하고 나자 끈적끈적한 담을 대여섯 되나 토해냈다. 며칠이 지나 다시

---

12) 심하(心下) : 흉골(胸骨)의 검상돌기 아랫부분으로, 오장의 하나인 심장의 아랫부분이 아니다.

과체산을 복용하니 담수痰水를 한 말 가까이 토해냈고, 또 며칠이 지나 과체산을 복용하자 이번에도 담수를 몇 되나 토해냈다. 담수를 토해낼 때 환자는 땀을 비 오듯 흘렸고, 세 차례에 걸쳐 모두 토해내자 심복心腹에 있던 적수積水가 완전히 없어졌다. 여기에 건비거습健脾去濕하는 약을 처방해 한 달여를 조리하자 병이 근본적으로 치유됐다.

상용하는 용토방제涌吐方劑

앞의 세 사례로부터 음식이나 담연痰涎 등이 위완胃脘 이상의 부위에 적체되어 발생한 질병을 치료할 때, 다른 치료법으로는 대체할 수 없는 토법만의 작용이 있음을 쉽게 알 수 있으며, 토법을 잘 운용한다면 중병 치료에 신기한 효과를 볼 수 있다. 토법에 이렇게 대단한 효능이 있다면, 무슨 약을 써야 구토를 유발하는 효과를 거둘 수 있을까?

앞의 세 사례를 소개하면서 용토涌吐에 쓰는 방제 두 가지를 언급했으니, 하나는 독성산獨聖散이고, 또 하나는 과체산瓜蒂散이다. 이 두 방제를 비교해보면, 두 방제의 주약主藥이 모두 과체瓜蒂(참외꼭지)임을 쉽게 알 수 있다.

과체는 맛은 쓰고 성질은 차며 소독小毒[13)이 있는데, 《신농본초경神農本草經》에서는 과체의 주치主治를 "해역상기 및 독이 있거나 상한 과일로 흉복에 병이 생겼을 때, 그것을 모두 토해내게 한다[咳逆上氣及食諸果, 病在胸腹中, 皆吐下之]."고 했다. 청대淸代의 명의인 가금柯琴은 과체에 대해 다음과 같이 인식했다.

---

13) **소독(小毒)** : 약물이 지닌 기미(氣味)와 효능의 맹렬한 정도가 가장 약한 것을 말한다.

"참외는 맛이 단 과실로, 장하長夏에 익으며 위열胃熱을 없앤다. 그 꼭지는 과실의 생기가 맺힌 곳으로, 색은 푸르고 맛은 쓰다. 청색은 목木에 속하고, 방위로는 동東에 대응하며, 계절로 보면 봄에 대응하니, 봄이 되면 기기氣機가 승발升發한다. 고로 능히 위기胃氣를 끌어올리고, 흉중의 실사實邪를 제거할 수 있으니 토제吐劑 가운데 제일이다(瓜爲甘果, 而熟於長夏, 淸胃熱者也, 其蒂, 果之生氣所系也, 色靑味苦, 象東方甲木之化, 得春升生發之機, 故能提胃中之氣, 除胸中實邪, 爲吐劑中第一品藥)."

의성醫聖 장중경張仲景은 과체를 주약主藥으로 하고 여기에 적소두赤小豆와 향시香豉를 배합해 구토를 유발하는 방제를 만들었는데, 이를 '과체산瓜蒂散'이라 명명했다(장종정이 쓴 과체산은 바로 장중경의 방제를 변용한 것이다). 이를 자신의 저작인《상한론傷寒論》에 수록했으며, 담연痰涎과 숙식宿食이 흉중과 위완胃脘에 옹체되어 촌맥寸脈이 약간 부浮하고, 흉중이 비경痞硬[14]하며, 기가 인후로 상충上衝해 정상적인 호흡이 어려운 환자에게 쓴다고 했다. 과체산은 그 뛰어난 효능으로 인해 용토제涌吐劑의 비조鼻祖가 됐다.

장종정은 장중경이 만든 과체산에 착안해 과체를 주약으로 하는 일련의 용토방제涌吐方劑를 만들었는데, 약물의 양에 따라 독성산獨聖散, 이선산二仙散, 삼성산三聖散으로 이름을 달리 했다.

독성산은 과체 한 가지만으로 만든 방제로, 과체를 가루를 내어 매회 3~6g을 제즙虀汁[15]에 섞어 복용한다.

---

14) 비경(痞硬) : 비(痞)는 기가 막혀 통하지 않는 것이고, 경(硬)은 더부룩하고 딴딴한 느낌이 드는 것을 말한다.

15) 원서에서는 '절인 채소의 즙으로 맛이 짜고 쓰며 용토(涌吐)의 작용이 있다'는 설명을 붙였다. 한자의 형태로 볼 때 절인 채소는 곧 절인 부추(韭)를 말하는 것으로 생각된다.

이선산은 과체와 좋은 차茶 두 가지 약물로 만든 방제로, 곱게 가루를 내어 매회 6g을 제즙에 섞어 공복에 복용한다.

삼성산은 과체와 방풍防風, 여로藜蘆 세 가지 약물로 만든 방제다. 세 약물을 잘게 부숴 매회 15g 정도를 제즙 두 잔에 넣고 서너 번 끓어오르도록 달인 후 그 물을 용기에 따라낸다. 남은 약물에 새로 제즙 한 잔을 넣고 세 번 끓어오르도록 달인 후 먼저 달여서 따라낸 제즙을 다시 부어 함께 두 번 끓어오르도록 달인다. 이렇게 전부 달였으면 찌꺼기를 걸러내고 따뜻할 정도로 식혀서 천천히 복용한다. 전부 복용할 필요 없이, 구토가 나오려고 하면 복용을 멈춘다.

이 세 가지 용토방제는 약물의 양이 많을수록 구토를 유발하는 작용 또한 강해지며, 배합하는 양의 차이에 따라 효능에도 어느 정도 차이가 있다. 세 가지 방제 가운데 독성산이 구토를 유발하는 작용이 가장 약하며, 주로 숙식宿食을 토해내게 하는 데 쓴다.

이선산은 독성산에 좋은 차茶를 첨가해 청열淸熱 작용을 강화한 것으로, 담열痰熱과 풍열風熱이 두면頭面이나 흉격胸膈 부위에 맺힌 병을 치료하는 데 쓴다.

삼성산은 과체에 방풍과 여로를 배합해 구토를 유발하는 작용을 강화했을 뿐만 아니라, 거풍祛風·화담化痰·통락通絡의 효능도 강화했으므로, 풍담風痰이 청규淸竅[16)를 막아 발생하는 중풍폐증中風閉證과 전간癲癇, 담체흉격痰滯胸膈 등의 병증에 더욱 적합하다.

평소에 과음하거나 과식해 속이 안 좋은데, 구역질은 올라오면서 정작 토해내지 못할 때 흔히 손가락을 목구멍 깊이 집어넣어 구토를 돕는 경우가 많다. 이렇게 구토를 유발하는 방제와 함께 손가락이나 깃털 등으로 환자의 인후를 가볍게 자극하면 약물의 효과를 더욱 높일 수 있으니, 방제와 보조수단을 함께 사용하는 것이 완전한 토법이라고 하겠다.

---

16) **청규(淸竅)** : 머리와 얼굴에 있는 눈·코·입·귀의 구멍을 말한다. 칠규(七竅).

4 팔법八法

토법吐法의 주의사항

지금까지의 설명으로 토법이 인체 상부의 적체積滯를 치료하는 매우 효과적인 방법임을 알았을 것이다. 하지만 토법의 효과가 아무리 좋더라도 결국은 정상적인 생리 규칙을 거스르는 권의지계權宜之計[17]다. 따라서 토법을 쓸 때는 반드시 주의해야 할 원칙이 있다. 장중경은《상한론傷寒論》에서 다음과 같이 밝히고 있다.

> "凡用吐湯, 中病便止, 不必盡劑也."

이 말은 바로 용토제涌吐劑를 쓸 때는 환자가 약을 복용하고 난 후 구토의 증상을 보이면 복용을 그쳐야 하며, 과다 복용해 정기를 손상시키는 일이 없도록 해야 한다는 뜻이다.

이 밖에, 음식이나 담연痰涎 등 유형의 사기가 노쇠하거나 오랜 병으로 허약해진 환자의 흉격이나 위완 부위에 적체되어 있는데, 토법을 쓰지 않으면 제거할 수 없고, 또 용토제를 쓰면 정기의 손상이 가중되는 것을 피할 수 없는 경우에는 어떻게 해야 할까? 이 문제에 관해서는 앞서 소개한 세 번째 사례에서 실마리를 찾을 수 있다.

그 부인은 흉중에 담수痰水가 정체돼 쌓인 채로 20여 년이 지나면서 몸은 날로 허약해졌지만 담적痰積은 오히려 더욱 가중된 상태였다. 장종정이 진단했을 때는 이미 정허사실正虛邪實[18]의 상태로 치료가 곤란한 지경이었다. 병으로 말하자면, 용토涌吐의 방법을 써서 흉중에 쌓인 담수를 제거해야 하지만, 환자의 체질이 허약하기 때문

---

17) 인체의 생리적인 특징은 거스르지 않음으로써 정상적인 상태를 유지하는 것이다. 다시 말해, 음식이 인체에 들어가는 정상적인 경로는 위에서 아래로 내려가는 것으로, 입을 통해 안으로 들어가고 항문을 통해 밖으로 배출되는 것이다. 하지만 토법(吐法)은 체내에 적체된 음식이나 담연(痰涎)을 정상적인 운행방향에 역행하여 입으로 배출해내는 것이다. 이런 역행의 과정은 인체의 정상적인 생리 규칙과는 위배되는 것이므로, 인체에 어느 정도 악영향을 미치는 것을 피할 수는 없다.

18) 정허사실(正虛邪實) : 허증과 실증이 동시에 나타나는 것인데, 몸이 허약한 사람이 실사(實邪)를 감수하여 사기(邪氣)가 왕성하고 정기(正氣)가 부족한 상태를 말한다. 반드시 부정거사(扶正祛邪)의 방법으로 치료해야 한다.

에 용토제로 인한 위胃와 원기元氣의 손상을 참아내기 어려웠다.

이때 장종정이 채용한 것이 부정거사扶正祛邪를 병용하는 방법이다. 장종정은 장중경이 만든 과체산에 변화를 줘서, 원래의 방제에서 향시香豉를 뺌으로써 구토를 유발하고 발산하는 작용을 감소시키고, 원기를 보補하고 비위를 건강하게 하는 약물인 인삼人蔘과 감초甘草를 첨가함으로써 구토를 유발시키는 동시에 위기胃氣를 화양和養하는 작용이 일어나도록 해서 용토약으로 인한 정기의 과도한 손상을 피할 수 있도록 했다. 이 미세한 변화로도 치료 시에 발하는 장종정만의 독창성과 제방용약制方用藥상의 깊은 조예를 충분히 알 수 있을 것이다. 또한 이 사례로부터 장종정은 한汗 · 토吐 · 하下 등 사기를 공격하는 수단을 쓸 때 항상 정기를 염두에 두고 허실을 치료의 요체로 삼은 명실상부한 공하파攻下派의 종사宗師임을 쉽게 알 수 있다.

토법吐法 후의 몸조리

주의사항까지 알아봤으니 토법에 대한 대강의 이해는 모두 마쳤으리라 생각된다. 마지막으로 짚어볼 것은 토하고 난 후에는 어떻게 해야 하는가 하는 문제다.

토법은 아무리 잘 쓴다고 하더라도 위기胃氣와 원기元氣에 어느 정도 손상을 주게 돼 있다. 따라서 토하고 난 후에는 환자로 하여금 편안히 누워 안정을 취하고 풍한風寒을 피하게 함으로써, 정기부족正氣不足으로 외사를 감수하지 않도록 하는 동시에 허약해진 비위의 기능이 회복되도록 주의 깊게 몸조리하도록 해야 한다

토하고 난 후에는 대개 비위의 기능이 떨어지기 때문에 기름지거나 소화가 잘 안되는 음식을 피해 비위의 부담이 가중되지 않도록 해야 한다. 일반적으로 토하고 난 후에는 소화가 잘 되고 건비익기健脾益氣의 효과가 있는 맑은 죽을 먹는 것이 가장 좋은데, 이는 비위의 기능과 원기를 신속히 회복시키는 데 유리하기 때문이다. 이것이 일반적인 상황에서 토법으로 치료한 후에 하는 몸조리 방법이다.

만일 용토약을 쓴 후 구토가 멈추지 않는다면 약물로 이 문제를 해결해야 하는데,

보통 생강즙을 조금 복용하면 금방 구토가 멈춘다. 하지만 생강즙을 복용한 후에도 구토가 멈추지 않는다면 환자가 복용한 구토를 유발하는 약물에 따라 다른 방법을 써야 한다. 과체산을 복용한 후 구토가 멈추지 않으면 사향麝香이나 정향丁香을 0.3~0.6g 정도 복용하면 되고, 삼성산을 복용한 후 구토가 멈추지 않으면 총백葱白을 진하게 달인 탕약을 복용하면 된다.

장종정은 《유문사친儒門事親》에서 '토법을 써서는 안 되는' 여덟 가지 금기증을 제시했으니, 임상에서 참고할 만하여 여기에 소개한다.

"성격과 행동이 난폭하고 화를 잘 내며 음란한 사람은 토법을 쓰면 안 된다. 주변 사람들에게 조잡한 말을 많이 하는 사람은 토법을 쓰면 안 된다. 환자가 의서를 읽기는 하였으나 사실 깊이 이해하지 못한 환자라면 토법을 쓰면 안 된다. 주병主病이 사기邪氣의 침입 때문인지 정기正氣의 허손 때문인지 판별할 수 없는 경우는 토법을 쓰면 안 된다. 환자가 올바른 성정이 없고, 망언망동하며, 이랬다저랬다 변덕이 심한 경우는 토법을 쓰면 안 된다. 병세가 위중하고 늙고 기가 쇠약한 사람은 토법을 쓰면 안 된다. 구토가 그치지 않고 망양혈허亡陽血虛한 사람은 토법을 쓰면 안 된다. 토혈·구혈·각혈·뉵혈·수혈·붕혈·실혈을 하는 사람은 모두 토법을 쓰면 안 된다(性行剛暴, 好怒喜淫之人不可吐. 左右多嘈雜之言不可吐. 病人頗讀醫書, 實非深解者不可吐. 主病者不能辨邪正之說不可吐. 病人無正性, 妄言妄從, 反復不定者不可吐. 病勢戲危, 老弱氣衰者不可吐. 自吐不止, 亡陽血虛者不可吐. 諸吐血·嘔血·咯血·衄血·嗽血·崩血·失血者, 皆不可吐)."

장종정은 토법의 운용에 관해, 몸이 허약한 환자에게는 사용에 신중해야 하며, 토법의 효과에 의구심을 품는 사람에게는 최대한 사용을 금함으로써 불필요한 문제를 일으키지 않아야 한다고 했다. 장종정은 의사와 환자 사이의 관계를 중시했으니, 이는 지금의 의사들이 본받아야 할 자세다.

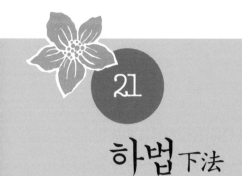
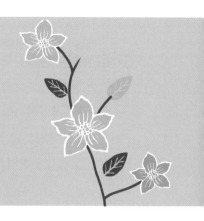

하법下法

하법下法이란?

　세간에서 통대변通大便이라고 하는 것이 하법下法이다. 하법은 바로 통대변通大便의 방식으로 인체 하부에 정체된 숙식宿食과 조시燥屎[1], 냉적冷積, 어혈瘀血, 결담結痰, 수음水飮 등 병리물질을 항문을 통해 체외로 배출시킴으로써 사기와 병인을 제거하는 치료방법이다. 하법은 앞에서 설명한 한법汗法, 토법吐法과 더불어 사기를 제거하는 주요 수단으로, 각종 원인으로 발생한 대변비결大便秘結(변비)과 건조난해乾燥難解 등의 질병을 치료하는 데 쓰인다. 이런 기초 위에서 하법은 또 인체 하부에 여러 유형의 적체(담음, 어혈, 식적 등)의 정체로 일어나는 각종 질병을 치료하는 데에도 쓰이는데, 설사시키는 방법으로 내재평형을 파괴한 유형의 적체를 체외로 배출시키는 것이다.

---

1) **조시(燥屎)** : 대개 위장의 실열(實熱)이 내부에서 뭉쳐 진액(津液)이 소모됨으로써 말라붙은 분(糞)을 말한다.

하법下法의 용도

체내에 적체가 형성되는 것은 대개 두 가지 원인 때문이다. 하나는 외부의 사기가 장부에 침입해 장부의 기능을 교란시키면 담痰·습濕·농膿·조시燥屎 등의 병리물질이 체내에 쌓이게 된다. 또 하나는 장부기능이 실조되거나 기혈운행이 원활하지 못하면 장 속에 조박물질이 정체되거나 어혈瘀血이나 수습水濕, 담탁痰濁 등 유형의 병리물질이 만들어진다. 이런 적체가 형성된 뒤에는 또 동태평형을 파괴하고 장부의 기능에 영향을 미치기 때문에 질병이 더욱 악화된다. 따라서 이런 유형의 질병을 치료할 때는 체내에 정체되고 쌓인 물질을 제거해 최대한 빨리 장부의 기능을 회복시키는 일이 급선무다. 그런데 이런 병리물질을 제거하는 가장 좋은 방법이 바로 하법下法이다.

체내 적체의 형성은 통상 다음의 다섯 가지 유형에서 벗어나지 않는다.

열적熱積

열적熱積은 장에 침힙한 열사가 장腸 속의 조박물질과 결합해 만들어진 유형의 적체를 말한다. 적체가 장을 막으면 대장의 기가 통하지 않게 되어 변비, 잦은방귀, 완복비만脘腹痞滿, 복통腹痛, 조열潮熱(오후 3~5시 사이), 수족한출手足汗出 등의 증상이 나타난다. 이때는 대개 누런 설태가 끼고 혓바늘이 돋거나 혀가 검게 말라 갈라지고, 침실유력沉實有力한 맥상이 나타난다. 이런 열적을 '양명부실증陽明腑實證'이라고 한다.

한적寒積

한적寒積은 열적과 상반되는 것으로, 침입한 한사가 장 속의 조박물질과 결합해 만들어진 유형의 적체를 말한다. 한적의 형성은 한사가 지닌 응고와 수축의 특성과 매우 밀접한 관계가 있다. 물이 차가워지면 응결해 얼음이 되는 것이 바로 응고와 수축의 특성을 가장 잘 나타내주는 예다. 따라서 한사가 장腸에 침입하면 변비, 완복창통

脘腹脹痛, 복통腹痛2), 사지궐냉四肢厥冷 등의 증상이 나타난다. 이때는 대개 암자색暗紫色의 설태가 끼고, 침긴沉緊한 맥상이 나타난다.

수적水積

외사가 침입하거나 장부의 기능실조로 수액水液의 운송과 배설에 장애가 생겨 체내에 수액이 과도하게 쌓이면 수적水積이 생긴다. 수적은 발생 부위에 따라 증상이 다르게 나타난다. 수적이 흉협胸脇에 있으면 해수기급咳嗽氣急 · 흉협인통胸脇引痛 · 심하비경心下痞硬 · 건구단기乾嘔短氣 등의 증상이 나타나고, 복부에 있으면 복창腹脹 · 대소변불통大小便不通 · 기천구갈氣喘口渴 · 호흡급박呼吸急迫 등의 증상이 나타난다. 또 수적이 사지에 있으면 사지수종四肢水腫 · 소변불리小便不利 등의 증상과 함께 사지를 누르면 오목하게 들어가 원상태로 돌아오지 않는 증상도 함께 보인다.

혈적血積

넘어지거나 부딪혀 다치거나 외사의 침입으로 어혈이 하초下焦에 쌓이게 되면 소복급결少腹急結3) · 소변자리小便自利4) · 섬어譫語(헛소리) · 번갈煩渴 · 야간발열夜間發熱 등의 증상이 나타나는데, 심한 경우에는 미친 듯한 행동을 하기도 한다.

조적燥積

정혈精血과 음액陰液이 소모 또는 손상돼 장腸을 자윤하지 못하거나 사열로 인해 진액이 고갈돼 장이 지나치게 건조하면 장 속의 조박물질이 말라붙어 조적燥積이 생긴다. 조적은 노년층의 습관성변비나 열병 후기의 대변불통 환자에게서 많이 보인다.

---

2) 한적복통(寒積腹痛)은 따뜻하게 하면 통증이 완화되고 차게 하면 통증이 더욱 가중되는 특성이 있다.
3) **소복급결(少腹急結)** : 하초축혈(下焦畜血)의 주요 증상으로 하복부에 경련이 일어나고 딴딴한 것을 가리킨다.
4) **소변자리(小便自利)** : 이뇨제를 쓰지 않아도 소변이 순조롭게 잘 나오는 것으로, 소변보는 횟수는 늘어나면서도 소변의 양은 줄지 않아 음액(陰液)이 계속 빠져나가는 병증이다.

4 팔법八法

하법下法의 종류

앞에서 설명한 적체 유형에 따라 하법을 한하법寒下法, 열하법熱下法, 축수법逐水法, 축어법逐瘀法, 윤하법潤下法 다섯 가지 유형으로 나눈다.

한하법寒下法

고미苦味에 찬 성질을 지닌 공하攻下의 약물을 이용해 체내 열적熱積을 씻어내는 하법을 한하법寒下法이라 하는데, 대표적인 방제로는 '대승기탕大承氣湯'이 있다.

대승기탕은 장중경이 지은 《상한론傷寒論》에 처음 소개되었는데, 대황大黃과 망초芒硝, 지실枳實, 후박厚朴 네 가지 약물을 배합해 만들며, '양명부실증陽明腑實證'을 치료하는 데 주로 쓰인다. 장부와 경락의 낙속絡屬 관계를 보면, 위胃와 대장大腸은 모두 양명경陽明經에 속한다. 따라서 양명부실증에서의 양명陽明은 질병이 위와 대장 두 장기에 있음을 의미한다.

앞에서 위의 생리적인 기능은 음식물에 초보적인 가공을 가해 잘게 부순 후 소장으로 전달하는 것이며, 대장의 생리적인 기능은 음식물의 찌꺼기를 전도해 분변을 만들고 이것을 체외로 배출하는 것이라고 설명한 바 있다. 이 두 장기는 음식물을 위에서 아래로 전달하는 특성이 있는데, 이 특성을 '통강通降'이라고 한다. 그런데 위와 대장이 통강하는 기능을 발휘하기 위해서는 진액의 자양과 윤활 작용이 필요하다. 진액의 자양과 윤활이 없으면 위와 대장이 음식물이나 그 찌꺼기를 자연스럽게 전달할 수 없는 환경이 조성된다. 따라서 각종 요인(열사의 침입이나 과도한 발한과 이뇨 등)으로 위와 대장 속의 진액이 소모되면 음식물이나 그 찌꺼기가 위나 대장 등의 부위에서 적체를 형성하게 된다.

이런 적체는 한편으로는 대변불통大便不通·복통복만腹痛腹滿·동통疼痛·복부비경腹部痞硬 등의 증상을 유발하고, 다른 한편으로는 사열邪熱이 체내에 축적돼도 빠져나갈 방법이 없으므로 고열신혼高熱神昏과 광조불안狂躁不安 등의 증상을 유발하기도 한다. 이 두 가지가 결합된 것이 양명병陽明病의 주요 특징이다.

이로써 양명병의 주요 병기病機5)는 위와 대장에 적체된 조시燥屎에 있으며, 적체된 조시를 배출시키기만 하면 모든 증상이 자연스럽게 사라진다는 것을 어렵지 않게 알 수 있을 것이다. 위와 대장에 적체된 조시를 제거하는 가장 좋은 방법이 바로 사하통변瀉下通便이며, 이것이 '대승기탕'에 담긴 사상이다.

먼저 방제의 이름부터 한번 해석해보자. 왜 '승기承氣'라고 했을까? 또 '승承(받들다, 받아들이다)'하는 것은 무슨 '기氣'일까? '승承'은 고문古文에서 주로 '순順(거스르지 않다, 순조롭게 하다)'의 뜻으로 쓰였으니, '승기承氣'는 곧 '순기順氣'의 의미다.

양명병의 요점이 조시내결燥屎內結로 위와 대장의 기기氣機가 정상적으로 통강하지 못하는 데 있으므로, '순기順氣'는 곧 '위와 대장의 통강지기通降之氣를 순조롭게 하는 것'이다. 이것이 바로 '승기탕'이라는 방제에 담긴 뜻이다.

이제 대승기탕의 약물 배합을 살펴보자. 대황大黃은 고미苦味에 성질이 찬 약물로, 통대변通大便에 가장 요긴하게 쓰인다. 지금 설명하고 있는 한하법은 물론이고, 앞으로 설명할 온하법溫下法·축수법逐水法·축어법逐瘀法·윤하법潤下法 등에서도 모두 대황을 볼 수 있다. 다시 말해, 대황은 하법에서 쓰임이 가장 광범위하고 중요한 약물이라 하겠다.

《신농본초경神農本草經》에서는 대황에 "어혈瘀血과 혈폐血閉를 내려 보내고, 징가癥瘕와 적취積聚를 깨뜨리고, 유음留飮과 숙식宿食을 제거하고, 장위腸胃를 깨끗이 씻어내고, 찌꺼기를 버려 장기를 새롭게 함으로써 수곡水穀이 잘 통해 대소변이 잘 나오게 하고, 중기中氣가 조화로워지고 소화가 잘 되게 하며, 오장이 모두 편안해지도록 하는 효능이 있다."고 했다.

이 설명으로부터 대황은 체내에 적체된 수음水飮과 숙식宿食, 어혈瘀血, 징가癥瘕, 적취積聚 등의 병리물질을 깨끗이 씻어내는 작용을 한다는 사실을 알 수 있다. 장과 위에 쌓인 병리물질을 깨끗이 씻어냄으로써 새롭게 하는 효능이 마치 전장에서 적군

---

5) **병기(病機)**: 질병의 발병과 발전, 변화의 기전(機轉)을 이르는 말로, 병인과 병위, 증후, 장부기혈의 허실 및 그 기전을 포함한다.

을 쓸어버리는 용맹한 장군의 활약과 비슷하다고 해서 대황을 '장군將軍'으로 별칭하기도 한다. 바로 이런 특수한 작용 때문에 장중경은 대황을 대승기탕의 군약君藥으로 삼았다.

망초芒硝는 함미鹹味에 성질이 찬 약물로, 대승기탕에서 망초와 대황을 배합한 것은 매우 의미심장하다. 그것은 바로 짠맛의 약물은 대개 단단히 굳고 뭉친 것을 부드럽게 풀어주고 흩어지게 하는 특성이 있기 때문이다. 양명병의 요점이 바로 체내에 조시燥屎가 단단히 뭉친 것인데, 망초가 지닌 연견산결軟堅散結의 작용이 단단히 뭉친 조시를 부드럽게 풀어줄 수 있으므로, 대황이 지닌 깨끗이 씻어내는 작용을 더욱 강화시킨다.

일단 적체가 제거되면 문제가 근본적으로 해결된 것이나 마찬가지로, 사열이 더 이상 체내에서 준동하며 악영향을 미칠 수 없게 된다. 대변이 굳게 뭉쳐 통하지 않고 고열이 있는 환자로 말하자면, 대승기탕으로 치료하는 것이 항생제를 사용하는 것보다 퇴열退熱의 효과 면에서 훨씬 뛰어나다.

마지막으로 지실枳實과 후박厚朴을 살펴보자. 지실과 후박의 주요 효능은 기결氣結을 풀어 통하게 하고 비만痞滿을 없애는 것이다. 양명병에서 보이는 완복脘腹의 비만痞滿과 창통脹痛은 그 근원이 조시내결燥屎內結과 위장기기胃腸氣機의 통강불능通降不能에 있다. 지실과 후박은 대황과 망초의 적체를 씻어내는 작용을 도울 뿐만 아니라, 위와 대장의 막힌 기기氣機가 다시 순조롭게 통강하도록 돕는다. 이렇게 대황과 망초, 지실, 후박 네 가지 약물로 적체를 씻어내고 기기를 통하게 하는 방제를 만들었으니, 어찌 열적과 양명병을 치료하는 데 가장 좋은 양방良方이라 하지 않을 수 있겠는가?

온하법溫下法

온하법溫下法은 사하통변瀉下通便의 약물과 온열약溫熱藥을 배합해 한사가 뭉쳐서 발생하는 대변폐색大便閉塞의 질병을 치료하는 하법이다. 사하통변의 주약主藥인 대황은 고미苦味에 성질이 차며, 열적에 매우 뛰어난 치료효과가 있는 약물이다. 하지만 한사응고寒邪凝固로 인한 냉적冷積에는 대황이 지닌 찬 성질이 도리어 적체를 몰아내는 데 역효과를 낼 수 있다. 그러므로 냉적을 치료할 때는 먼저 온열약으로 체내에 뭉친 음한陰寒을 흩뜨려 제거한 연후에 사하통변의 약물로 적체를 몰아내야 한다. 《금궤요략金匱要略》에 나오는 '대황부자탕大黃附子湯'이 바로 이런 맥락에서 만들어진 방제다:

대황부자탕은 대황大黃과 부자附子, 세신細辛 세 가지 약물을 배합해 만드는데, 부자는 그 성질이 대열大熱해서 거한祛寒의 요약要藥으로 쓰이고, 세신은 신미辛味의 약물로 능히 한사를 흩뜨리고 뭉친 것을 푸는 효능이 있다. 따라서 이 두 가지 약물을 배합함으로써 온양산한溫陽散寒과 개폐산결開閉散結의 효능을 발휘할 수 있으니, 음한사기陰寒邪氣가 체내에 응결된 것을 치료하는 가장 좋은 조합이 된다.

앞서 한법을 설명하면서 이 조합에 대해 언급한 바 있다. 장중경은 음한사기陰寒邪氣가 소음경少陰經에 침입해 발생하는 소음병少陰病을 치료할 때, 부자와 세신의 조합에 풍한을 발산시키는 마황을 배합해 '마황부자세신탕麻黃附子細辛湯'을 만들었다. 여기에서도 부자와 세신을 마황과 배합해 음한응결陰寒凝結과 대변불통大便不通의 증상을 치료하는 데 썼다.

마황부자세신탕이 해표解表의 방법으로 무형의 음한陰寒을 제거하는 방제라면, 대황부자탕은 공하攻下의 방법으로 유형의 적체를 제거하는 방제다. 약물의 차이는 단 한 가지지만, 그 속에 담긴 깊은 뜻과 오묘함은 깊이 탐구하고 공부할 만한 가치가 있다.

축수법逐水法

인체에 침입한 외부의 사기는 장 속의 조박물질과 결합, 적체를 만들어 대변불통을 일으키는 것 외에 수액의 운송과 배설 과정에도 장애를 일으켜, 수액의 비정상적인 적취로 인한 수종창만水腫脹滿과 소변불리小便不利, 대변폐결大便閉結 등의 증상을 야기한다. 이때는 수음水飲을 몰아내는 방법을 써서 비정상적으로 쌓인 수액을 대소변을 통해 체외로 배출시켜야 한다. 지금부터 수음을 몰아내는 데 쓰이는 상용 약물 세 가지에 대해 알아보자.

감수甘遂

고미苦味에 성질이 차며 독성이 있는 약물로, 주요 효능은 공축수음攻逐水飮이다. 역대 의가들은 감수가 능히 '수기水氣가 뭉친 곳에 곧바로 다다라 그것을 소설疏泄하는 성약聖藥'이라 여겼다.

대극大戟

고미苦味에 성질이 차며 독성이 있는 약물로, 주요 효능은 공축수음攻逐水飮과 아울러 습사를 제거하고 옹저癰疽나 붓기를 가라앉히는 것이다. 대극은 감수의 작용과 비슷하지만, 효능이 편중된 점에서 약간 차이가 있다. 이에 이시진李時珍은 "대극은 능히 장부의 수습을 소설하고, 감수는 능히 경수經隧[6]의 수습을 흐르게 한다."고 했다. 대극과 감수는 대개 함께 사용하며, 장부와 경락 속에 정체된 수기水氣를 일거에 쓸어버린다.

'공연단控涎丹'이라는 방제가 있으니, 바로 감수와 대극, 백개자白芥子를 배합해 만들며, 장부와 경락 속에 담습痰濕과 수음水飮이 정체되어 발생하는 흉배胸背·경항頸項·요과腰胯의 동통과 담타점조痰唾黏稠 및 담연다류痰涎多流 등의 증상을 치료하는 데 쓴다.

원화芫花

신미辛味에 성질이 따뜻하며 독성이 있는 약물로, 주요 효능은 설수제습泄水除濕과 척담축음滌痰逐飮이다. 《신농본초경神農本草經》의 기재에 따르면, 원화는 "해역상기咳逆上氣와 후명喉鳴, 인종咽腫(인후종통), 단기短氣를 주치한다."고 했다. 이로부터 원화의 효능은 상초上焦, 특히 흉협 부위에 쌓인 수음을 몰아내는 데 편중되어 있음을 알 수 있다.

---

6) **경수(經隧)** : 체표 아래에서 운행되는 경락의 통로를 말한다.

장중경의 《상한론傷寒論》에는 원화와 대극, 감수를 배합해 '현음懸飮'[7]을 치료하는 방제가 실려 있으니, 바로 '십조탕十棗湯'이다. 이시진은 이 세 가지 약물을 배합해 사용하면 전신의 수음을 몰아낼 수 있을 뿐 아니라, 수음이 숨어있는 곳까지 곧바로 미치기 때문에 일반적인 이수삼습利水滲濕의 약물로는 거둘 수 없는 축수逐水의 효과를 거둘 수 있다고 했다.

상술한 세 가지 공축수음攻逐水飮의 약물에는 공통된 특성이 하나 있다. 모두 축수逐水의 힘이 큰 반면, 어느 정도 독성이 있기 때문에 정기正氣를 손상시킬 수 있다는 점이다. 따라서 사용 시에는 매우 주의 깊고 신중해야 한다. 일반적으로 가장 좋은 방법은 환제丸劑로 쓰는 것으로, 이렇게 하면 강렬한 약성藥性을 어느 정도 완화시켜 독성으로 인한 부작용을 감소시키고, 정기의 손상도 감소시킬 수 있다.

수적水積을 치료함에 상술한 축수약逐水藥을 쓰는 방법 외에, 통리대변通利大便 또한 효과적인 방법이다. 설사를 통해서도 체내에 쌓인 수음을 체외로 배출시킬 수 있으니, 보통 통대변通大便의 약물(대황)과 상술한 축수음逐水飮의 약물을 함께 배합해 축수의 효과를 더욱 강화시킨 방제를 만들어 쓰는데, '주거환舟車丸'이 대표적이다.

주거환은 금원金元 시기의 명의인 유완소劉完素가 만든 방제로, 약물의 조성은 다음과 같다.

흑축黑丑(흑견우자) 120g, 감수甘遂 · 원화芫花 · 대극大戟 각 30g, 대황大黃 60g, 청피青皮 · 진피陳皮 · 목향木香 · 빈랑檳榔 각 15g, 경분輕粉 3g

상기의 약물을 모두 가루를 낸 후 물에 섞어 소두小豆 크기의 환丸으로 만들어 공복

---

7) 현음(懸飮) : 수음(水飮)이 흉협 부위에 머물러 발생하는 질병으로, 해수(咳嗽) · 기급(氣急) · 흉통(胸痛) · 배통(背痛) · 복부창만(腹部脹滿) 등이 주요 증상이고, 현(弦)한 맥이 나타난다.

에 뜨거운 물로 복용한다. 처음에는 다섯 환(3g 내외)을 복용하고, 매일 세 차례 복용하되 설사가 나면 복용을 그친다. 수열내옹水熱內壅과 기기조체氣機阻滯로 인한 수종水腫과 수창水脹, 구갈口渴, 기천氣喘, 복부경만腹部硬滿, 대소변불리大小便不利, 맥상이 침삭유력沉數有力한 증상을 치료하는 데 쓴다. 전체 방제는 통리대소변通利大小便을 통해 체내에 쌓인 수기水氣를 대소변으로 나눠 배출시킨다. 방제가 지닌 축수逐水의 효과가 마치 '순풍에 돛을 단 배와 같고, 비탈길을 내려가는 수레와 같다'고 해서 '주거환舟車丸'이란 이름이 붙었다.

이 방제는 공축攻逐의 약물을 대량으로 쓰기 때문에 정기正氣에 비교적 큰 손상을 입힐 수 있다. 따라서 장기간 복용해서는 안 되며, 병이 나으면 즉시 복용을 그쳐야 한다. 그 밖에 주거환을 복용할 동안은 소금 섭취를 금함으로써 수종水腫이 재발되지 않도록 해야 한다.

축어법逐瘀法

외부 사기의 침입으로 하초下焦의 혈행이 막혀 어체되거나 타박상 등으로 혈맥이 손상돼 어혈이 하초에 적체되면, 활혈화어活血化瘀와 공하통변攻下通便의 약물을 배합해 만든 축어逐瘀의 방제를 써 하부에 축적된 어혈을 대변을 통해 배출시켜야 하는데, 이 방법을 공하축어攻下逐瘀라 한다.

그렇다면 하초에 어적瘀積이 있음을 무엇으로 판단할까? 장중경은 《상한론傷寒論》에서 몇 가지 감별법을 제시했으니, 첫째는 '소복경少腹硬' 혹은 '급결急結'이고, 둘째는 '소변자리小便自利', 셋째는 '기인여광其人如狂'이다.

'소복경少腹硬'은 소복少腹 부위(복부의 양쪽 측면부)가 부드럽고 말랑말랑하지 않고 돌덩이를 누르는 것처럼 단단한 것을 가리키고, '급결急結'은 환자 스스로 소복부가 땅기고 불편한 느낌을 느끼는 것을 가리킨다. 그럼 이 두 증상의 출현은 무엇을 의미할까? 소복부는 간경肝經이 주행하는 부위며, 간은 혈액을 저장하는 중요한 장소다. 따라서 혈액이 어체돼 어적瘀積이 되면 대개 소복부에 '경硬' 혹은 '급결急結'의 증상이 나타난다.

'소변자리小便自利'는 곧 소변통리로, 전혀 막힘이 없는 감각을 가리킨다. 이 증상은 수액을 배설하는 신과 방광의 기능이 정상임을 나타내는데, 이것은 바로 신과 방광의 기능실조로 인해 수분이 방광에 과도하게 적취됨으로써 유발되는 소복경少腹硬이나 급결急結의 가능성을 배제하는 것이다. 따라서 '소변자리'는 '소복경'이나 '급결'의 원인이 '혈적血積'인지 아니면 '수적水積'인지를 감별하는 기준이 된다.

임상에서 환자에게 '소변자리'의 증상이 있으면 '소복경'이나 '급결'의 병인이 어혈적체瘀血積滯에 있음이 더욱 명확해지는 것임에 반해, '소변불리'의 증상이 있으면 방광의 배수排水 장애로 인한 수액적취水液積聚는 아닌지 고려해야 한다. 수액적취일 경우는 앞에서 설명한 축수법逐水法을 써야 하며, 공하축어攻下逐瘀의 방법을 써서는 안 된다.

'기인여광其人如狂'은 혈적의 유무를 진단하는 중요한 요소다. '기인여광'은 환자의 정서가 마치 미친 사람처럼 번조하고 불안한 것을 의미한다. 왜 이런 증상이 혈적을 진단하는 데 의미가 있는 것일까? 혈血은 정신의 변화와 밀접한 관계가 있다. 온열병에서 설명한 바 있듯이, 외부의 사기가 '영분營分'이나 '혈분血分' 두 단계에 미치게 되면 환자는 대개 어떤 정신이상의 증상을 나타내게 되는데, 이것 또한 혈의 병변이 정신이상을 유발할 수 있음을 설명하는 것이다. 따라서 '소복경' 혹은 '급결'과 '소변자리'의 증상에 더해 '기인여광'의 정신적인 변화가 나타나면 하초에 혈적이 있음을 더욱 확실하게 진단할 수 있다. 이런 어적을 '하초축혈下焦蓄血'이라고도 부른다.

장중경이 제시한 세 가지 주요 증상은 비록 간략하기는 하지만 하초축혈증下焦蓄血證의 질병 부위와 주요 증상, 특징, 감별법을 모두 설명하고 있으니 가히 요언불번要言不煩의 모범이라 할 만하다.

장중경은 이 하초축혈증을 두 가지 방제로 치료했으니, 하나는 '도핵승기탕桃核承氣湯'이고, 다른 하나는 '저당탕抵當湯'이다. 이제 이 두 방제의 배합 규칙과 함께 공통점과 차이점에 대해 알아보자.

도핵승기탕의 주요 성분은 도인桃仁과 대황大黃, 계지桂枝, 감초甘草, 망초芒硝다. 이 방제는 두 부분으로 나눌 수 있는데, 첫째는 도인과 계지로 구성된 부분이다.

한의학에서 이르기를 도인에는 '파혈행어破血行瘀'와 '윤장통변潤腸通便'의 효능이 있다고 했다. 여기에서 '파혈破血'이란 단어가 담고 있는 의미에 주의해야 한다. '파혈'은 일반적으로 말하는 '활혈活血'의 개념과는 다르다. 활혈이 혈액의 유동성을 증강시켜 혈액이 혈관 속을 막힘없이 운행하도록 하는 것을 말한다면, '파혈'은 '혈액의 적체積滯를 파괴해 제거하는 것'을 말한다. '파破' 자로부터 적괴를 녹이고 단단한 결체를 제거한다는 의미를 유추해볼 수 있다. '파혈' 외에도 도인에는 윤장통변潤腸通便하는 작용이 있으니, 이것은 파괴한 혈적을 대변을 통해 배출시키는 효능을 말한다. 이 두 가지 특성으로 인해 도인은 하초축혈증을 치료하는 가장 뛰어난 약물로 인정받게 됐으며, 이런 이유로 장중경은 도핵승기탕과 저당탕에서 공히 도인을 중요 약물로 사용했다.

계지의 주요 효능은 경락을 따뜻하게 해서 소통시키는 것(온통경락溫通經絡)이다. 혈액은 액체로 돼 있기 때문에 일반적으로 찬 기운을 만나면 응고하고 따뜻한 기운을 만나면 흐름이 빨라진다. 따라서 혈액어체로 혈적이 형성된 하초축혈증으로 말하자면, 계지가 지닌 온열溫熱과 소통疏通의 특성이 도인의 파혈제적破血除積하는 작용을 도와 더 큰 효능이 발휘되도록 한다.

둘째는 대황과 망초, 감초 세 약물로 구성된 부분이다. 이 세 약물을 배합해 만든 통변通便의 방제가 있으니, '조위승기탕調胃承氣湯'이라고 하는 것이다. 조위승기탕은 작용 면에서 대승기탕과 비슷하지만, 사하瀉下의 작용은 대승기탕보다 약하다. 장중경이 이 방제에 도인과 계지를 배합한 것은 하초축혈증에서 나타나는 병기病機 상의 특성에 따른 것이다.

하초축혈증의 요점은 하초의 혈적에 있는 것이지, 위장에 적체된 조시燥屎에 있는 것이 아니기 때문에, 치료 시에는 응당 파혈破血을 위주로 하고 통변通便을 보조 수단으로 해야 한다. 여기에 바로 장중경이 사하瀉下의 작용이 비교적 약한 조위승기탕을 선택해 여기에 도인과 계지를 배합한 이유가 있다.

저당탕은 맹충虻蟲(등에)과 수질水蛭(거머리), 도인桃仁, 대황大黃 네 가지 약물을 배합해 만든다. 도인과 대황의 효능에 대해서는 이미 설명했으니, 여기에서는 맹충과 수질에 대해 알아보자. 장중경이 맹충과 수질 두 약물을 선택해 하초축혈증을 치료한 것은 매우 의미가 있다. 맹충은 주로 소의 피를 빨아먹으며 살고, 수질은 사람이나 동물의 피를 빨아먹으며 살기 때문에 이 두 약물에는 모두 '입혈파혈入血破血'의 자연적인 특성이 있다. 이 밖에도, 맹충은 하늘을 나는 동물이고 수질은 물에서 헤엄치는 동물이니, 오르고 내리는 특성이 있다.

청대淸代의 명의 섭천사葉天士는 "나는 것은 승升하고, 걸어 다니는 것은 강降한다."고 했으니, 하늘을 나는 동물에게는 상승上升의 특성이 있고, 땅을 걸어 다니는 동물에게는 하강下降의 특성이 있다는 뜻이다. 따라서 맹충과 수질을 배합함으로써 승강기혈升降氣血의 작용이 일어나도록 해서 기혈의 유동성을 확보하고 혈액의 어적을 효과적으로 제거할 수 있는 것이다.

저당탕과 도핵승기탕을 비교했을 때, 저당탕은 파혈破血의 작용이 더 강하기 때문에 하초축혈증 중에서도 혈액어적血液瘀積이 비교적 심한 환자에게 적합하고, 도핵승기탕은 통변通便의 작용이 비교적 강하기 때문에 혈액어적이 비교적 가벼운 대신 대변불통大便不通이 뚜렷한 환자에게 적합하다.

윤하법潤下法

한하寒下와 온하溫下, 축수逐水, 축어逐瘀 이 네 가지 공하攻下의 방법은 모두 환자의 체질이 강하고, 또 외사의 영향을 받아 시屎·수水·어瘀 등 유형의 적체가 축적돼 발생한 질병에 적합한 방법이다. 만약 연로하거나 오랜 병으로 체질이 쇠약해져 장腸의 자윤이 결핍되고, 이로 인해 대변불통 등의 증상이 나타날 때는 상술한 강렬한 공하의 방법을 사용해서는 안 되고, 작용이 비교적 완만하고 부드러운 윤하潤下의 방법을 써야 한다.

윤하潤下는 정혈精血을 보익하고 장을 자윤하는 방법으로 체내에 말라붙은 대변을 자연스럽게 배출시키는 하법이다. 윤하법潤下法을 쓸 때는 주로 식물의 씨를 주요 약물로 하는 방제를 사용한다.

식물의 씨에는 두 가지 특성이 있다. 첫째, 식물의 씨에는 다량의 식물성 지방이 함유되어 있어서 장을 자윤하고 대변을 잘 통하게 하는 효능을 발휘한다. 둘째, 식물의 씨에는 식물이 생장·번식하는 데 필요한 기본물질이 함유되어 있다. 다시 말해, 씨는 식물의 '정기精氣'가 모인 곳이므로, 인체의 정기精氣를 보익하는 작용을 할 수 있다.

상용하는 약물로는 핵도인核桃仁, 지마인芝麻仁, 도인桃仁, 행인杏仁, 욱리인郁李仁, 송자인松子仁, 백자인柏子仁, 화마인火麻仁 등이 있다. 예를 들어, 정혈의 부족과 진액의 고갈로 인한 장의 자윤 결핍으로 일어나는 노인성변비를 주치하는 '오인환五仁丸'은 도인과 행인, 욱리인, 송자인, 백자인, 진피陳皮를 배합해 만든 것으로, 윤장통변潤腸通便에 매우 효과적인 방제다.

이런 종류의 변비를 치료하는 방제가 또 있으니 '마인환麻仁丸'으로, 그 방제의 조성 원칙은 기본적으로 오인환과 비슷하다. 마인환은 장중경의 《상한론傷寒論》에서 처음 나오는데, 마자인과 작약, 지실, 대황, 후박, 행인 등 여섯 가지 약물을 가루를 낸 후 벌꿀을 섞어 환丸으로 만든 것이다. 이 방제에는 주의할 점이 몇 가지 있다.

첫째, 마인환의 주약主藥인 마자인麻子仁을 두고 현재의 방제서적에서는 모두 화마인火麻仁으로 해석하고 있지만, 지마인芝麻仁으로 해석하는 것이 장중경이 처음 방제를 만들었을 때의 의도에 더욱 부합한다고 생각한다. 화마인의 주요 효능은 윤장통변潤腸通便으로, 자양하는 작용은 없다. 하지만 지마인에는 윤장통변의 효능과 더불어 정혈을 보익하는 작용도 있으니, 정혈부족으로 인한 변비를 치료하는 것으로 말하자면 지마인으로 보는 것이 더 타당하다.

장중경은 다른 방제에서도 '마자인'을 사용했으니, '심동계心動悸와 맥결대脈結代'를 치료하는 '자감초탕炙甘草湯'이다. '심동계와 맥결대'라고 하는 것은 심황심계心慌心悸와 결대結代한 맥상(완만하고 불완전한 맥상)이 나타나는 병증을 가리키는데, 현재의 심율실상心律失常(심박동 이상)과 비슷하다. 한의학에서는 정혈의 부족과 심장의 기능 실조를 이 병의 병인으로 보고 있다. 이런 질병의 치료에 대해, '자감초탕'에 들어가는 마자인을 윤장통변의 작용 밖에 없는 화마인으로 해석하는 것은 다분히 견강부회한 면이 있기 때문에, 정혈을 자보滋補할 수 있는 지마인으로 해석하는 것이 타당하고 이해도 쉬울 것이다.

둘째, 마인환이 환제의 제형을 취한 것은 바로 '환이완지丸以緩之'의 특성을 이용하기 위함으로, 약물의 통변 작용을 더디게 해서 약효가 지속적으로 발휘되도록 하는 것이 윤하潤下와 완하緩下라는 두 가지 요구에 더욱 부합하기 때문이다.

셋째, 마인환에 행인을 사용한 점도 매우 흥미롭다. 행인에는 윤장통변의 작용 외에도 해천咳喘을 가라앉고 멈추게 하는 작용을 한다. 《신농본초경神農本草經》에서는 행인이 해역상기咳逆上氣와 뇌명雷鳴을 주치할 뿐만 아니라 '하기下氣'의 효능이 있다고 했으니, 행인은 폐기숙강肺氣肅降의 작용이 매우 뛰어난 약물임을 알 수 있다.

앞에서 설명한 바, 오장과 육부는 경락의 낙속絡屬을 빌어 상호간의 관계가 매우 밀접하다. 그 가운데 폐와 대장은 표리의 특수한 관계로, 폐 기능의 변화는 대장의 기능과 상태에도 영향을 미친다. 이런 관계 때문에 행인의 폐기숙강 작용은 대장의 조박물질을 하향전도下向傳導하고 배설하는 능력을 도와 강화시킬 수 있는 것이다. 이것이 바로 마인환에 행인을 사용한 또 다른 측면에서의 이유라 하겠다.

공보겸시법攻補兼施法

임상에서 하법을 써야 할 질병 가운데에는 매우 특수한 유형이 있다. 열사熱邪가 장시간 체내에 머물러 진액을 대량으로 고갈시킴으로써 장腸이 바짝 말라 조박물질이 순조롭게 배출되지 못하고 장도가 막혀 나타나는 변비불통便秘不通과 완복창만脘腹脹滿의 증상이 바로 그런 유형이다. 이런 증상의 특징은 진액의 손상 정도가 매우 심각하기 때문에 신속히 대변폐색大便閉塞을 개선시켜야 한다는 점이다.

이런 종류의 병증을 가리켜 '무수주정無水舟停'이라 하는데, 오랜 가뭄으로 강물이 말라붙어 배가 움직일 수 없는 것과 같은 상황을 말한다. 이때 배(조시燥屎)를 움직이게 하려면 하루빨리 말라붙은 강에 물(진액津液)을 대는 방법이 최선으로, 강물이 충분하면 배는 자연히 움직이게 된다. 그렇지 않고 강제로 배를 끌어당겨 움직이려 한다면, 끌어당기기 어려운 것은 물론이려니와 끌어당기는 과정에서 선체와 강바닥(장도腸道)의 손상을 피할 수 없다. 진액이 충분하면 아주 적은 힘만으로도 조시燥屎를 자연스럽게 배출시킬 수 있으니, 이런 방법을 '증액행주법增液行舟法'이라 한다. 이 방법의 가장 대표적인 방제가 청대淸代의 명의 오국통吳鞠通이《온병조변溫病條辨》에서 제시한 '증액승기탕增液承氣湯'이다.

증액승기탕은 현삼玄蔘과 맥문동麥門冬, 생지황生地黃, 대황大黃, 망초芒硝 다섯 가지 약물로 구성된다. 그 가운데 현삼과 맥문동, 생지황 세 약물을 배합해 만든 방제가 '증액탕增液湯'이니, 그 이름에서 세 약물을 조합함으로써 진액을 보충하는 작용이 일어나도록 해서 장을 충분히 자윤하는 방제임을 알 수 있다. 여기에 연견산결軟堅散結과 공하통변攻下通便의 약물인 대황과 망초를 배합했으니, 공하攻下와 보액補液의 효과를 함께 거둘 수 있다.

치험례 34

노인변비 치료

이전에 70대 환자를 치료한 적이 있는데, 왕비충제尪痹沖劑[8]를 복용한 후 대변불통大便不通과 소복창만小腹脹滿, 동통을 호소하고, 마르고 누런 설태가 끼었으며 맥상이 허대虛大한 환자였다. 처음 진료할 당시 '대승기탕大承氣湯'을 하루 치 처방했다.

> 대황大黃 10g (후하後下)[9], 망초芒硝 10g (충복沖服)[10], 지실枳實 10g, 후박厚朴 10g

---

8) **왕비충제(尪痹沖劑)** : 유풍습(類風濕)이나 만성 골관절 질환을 치료하는 약으로, 주요 작용은 온보신양(溫補腎陽)과 거풍제습(祛風除濕)이다. 약성(藥性)이 온조(溫燥)로 편향되어 있다.

9) **후하(後下)** : 약을 달이는 방법 가운데 하나로, 휘발성이 강한 박하(薄荷)나 목통(木通), 사인(砂仁) 등과 같은 약물은 그 휘발성분에 약효가 들어있으므로 너무 오래 달이면 유효한 성분이 모두 날아가게 된다. 그러므로 다른 약물을 먼저 적당히 달인 다음에 넣고 약간만 달여야 한다. 대황(大黃)은 후하(後下)하면 사하(瀉下)의 작용이 더욱 강해진다.

다음날 다시 진료를 할 때, 환자는 약을 복용한 후에도 여전히 대변이 나오지 않고 복부의 창통脹痛은 전날보다 더 심해졌다고 했다. 이에 이 온조溫燥 약물이 인체의 진액을 손상시키는 작용을 할 수 있고, 또 환자의 나이를 고려했을 때 정혈도 분명 상당히 고갈됐으리라는 점에 생각이 미치자 '증액승기탕增液承氣湯'으로 방제를 바꿔 다시 하루 치를 처방했다.

> 대황大黃 12g(후하後下), 망초芒硝 10g, 생지황生地黃 30g, 맥문동麥門冬 10g, 현삼玄蔘 30g

다음날 환자는 희색이 만연한 얼굴로, 어제 처방한 증액승기탕을 복용하고 약 두 시간이 지나자 변의가 일기 시작하더니 모두 세 차례 대변을 봤고, 대변을 다 보고 나자 편안해지면서 복창과 복통이 모두 사라졌다고 했다. 이 말을 듣고 진액을 자양하는 방제를 한 제 더 처방해 몸조리를 잘 하도록 주문했는데, 처방은 다음과 같다.

> 생지황生地黃 12g, 맥문동麥門冬 10g, 현삼玄蔘 15g, 석곡石斛 10g, 상엽桑葉 6g, 감초甘草 6g

＊＊＊

이상으로 상용하는 하법下法에 대해 알아봤다. 하법을 사용할 때는 적체의 유형과 성질을 근거로 각기 다른 하법을 선택해야 하니, 한하寒下와 온하溫下, 축수逐水와 축

---

10) **충복(沖服)** : 몇몇 귀하거나 휘발성이 강한 약물을 곱게 간 다음 그 가루를 이미 달인 약탕에 넣고 섞어서 복용하는 방법이다. 우황(牛黃), 사향(麝香), 침향(沉香), 삼칠(三七), 천패(川貝), 육계(肉桂), 자하거(紫河車), 혈갈(血竭) 등은 충복(沖服)의 방법으로 복용한다.

어逐瘀, 급하急下와 완하緩下 및 '증수행주增水行舟' 등이 있다. 이런 하법을 정확히 운용한다면 즉각적인 효과를 볼 수 있지만, 잘못 운용한다면 정기를 손상시키는 것은 물론 병을 더욱 악화시키고, 심각한 경우 사망에까지 이르게 할 수 있으니, 하법의 선택과 사용에 신중해야 한다. 먼저 망문문절望聞問切을 통한 변증辨證으로 시작해 질병의 허실虛實과 한열寒熱 및 경중輕重과 완급緩急을 정확히 분별하고, 질병의 특성을 근거로 가장 합당하고 효과가 좋은 하법을 정해야 한다.

"인명은 천금보다 귀하다[人命至重, 貴於千金]."고 했으니, 의사에게는 그 어떤 경솔함이나 부주의도 허용되지 않는다. 이것이 바로 한법汗法, 토법吐法, 하법下法과 같은 거사祛邪의 방법을 쓸 때 유념해야 할 점이다.

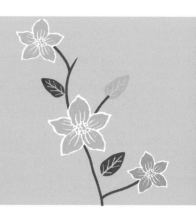

22

화법和法

화법和法이란?

　화법和法은 그 이름에서 알 수 있듯이, 화해와 조화의 수단으로 질병을 치료하는 방법이다. 화법은 거사祛邪를 특성으로 하는 한법汗法이나 토법吐法, 하법下法과 달리, 정기正氣와 사기邪氣의 대비 관계를 변화시키거나 각 장부 사이에 대비되는 기능상의 강약 관계를 조정해 질병을 치료하는 방법이다. 화법은 해결이 어려운 분쟁을 조정하는 중재자처럼 정기와 사기의 대항 및 장부가 기능하는 과정 속에서 우리 인체에 안정되고 협조적인 정체평형整體平衡의 환경이 조성되도록 함으로써 건강을 지키는 방법이다.

　화법의 특성은 '화和' 한 자에 모두 담겨 있는데, 거사祛邪도 부정扶正도 아닌 조화에 중점을 두고 있음을 알 수 있다. 화법의 조화작용을 통해 정기와 사기 사이에 평온을 찾도록 하며, 각 장부가 조화롭게 기능하도록 한다. 따라서 화법의 주요 효능은 외사外邪에 대한 화해와 장부 사이의 조화, 이 두 가지로 귀납된다.

　정기와 사기는 교전을 벌이는 양 당사자로 간주할 수 있으며, 쌍방의 힘을 비교해 보면 전쟁의 결과를 짐작할 수 있다. 그러므로 질병을 치료할 때는 정기의 쇠약한 정도를 가지고 부정扶正과 거사祛邪 중 어느 것에 무게를 둘지 결정해야 한다.

정기와 사기의 힘을 비교했을 때 막상막하의 교착상태일 경우에는 쌍방 어느 쪽도 상대방을 압도적으로 제압할 수 없다. 그렇다고 해서 손을 놓고 수수방관할 수도 없는 일이니, 서로 대치하다보면 마지막에는 쌍방이 모두 피해를 보게 되는 경우를 피할 수 없다. 이때 거사祛邪의 방법을 쓰면 정기가 손상될 수 있고, 부정扶正의 방법을 쓰면 사기가 더욱 깊이 유입될 수도 있다. 그렇다면 어떻게 대처해야 할까? 한의학에서는 이런 질병을 치료하는 매우 좋은 방법을 생각해냈으니, 바로 '화해和解'다. 화해를 통해 정기와 사기 사이의 투쟁을 멈추게 하고, 투쟁으로 인해 발생한 각종 불편한 증상을 제거하는 것이다.

화법和法의 적용증

그렇다면 어떻게 화해의 치료원칙을 실현할 수 있을까? 장중경이 만든 '소시호탕小柴胡湯'이 바로 화해외사和解外邪의 작용으로 유명한 방제다. 소시호탕은 《상한론傷寒論》에 실려 있는데, 소양병少陽病에서 나타나는 '한열왕래寒熱往來 · 흉협고만胸脇苦滿 식욕부진食慾不振 · 심번희구心煩喜嘔' 등의 제반 증상을 치료하는 데 쓰인다.

소양少陽은 기표와 내부 장부 사이의 단계에 위치한다. 소양의 밖은 태양太陽이고 안은 양명陽明으로, 소양은 태양에 속하는 표表와 양명에 속하는 리裏를 구분하는 경계에 있다. 따라서 소양을 '반표반리半表半裏'라 하니, 소양병은 바로 사기가 소양의 단계에 침입해서 일어나는 질병을 가리킨다.

소양병의 발생은 먼저 신체의 정기부족正氣不足으로 태양의 단계에서 사기를 효과적으로 방어할 수 없어 소양의 단계까지 침입한 것을 의미한다. 이것은 또 정기가 사기에 전혀 저항하지 못할 정도로 쇠약해진 것은 아니며, 사기 역시 정기를 제압할 정도로 왕성한 것은 아니기 때문에, 내부 양명의 단계까지 깊숙이 침입하지는 못하고 소양의 단계에서 정기와 대치하고 있음을 의미한다. 사기와 정기 모두 상대방을 제압할 정도로 힘이 충분하지 못하기 때문에 소양병의 독특한 증상인 '한열왕래寒熱往來'

가 나타나는 것이다.

한열왕래는 오한과 발열이 교대로 나타나는 것을 말하는데, 왜 이런 현상이 나타나는 것일까? 앞에서 설명했듯이, 소양병의 발병 원인은 정기의 쇠약과 경미한 사기로, 이 두 가지 이유 때문에 정기와 사기 어느 쪽도 확실한 승리를 거둘 수 없다. 따라서 쌍방이 교전을 하면 승부를 가리지 못하고 서로 상처만 입게 된다. 이때 쌍방은 어쩔 수 없이 잠시 휴전을 하며 힘을 비축해 다음 교전을 준비한다. 이렇게 어느 정도 힘이 비축되면 다시 새로운 교전을 벌이고, 이런 양상이 끊임없이 순환, 반복된다. 정기와 사기가 교전을 벌일 때는 발열 증상이 나타나고, 이 교전으로 쌍방이 손상을 입으면 또 오한 증상이 나타난다. 이것이 소양병의 독특한 증상인 한열왕래가 나타나는 이유다.

화해외사법和解外邪法

이제 소양병의 다른 몇 가지 증상에 대해 더 알아보자. 경락학설에 따르자면, 소양경의 주행노선은 사지四肢의 측면과 흉협胸脇 부위로, 사기가 소양의 단계에 침입하면 필연적으로 소양경의 기혈 운행을 막아 흉협고만胸脇苦滿 증상을 유발한다. 그렇다면 심번희구心煩喜嘔와 식욕부진은 또 어떻게 야기될까?

이 두 증상은 심心과 비위脾胃 세 장기의 기능이상으로 일어난다. 심번心煩은 심화항성心火亢盛의 표현이고, 희구喜嘔(수시로 하는 구토)는 위胃의 화강和降 기능이 실조됐다는 표현이며, 식욕부진은 비脾의 수곡水穀을 운화하는 기능이 떨어졌다는 표현이다.

소양병은 왜 이 세 장기에 영향을 미칠까? 심心은 화火에 속하고, 비위脾胃는 토土에 속하며, 목木은 능히 화火를 생生하고, 목木은 능히 토土를 극尅한다. 이 말은 목木에 속한 장부는 화火에 속한 장부에 대해 촉진하는 작용이 있는 반면, 토土에 속한 장부에 대해서는 억제하는 작용이 있다는 뜻이다.

인체의 어느 장부가 목木에 속할까? 간肝과 담膽이다. 담과 연계가 발생하는 경락은 무엇일까? 바로 소양경이다! 이제 이해가 됐을 것이다. 사기가 소양 단계에 침입하면 경락의 연계를 통해 담의 정상적인 기능에 영향을 미치고, 담의 기능실조는 한 발 더 나아가 심과 비위의 기능이상을 초래하게 되는 것이다. 담과 심 사이에는 촉진하는 관계가 있으므로, 사기의 교란으로 심장의 기능이 항진하게 되니, 이것이 바로 심번心煩과 같은 증상이 나타나는 원인이다. 또 담과 비위 사이에는 억제하는 관계가 있으므로, 사기의 교란으로 비위의 기능이 감퇴하게 되니, 이것이 희구喜嘔 및 식욕부진 등의 증상이 나타나는 원인이다.

이상의 분석으로부터 소양병은 사기가 소양의 단계에 침입한 것으로, 담의 기능에 영향을 줄 뿐만 아니라 장부 사이의 관계를 통해 심과 비위 세 장부에도 영향을 준다는 사실을 쉽게 알 수 있다. 따라서 치료 시에는 화해和解를 통해 사기를 소양의 단계로부터 퇴출시키는 것은 물론, 심과 비위 세 장부의 기능을 정상적으로 회복시킬 방법을 모색해야 한다. 여기에 장중경이 '소시호탕小柴胡湯'이라는 방제를 만든 의도가 담겨 있다.

소시호탕은 시호柴胡, 황금黃芩, 인삼人蔘, 반하半夏, 생강生薑, 대조大棗, 감초甘草 이렇게 일곱 가지 약물로 구성되며, 그 가운데 시호가 주약主藥이다. 시호는 화해외사和解外邪에 제일가는 묘약으로, 정기와 사기 사이의 투쟁 관계를 효과적으로 변화시킬 수 있다. 한편으로 소양에 침입한 사기를 밖(기표)으로 유도해 최종적으로 해산시키는가 하면, 또 한편으로는 정기를 북돋우고 기표를 고섭해 정기로 하여금 사기의 침입을 방어하도록 한다. 시호가 지닌 이 두 방면의 중재 작용을 통해 '화해'의 목적을 달성할 수 있으며, 시호가 바로 전체 방제의 영혼이 깃든 약물이므로, 장중경은 방제의 이름을 '소시호탕'으로 명명했다. 이제 소시호탕에 들어가는 다른 약물의 작용과 효능에 대해 알아보자.

황금은 고미苦味에 성질이 찬 약물로, 상초上焦의 열사熱邪를 없애는 데 뛰어나므로 담膽에 남아있는 사열邪熱을 제거할 뿐 아니라, 항진한 심장 기능을 억제해 심번心煩 증상을 개선할 수 있다.

반하와 생강은 신미辛味에 성질이 따뜻한 약물로, 함께 사용하면 위역胃逆을 가라 앉히고 구토를 멈추게 하는 작용이 더욱 좋아지니, 위기胃氣를 편안하게 회복시키고 수시로 올라오는 구토 증상을 개선할 수 있다. 반하와 생강을 두고 옛사람들은 '구가 성약嘔家聖藥'이라 했다.

인삼과 대조는 감미甘味에 성질이 따뜻한 약물로, 원기를 보익하며 비기脾氣를 보 익해 비의 운화기능을 증강시킨다. 원기를 보익함으로써 정기부족正氣不足과 항사무 력抗邪無力의 상황을 개선하고, 비기脾氣를 보익해 운화기능을 증강시킴으로써 식욕부 진의 증상을 개선할 수 있다.

마지막으로 감초는 모든 약물을 하나로 아울러 약성藥性을 조화롭게 한다. 감초의 별명이 '국노國老'라는 것은 감초에도 매우 강한 화해의 작용이 있음을 설명하는 것이 니, 시호와 배합함으로써 전체 방제가 지닌 화해외사和解外邪의 효능을 더욱 크게 증 강시킨다.

장부조화법臟腑調和法

한 나라가 안정과 번영을 지켜나가기 위해서는 외적의 침입을 방어해야 할 뿐만 아 니라 내부의 안녕과 질서를 유지해야 하며, 또 나라가 발전하기 위해서는 정부 각 부 처가 협조, 단결해 국정을 운영해야 한다. 몇몇 부처가 자신들만의 이익을 위해 제 각기 움직인다면 그 나라의 국정은 정상적으로 운영될 수 없다.

우리의 인체도 한 나라와 마찬가지로, 각 장부 사이에 협조, 통일하는 환경이 만 들어진 상태에서 각각의 기능을 발휘해야 복잡한 생명활동을 제대로 유지할 수 있다. 예를 들어, 혈맥血脈을 주관하는 심心의 기능은 혈血을 저장하는 간肝과 혈을 통섭統攝 하는 비脾의 기능이 제대로 작동하는 기초 위에서 실현되며, 소변을 저장하고 배설하 는 방광膀胱의 기능은 수도水道를 통조通調하는 폐肺와 수액水液을 주관하는 신腎의 기 능이 제대로 작동하는 기초 위에서 실현된다.

4 팔법八法

앞에서 설명했듯이, 각 장부 사이에는 오행 속성의 차이로 말미암아 상호 연계하고 제약하는 관계가 발생한다. 이런 연계와 제약은 각 장부가 밀접히 결합해 하나의 정체整體를 이루고, 인체로 하여금 복잡함 속에 질서가 있는 생명활동을 이어나갈 수 있게 하는 보장 장치다. 한의학에서는 정체관념整體觀念을 매우 강조하는데, 질병을 인식하는 방법에서도 어느 한 장부에 국한되는 것이 아니라, 하나의 큰 정체와 장부 사이의 연계와 제약에서 시작해 질병의 근원과 질병이 영향을 미치는 장부를 분석하고 판단한다.

위완창통胃脘脹痛을 예로 들어보자. 병변 부위는 위胃지만, 한의학에서는 위에 대한 간의 제약작용[木克土]을 근거로 많은 경우에 소간疎肝[1]의 방법으로 치료한다. 또 위완은통胃脘隱痛을 예로 들어보자. 위완은통은 가볍게 주무르거나 따뜻하게 하면 통증이 경감되는데, 이때의 병변 부위 역시 위胃다. 하지만 위에 대한 심의 촉진작용[火生土]을 근거로 대개 심화心火를 보補하는 방법으로 치료한다. 두 가지 위통을 치료하는 방법은 비록 다르지만 그 취지는 같으니, 정체평형整體平衡의 각도에서 출발해 각 장부 사이에 내재한 협조와 통일이라는 기능 상태를 회복시키는 것이다.

바로 각 장부 사이에 존재하는 상호 연계와 제약이라는 동태관계動態關係 때문에 어느 한 장부의 기능에 이상이 발생하면 대개 그 장부와 연계 혹은 제약의 관계에 있는 다른 장부에도 영향을 미쳐, 장부 사이에 내재한 협조와 통일이라는 기능 상태가 깨지게 된다. 이런 상황을 '장부실화臟腑失和'라 한다.

장부실화를 치료하는 가장 좋은 방법은 바로 '조화調和'로, 조화로움을 잃은 장부 사이의 관계를 다시 조화롭게 함으로써 원래의 협조적인 기능 상태를 회복시키는 일이다. 지금부터 임상에서 자주 보이는 장부실화의 유형을 살펴보면서, 어떻게 '화법'을 사용해야 조화로움을 잃은 장부를 다시 조화롭게 할 수 있는지 탐구해보자.

---

1) **소간(疎肝)** : 울결(鬱結)된 간기(肝氣)를 풀어 통하게 하는 방법을 말한다.

간비실화肝脾失和

장부실화臟腑失和의 유형 가운데 가장 많이 보이는 것이 '간비실화肝脾失和'다. 왜 '간비실화'가 가장 쉽게 나타날까? 간肝을 '장군지관將軍之官'이라 하는데, 거세고 맹렬한 것이 특징이다. 평소에 화를 내는 행위를 '동간화動肝火'로 표현하는 것은 간이 지닌 거세고 맹렬한 본성을 반영한 것이다. 다시 한 번 '간肝' 자의 구성을 살펴보자. '干'에는 관여하고 간섭한다는 뜻이 있으니, 이로부터 간에는 다른 장부의 기능에 관여하는 특성이 있음을 쉽게 알 수 있다.

비脾는 '창름지관倉廩之官'이라 하는데, 주요 직책은 인체에 각종 영양물질을 제공하는 일이다. 비脾는 토土에 속하고, 간肝은 목木에 속하며, 목木은 능히 토土를 극克하니 생리기능상으로 볼 때 간은 비에 대해 억제하는 작용을 한다. 여기에 간 자체의 맹렬하고 관여하기 좋아하는 특성이 더해지니, 간이 정지情志의 자극을 받거나 다른 요인으로 인해 자신의 기氣를 시원스럽게 뻗지 못하면 '원기怨氣'를 비로 발산하게 되고, 이로 인해 간비불화肝脾不和가 발생한다.

간비불화의 결과, 간과 비 두 장기 모두 자신의 정상적인 생리기능을 할 수 없게 된다. 그 가운데 간기肝氣가 원활히 통하지 않아 내부에 울결되면 협륵脇肋과 완복부脘腹部에 창만脹滿과 동통疼痛이 발생한다. 또 비가 운화를 주관하지 못하면 음식이 정미물질로 전화轉化되지 못하고 곧바로 장도를 통해 배출되니 장명腸鳴과 복사腹瀉가 발생한다.

이런 이유로 간비실화肝脾失和의 주요 증상은 복통과 복사로 나타나며, 복통이 일면 바로 설사를 하게 된다. 주로 기분이 우울하거나 화가 나면 유발되는데, 설사를 한 후에는 어느 정도 복통이 경감되는 경우도 있고 아무런 변화가 없는 경우도 있다.

간비실화의 이 유형 가운데 모순은 비脾에 대한 간肝의 과도한 압제다. 그러므로 조화롭게 하기 위해서는 간이 지닌 완강하고 드센 특성을 우선 해결해야 하는데, '이유제강以柔制剛'의 수단으로 간이 지닌 드센 성질을 완화시킴으로써 비에 대한 과도한 압제를 누그러뜨려야 한다. 그 다음 해야 할 일은 보양補養의 수단으로 과도한 압제를 받은 비를 어루만져 최대한 빨리 운화하는 기능을 회복시키는 것이다. 이 두 방면의 약물을 통해 간과 비의 조화를 도모해야 하니, '백출작약산白朮芍藥散'이 바로 간과 비를 조화롭게 하는 방제다.

백출작약산은 백작약白芍藥과 토초土炒[2]한 백출白朮, 진피陳皮, 방풍防風 네 가지 약물을 배합해 만드는데, 백작약의 주요 특성이 바로 '유간柔肝'이다. 유간柔肝은 간이 지닌 강폭한 성질을 완화시키는 것을 말한다. 그러면 백작약은 어떻게 유간柔肝의 특성을 갖게 되었을까? 간은 인체에서 혈血을 저장하는 기관이고, 백작약은 바로 그 혈을 보양하는 약물이다. 양혈보혈養血補血을 통해 간이 물질상의 보익補益을 얻게 되면 그 강폭한 본성이 자연히 완화된다.

간의 강폭한 성질이 완화되었으면 이번에는 압제당한 비를 어루만져야 하니, 백출작약산에서 토초한 백출을 쓰는 이유가 여기에 있다. 백출의 주요 효능은 건비조운健脾助運[3]으로, 진대晉代의 저명한 의가이자 도가인 갈홍葛洪이 지은 《포박자抱朴子·내편內篇》에 다음과 같은 기재가 있다.

> "남양南陽에 살던 문 씨가 한말漢末에 난을 피해 호산壺山으로 들어갔는데, 먹을 것이 없어 굶어죽을 지경이 됐다. 누군가 백출白朮 먹는 법을 가르쳐주니 마침내 굶지 않게 됐다. 수십 년이 지나 고향으로 돌아가니, 얼굴은 더 젊어졌고 기력은 더 왕성해졌다."

이 글을 통해 비위脾胃를 보익하는 백출의 작용이 대단히 뛰어남을 알 수 있다. 백출작약산에서는 허기를 채우고 '젊고 기력이 넘치게 하는' 백출을 황토에 볶아 사용했으니, 오행의 토土에 속하는 비脾를 보익하는 효과를 더욱 높인 것이다. 백출로 비를 보익하면 간의 압제로 정상적으로 운화의 기능을 수행하지 못했던 비가 점차 제

---

2) 토초(土炒): 조심토(竈心土, 부엌 아궁이의 흙)를 가열한 후 약물을 넣고 약물 고유의 냄새가 날 때까지 볶는 것을 말한다.
3) 건비조운(健脾助運): 비(脾)를 보익(補益)하여 비(脾)의 운화(運化) 기능을 돕는 것을 말한다.

기능을 회복하게 된다. 이렇게 백작약과 토초한 백출의 작용 하에서 간과 비 두 장기 사이에 초보단계의 조화가 이루어지게 된다.

방풍과 진피 두 약물은 백출작약산에서 이중의 의미를 갖는데, 분석하는 가운데 그 속에 담긴 정묘함과 심오한 뜻을 발견하게 될 것이다.

방풍은 '방풍防風'이라는 약명에서 그 효능을 유추할 수 있으니, 바로 풍사風邪를 제거하는 것이다. 방풍이 풍사를 제거하는 작용을 할 수 있는 것은 자신이 가지고 있는 승산升散의 특성 때문이다. 이 특성은 간주창달肝主暢達과 간주소설肝主疏泄의 생리적인 특성에 잘 부합하기 때문에 백작약을 도와 비에 대한 간의 압제를 더욱 완화시킬 수 있다. 또 방풍의 승산升散하는 특성은 비주승청脾主升清의 생리적인 특성과도 잘 부합하기 때문에 백출을 도와 운화 기능의 회복을 더욱 촉진할 수 있다. 후세에 '보토파補土派'의 종사宗師로 추앙받는 이동원李東垣은 일찍이 "방풍을 쓰지 않고는 비위를 보익할 수 없다[若補脾胃, 非此引用不能行]."고 했으니, 방풍에 비위보익脾胃補益을 촉진하는 작용이 있음을 충분히 알 수 있다.

진피의 주요 작용은 이기理氣[4]다. 이기작용은 장의 연동운동을 촉진하고 비위의 소화능력을 증강시키는 한편, 울체된 간기肝氣를 소통시킨다. 진피의 작용으로 간과 비가 조화를 되찾으니 두 장기 사이의 불화는 자연히 사라지게 된다. 이것이 바로 백출작약산이 간과 비를 조화롭게 하는 원리다.

심신실화心腎失和

지금부터는 내장실화內臟失和의 유형, 곧 '심신실화心腎失和'에 대해 살펴보자. 심心은 화火에 속하며, 화火의 특성은 작열灼熱과 활기活氣다. 신腎은 수水에 속하며, 수水의 특성은 자윤滋潤과 안정安定이다. 생리적으로 심화心火와 신수腎水는 서로 제약하기도 하고 또 서로 융합하기도 하는 관계다. 심화는 신수의 자윤으로 항성하지 않고, 신수는 심화의 온후로 과도하게 가라앉지 않는다. 이런 관계를 통해 인체는 낮에는

---

4) 이기(理氣) : 기체(氣滯), 기역(氣逆), 기허(氣虛) 등을 치료하는 작용을 말한다.

왕성한 활동성을, 밤에는 일정한 휴면성을 유지할 수 있으니, 이런 상태를 '수화기제 水火既濟'라 한다.

심과 신이 서로 융합하지 못하면 심화가 신수의 자양을 받지 못해 항성하게 되니, 입과 혀에 창瘡이 생기고, 가슴이 답답하고 잠을 이루지 못하며, 가슴이 뛰고 꿈을 자주 꾸는 증상이 나타난다. 신수 또한 심화의 온후를 받지 못해 과도하게 음한陰寒하게 되니, 하지가 위축되고 무력하며, 허리와 무릎이 쑤시고, 수족이 차고, 설사를 하며, 발기가 되지 않거나 일찍 사정하는 증상이 나타난다.

이렇게 심화와 신수가 융합하지 못하는 상황을 '수화부제水火不濟' 혹은 '심신불교心腎不交'라 한다. 이때는 심과 신을 조화롭게 하는 방법으로 치료해 심화와 신수가 다시 융합할 수 있는 상태로 회복시켜야 한다. '교태환交泰丸'이 바로 '심신불교心腎不交'를 치료하기 위해 만든 유명한 방제다. 교태환은 황련黃連과 육계肉桂 두 약물을 배합한 것으로, 약미藥味(약물의 종류)는 적으나 방제의 조합이 치밀하고 약물의 선택이 정확하므로 심과 신을 조화롭게 하는 묘방이라 할 만하다.

황련은 고미苦味에 성질이 찬 약물로, 주로 심화를 가라앉히는 중요한 약물로 쓰이며, 항진한 심장의 기능을 억제할 수 있다. 육계는 신미辛味에 성질이 따뜻한 약물로, 신수를 온후하는 약물로 쓰이며, 기혈의 생장을 고무하고 신장의 기능을 진작시킬 수 있다.

즉, 교태환은 하나는 차고 하나는 따뜻하며, 하나는 음이고 하나는 양이며, 하나는 내려 보내고 하나는 올려 보내는 두 약물을 배합한 것이다. 황련은 음한陰寒하고 내려 보내는 약물이니 심화의 항성을 억제하면서 심화로 하여금 신수를 온후하게 하고, 육계는 온열溫熱하고 올려 보내는 약물이니 신수의 음한을 풀어 없애면서 신수로 하여금 심화를 떠받치게 한다. 이렇게 해서 심과 신 두 장기가 다시 친교를 맺고 안정을 되찾게 하기 때문에 '교태환'이란 이름을 붙인 것이다.

간비실화肝脾失和와 심신실화心腎失和 두 예를 통해서 장부실화臟腑失和를 치료하는 중심 사상이 바로 '평平'이라는 것을 쉽게 알 수 있다. 무엇이 '평'인고 하니, 불열불한

不熱不寒·불항불비不亢不卑·불성불쇠不盛不衰·불색불유不塞不流가 바로 '평'이다. '평平'이 한 자의 뜻만 정확히 인식한다면, '화법'의 관건과 요체 또한 완전히 파악할 수 있다. 강한 것은 누르고, 약한 것은 떠받치며, 찬 것은 따뜻하게 하고, 뜨거운 것은 식혀 장부로 하여금 다시 협조하고 단결하는 상태를 회복하도록 하는 것, 여기에 바로 화법和法의 진수가 담겨 있다.

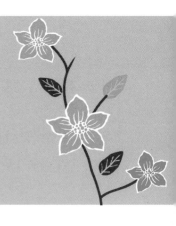

온법溫法과 청법清法

온법溫法과 청법清法의 구별

온법溫法과 청법清法은 완전히 상반되는 치료법이다. 온溫은 온열溫熱을 뜻하고, 청清은 청량清凉을 뜻한다. 그러므로 온법은 한증寒證을 치료하는 데 쓰고, 청법은 열증熱證을 치료하는 데 쓴다.

한증寒證은 한사寒邪가 침입하거나 양기陽氣가 쇠약해져 발생하는 질병으로, 주요 증상은 추위를 싫어하고 따뜻한 것을 좋아하며, 장부의 기능이 쇠퇴하는 것이다. 한증은 또 질병의 발생 부위에 따라 표한증表寒證과 이한증裏寒證으로 구분할 수 있다. 표한증은 대부분 한사가 기표에 침입해 일어나기 때문에 신온발한辛溫發汗의 방법으로 치료해야 하며, 이한증은 대개 양기가 쇠퇴하거나[1] 한사가 장부까지 깊이 침입해 일어나기 때문에 온법溫法으로 치료해야 한다.

열증熱證은 한증에 상반되는 것으로, 열사熱邪가 침입하거나 양성음허陽盛陰虛로 발생하는 질병이며, 주요 증상은 열이 나고 찬 것을 좋아하며, 장부의 기능이 항진하

---

1) 내생오사(內生五邪)에서 설명했던 내한(內寒)은 양기쇠퇴(陽氣衰退)로 체내의 음한(陰寒)이 상대적으로 과도하게 항성한 것이기 때문에 '이허한증(裏虛寒證)'이라고도 한다.

는 것이다. 그 가운데 열사가 침입해 발생하는 열증(외감열증)은 열사가 내재평형을 파괴한 상황을 근거로 질병이 위衛 · 기氣 · 영營 · 혈血 중에서 어느 단계에 있는지를 판단해 해표발한解表發汗 · 청기량영淸氣凉營 · 양혈산혈凉血散血 등의 방법 가운데 적합한 방법을 선택해 치료해야 한다. 이 부분은 16장에서 상세히 살펴보았으니 여기서는 더 이상 부언하지 않는다. 양성음허陽盛陰虛로 유발된 열증은 그 성질에 따라 실열증實熱證과 허열증虛熱證으로 나눌 수 있으며, 이때는 청법淸法으로 치료해야 한다.

온리산한법溫裏散寒法

이른 바 온법溫法이라고 하는 것은 성질이 온열溫熱한 약물을 이용해 '이한裏寒'의 증상을 개선하는 치료법이다. 이한裏寒은 또 내한內寒이라고도 하는데, 한사가 장부와 경락에 침입하거나 양기가 쇠약해져 장부를 온후하지 못해 음한내성陰寒內盛을 유발함으로써 발생하는 질병이다. 그 가운데 한사가 장부와 경락에 침입해 야기되는 것을 '이실한증裏實寒證'이라 하는데, 한사의 특성이 응고와 수축이기 때문에 대개 혈액이 어체瘀滯되어 각종 냉통冷痛이 발생한다.

한사가 위胃에 침입하면 만지지 못할 정도로 심한 위완냉통胃脘冷痛이 발생하는데, 따뜻하게 하면 통증이 경감된다. 또 말간 물을 토하고 담연痰涎이 많이 생기며, 맥상이 현긴弦緊한 증상도 나타난다. 한사가 간肝에 침입하면 협륵脇肋 부위의 동통과 소복少腹이 땅기고 고환이 늘어지면서 붓는 냉통2), 맥상이 현弦하고 지遲한 증상 등이 나타난다. 한사가 심心에 침입하면 가슴이 답답하면서 두근거리고, 가슴의 통증이 등으로 뚫고 들어가 퍼지는 증상이 나타난다. 한사가 폐肺에 침입하면 해수咳嗽에 뿌옇거나 거품이 많은 가래가 끓고, 오한에 사지가 차며, 두텁고 끈적끈적한 설태가 끼는 증상이 나타난다. 한사가 경락經絡에 침입하면 수족궐냉手足厥冷 및 허리를 비롯해

---

2) 소복(少腹)과 고환 부위는 간경(肝經)의 주행노선에 속한다.

엉덩이와 다리, 팔, 목 부위에 통증이 나타난다.

이런 '이실한증裏實寒證'을 치료하는 원칙은 '온溫'이라는 한 글자로 귀결된다. 온열한 약물로 침입한 한사를 제거함으로써 장부의 기능과 기혈의 운행을 정상으로 회복시키는 방법이다. 이것은 태양이 비추면 단단히 언 얼음도 자연히 녹게 되는 것과 같은 이치다.

양기가 쇠약해져 지체肢體와 장부臟腑를 온후하지 못해 발생하는 이한증裏寒證을 '이허한증裏虛寒證'이라 한다. 양기는 생명활동의 원동력이기 때문에 이허한증裏虛寒證의 특성은 바로 장부기능의 쇠퇴다. 주로 보이는 증상으로는 오한, 사지냉증, 위완은통胃脘隱痛 등이 있으며, 대변이 묽고 소변을 자주 보지 않고 한 번에 오래 보는 증상도 나타난다. 이런 질병을 치료할 때는 단순히 '온溫' 한 가지 방법만 써서는 안 되며, 양기보익陽氣補益을 위주로 해야 한다. 양기가 왕성해져야 체내의 음한陰寒과 장부기능의 쇠퇴를 효과적으로 제거할 수 있다. 이것이 바로 "화火의 근원을 보익하여 음陰의 그늘을 없앤다[益火之源, 以消陰翳]."는 말의 뜻이니, 태양이 비춰야만 만물이 생기발랄해지는 것과 같은 이치다. 이렇게 양기를 보익하는 방법은 15장에서 이미 설명했으니, 이 장에서는 온법을 어떻게 사용해 '이실한증裏實寒證'을 치료하는지 중점적으로 알아보자.

온위산한법溫胃散寒法

온위산한법溫胃散寒法은 한사가 위胃에 침입한 병증에 적용하는 온법이다. 한사가 위에 침입한 병증에는 두 가지 특징이 있다. 하나는 한사의 침입이 이 병증의 외부 요인인 동시에 주요 병인病因이라는 것이며, 또 하나는 위토胃土의 허약이 병증의 내부 요인이라는 것이다.

"깨진 계란에 파리가 꼬인다."고 하는 속담이 있다. 세상 모든 문제의 근원은 자기 자신이라는 뜻으로, 우선 분명한 사실은 위胃 자체가 허약하기 때문에 이 허한 틈을 타고 한사가 침입했다는 것이다. 그러므로 한사가 위에 침입한 병증을 치료하기 위해서는 온위산한溫胃散寒하는 약물을 쓰는 동시에 화위보허和胃補虛하는 약물도 함께 써야 한다. 이렇게 해야만 표본동치標本同治, 즉 외부에서 침입한 한사를 제거하고 위토胃土의 부족을 보충할 수 있으며, 더 이상 한사가 침입할 기회를 주지 않을 수 있다.

장중경이 만든 '대건중탕大建中湯'이 대표적인 방제로, 건강乾薑과 화초花椒, 인삼人蔘, 이당飴糖 네 가지 약물을 배합해 만든다. 그 가운데 건강과 화초는 온위산한溫胃散寒과 화위지구和胃止嘔의 효능이 있기 때문에 한사로 인한 위완냉통과 구토 등의 증상을 효과적으로 다스릴 수 있다. 인삼과 이당은 감미甘味의 약물로, 능히 위토胃土를 보익하므로 한사에 대한 위의 저항력을 증강시킨다. 이 네 가지 약물의 배합을 통해 한사를 제거하고 위토胃土를 보양할 수 있으니, 한사가 위에 침입한 병증을 치료하는 데 뛰어난 효과를 보인다.

약물의 배합 외에 장중경은 또 주의사항을 하나 두었으니, 약을 복용한 후에는 "하루 동안 미죽糜粥(미음)을 먹어야 한다."고 했다. 여기에는 약을 복용해서 위胃 속의 한사寒邪는 비록 제거했지만, 위의 기능은 아직 완전히 회복되지 않았으니 미음으로 위를 보양해야 한다는 깊은 뜻이 담겨 있다.

미음의 장점은 무엇일까? 첫째, 소화가 잘 되니 위의 부담을 덜어주고, 둘째, 흡수가 잘 되니 위기胃氣를 보양하고 위기능의 회복을 촉진하는 작용을 한다. 그러므로 약을 복용한 후에 미음으로 몸조리를 하면 약물치료의 효과를 배가시킬 수 있다. 이렇게 미음을 먹는 것은 비위脾胃의 병을 치료할 때 꼭 참고해야 할 점이다.

장중경은 약을 복용한 후 '하루 동안 미음을 먹는 것' 외에 주의할 점이 하나 더 있다고 했으니, '복부를 따뜻하게 덮는 것'이다. 곧 복부의 보온에 신경 써야 한다는 말로, 약을 복용해서 침입한 한사를 내쫓기는 했으나 위의 저항력은 아직 약한 상태이기 때문에 보온에 주의하지 않으면 한사가 다시 침입해 병이 재발할 수 있다. 따라서 약을 복용한 후에는 보온에도 신경을 써 하루빨리 건강이 회복되도록 해야 한다.

이런 사소한 부분으로부터도 장중경은 변증辨證을 통한 약물의 선택만 중시한 것이 아니라, 약물의 복용 방법과 음식, 생활에서의 주의사항까지 매우 중요하게 생각했음을 알 수 있다. 사실상 한 질병에 대해 전방위적이고 종합적이며 입체적인 치료체계를 수립했으니, 후인들로부터 '의성醫聖'으로 추앙받아도 전혀 이상할 것이 없다.

난간산한법暖肝散寒法

난간산한법暖肝散寒法은 한사가 간肝에 침입한 병증에 적용하는 온법이다. 간은 혈血을 저장하는 기관이므로 한사가 간에 침입하면 혈액이 응체되어 원활히 운행하지 못하기 때문에 소복견인少腹牽引·고환통睾丸痛·산기통疝氣痛 등과 같이 간경肝經이 분포하는 구역에 동통이 생기고, 이때의 맥상은 대부분 침현沉弦하고 긴緊하게 나타난다. 이런 증상의 병증에는 난간산한暖肝散寒과 활혈통체活血通滯의 효능을 겸한 방제를 선택해 치료해야 하는데, 그렇게 해야만 한사를 제거하고 간경肝經의 기혈을 소통시켜 한사가 간에 침입해 발생한 불편한 증상들을 효과적으로 치료할 수 있다.

명대明代의 명의 장경악張景岳이 만든 '난간전暖肝煎'이 바로 그런 방제로, 당귀當歸와 소회향小茴香, 육계肉桂, 오약烏藥, 침향沉香, 복령茯苓, 구기자枸杞子, 생강生薑 이렇게 여덟 가지 약물을 배합한 것이다. 이 가운데 소회향과 육계, 오약, 생강은 난간산한暖肝散寒과 온통경락溫通經絡의 효능이 있어 간과 간경 속에 있는 한사를 제거한다. 또 침향은 행기行氣의 효능이 있고 당귀는 활혈活血의 효능이 있으니, 한사로 인해 응체된 기혈의 소통을 회복시켜 기혈어체氣血瘀滯로 인한 각종 동통을 제거한다. 구기자는 간허肝虛를 온보해 한사의 재침을 막고, 복령은 건중보비健中補脾하여 질병이 비脾로 옮겨가는 것을 방지한다. 생리기능이 정상일 때 간肝은 비脾에 대해 제약하고 구속하는 작용을 한다. 그런데 외부의 사기가 간에 침입해 질병을 일으킬 때는 사기가 간이 비를 제약하는 이 작용을 이용해 비로 침입하기 때문에 비에도 질병이 발생하게 된다.

"간의 병을 보면 간에서 비로 옮겨갈 것을 알고 먼저 비를 실하게 해야 한다[見肝之病, 知肝傳脾, 當先實脾]."는 말이 있다. 이 말은 간의 질병은 쉽게 비로 전이되니 간병肝病이 생기면 비토脾土를 보익해 비의 기능을 증강시킴으로써 사기가 간과 비 사이의 특수한 관계를 이용해 비로 침입하지 못하도록 해야 한다는 뜻이다. 이 또한 '병이 생기기 전에 미리 예방한다'는 한의학의 사상을 구체적으로 표현한 것이라 하겠다.

온통심양법溫通心陽法

온통심양법溫通心陽法은 한사가 심心에 침입한 병증에 적용하는 온법이다. 심의 주요 기능은 혈맥을 주관하는 것이기 때문에 한사가 심에 침입하면 대개 심맥心脈의 비조痺阻를 초래하는데, 심은 흉강 내에 있기 때문에 임상에서는 가슴이 답답하면서 아프고 통증이 등까지 퍼지는 증상을 볼 수 있다. 증상이 있는 부위와 병의 기전적인 특성을 바탕으로 이렇게 한사가 심에 침입한 질병을 '흉비胸痺'라 한다.

장중경이 만든 '과루해백백주탕瓜蔞薤白白酒湯'이 바로 흉비를 치료하는 묘방이다. 방제 가운데 과루瓜蔞는 약성藥性이 한량寒凉에 치우쳐 한사로 인한 질병에는 본래 적합하지 않다. 하지만 과루는 관흉산결寬胸散結의 작용이 뛰어나기 때문에 가슴이 답답하면서 아프고 통증이 등까지 퍼지는 증상을 효과적으로 치료할 수 있다. 그렇다면 어떻게 해야 찬 성질로 인한 부정적인 영향을 감소시키고 과루가 지닌 효능을 발휘하게 할 수 있을까? 장중경은 이 난제를 어떻게 해결했는지 살펴보자.

장중경은 과루에 해백薤白을 추가하고, 또 백주白酒로 약을 달였으니, 이런 배합에는 어떤 효과가 있을까? 해백은 신미辛味에 성질이 따뜻한 약물로, 통양산결通陽散結의 요약要藥으로 쓰이며, 한사로 인한 심맥비조心脈痺阻를 효과적으로 풀어 없애고 심흉의 기혈을 소통시킬 수 있다. 더욱이 백주는 신미辛味에 뜨거운 성질을 갖고 있기 때문에 혈관을 확장시키고 심장박동을 증강시켜 혈액순환을 원활하게 하는 효능이 있다. 이런 백주로 약을 달이니 과루의 찬 성질을 효과적으로 제거할 수 있는 것이다. 이렇게 해서 온통심양溫通心陽과 개비산결開痺散結의 효능이 뛰어난 묘방이 탄생하게 되었다.

온폐산한법溫肺散寒法

온폐산한법溫肺散寒法은 한사가 폐肺에 침입한 병증에 적용하는 온법이다. 폐는 인체에서 그 위치가 가장 높고, 기관氣管을 통해 외부 공기와 직접 접촉하며, 기표와 가장 가깝게 있는 장기다. 이런 이유로 한사의 침입이 매우 용이하고, 임상에서도 흔히 볼 수 있다. 한사가 폐에 침입하면 일반적으로 두 가지 특성을 보인다. 하나는 폐가 기표와 가장 가까운 부위에 있기 때문에 한사가 침입하면 대개 오한과 발열, 무한 등 풍한표증風寒表證의 증상이 함께 나타난다. 또 하나는 한사로 인해 폐의 선발숙강宣發肅降 기능이 실조돼 해수咳嗽와 기천氣喘, 묽고 흰 가래가 끓는 증상이 나타난다. 이 두 가지 특성 때문에 치료 시에는 신온발한辛溫發汗과 온화한담溫化寒痰을 결합한 방법을 써야 한다. 신온발한辛溫發汗의 방법으로 폐와 기표의 풍한風寒을 풀어 없애고, 온화한담溫化寒痰의 방법으로 폐의 선발숙강宣發肅降 기능을 정상으로 회복시킬 수 있다.

장중경이 만든 '소청룡탕小青龍湯'이 바로 표리表裏의 치료를 모두 고려한 방제다. 소청룡탕小青龍湯은 마황麻黃과 작약芍藥, 세신細辛, 건강乾薑, 감초甘草, 계지桂枝, 반하半夏, 오미자五味子 여덟 가지 약물을 배합해 만든다. 그 가운데 마황과 계지의 배합은 이미 한법에서 상세히 소개한 바 있는데, 이 두 약물이 내는 신온발한辛溫發汗의 효과를 통해 기표의 풍한風寒을 효과적으로 제거할 수 있다. 세신과 오미자 두 약물은 하나는 발산하고 하나는 수렴하니, 폐의 선발숙강宣發肅降 기능을 정상적으로 회복시키는 데 중점을 둔 것이다. 세신은 신온발산辛溫發散의 약물로 폐의 선발宣發을 돕고, 오미자는 산온수렴酸溫收斂의 약물로 폐의 숙강肅降을 도우니, 이로써 폐의 선발숙강 기능의 실조로 야기된 해수와 기천 증상을 개선시킨다. 이 어찌 절묘한 운용이라고 하지 않을 수 있겠는가?

건강과 반하는 온화한담溫化寒痰의 약물로, 한사의 침입으로 생긴 한담寒痰을 효과적으로 제거할 뿐만 아니라 폐 기능의 회복도 촉진시킨다. 감초와 작약은 익기화혈益氣和血의 약물로, 과도한 신온발산辛溫發散을 방지하고 각각의 약물이 지닌 약성을 조화롭게 한다.

이렇게 한사가 폐에 침입한 경우는 노년의 만성기관지염 환자들에게서 특히 많이 보이는데, 양기가 쇠약해진 노인들이 더욱 쉽게 풍한의 침습을 받기 때문이다. 저자는 이런 환자를 치료할 때 보통 소청룡탕과 삼자양친탕三子養親湯[3]을 함께 쓰는데, 효과가 매우 좋으니 참고할 만하다.

---

3) **삼자양친탕(三子養親湯)**: 소자(蘇子)와 내복자(萊菔子), 백개자(白芥子) 각 3그램을 약간 볶은 후 달여서 복용한다.

온경산한법溫經散寒法

온경통락법溫經通絡法

온경통락법溫經通絡法은 한사가 경락經絡에 침입한 병증에 적용하는 온법이다. 경락은 인체의 기혈이 운행하는 매우 중요한 통로로, 일반적으로 기혈 자체가 왕성하면 한사가 경락에 침입하지 못한다. 하지만 기혈이 소모·손상되면 경락은 한사의 침입을 받기 쉬워지고, 이로 인해 기혈이 응체되면 허리를 비롯해 무릎, 대퇴, 발, 팔, 목 등 지체肢體 부위에 동통이 발생한다.

한사가 경락에 침입해 발생하는 지체의 동통에는 네 가지 특징이 있다. 첫째, 바늘로 찌르거나 칼로 베는 듯한 극심한 동통으로, 이것은 기혈응체氣血凝滯 때문이다. 둘째, 대개 땅기고 오그라드는 느낌이 있는데, 이는 한사가 지닌 수축하는 특성 때문이다. 셋째, 온기를 쬐면 지체의 동통이 경감되고, 냉기를 쐬거나 날씨의 변화가 심할 때는 동통이 더욱 심해지며, 야간에는 동통으로 인해 잠을 이룰 수 없다. 넷째, 맥상이 세삽細澁하거나 현긴弦緊하다. 경락의 기혈이 부족한 상황에서 한사를 감수하면 대개 맥상이 세삽하게 나타나고, 기혈이 왕성한 상황에서 한사를 감수하면 대개 맥상이 현긴하게 나타난다. 이런 질병을 치료할 때는 경락 속의 한사를 제거하는 한편, 경락 속의 기혈을 적절하게 보익補益하는 치료도 병행해야 한다.

이상의 인식을 바탕으로 저자는 온통경락溫通經絡의 방제를 만들었는데, 들어가는 약물은 황기黃芪, 당귀當歸, 천오川烏, 초오草烏, 계지桂枝, 세신細辛, 마황麻黃, 적작약赤芍藥이다. 황기와 당귀 두 약물을 배합한 방제를 '당귀보혈탕當歸補血湯'이라 하는데, 금대金代의 명의 이동원李東垣이 지은 《내외상변혹론內外傷辨惑論》에 나온다.

황기는 보기補氣와 거풍祛風을 겸하고, 당귀는 보혈補血과 활혈活血을 겸하므로, 이 두 약물을 배합해 경락의 기혈을 보익하고 경락을 소통시키며 외사의 침입을 막을 수 있으니, 한사가 경락에 침입한 병증을 치료하는 데 쓰면 일거삼득의 효과를 거둘 수 있다.

천오와 초오, 세신, 마황의 배합은 장중경이 만든 마황부자세신탕麻黃附子細辛湯을 참고한 것으로, 이 배합은 한사를 단계적으로 배출시키는 효과가 있다. 천오와 초오, 부자 세 약물은 기원식물이 같고 작용이 비슷한데, 공통된 주요 작용은 산한통비散寒通痹와 보양익화補陽益火다. 하지만 부자가 보양익화의 작용이 더 강한 반면, 천오와 초오는 산한통비의 작용이 더 강하기 때문에, 천오와 초오로 부자를 대체해 풍한風寒을 발산시키고 경락을 소통시키는 효과를 증강시켰다. 이것이 한사가 경락에 침입한 병증의 특성에 더 부합한다.

계지와 적작약은 장중경이 만든 계지탕桂枝湯에 주약으로 쓰이는 약물이다. 계지는 온통경락溫通經絡의 작용이 있고, 적작약은 양혈산혈養血散血의 작용이 있으니 두 약물을 배합하면 영위기혈營衛氣血을 조화롭게 하는 작용을 할 수 있다. 계지와 적작약의 배합은 황기와 당귀의 배합보다 경락을 보양하고 소통시키는 효과가 더 뛰어나다. 이 밖에 적작약의 차가운 성질은 다른 온열한 약물을 억제할 수 있으니, 과도한 신온발산辛溫發散으로 인한 정기正氣의 손상을 방지할 수 있다.

치험례 35

목과 어깨 통증 치료

임상에서 한사가 경락에 침입한 환자를 만나면 스스로 처방한 방제로 치료하는 데 효과가 매우 좋다. 일찍이 40대 여성 환자를 치료한 적이 있는데, 오른쪽 목과 어깨, 팔의 동통으로 반년여를 고생했다고 한다. MRI로 검사한 결과 경추추간판頸椎椎間板이 오른쪽으로 돌출돼 있었고, 서양의학에서는 수술로 치료할 것을 권유했다고 한다. 환자는 수술이 두려워 한방치료로 방향을 돌렸고, 추나推拿와 물리치료를 병행했지만 3개월여를 치료해도 뚜렷한 효과를 보지 못한 상태였다. 밤이면 통증이 더욱 심해져 진통제를 복용하지 않고는 잠을 이루지 못할 정도였다.

먼저 환자의 안색을 살피니 창백했고, 진맥을 하느라 손목을 잡으니 두 손이 모두 얼음장처럼 차가웠으며, 맥상은 침세沉細하면서 삽澁했다. 여기에 기타 몇몇 증상들을 종합해본 결과, 한사가 경락에 침입한 병으로 진단하고 다음과 같은 처방을 내렸다.

> 황기黃芪 45g, 당귀當歸 12g, 마황麻黃 6g, 천오川烏 9g, 초오草烏 9g, 세신細辛 6g, 계지桂枝 15g, 적작약赤芍藥 15g, 상지桑枝 10g. 7첩

환자는 약 7첩을 다 복용한 후 다시 진료를 받으러 왔는데, 동통이 상당히 경감되어 밤에 진통제를 복용하지 않고도 잠을 잘 수 있고, 낮에도 이전만큼 참기 어려울 정도로 동통이 심하지는 않다고 말했다. 이에 똑같이 7첩을 더 처방했으니, 약을 다 복용하자 동통이 완전히 사라졌다. 그 후 기혈을 보양하는 약을 처방하고 일주일 동안 몸조리를 잘 하라고 주문했더니 지금까지 병이 재발하지 않았다.

실열實熱을 제거하는 청법清法

청법清法은 온법溫法과 정반대로 성질이 찬 약물을 이용해 내열內熱을 치료하는 방법이다. 내열은 또 '내화內火' 혹은 '화열내생火熱內生'이라고도 하는데, 생산열의 과잉으로 야기되고 장부의 기능항진을 특징으로 하는 질병이다. 생산열의 절대적인 과잉이나 상대적인 과잉을 근거로 '실열實熱'과 '허열虛熱'로 구분한다. 그 가운데 '실열'은 내열이 있는 장부에 따라 그 나타나는 증상도 다르다. 이제부터 어떻게 청법을 운용해 장부실열臟腑實熱을 치료하는지 알아보자.

청심사화법清心瀉火法

청심사화법清心瀉火法은 심화항성증心火亢盛證에 적용하는 청법이다. 심화항성의 특징은 심장 기능의 항진으로, 주로 심흉번열心胸煩熱과 구갈면적口渴面赤, 심번실면心煩失眠, 구설생창口舌生瘡, 요도작열尿道灼熱, 소변적삽小便赤澁 등의 증상이 나타난다. 이 가운데 마지막 두 증상, 곧 요도에 나타나는 증상에 주목할 필요가 있다. 그런데 왜

이 두 증상을 심화항성과 연관시키는 것일까?

심心과 소장小腸은 표리 관계다. 다시 말해, 심과 소장은 기능상으로 밀접하게 연관되어 있기 때문에 심화心火가 항성하면 자연히 소장에도 영향을 미치게 된다. 한의학에서는 소장에 '분청비탁分淸泌濁'의 기능이 있다고 인식한다. '분청分淸'은 음식물 속의 정미물질을 흡수해 인체에 영양을 공급하는 것을 말하고, '비탁泌濁'은 음식물 속의 찌꺼기를 신腎으로 운반해 소변으로 만들고, 이를 방광膀胱을 통해 체외로 배출하는 것을 말한다. 따라서 소장의 '분청비탁' 기능은 소변을 만드는 데 매우 중요한 작용을 한다. 만약 심화心火가 소장에 영향을 미쳐 소장의 분청비탁 기능이 실조되면 소변의 이상을 야기해 요도작열尿道灼熱과 소변적삽小便赤澁 같은 증상이 나타난다. 이를 '심열하이소장心熱下移小腸'이라고 한다.

이런 병증을 치료하는 방제가 있으니 '도적산導赤散'이다. 도적산은 생지황生地黃과 목통木通, 감초초甘草梢, 담죽엽淡竹葉을 배합해 만든다. 그 가운데 담죽엽은 심화心火를 억누르고 번조煩燥를 없애는 효능이 있고, 생지황은 신음腎陰을 자양하고 화기火氣를 제압하는 효능이 있으니, 이 두 약물을 배합함으로써 심화항성으로 인한 심번실면心煩失眠과 구갈희냉口渴喜冷, 구설생창口舌生瘡 등의 증상을 효과적으로 개선시킬 수 있다.

또 목통과 감초를 배합함으로써 청열이뇨淸熱利尿와 심화하행心火下行의 작용이 일어나도록 해 소장의 '분청비탁' 기능을 효과적으로 개선시키고, 소변적삽小便赤澁과 요도작열尿道灼熱 같은 증상을 제거할 수 있다. 전체 방제에 '항성한 심화心火를 다시 안정되도록 인도'하는 효과가 있고, 심心은 오행의 화火고 주색은 적赤이기 때문에 '도적산'이라고 이름을 붙였다.

청간사화법淸肝瀉火法

청간사화법淸肝瀉火法은 간화肝火가 항성한 병증에 적용하는 청법이다. '간화肝火'는 '내화內火' 가운데 가장 흔한 유형으로, 간의 강폭하고 거친 특성으로 인해 간의 기능이 실조되면 대개 기능항진으로 나타난다. 중국에서는 화를 내는 것을 '대동간화大動

肝火'라고 표현하기도 하는데, 사실상 간에 대한 한의학의 이런 인식을 차용한 것이라 할 수 있다. 한의학에서는 간에 기분을 통쾌하고 시원하게 뚫어주는 작용이 있다고 인식하는데, 이런 작용이 부족할 때는 정서억울情緒抑鬱의 증상을 표출하게 된다. 하지만 역으로 과도하게 항진하고 강렬해지면 흥분하고 조급해하며 화를 잘 내는 증상이 나타나니, 이런 상황을 '간화'라 한다.

간은 눈에 규竅를 열고, 간경肝經은 신체의 양쪽 협륵脇肋 부위에 분포하기 때문에 '간화항성肝火亢盛'에는 대개 목적종통目赤腫痛과 협륵동통脇肋疼痛, 이명이롱耳鳴耳聾, 두통구고頭痛口苦 등의 증상이 나타나게 된다. '간화'를 치료하는 원칙은 바로 '청간사화清肝瀉火'다. 그러면 어떤 약물이 이런 특성을 갖고 있을까?

'간화'를 제거하는 대표적인 약물은 바로 용담초龍膽草와 산치자山梔子다. 용담초와 산치자는 모두 고미苦味에 성질이 찬 약물로, 약물의 귀경歸經으로 보면 모두 간경肝經으로 들어가기 때문에 간화를 효과적으로 제거해 '간화항성'을 치료할 수 있다. 간화를 제거하는 유명한 방제 두 가지가 있으니, '용담사간탕龍膽瀉肝湯'과 '사청환瀉青丸'이다. 이 두 방제는 모두 용담초와 산치자를 주약主藥으로 해서 만든 것이다.

'간화항성'을 치료할 때는 주의해야 할 점이 있다. 간에 강폭하고 거친 특성이 있다 하더라도 오로지 간화를 없애는 약물만을 써서 항성한 기능을 억누르려고 한다면 필연적으로 간의 저항에 부딪치게 된다. 이렇게 되면 오히려 간화를 억누르기가 더욱 어려워진다. 그러므로 간화를 치료할 때는 반드시 백작약白芍藥과 당귀當歸 같은, 어느 정도 간의 기능을 보양하면서 부드럽게 하는 약물을 같이 배합해 간의 저항을 방지해야 한다. 이렇게 당근과 채찍을 함께 사용하는 방법을 써야만 신속하고 효과적으로 간화를 안정시킬 수 있다.

청위사화법清胃瀉火法

청위사화법清胃瀉火法은 위화胃火가 왕성한 병증에 적용하는 청법이다. 비위화왕脾胃火旺의 주요 증상으로는 몸이 마르고, 많이 먹어도 금방 배가 고프고, 입이 마르고 구취가 나며, 구강에 궤양이 생기고, 찬물을 많이 마시고, 누렇고 마른 설태가 끼는 증상 등이며, 이때의 맥상은 삭數하면서 힘이 있다. 비위脾胃는 인체의 '창름지관倉廩之官'으로, 음식의 소화와 흡수를 담당한다. 그런데 비위화왕하면 비위의 기능이 항진하고 위의 연동운동이 가속화되어 음식을 많이 먹어도 금방 배가 고픈 증상이 나타난다. 비위의 생산열이 과도하게 많으면 진액을 손상시켜 입이 마르고, 몸이 수척해지며, 찬물을 찾는 증상이 나타난다. 위의 온도가 과도하게 높으면 위 속의 음식이 쉽게 발효되고 부패하여 구취가 생긴다. 또 비는 규竅를 입에 열고, 위경胃經은 잇몸에 분포하기 때문에 비위화왕하면 잇몸이 붓고 아프며, 구강에 궤양이 생긴다.

비위화왕脾胃火旺을 치료하는 매우 중요한 약물이 있으니, 바로 생석고生石膏와 황련黃連이다. 이 두 약물의 주요 효능은 모두 비위의 화火를 제거하는 것이지만, 각기 '청화淸火'의 방식이 다르다. 생석고는 신미辛味와 감미甘味를 함께 가지고 있으며 성질이 매우 차다. 매운맛은 능히 발산시키고 단맛은 능히 자양하니, 생석고의 화火를 제거하는 작용은 두 방면에서 나타난다. 하나는 비위의 화火를 밖으로 발산시켜 기표를 통해 내보냄으로써 제거하는 것이고, 또 하나는 생석고의 달고 찬 특성을 이용해 논에 물을 대는 것과 같은 작용을 하도록 해서 비위의 화火를 제거하는 것이다.

장중경이 외부의 열사熱邪가 위부胃腑에 침입해 야기되는 고열과 대한大汗, 구갈口渴, 맥상이 홍대洪大한 증상을 치료할 때 쓴 방제인 '백호탕白虎湯[4]'이 바로 생석고의 이 두 가지 특성을 이용한 것이다. 황련은 고미苦味에 성질이 찬 약물로, 생석고와는 다른 방식으로 비위의 화火를 제거한다. 쓴맛은 능히 사瀉하므로, 황련의 '청화淸火' 작용은 '사瀉'하는 방식으로 나타난다.

무엇을 '사瀉'라고 하는가? 모닥불을 예로 들어보자. 모닥불이 활활 타오르기 위해서는 밑에 충분한 장작이 있어야 한다. 타고 있는 모닥불에서 장작을 몇 개 빼내면 불길은 곧 약해진다. '부저추신釜底抽薪[5]'이라는 고사성어에 담긴 뜻이 바로 이와 같다. 한의학에서 말하는 '사화瀉火' 또한 약물의 쓰고 찬 특성을 이용해 장부의 활동을 억제하고 에너지 생성을 감소시켜 '내화內火'를 제거하는 방법이다.

---

4) 백호탕(白虎湯) : 생석고(生石膏), 지모(知母), 생감초(生甘草), 갱미(粳米) 네 가지 약물을 배합해 만든다.
5) 부저추신(釜底抽薪) : 솥 밑에 타고 있는 장작을 꺼낸다는 말로, 문제를 근본적으로 해결한다는 뜻이다.

허열虛熱의 발생원인

이상으로 임상에서 자주 보이는 장부실열증臟腑實熱證의 증상과 치료방법에 대해 알아보았다. 이런 실열증實熱證의 본질은 대부분 장부 자체의 과도한 기능항진이다. '내열內熱' 가운데에는 또 다른 유형이 하나 있으니, 장부의 기능은 항진하지 않았지만 인체 기본물질의 손상 혹은 장부 기능의 쇠퇴로 음양의 평형이 파괴되어 어느 일정한 시간(대개 오후나 밤)이나 특정 상태에서 발열 증상이 나타나는 것이다. 이를 '허열虛熱'이라 한다. 이런 열이 발생하는 것은 대개 정혈精血의 훼손과 관계가 있으며, 또 과도한 노동으로 지치고 피곤하면 가중되므로 '노열勞熱'이라고도 한다. 앞에서 설명한 음허발열陰虛發熱과 기허발열氣虛發熱, 혈허발열血虛發熱 등이 모두 이런 허열에 속한다.

허열에는 '골증열骨蒸熱'이라고 하는 매우 특수한 유형이 있다. 왜 '골증열'이라고 할까? 골증열은 오후나 밤의 어느 일정한 시간에 발열이 나타나는 것으로, 발열 시에 환자는 찜통에서 열기가 올라오는 것과 같이 열이 뼈 속에서 나오는 듯한 느낌을 받기 때문에 이런 이름이 붙었다. 보통 오심번열五心煩熱이 동반되는 것이 특징이다. 골증열의 원인을 두고 대부분의 한의서에서 '음허화왕陰虛火旺' 때문이라고 주장하지만, 골증열의 증상적인 특징과 이를 치료하는 방제의 약물 조성, 그리고 임상경험으로 봤을 때, '음허陰虛'를 병인으로 보는 주장은 그다지 정확한 것이 아니라고 생각한다.

증상으로 봤을 때, 골증열은 대개 오후나 밤에 나타난다. 인체 내부의 음기와 양기의 성쇠는 자연계와 일치해, 양기는 아침에 생발生發해서 정오에 최고조에 달했다가 오후에는 점차 쇠퇴해 밤이 되면 최저점에 도달한다. 음기는 양기와 반대로, 양기가 최고조에 달한 정오에 생발을 시작해서 오후에 점차 왕성해지고 밤에 최고조에 달했다가 점차 쇠퇴하기 시작한다. 이런 변화의 사이클을 인체에 적용하면, 오후부터 밤까지는 음기가 약弱에서 강強으로 변하는 시간대고, 특히 밤은 음기가 상대적으로 왕성한 때다. 따라서 음허陰虛의 질병은 이때 마땅히 증상이 경감돼야지 가중돼서는 안 된다. 음양성쇠의 규칙으로 보면, 오후와 밤에 골증열이 나타나는 현상에 대해 만족스러운 해석을 내놓을 수 없다.

이번에는 '청골산淸骨散6)', '당귀육황탕當歸六黃湯7)', '진교별갑산秦艽鱉甲散8)' 같이 대대로 골증열 치료에 효과적이라고 알려진 방제에 대해 알아보자. 이런 방제는 임상에서 골증열을 치료하는 데 매우 효과적이지만, 약물의 조성을 보면 거의 보음약補陰藥이 없으며, 설령 있다 하더라도 상징적으로 한 가지가 있을 뿐이다. 음허陰虛에 원인이 있다고 하면서 보음補陰의 방법으로 치료하지 않는 이유는 어디에 있는가? 이론과 실천 사이의 이런 모순은 골증열의 원인이 음허에 있다는 인식이 잘못됐음을 암시하는 것과 마찬가지다.

허열虛熱을 제거하는 청법淸法

사실이 이럴진대, 골증열에 대한 더욱 합리적이고 정확한 해석은 없을까? 있다. '허열虛熱'의 특수한 증상으로부터 생각을 펼쳐 나가보자. 인체의 원음元陰과 원양元陽은 하루 중에서 자연계의 변화를 따라 규칙적으로 성쇠의 교체가 일어난다. 골증열이 나타나는 시간은 오후와 밤이다. 시간으로 봤을 때, 오후와 밤은 음기가 왕성해지는 때이므로 '음허'의 가능성은 거의 배제할 수 있다. 만약 '음허'로 인한 발열이라면 음기가 가장 약한 시간에 증상이 가장 뚜렷해야 하는 것이 당연한 이치다. 하루 중에 음기가 가장 약한 때는 정오를 전후한 시간(오전 11시~오후 1시 사이)이므로, 골증열의 발생 시간은 분명 '허열'의 특성에 부합하지 않는다.

---

6) 청골산(淸骨散) : 은시호(銀柴胡), 호황련(胡黃連), 진교(秦艽), 귀갑(龜甲), 지골피(地骨皮), 청호(靑蒿), 지모(知母), 감초(甘草).
7) 당귀육황탕(當歸六黃湯) : 당귀(當歸), 황기(黃芪), 생지황(生地黃), 황금(黃芩), 황련(黃連), 황백(黃柏).
8) 진교별갑산(秦艽鱉甲散) : 진교(秦艽), 별갑(鱉甲), 시호(柴胡), 지골피(地骨皮), 지모(知母), 당귀(當歸), 청호(靑蒿), 오매(烏梅).

'음허'의 가설이 뒤집힌 마당에 '허열'이 일어나는 원인은 또 무엇이라는 말인가? 골증열의 발생 시간으로 보면, 음기가 왕성해질수록 증상이 가중되고 양기가 왕성할 때는 증상이 뚜렷하지 않다. 그렇다면 발열을 야기하는 어떤 물질이 인체의 어느 한 부위에 잠복해 있다가 음기의 성쇠에 따라 주기적으로 변화를 일으키는 것은 아닐까? 음기가 쇠약할 때는 내부에 숨어 있다가, 음기가 왕성할 때 밖으로 나와 발열을 일으키는 것은 아닐까?

발열을 야기하는 물질이 인체의 어느 부위에 잠복해 있어야 음기의 발생과 이렇게 밀접한 관계를 이룰 수 있을까? 음기는 신腎에 저장되는데, 그렇다면 이 발열을 야기하는 물질 역시 신腎에 잠복해 있는 것은 아닐까? 이렇게 생각하면 음기의 발생과 매우 쉽게 연관 지을 수 있다. 음기가 안으로 수렴될 때는 이 물질도 신腎으로 따라 들어가 숨어 있다가, 음기가 밖으로 나올 때는 따라서 밖으로 나와 발열을 일으키는 것이라고 가정한다면, 골증열의 발생 시간에 대한 이해와 해석이 가능할 것이다.

이번에는 골증열의 두 번째 특징을 살펴보자. '골증骨蒸'이라는 이런 발열 현상이 가리키는 것은 마치 찜통 속의 열이 안에서 밖으로 뿜어 나오는 것과 같이, 자신의 뼈 속에서 밖으로 열이 뚫고 나오는 듯한 감각을 환자가 자각하는 것이다. 그렇다면 골증열은 왜 이런 식으로 나타나는 것일까? 인체의 어느 장기가 골骨과 밀접한 관계를 맺고 있는 것일까? 여러 분석을 통해 골骨을 주관하는 장기가 신腎이라는 사실을 발견했으니, 골증의 발생은 열을 유발하는 물질이 신腎에 잠복하고 있는 것이 원인이라고 해석하는 것이 가장 합리적이고 반박의 여지도 없는 것이라 생각한다.

이제 결론을 내려 보자. 골증열 발생의 본질적인 요인은 신腎에 잠복하고 있는 열을 유발하는 어떤 물질이다. 현재 우리 앞에 놓인 문제는 단 하나, 그 물질이 도대체 무엇이냐는 것이다. 이 문제만 분명해진다면 골증열의 비밀도 완전히 풀릴 것이다.

먼저 골증열을 유발하는 물질이 결코 외부로부터 들어온 것이 아니라, 장부기능의 실조로 만들어진 물질이라는 점부터 인정해야 한다. 이 점이 전제가 되어야 열을 야기하는 물질의 근원을 장부에서 찾을 수 있다. 골증열 역시 허열虛熱의 한 유형이기 때문에 실열實熱과는 본질적으로 차이가 있다. 실열일 때 나타나는 장부기능의 항진

증상이 나타나지 않으며, 반대로 심신이 피로하고 무기력한 기능 쇠퇴의 증상이 나타난다. 이런 증상은 바로 골증열의 발생 이면에는 '허虛'라는 요인이 자리 잡고 있음을 설명해준다. 이런 이유로, 열을 야기하는 물질은 어느 한 장부의 기능 쇠퇴로 인해 만들어진 것이라고 생각할 수 있다. 골증열의 특징적인 증상으로부터 실마리를 발견할 수 있으니, 바로 오심번열五心煩熱이다.

오심五心은 어느 장기와 관계가 있을까? 비脾가 사지四肢를 주관하므로 수심手心과 족심足心은 당연히 비脾가 관할하는 범위 안에 있다. 심와心窩는 흉골 검상돌기 아래로, 이 자리는 위胃가 있는 부위다. 위와 비는 모두 오행의 토土에 속하고 표리의 관계다. 따라서 심와心窩 역시 비와 관계가 있다. 오심五心이 모두 비가 관할하는 것으로 귀속되니, 오심번열의 발생은 자연히 비와 밀접한 관계가 있을 수밖에 없다.

비脾의 주요 기능은 음식물과 수음水飮을 운화하는 것이라고 이미 설명했다. 만약 비의 기능이 쇠퇴하면 수곡水穀을 운화하는 기능 역시 약해지기 때문에, 이때 체내에는 수습이 과도하게 쌓이게 된다. 쌓이는 시간이 길어지게 되면 여기에서도 열이 발생하게 되니, 바로 습열濕熱이 만들어진다. 이 습열이 비가 관할하는 오심五心에 침입하니 자연히 '오심번열'의 증상이 나타나는 것이다.

비脾는 토土에 속하고, 신腎은 수水에 속하며, 토土는 능히 수水를 극克하니 비와 신은 제약하고 억제하는 관계다! 비허脾虛로 습열濕熱이 발생했고, 또 비와 신 사이에는 극제克制하는 관계가 있으니, 습열이 이런 관계를 통해 신에 침입해 잠복하면서 골증열을 일으키는 물질이 된 것이다.

고치에서 명주실을 뽑아내듯이 단계적으로 풀어나감으로써 마침내 골증열의 근원을 찾게 되었다. 비허脾虛로 습열이 생기고, 이 습열은 신腎에 대한 비脾의 극제克制를 통해 신에 잠복하고 있다가 음기의 성쇠 변화에 따라 주기적인 활동성을 띠게 되면서 최종적으로 골증열을 일으키는 것이다.

골증열의 발생 원인을 탐구하면서 저자는 이동원李東垣이 《비위론脾胃論》에서 '음화陰火'를 논한 부분 가운데 이해되지 않던 두 문장이 떠올랐다. 하나는 "신腎 사이에 비위脾胃에서 내려간 습기濕氣를 받으면 아래가 막히고 음화陰火가 상충하게 된다[腎間

9)受脾胃下流之濕氣, 閉塞其下, 致陰火上衝]."는 문장이고, 또 하나는 "비위脾胃의 기가 허하면 곧 신腎으로 내려가고, 음화陰火가 토土의 자리에 올라타게 된다[脾胃氣虛, 則下流於腎, 陰火得以乘其土位]."는 문장이다. 지금 보니 우리가 지금까지 추리해온 결과와 놀랍도록 일치하지 않는가? '음화陰火'를 '음허화왕陰虛火旺'으로 잘못 인식한 결과, 수많은 의가들이 음화를 골증열의 원인으로 오인한 것이다.

이제 골증열의 원인이 분명해짐으로써 청골산淸骨散, 당귀육황탕當歸六黃湯, 진교별갑산秦艽鱉甲散 같은 허열虛熱을 제거하는 방제를 더욱 잘 이해하고 제대로 사용할 수 있게 되었다. 이런 방제에서 대량으로 사용하는 은시호銀柴胡, 호황련胡黃連, 황금黃芩, 황련黃連, 황백黃柏 같은 고미苦味에 성질이 찬 약물들은 바로 신腎에 잠복해 있는 습열을 제거해 허열의 근원을 뿌리 뽑는 작용을 한다. 쓴맛에 성질이 찬 약물은 대개 음기를 손상시키기 때문에, 진짜 음허陰虛라고 한다면 가뜩이나 부족한 음기를 완전히 손상시켜 돌이킬 수 없는 상황이 되고 말 것이니 어찌 대량으로 쓸 수 있겠는가?

---

9) 신간(腎間)은 하초(下焦) 혹은 하부로 이해하면 된다.

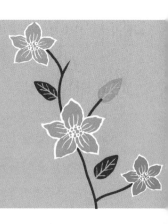

24

소법消法

소법消法이란?

소消는 곧 제거한다는 의미인데, 인체 내부의 어떤 것을 제거해야 한다는 말일까? 이 문제에 대해 청대清代의 명의 정종령程鍾齡은 다음과 같은 해석을 내놓았다.

> "소消라는 것은 막고 있는 것을 제거하는 것으로, 장부와 경락 사이에 본래는 없었으나 갑자기 생긴 것이 있으면 반드시 없애야 한다. 그렇게 해야 편안해진다(消者, 去其壅也, 臟腑經絡之間, 本無此物, 而忽有之, 必有消散, 乃得其平)."

소법消法은 장부 혹은 경락 사이에 비정상적으로 적체된 병리물질(담음痰飮, 어혈瘀血, 식적食積, 농양膿瘍 등)을 제거하는 치료방법으로, 이들 병리물질을 제거해야만 정상적인 장부기능을 회복할 수 있다. 소법은 한법汗法, 토법吐法, 하법下法과 마찬가지로 사기邪氣를 제거하는 수단이기는 하지만, 다른 세 방법과는 많은 차이가 있다. 한법과 토법, 하법은 모두 '몰아내는' 방법으로 인체에 침입한 사기를 체외로 배출시킨다. 하지만 소법은 '와해시키는' 방법으로 체내의 사기를 형체도 없이 사라지게 한다. 이것이 또한 소법을 쓰는 가장 큰 목적이기도 하다.

소법은 임상에서 매우 광범위하게 쓰이는데, 기氣·혈血·담痰·습濕·식食 등이 체내에 비정상적으로 옹체되어 만들어지는 덩어리는 모두 소법으로 치료할 수 있다.

식적食積을 없애는 소법消法

지금부터 임상에서 자주 보이는 옹체壅滯의 유형과 소법消法의 사용에 대해 알아보자.

식적食積의 치료

토법吐法과 하법下法을 설명하면서 식적食積을 치료하는 방법도 언급했으니, 음식이 상완上脘에 적체됐을 때는 토법으로 치료하고, 하완下脘에 정체됐을 때는 하법으로 치료한다고 했다. 여기에는 하나의 원칙이 있으니, 바로 '인세이도因勢利導(사물의 발전 추세에 따라 순응하며 밀고나가 좋은 결과를 얻다)'의 묘를 살리는 것으로, 체내에 쌓인 적체를 가장 간편하고 편리한 과정을 통해 체외로 배출시키는 것을 말한다. 하지만 토법과 하법은 정기正氣를 손상시킬 수 있기 때문에 대개는 폭음이나 폭식으로 인한 급성 적취積聚를 치료하는 응급법으로 사용한다. 그런데 음식이 소화되지 않고 정체된 위치가 중완中脘 부위로, 토법으로도 토해내지 못하고 하법으로도 배설하지 못할 때는 어떻게 해야 할까? 이럴 때는 소도消導(소식도체消食導滯의 약칭)의 방법으로 중완 부위의 식체를 제거해야 한다.

이 밖에 비위脾胃의 기능이 쇠퇴해 음식을 정상적으로 운화하지 못해서 발생한 식적에 토법이나 하법 등 공축攻逐의 방식으로는 비위의 손상만 가중시킬 우려가 있을 때에도 소식도체消食導滯의 방식을 통해 체내의 식적을 제거해야 한다.

음식이 위완胃脘에 정체되면 흉완비만胸脘痞滿, 복창腹脹, 복통腹痛, 오심惡心, 탄산

吞酸(위산이 올라옴), 오식惡食, 식욕부진 등의 증상과 함께 대변에 시큼하게 부패한 이물질이 섞여 있거나 설사를 하는 증상이 나타난다. 이런 증상이 나타나는 것은 대부분 적체된 음식이 위의 통강 기능 및 비의 운화 기능을 방해하기 때문이다. 소법으로 이런 식적을 치료할 때는 몇 가지 주의할 점이 있다.

첫째, 폭음이나 폭식, 상한 음식을 먹은 경우를 제외하고 식적이 생기는 원인은 대부분 비위의 소화능력이 쇠약하기 때문이다. 그러므로 치료 시에는 비위의 기능을 조절하는 데 주의를 기울여야 한다. '지출환枳朮丸'이란 방제가 바로 비를 보하여 운화를 돕는 백출白朮과 소식도체消食導滯하는 지실枳實을 배합해 비의 기능을 강화하고 식적을 치료하는 방제다.

둘째, 식적을 없애는 약물도 약물마다 작용이 다르다. 예를 들어, 산사山楂는 육적肉積이나 기름진 음식의 적체에 뛰어나고, 신곡神曲은 주적酒積에 뛰어나고, 맥아麥芽와 곡아穀芽는 쌀과 밀가루 음식의 적체에 뛰어나고, 내복자萊菔子는 밀가루 음식의 적체에 뛰어나고, 사향麝香과 육계肉桂는 채소나 과일의 적체에 뛰어나다. 따라서 식적을 치료할 때는 적체의 유형을 잘 살펴 가장 적합한 약물을 선택해야 가장 좋은 효과를 발휘할 수 있다.

셋째, 식적은 대개 비위의 기능실조를 동반한다. 위의 기능이 실조되면 정상적인 통강 기능을 수행할 수 없기 때문에 위기胃氣가 울체되거나 심하면 상역上逆해 위완창만胃脘脹滿과 오심구역惡心嘔逆, 애부噯腐(썩은 냄새가 나는 트림), 탄산吞酸 등의 증상이 나타난다. 비의 기능이 실조되면 정상적인 운화 기능을 수행하지 못하기 때문에 수습내정水濕內停과 담탁내생痰濁內生을 야기해 시큼하게 부패한 설사를 하는 증상이 나타난다. 따라서 소법으로 식적을 치료할 때는 비위의 기능실조로 나타나는 병리적인 변화도 꼼꼼히 살펴, 방제에 위기胃氣를 가라앉히고 비습脾濕을 제거하는 약물도 적당히 배합해야 한다.

'보화환保和丸'이 바로 상식증傷食症[1]을 치료하는 명방名方이니, 산사山楂와 신곡神曲,

---

1) 상식증(傷食症) : 비위(脾胃)가 음식에 손상되어 소화하지 못함으로 해서 발생하는 병증이다.

내복자萊菔子 등 기본적인 소식약消食藥에 진피陳皮와 반하半夏를 첨가한 것이다. 진피는 이기화위理氣和胃의 효능이 있고, 반하는 소담조습消痰燥濕의 효능이 있으니, 이 두 약물을 배합함으로써 비위의 기능실조로 인한 위기불강胃氣不降과 담습내생痰濕內生의 병리 현상을 효과적으로 개선시킬 수 있다.

보화환에는 주목을 끄는 약물이 하나 있으니 바로 연교連翹다. 연교는 청열사화清熱瀉火의 약물로 통하는데, 어째서 식적을 없애는 방제에 쓰인 것일까? 이것이 소법으로 식적을 치료하는 네 번째 요점으로, 한의학에서는 이를 "비견지처, 필유복양痞堅之處, 必有伏陽."이라 한다. 이 말의 뜻은 무엇일까? '비痞'는 막혀 통하지 않는다는 뜻이고, '견堅'은 견고하다는 뜻이다. 또 '복양伏陽'은 감춰진 열을 가리킨다. 종합해보면, 쌓이고 막혀 통하지 않는 물체 내부에는 반드시 열이 쌓인다는 뜻이다. 겨울철에 수북이 쌓인 쓰레기더미를 들치면 후끈한 열기가 올라오는 것을 상상하면 이해가 쉬울 것이다. "비견지처, 필유복양痞堅之處, 必有伏陽." 이 얼마나 생동감 넘치는 표현인가?

위완胃脘에 음식물이 적체되는 것은 쓰레기가 쌓이는 것과 마찬가지로, 머무는 시간이 길어지면 음식물의 부패로 인해 열이 발생하게 된다. 그러므로 소량의 청열약清熱藥을 써서 '복양伏陽'을 제거해야 한다. 보화환에 들어가는 연교가 바로 이런 작용을 하는 약물이다.

혈적血積을 없애는 소법消法

소법消法을 징가癥瘕 치료에 응용

징가癥瘕는 인체의 각종 적괴積塊를 총칭하는 말이다. 기氣와 혈血은 인체에서 매우 중요한 두 가지 기본물질이다. 이 둘은 기의 추동작용으로 전신을 주유하면서 각 조직과 기관에 영양과 에너지를 공급한다. 그런데 외부 요인의 영향으로 기혈의 운행에 장애가 발생하면 기혈의 어체로 인해 점차 적괴가 형성된다.

혈血은 유형의 물질이기 때문에 혈액어적血液瘀積으로 형성된 적괴는 대개 한 자리에 고정되어 이동하지 않고, 만지면 단단하고, 밀어도 움직이지 않는 특성이 있다. 이런 적괴를 '징癥'이라 한다. 그러나 기氣는 무형의 물질이기 때문에 기기정체氣機停滯로 형성된 적괴는 대개 모였다 흩어졌다 하고, 모였을 때는 형체가 있다가 흩어지면 형체가 사라지고, 만지면 비어 있어 고정된 위치가 없는 특성이 있다. 이런 적괴를 '가瘕'라 한다.

징가癥瘕의 실질은 기혈어체氣血瘀滯로 형성된 두 가지 다른 성질의 적괴로, 곧 '혈적血積'과 '기적氣積'이다. 이 두 적괴의 치료에도 소법을 써야 하지만, '징癥'과 '가瘕'는 형성되는 병리적인 기전機轉이 다르기 때문에 제거하는 방법 또한 달라야 한다.

징癥은 혈액어적로 형성된 적괴다. 어적 초기에는 대개 혈액의 흐름이 완만하고, 적괴가 아직 형성되지 않았거나 형성됐더라도 단단하지 않기 때문에, 이때는 활혈화어活血和瘀의 약물로 제거할 수 있다. 상용하는 활혈화어의 약물로는 도인桃仁, 홍화紅花, 단삼丹蔘, 천궁川芎, 유향乳香, 몰약沒藥, 천산갑穿山甲, 당귀當歸 등이 있다.

근대의 명의인 장석순張錫純이 '활락효령단活絡效靈丹'이라 이름 붙인 방제가 있으니, 당귀當歸와 단삼丹蔘, 유향乳香, 몰약沒藥을 각각 15g씩 배합해 만든 것으로, 넘어지거나 부딪혀 생긴 타박상이나 심복창통心腹脹痛, 퇴통腿痛, 비통臂痛과 적괴가 생겼으나 아직 단단하지 않은 것 등 초기의 혈액어적성血液瘀積性 질병에 쓴다. 어적瘀積 말기에는 혈액이 응고되어 단단한 적괴를 이루니, 이때는 혈액어적을 깨뜨려 징癥을 없애는 약물을 써야 한다. 상용하는 파혈소징약破血消癥藥으로는 삼릉三棱, 아출莪朮, 별갑鱉甲, 귀판龜板, 수질水蛭, 지별충地鱉蟲 등이 있다.

여기에서 특별히 짚고 넘어가야 할 약물은 별갑鱉甲과 귀판龜板이다. 현재 한약학韓藥學에서는 두 약물의 주요 효능을 자음잠양滋陰潛陽[2]과 평간식풍平肝熄風[3]으로 보고

---

2) **자음잠양(滋陰潛陽)** : 허한 음기(陰氣)를 자양하고 항성한 양기(陽氣)를 가라앉힌다는 말로, 음허(陰虛)로 인한 간양상항(肝陽上亢)을 치료하는 것을 말한다.

3) **평간식풍(平肝熄風)** : 간양(肝陽)이 항성해 내풍(內風)이 요동하는 것을 치료하는 방법이다. 평간(平肝)은 간기(肝氣)가 몰리거나 상역(上逆)한 것 혹은 간양(肝陽)이 과도하게 왕성한 것을 정상으로 회복시키는 것을 말한다.

있지만, 실제 별갑과 귀판에는 더욱 중요한 작용이 있으니, 바로 '소징가消癥瘕'다.《신농본초경神農本草經》에서는 두 약물에 대해 다음과 같이 설명했다.

> "별갑은 능히 심복心腹의 징가癥瘕와 한열寒熱을 주치하고, 식육息肉과 음식陰蝕[4], 치치痔, 악육惡肉[5]을 제거한다."
>
> "귀판은 능히 적백대하赤白帶下를 주치하고, 징가癥瘕와 담학痰瘧, 오치五痔[6], 음식陰蝕을 없앤다."

이상의 기록을 통해 별갑과 귀판은 징가癥瘕와 치창痔瘡, 악육惡肉과 같이 혈액어적과 밀접한 관계가 있는 각종 질병을 주치함을 알 수 있다. 이것은 바로 별갑과 귀판에 모두 혈액어적을 제거하는 작용이 있음을 말하는 것이다.

예로부터 거북과 자라는 강바닥에 쌓인 진흙 속의 들어있는 부패한 물질을 먹고 산다고 생각해왔다. 혈액의 어적 또한 강바닥의 부패한 물질과 비슷하므로 별갑과 귀판이 혈액어적을 효과적으로 제거한다고 본 것이다.

이렇게 약물의 자연적인 특성을 통해 약물의 효능을 인식하는 방법은 한의학에서 많이 볼 수 있다. 예를 들어, 천산갑穿山甲은 구멍을 잘 뚫기 때문에 막힌 경락을 통

---

4) 음식(陰蝕) : 정지울화(情志鬱火)로 간비(肝脾)가 손상되고 습열이 아래로 내려가 울결되어 훈증(熏蒸)함으로 충(蟲)이 생겨 음부를 잠식하는 병증이다. 음부가 짓무르고 궤양이 생기며 아프거나 몹시 가렵다. 대개 적백대하(赤白帶下)가 동반된다.

5) 악육(惡肉) : ① 몸에 갑자기 적소두(赤小豆)만한 육(肉)이 솟아 소나 말의 젖처럼 자라고 닭의 벼슬 모양을 띠기도 하는 것이다. ② 썩은 살을 말한다.

6) 오치(五痔) : 모치(牡痔), 빈치(牝痔), 맥치(脈痔), 장치(腸痔), 혈치(血痔)를 말한다. 모치는 항문 주변에 대추만한 치가 생겨 아프고 가렵거나 혹은 항문 내부의 위쪽에 구멍이 있으면서 뿌리 부분에 작은 군살이 생긴 것이다. 빈치는 항문 주변에 누공(漏孔)과 누관(漏管)이 생겨 배변 후에 피가 나오는 것이다. 맥치는 항문 둘레가 찢어져 가렵고 출혈이 발생하는 것이다. 장치는 항문 주변에 농종(膿腫)이 생겨 아프면서 오한발열이 동반되는 것이다. 혈치는 변을 볼 때 선홍색의 피가 함께 나오는 것이다.

하게 하는 작용이 있다고 보았고, 수질水蛭은 사람의 피를 잘 빨기 때문에 혈적을 깨뜨리는 작용이 있다고 보았으며, 닭의 위胃는 모래도 소화시킬 수 있기 때문에, 계내금鷄內金은 비위를 튼튼하게 하고 어체를 없앨 수 있다고 보았다. 이런 예들은 모두 자연현상으로부터 약물의 작용과 효능을 인식한 것으로, 서양의학의 시각으로 보면 한편으로 허무맹랑해 보이기도 하지만 임상을 통해서 그 작용과 효능은 이미 검증된 상태다.

어느 생물이건 자연계에서 종족을 번식하며 살아가기 위해서는 부단히 자연계에 적응하고 대항하는 과정을 거쳐야 한다. 이 과정 속에서 생물의 체내에는 어떤 특수한 물질이 만들어지게 되는데, 이런 물질이 생물의 자연적인 특성을 결정짓게 된다. 생물의 자연적인 특성을 이용한다는 것은 곧 생물 체내의 이런 특수한 물질을 이용한다는 것이다. 질병은 바로 인체가 자연에 적응하고 대항하는 과정 속에서 나타나는 각종 장애이므로, 이런 특수한 물질은 질병을 치료하는 가장 좋은 약물이 된다.

사실 현대의학에도 이와 같은 방법이 있다. 에이즈 연구를 예로 들어 보면, 국내외의 많은 전문가들이 오랑우탄은 에이즈바이러스를 보균하더라도 에이즈가 발병하지 않는다는 사실을 밝혀냈다. 따라서 오랑우탄을 연구함으로써 에이즈바이러스를 이겨내는 항체를 찾을 수 있지 않을까 희망하고 있다. 이런 사고와 방법은 한의학이 몇 천 년 전에 약물을 발견하고 인식한 방법과 대동소이하다. '자연의 이치가 곧 사람의 이치'라는 인식을 바탕으로 인체와 질병을 바라본다면, 생명과 질병을 완전히 새롭게 인식할 수 있을 것이다. 이것이 바로 한의학이 우리에게 알려주고자 하는 것이다.

혈적을 치료하는 두 가지 상용하는 방법에는 활혈화어活血化瘀와 파혈소징破血消癥이 있다고 설명했다. 이 밖에 혈적을 치료하는 데는 기氣를 북돋우는 일도 매우 중요하다. 이치는 간단하다. 기氣는 혈血을 움직이는 동력이 되므로 기가 부족하거나 잘 통하지 않으면 혈액운행의 동력이 떨어져 쉽게 정체되고 쌓여 혈적血積이 생긴다.

옆구리 창통 치료

저자가 이전에 치료한 환자는 위완胃脘과 양쪽 옆구리의 창통으로 검사를 받았고, 위내시경 결과 위의 아랫부분에 식육息肉 같은 융기가 발견됐으며, 조직검사 결과 위의 심층부 평활근平滑筋 조직에 국부적인 증식增殖이 있는 것으로 나타났다. 병원(양의)에서는 위평활근육종胃平滑筋肉腫으로 진단하고 수술을 권유했다. 하지만 환자는 수술을 무서워했기 때문에 여기저기 수소문 끝에 나를 찾아왔다.

환자의 주요 증상은 위와 양쪽 옆구리의 창통이었으며, 입이 쓰고 음식을 먹으면 소화가 잘 안 되는 것 같고 쉬 피로함을 호소했다. 대소변은 정상이었으며, 입맛도 비교적 좋았고, 설태를 봐도 뚜렷한 이상이 없었다. 맥상을 살폈을 때 왼손은 침현沉弦하면서 삭數했고, 오른손은 침삭沉數했다.

양쪽 옆구리의 창통과 입이 쓰고 맥상이 현弦한 것은 전형적인 간기울결肝氣鬱結의 증상이다. 앞에서 여러 차례 언급했듯이, 일단 간기가 울결되면 가장 먼저 비위에 영향을 미치게 되는데, 기는 또 혈액운행의 동력을 제공함으로, 간기가 울결되어 통하지 않으면 위의 혈행 또한 어체되고, 시간이 흐르면서 적괴(평활근종양)가 된다. 이것이 발전하면 최종적으로 혈적(징癥)이 되는데, 혈적이 생긴 원인이 기울氣鬱에 있으므로, 치료 시에는 징괴癥塊를 제거하는 치료와 함께 간기를 소통시키는 치료를 병행해야 한다.

시호柴胡 10g, 초백작약炒白芍藥 12g, 천련자川楝子 10g, 팔월찰八月札 10g, 복령茯苓 12g, 삼릉三稜 10g, 아출莪朮 10g, 강반하薑半夏 10g, 생산사生山楂 10g, 자계내금炙鷄內金 10g, 당귀當歸 10g, 진피陳皮 10g, 포공영蒲公英 15g, 노당삼潞黨蔘 30g

방제 가운데 시호와 백작약, 천련자, 팔월찰은 울결된 간기를 풀어 기기氣機를 소통시키니, 기가 통하면 혈 또한 잘 운행하게 된다. 삼릉과 아출, 자계내금은 혈적을 없애니, 위부胃部의 적괴가 사라지게 된다. 당귀는 활혈活血하고 진피는 이기理氣

하니, 기혈의 운행이 순조로워져 어적瘀積이 재발하는 것을 예방한다. 반하는 담음痰飮을 제거하고, 산사는 식적食積을 제거한다. 반하와 산사 두 약물의 사용은, 위胃에 적괴가 생기면 반드시 음식을 운화하는 비위의 기능에 악영향을 미쳐 체내에 과도하게 담음과 음식물의 찌꺼기가 쌓이게 되는 결과를 고려한 것으로, 반하와 산사의 화담소식化痰消食하는 작용을 통해 위부胃部의 적체를 제거하고 기혈의 소통을 원활히 하고자 하는 의도가 담겨 있다. 당삼은 기를 보익하고 비를 건강하게 하니, 기가 충분하면 혈액운행을 추동하는 힘도 커져 활혈活血 · 행기行氣 · 소징消癥 약물이 제대로 효능을 발휘하도록 돕는다. 포공영은 청열해독清熱解毒의 작용과 함께 옹체된 것을 흩어 없애는 작용을 한다. 앞에서 "쌓이고 막혀 통하지 않는 물체 내부에는 반드시 열이 쌓인다[痞堅之處, 必有伏陽]."고 했다. 따라서 방제에 포공영을 씀으로써 적괴 속에 울결된 열을 제거하고자 했다. 또한 포공영은 위경胃經으로 들어가고, 맺힌 것을 푸는 효능도 가지고 있기 때문에 다른 약물을 병변 부위로 직접 인도하고 적괴를 제거하는 작용을 돕도록 한 것이다. 이런 종합적인 '정치整治'를 통해 위부胃部의 기혈을 원활히 소통시키고 적괴를 제거하려는 나의 의도가 이 방제에 담겨 있다.

이 방제를 두 달 가량 복용하는 동안 환자는 위완胃脘과 양쪽 옆구리의 창통이 서서히 경감되고 소화기능도 호전됨을 자각할 수 있었으며, 마침내 모든 증상이 완전히 사라지고 위의 기능도 정상으로 회복됐다. 마지막 진료를 받고 나서 며칠 후, 환자는 위내시경 검사 결과 평활근육종平滑筋肉腫이 완전히 사라졌다는 기쁜 소식을 전해왔다.

기적氣積을 없애는 소법消法

기적氣積은 혈적血積과 다르다. 혈은 유형의 물질이지만, 기는 무형의 물질이다. 따라서 기적으로 형성된 적괴는 모여 형태를 이루기도 하고 흩어져 종적을 감추기도 하며, 이곳저곳으로 돌아다니며 통증을 일으키고, 볼 때는 형태가 있지만 누르면 만져지지 않는 특징이 있다. 기적의 치료는 혈적의 치료에 비해 쉬운 편으로, 기기氣機를 소통시키는 방법으로 기기의 울체를 풀어 없앤다. 기기울체氣機鬱滯의 원인은 대개 두 가지로, 하나는 기허氣虛로 인한 동력의 부족이고, 또 하나는 기의 흐름이 막히는 것이다. 기적을 치료할 때는 허실을 분명히 가려 다른 방법으로 치료해야 한다.

기허로 야기되는 울체에는 대개 속이 더부룩하고 답답하며, 통증 부위를 어루만지거나 누르면 통증이 경감되고, 옆구리와 복부에 때때로 비괴痞塊가 만져지고, 적괴積塊의 위치가 고정되어 있지 않고, 누르면 속이 빈듯하고, 피로하고 힘이 없으며, 목소리가 가라앉고 작아지며, 대변이 단단하지 않고, 맥상이 가늘고 약한 증상이 나타난다. 이런 허증의 기적을 치료할 때는 보기건비補氣健脾를 위주로 해야 하는데, 원기元氣가 왕성하면 쌓이고 막힌 것이 자연히 뚫려 통하게 된다.

'지실소비환枳實消痞丸'이 바로 이런 기적을 치료하는 방제다. 지실소비환은 인삼人蔘과 백출白朮, 건강乾薑, 복령茯苓, 자감초炙甘草, 반하곡半夏曲, 맥아곡麥芽曲, 지실枳實, 후박厚朴, 황련黃連을 배합해 만든다. 방제 가운데 인삼과 백출, 건강, 복령, 자감초는 건비보기健脾補氣하니, 기의 동력을 증강시킨다. 반하곡과 맥아곡, 지실, 후박은 식적을 없애고 울체된 기기氣機를 풀어주니, 기의 적체를 제거한다. 황련은 울결된 열을 없애니, 적괴 속에 쌓인 열을 제거한다. 이런 약물을 하나의 방제로 배합했기 때문에 능히 보기소비補氣消痞의 효과를 낼 수 있는 것이다.

실증의 기적氣積은 정지억울情志抑鬱로 비롯되는 기울氣鬱이 원인으로, 주로 흉협胸脇과 완복脘腹의 발작적인 통증과 심하비경心下痞硬이 나타나며, 맥상은 현弦하면서 힘이 있다. 이런 기적은 기기를 소통시키는 약물로 치료해야 한다. 한의학에서는 기기를 소통시키는 작용의 강약에 따라 약물을 크게 두 종류로 나눈다. 그 가운데 작용이 비교적 약한 약물을 '행기약行氣藥'이라 한다. '행行'은 곧 통행한다는 뜻이므로, '행기行氣'는 '기기를 원활하게 소통되도록 한다'는 뜻이다. 이런 행기약은 기기울체氣機鬱滯가 비교적 경미한 환자에게 쓰며, 상용하는 행기 약물로는 진피陳皮와 목향木香, 향부

자香附子, 단향檀香, 불수佛手, 후박厚朴 등이 있다. 또 하나, 기기를 소통시키는 작용
이 비교적 강한 약물은 '파기약破氣藥'이라 하는데, '파기破氣'는 곧 기적을 깨뜨려 제거
한다는 뜻이다. 이런 파기약은 기기울체가 비교적 심각한 환자에게 쓰며, 일반적으
로 행기약과 함께 씀으로써 약물의 작용을 증강시킨다. 상용하는 파기 약물로는 청
피靑皮, 지실枳實, 천련자川楝子, 연호색延胡索, 여지핵荔枝核 등이 있다. 임상에서는 기
적의 정도에 따라 알맞은 약물을 선택해 치료해야 한다.

* * *

종합해보면, 소법의 최종 목적은 인체에 비정상적으로 쌓인 병리물질을 제거해 정
상적인 장부기능과 내재평형을 회복시키는 것이다. 그러므로 옛사람들은 소법의 작
용을 "본래 없던 것을 제거해서 본래 있던 상태로 되돌린다[去其所本無, 還其所固有]."
는 말로 총결했다. 이 원칙을 완전히 숙지한다면 소법을 정확히 운용할 수 있게 될 것
이다.

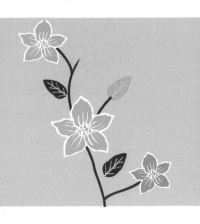

보법 補法

보법補法이란?

보법補法은 인체의 기氣·혈血·원음元陰·원양元陽 등 기본물질의 손상이나 장부기능의 쇠퇴를 치료하는 방법이다. 그 가운데 기·혈·원음·원양 등 기본물질의 손상으로 나타나는 임상적인 특징과 자보滋補 방법은 15장에서 상세히 알아봤으니, 이번 장에서는 몇 가지 특수한 보법에 대해 중점적으로 알아보겠다.

인체 장부기능의 강약은 기·혈·원음·원양 등 기본물질의 과부족에 따라 결정된다. 장부를 자동차의 엔진에 비유한다면, 기·혈·원음·원양 등의 기본물질은 기름통에 든 휘발유로, 휘발유가 충분해야 엔진이 꺼지지 않고 돌아갈 수 있다. 그런데 물질에 따라 저장되는 장부가 다르기 때문에 손상된 물질에 따라 기능이 쇠퇴하는 장기 역시 다르게 나타난다.

예를 들어, 기를 저장하는 장기는 비脾기 때문에, 기가 손상되면 비의 기능저하를 야기해 소화가 안 되고 식욕이 없으며 대변이 묽어지는 등의 증상이 나타난다. 원음과 원양은 신腎에 저장되니, 원음과 원양이 손상되면 신의 기능저하를 야기해 허리와 무릎이 쑤시고, 발기가 안 되거나 빨리 사정하고, 임신이 잘 되지 않고, 성장발육이 느린 등의 증상이 나타난다. 혈은 간肝에 저장되니, 혈이 손상되면 간의 기능저하를 야기해 눈이 껄끄럽고, 시력이 나빠지고, 마음이 억눌려 답답하고, 머리가 어지러우면서 눈앞이 아찔한 증상이 나타난다.

이렇게 기본물질의 손상으로 야기되는 장부의 기능감퇴를 다룰 때는 환자에게서 나타나는 증상적인 특징으로 어느 물질이 손상됐는지를 판단하고, 이에 상응하는 치료를 해야 한다.

허虛하면 그 모장母臟을 보補

오장五臟은 각자 자신의 오행속성五行屬性을 가지고 있다. 앞에서 살펴보았듯이, 간肝은 목木에 속하고, 심心은 화火에 속하고, 비脾는 토土에 속하고, 폐肺는 금金에 속하고, 신腎은 수水에 속한다. 오행五行의 상생相生 규칙에 따라 장부 사이에도 특수한 관계가 발생하니, 간肝은 심心을 생하고[木生火], 심心은 비脾를 생하고[火生土], 비脾는 폐肺를 생하고[土生金], 폐肺는 신腎을 생하고[金生水], 신腎은 간肝을 생한다[水生木]. 한의학에서는 이런 상생相生의 관계를 '모자母子' 관계라 부르기도 한다.

간생심肝生心을 예로 들면, 간肝이 모母고 심心이 자子가 된다. 오장 사이의 이런 '모자母子' 상생관계는 자장子臟에 대한 모장母臟의 중요한 촉진작용을 결정짓는다. 모장의 기능이 부족하거나 저하되면, 필연적으로 자장에도 영향을 미쳐 자장의 기능감퇴를 야기한다. 이때는 '모장'을 보익하는 방법으로 '자장'의 기능감퇴를 정상으로 회복시켜야 한다. 이것이 '보법補法'의 중요한 원칙으로, '허虛하면 그 모장母臟을 보補한다'고 하는 말의 의미다.

이런 사고를 통해 한의학은 배토생금培土生金, 금수상생金水相生, 자수함목滋水涵木 등의 특수한 보법을 창안했다. 지금부터 '어미를 보하여 자식을 살리는[補母生子]' 특수한 보법에 대해 중점적으로 알아보자.

배토생금법培土生金法

토土는 비脾를 가리키고, 금金은 폐肺를 가리킨다. 따라서 배토생금培土生金의 실질적인 뜻은 비토脾土를 보익하는 방법으로 폐의 기능을 개선시킨다는 것으로, 비허脾虛로 인해 폐의 기능이 저하된 질병에 적용한다. 임상에서 보면, 오랜 병이나 중병을 앓고 난 후 한편으로 정신이 위축되고 나약해지며, 식욕이 감퇴하는 등 비脾의 운화 기능이 부족한 증상을 보이면서, 또 한편으로는 목소리가 가라앉고 작아지며 심한 경우 목소리가 나오지 않기도 하고, 숨을 약하게 쉬고, 기침을 하면서 가래를 뱉어내는 등 폐의 기능이 저하된 증상을 보이는 환자를 자주 볼 수 있다. 이것이 바로 어미[脾]가 허해서 자식[肺]을 제대로 키우지 못한 결과다. 이렇게 비허脾虛로 인해 폐의 기능이 저하된 병증을 '토불생금土不生金'이라고도 한다.

치험례 37

쇠기침 치료

이전에 토불생금土不生金의 환자를 치료한 적이 있다. 환자는 감기에 걸린 후 줄곧 기침이 끊이지 않았고, 한 달여를 치료했지만 이렇다 할 효과를 보지 못한 상태였다. 이 환자는 본래 체질이 약해 감기에 잘 걸렸고, 평소 자신이 느끼기에도 무기력했으며, 입맛이 없고 대개 설사를 했는데, 어떨 때는 소화가 되지 않은 음식물도 섞어 나온다고 했다. 이번에 감기에 걸린 후로는 식욕이 더욱 떨어지고, 온종일 어지럽고, 쿨룩거리는 기침소리에 힘이 없고, 기침을 할 때 가래가 올라오고, 목소리에 힘이 없고, 희고 엷은 설태가 끼고, 맥상은 가늘고 약한 상태가 계속됐다.

이런 증상을 근거로, 비토脾土가 허약해 폐금肺金을 정상적으로 기르지 못하는 것이 원인이 되어 폐의 선발숙강宣發肅降 기능이 실조된 병증으로 진단했다. 환자가 이전에 받았던 치료는 모두 항생제로 세균과 염증을 다스리고 열熱과 담痰을 제거하는 데만 중점을 둔 치료로, 이런 방법으로 치료하는 것은 질병의 본질을 전혀 파악하지 못했다는 방증이다.

이 병으로 말하자면, 질병의 근원이 비토脾土의 허약에 있고, 비토脾土의 기능저하로 기침이 장기간 완치되지 않은 병증이다. 따라서 치료 시에는 비허脾虛에 중점을 두고 비토脾土의 기능을 강화해야만 최종적으로 폐 기능을 개선시키는 목적을 달성할 수 있다. 이런 이유로 환자에게 보비補脾의 처방을 내렸다.

> 당삼黨蔘 30g, 초백출炒白朮 12g, 복령茯笭 10g, 감초甘草 6g, 진피陳皮 10g, 반하半夏 10g, 건강乾薑 10g, 사인砂仁 6g, 광목향廣木香 6g, 길경桔梗 6g

약 다섯 첩을 복용하고 나자 환자의 기침은 상당히 줄어들었고, 정신도 이전보다 또렷해졌으며, 다섯 첩을 더 복용하자 기침이 완전히 사라졌다. 이것이 바로 배토생금법培土生金法의 구체적인 운용이다.

금수상생법金水相生法

금金은 폐肺를 가리키고, 수水는 신腎을 가리킨다. 금수상생金水相生은 곧 폐肺를 보익하는 방법으로, 신 속의 정기精氣가 손상된 질병을 치료하는 방법을 말한다.

신腎이 저장하는 정기는 원음과 원양인데, 원음과 원양은 또 생명의 근원물질로, 둘 사이의 상호작용으로 만들어지는 효능은 인체가 생장·발육하는 원동력이 된다. 나이가 들어감에 따라 원음과 원양은 생명활동을 지속하는 과정 속에서 점차 소모되기 때문에 인체는 점차 노쇠해지다가 사망에 이르게 된다. 이런 이유로, 한의학에서

---

1) 소아신문불합(小兒顖門不合) : 신생아 때는 머리의 뼈들이 아직 완전히 결합되지 않아 틈이 남아 있는데, 이를 신문(顖門)이라 한다. 전신문(前顖門)과 후신문(後顖門)이 있으며, 물렁하고 두개골이 아직 닫히지 않았기 때문에 누르면 매우 위험하다. 후신문은 출생 시에 거의 닫힌 상태이거나 손가락 끝이 겨우 들어갈 정도이고, 전신문은 대략 생후 12~18개월이 되면 닫히는데 크기는 2 x 2.5cm 정도다. 신문불합(顖門不合)은 생장발육이 늦거나 뇌수종으로 일어날 가능성이 매우 높다.

는 보신補腎의 방법으로 각종 생장발육이 늦은 질병(소아신문불합[1]), 구루병, 백발증 등)과 성기능장애(발기부전, 조루 등) 및 노인성질병(퇴행성관절염, 요퇴통 등)을 치료한다.

이른바 보신補腎은 실제 신이 저장하는 정기를 보익하는 것을 말한다. 그러면 어떻게 보신補腎할까? 앞서 소개한 보음補陰와 보양補陽의 방법을 제외하고, 금수상생金水相生의 방법으로도 보신補腎이라는 목적을 달성할 수 있다.

'청춘보青春寶'라는 건강보조제가 바로 금수상생金水相生의 방법을 이용한 것으로, 신이 저장하는 정기를 보익해 노화를 막는 효과를 발휘한다고 한다. 청춘보의 약물 배합은 고방古方 가운데 '삼재탕三才湯'의 약물 배합을 따른 것으로, 천문동天門冬과 인삼人蔘, 숙지황熟地黃이 들어간다. 이 세 약물이 천지인天地人 삼재三才를 뜻한다 해서 '삼재탕'이란 이름이 붙었다. 그 가운데 숙지황의 주요 효능은 자보신정滋補腎精이고, 천문동의 주요 효능은 보양폐진補養肺津이니, 이 두 약물의 배합이 바로 '금수상생金水相生'을 의미한다. 마지막으로 인삼의 주요 효능은 보기건비補氣健脾다.

앞에서 설명했듯이, 토土는 능히 금金을 생하기 때문에 보비補脾를 통해 익폐益肺의 효과를 거둘 수 있다. 폐의 기능이 왕성하면 자연히 신에 대한 상생相生 작용도 강해져 신 속의 정기 또한 충만해진다. 이 밖에 인삼의 약성은 온열하고, 천문동과 숙지황의 약성은 한량하니, 세 약물의 배합으로 음과 양을 모두 구제하고 보익하는 묘를 살릴 수 있다. 세 약물을 배합해 운용함으로써 신은 정기를 끊임없이 보충 받아 점차 가득 차게 되니, 노화가 지연되어 장수하게 되는 것이다.

자수함목법滋水涵木法

'자수滋水'는 신수腎水를 보익한다는 뜻이고, '함목涵木'은 간목肝木을 자양한다는 뜻이니, '자수함목滋水涵木'은 바로 신수腎水를 보익하는 방법으로 간목肝木을 자양하는 것을 말한다.

왜 간목肝木에 대한 자양 작용을 '함涵'이라고 하는 것일까? '함涵'이라는 글자는 두 가지 의미를 담고 있다. 그 가운데 자양의 의미는 이해하기 쉬울 것이지만, 포용과 양보의 의미에 대해서는 설명이 필요할 것 같다.

중국에서는 어느 누가 교양과 품격이 있을 때 '유함양有涵養'이라고 표현한다. 여기에서 '함涵'은 포용과 수렴의 뜻을 내포하고 있다. 간肝의 본성은 강폭하고 거칠기 때문에 혈血의 자양이 있어야만 평화롭고 안정된 생리기능을 유지할 수 있다. 그런데 만약 간이 저장하는 혈이 손상되면 충분히 자양 받을 수 없기 때문에 강폭하고 거친 간의 본성이 표출된다. 이때 인체에는 마음이 조급하고 화를 잘 내며, 머리가 어지럽고 아프며, 사지가 떨리고, 이명耳鳴과 이롱耳聾 증상이 나타나는데, 심한 경우는 졸도卒倒, 사지탄탄四肢癱瘓, 구안와사口眼喎斜 등의 증상이 나타나기도 한다(8장 풍기내동風氣內動 참조). 하지만 신수腎水를 자보滋補하는 방법으로 간을 충분히 보양하면 간의 강폭하고 거친 본성도 수렴된다. 이는 손해를 보고 성질을 부리던 사람이 물질적인 보상을 받은 후에는 본래의 교양 있고 품격 있는 자세로 되돌아가는 것과 같은 이치다.

간을 자양하는 신의 작용은 간의 강폭하고 거친 본성을 수렴시킬 수 있기 때문에 자수함목滋水涵木의 방법은 간양상항肝陽上亢이나 간풍내동肝風內動의 질병을 치료할 때 쓰인다. 앞에서 소개한 장석순張錫純의 '진간식풍탕鎭肝熄風湯'이 바로 이런 생각을 바탕으로 만든 효과적인 방제다. 진간식풍탕은 백작약白芍藥, 천문동天門冬, 현삼玄蔘, 귀판龜板, 대자석代赭石, 인진茵陳, 용골龍骨, 모려牡蠣, 맥아麥芽, 회우슬淮牛膝, 감초甘草, 천련자川楝子 등의 약물을 배합해 만든다. 방제 가운데 현삼과 귀판, 천문동은 신수腎水를 보익하니, 신수腎水가 충만하면 자연히 간목肝木을 자양할 수 있다. 백작약과 인진, 맥아, 천련자는 혈血을 보양하고 간肝의 본성을 부드럽게 하고 간기肝氣를 소통시킨다. 대자석과 용골, 모려는 속성이 무겁기 때문에 능히 항성한 간양肝陽을 억제하고 동요하는 간풍肝風을 진정시키니, 기혈이 더 이상 뇌부腦部로 올라가지 못하도록 한다. 감초는 제반 약물의 약성을 조화롭게 한다. 이렇게 자양하고 억제하는 방법을 통해 간의 강폭하고 급한 본성이 충분히 누그러지면 각종 '간풍내동肝風內動'의 증상도 자연히 사라지게 된다.

* * *

한의학이 고도의 과학성을 갖추고 있다고 주장할 수 있는 이유는 질병에 대한 한의학의 인식이 '정체整體'라는 관념 위에 세워졌기 때문이다. 그것은 바로 인체의 각 장부를 서로 연계하고 제약하는 하나의 정체로 파악하는 것이며, 단일한 장부의 기능을 동태평형動態平衡을 이루는 정체에 둘 뿐만 아니라, 인체를 광활한 우주와 자연 속에 두고 탐구하고 연구하는 것이다. 이것이 바로 한의학의 정체관整體觀이다! 이렇게 할 때만이 우리는 진정 정확하고 전면적으로 질병을 인식할 수 있으며, 질병의 본질과 근원을 파악할 수 있고, 신속하고 효과적으로 질병을 치료할 수 있다. 이런 정체관을 내던지는 것은 한의학의 정수精髓를 내던지는 것으로, 정체관이 없으면 다른 어떤 방법으로도 뛰어난 치료효과를 거둘 수 없다.

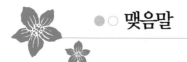

지금까지 치병팔법治病八法에 관한 기본적인 내용을 설명했다. 한汗 · 토吐 · 하下 · 화和 · 온溫 · 청清 · 소消 · 보補 이 여덟 가지 치법을 구분해 설명하긴 했지만, 질병은 변화무쌍하고 복합하게 얽혀 있기 때문에 이런 치법을 사용할 때는 대개 어느 한 치법만 쓰지 않으며, 질병에 따라서 필요한 치법들을 종합해 사용한다.

몸이 허약한 데다 외사外邪를 감수했을 때는 보법과 한법을 함께 사용하고, 몸이 허약한 데다 변비가 생겼을 때는 보법과 하법을 함께 사용한다. 또 외감표증外感表證에 조시燥屎가 내결內結한 이증裏證이 있을 때는 한법과 하법을 함께 사용하고, 상열하한上熱下寒에는 청법과 온법을 결합해 사용하는 등 치법의 조합은 이루 헤아릴 수 없이 많다. 하지만 제아무리 질병의 변화가 천차만별이라 해도 두 상황을 벗어나지 않으니, 하나는 사기성邪氣盛이고 또 하나는 정기허正氣虛다. 따라서 치료의 방법이 아무리 많더라도 실질적으로 두 방법을 벗어나지 않으니, 바로 부정扶正과 거사祛邪다.

정허正虛와 사성邪盛이 질병을 유발하는 원인이 되지만, 좀 더 깊이 살펴보면 질병의 원인은 바로 인체에 내재한 동태평형動態平衡의 파괴에 있음을 알 수 있다. 따라서 부정扶正과 거사祛邪의 방법으로 파괴된 동태평형을 원상태로 회복시키는 일을 치료의 최종 목표로 삼아야 한다. 이 책의 앞부분에서 다룬 내용들을 되짚어보면 모든 내용이 '동태평형'을 중심으로 전개되었다. '동태평형'을 이해해야만 진정으로 한의학을 이해할 수 있으며, '동태평형'을 이해해야만 생명과 질병을 탐구하는 새로운 길을 발견할 수 있다.

홍수가 빈번히 발생하는 지역이 있다고 하자. 어떻게 하면 빈번히 발생하는 수재水災로부터 이 지역을 지킬 수 있을까? 몇몇 부분적인 조사를 통해 하상의 퇴적물로 인해 물길이 막히고, 제방이 견고하지 못하다는 문제점들을 발견하고는 준설작업과 함께 제방을 보강하는 조치를 취했다. 이렇게 해서 50년, 아니 100년에 한번 일어날 만한 홍수도 막아낼 수 있는 능력을 갖췄다고 하자. 표면적으로 봤을 때는 문제가 이미 해결된 듯하지만 실질적으로도 효과가 있을까? 100년에 한번 일어날 만한 홍수는 막아낼 수 있을지 몰라도, 200년에 한번, 아니 그보다 더 큰 홍수가 닥치면 어떻게 되겠는가? 이런 조치는 피동적인 방어효과 밖에는 거둘 수 없다. 홍수의 크기와 빈도로 말하자면, 그것은 오로지 하늘에 달렸다. 하느님이 보우하시면 다행이지만, 그렇지 않고 초특급의 홍수가 닥친다면 그것은 인간의 능력으로는 감당할 수 없는 일이다. 이것이 바로 부분적인 치수治水의 한계다. 홍수에 대한 인식이 눈앞의 물길에만 국한되어 있고, 수해가 발생하는 근원에 대해서는 연구가 이루어지지 않았기 때문에, 주동적으로 수해가 발생하는 상황을 개선시키지 못하고 피동적인 방식으로 대처할 수밖에 없다.

좀 더 넓게 보고 홍수를 자연법칙과 우주법칙 가운데에 놓고 탐구한다면, 홍수 발생의 근원이 지표면이 가지고 있는 수량 조절능력의 하강에 있음을 알 수 있다. 그렇다면 지표면은 어떤 방식으로 수량을 조절할까? 호수는 바로 천연의 저수지고, 강은 바로 천연의 수로다. 비가 오면 지표면의 수량이 증가하게 되고, 물은 강을 통해 호수로 흘러들어 저장된다. 가물면 호수는 또 사방의 강으로 물을 공급함으로써 가뭄을 해소시킨다. 이 과정을 보면 호수가 바로 천연 수량조절기임을 알 수 있다. 만약 이런 호수와 강이 가득 찬 상태에서 비가 오면, 물이 갈 곳이 없어 주위로 넘치게 되니, 이것이 바로 홍수다.

자연의 눈높이에서 보면, 홍수가 일어나는 근본 원인을 분명하게 볼 수 있을 뿐만 아니라, 치수治水 방법도 쉽게 찾을 수 있다. 방법은 간단하다. 현재의 호수 면적을 더욱 넓히고, 하천의 수량을 늘리는 것이다. 이렇게 하면 물이 빠지고 저장될 공간이 생기기 때문에 물의 범람으로 발생하는 홍수도 자연히 사라지게 되니, 더 이상 수해를 막느라 갖은 애를 쓸 필요도 없어지게 된다. 이것이 진정으로 홍수를 극복하는 방법이 아니고 무엇이겠는가?

질병의 치료로 다시 돌아가 위통胃痛을 예로 들어 보자. 위내시경 검사에서 염증,

곧 궤양과 헬리코박터균이 발견됐다. 이때 위胃를 인체라는 큰 환경 가운데에 놓고 또 질병을 자연법칙의 가운데에 놓고 탐구하며, '정체整體'라는 큰 범주에서 위통을 바라보면, 원래 위胃에 발생한 이런 염증과 세균, 궤양은 모두 위부胃部 동태환경의 파괴가 그 근원임을 분명히 발견할 수 있다. 이것은 죽은 물이 시꺼멓게 썩고 악취를 피우는 것과 같은 이치다. 위부胃部 동태환경動態環境이 파괴되는 데는 어떤 유형이 있을까? 아마도 음식의 적체積滯, 기혈氣血의 어체瘀滯, 위胃 연동능력의 쇠퇴, 자양滋養의 부족 등을 벗어나지 않을 것이다. 여기에 바로 치료의 실마리가 있다!

위부의 동태환경이 회복되면 세균이 살 수 있는 조건과 환경이 사라지게 되니, 굳이 세균을 죽이지 않더라도 세균은 자연히 죽게 되고, 위산 분비를 억제하지 않더라도 위궤양이 자연히 치료된다. 이것이 바로 정체의 높이에 서서 질병을 인식하고 치료하는 효과다.

옛사람이 이르기를 "여산의 참모습을 알 수 없는 것은, 이 몸이 그 산중에 있기 때문이다[不識廬山眞面目, 只緣身在此山中]."라고 했다. 이 시구가 우리에게 알려주는 것은, 질병의 전체적인 모습과 진상을 알기 위해서는 정체관整體觀과 거시적인 관점에서 탐색이 이루어져야 하고, 이렇게 해야만 질병을 정확히 인식하고 치료할 수 있다는 사실이다.

한 가지 예를 더 들어보자. 각종 세균감염으로 발생하는 질병에 대해 현재의 서양의학은 화학검사를 최우선으로 한다. 먼저 화학검사를 통해 감염을 일으킨 세균이 무엇인지 확인하고, 이를 다시 배양한 후 각종 항생제 시험을 거쳐 그 가운데 비교적 민감하게 반응하는 항생제를 골라내고, 마지막으로 이 항생제로 세균을 죽이는 치료를 실시한다. 이런 방법으로 감염성 질병을 치료하는 것은 제방을 보수해 홍수를 막으려는 것과 같이, 언제나 질병의 뒤꽁무니만 보고 쫓아가는 격이다. 만약 지금껏 알려지지 않은 세균이 나타나는 경우에는 속수무책일 것이 분명하고, 설령 알려진 세균이라 하더라도 기존의 항생제가 더 이상 듣지 않는 경우에는 어쩔 도리가 없다. 이런 사고방식의 치료는 영원히 피동적인 방어에 불과하며, 진정으로 세균에 대처할 수 있는 방법을 찾는 길은 요원할 수밖에 없다.

사고의 각도를 바꿔 정체라는 높이에서 이런 세균성 질병을 바라보게 되면, 비록 새로운 세균이 계속 발견되고 끊임없이 변형이 일어나고 있다고는 하지만, 세균이 일으키는 질병의 본질은 모두 인체의 동태평형이 파괴된 결과라는 사실을 발견할 수 있을 것이다. 그리고 인체의 동태평형이 파괴되었는지의 여부를 비롯해 그 위치와 파괴 정도는 질병이 나타내는 증상적인 특징을 통해 판단할 수 있으므로 치료 방법도 찾을 수 있다. 따라서 한의학에서는 세균의 종류를 연구할 필요가 없으며, 파괴된 인체의 평형을 회복시키는 방법으로 질병을 신속히 치료할 수 있다.

이제 대답해보자. 한의학은 과학적인가, 비과학적인가? 우리는 지금껏 장부臟腑와 생리生理, 진단診斷, 용약用藥, 치법治法을 설명했다. 그리고 마지막으로 설명한 것은 바로 동태평형이다! 질병은 무수히 많지만 근원은 하나, 바로 동태평형의 파괴다. 치법 또한 다양하지만 목적은 하나, 바로 파괴된 동태평형을 회복시키는 일이다.

청대淸代의 명의 정종령程鍾齡은 "병변이 비록 많기는 하지만, 그 법은 하나로 귀속된다[病變雖多, 而法歸於一]."고 했다. 이 법法은 바로 동태평형이자 생명의 법이요, 우주자연의 법이다! 이 '법'을 이해한다면 한의학의 진면목에 한 걸음 더 다가갈 수 있으며, 이 '법'을 이해한다면 생명의 오묘함을 몸소 체험할 수 있다. 이것이 바로 우리가 한의학에서 거둘 수 있는 수확이다!

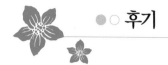

후기

　한의학, 참 익숙하면서도 낯선 단어다. 익숙하다고 하는 것은 누구나 한번쯤 한의원에 들러 진단을 받아보고 한약을 먹어봤을 것이기 때문이고, 낯설다고 하는 것은 한의학에 대한 대부분의 인식이 음양오행陰陽五行 같은 개념에 머물고, 한의학이 병을 고치는 진정한 이치와 한약의 치병治病 근거를 알지 못하기 때문이다. 그렇다면 도대체 무엇이 한의학인가? 한의학이 질병을 진단하고 치료하는 근거는 어디에 있으며, 한의이론의 과학성은 어디에 있는가? 이런 문제에 분명히 답할 수 있어야만 한의학의 진위를 가리고, 한의학이 과학적인 이유를 당당히 설명하고, 자신의 생명과 건강을 한의학에 맡기는 이유를 밝힐 수 있다. 또 이렇게 되어야만 진정한 한의학의 발전과 진보를 도모할 수 있다.

　한의학을 공부하고 실천하는 십여 년의 시간 동안, 저자가 시종일관 생각한 것이 바로 한의학의 실체는 도대체 무엇이냐는 것이었다. 서양의학에는 해부도 있고 생리도 있고 병리도 있고 약리도 있고 실험도 있고 의료기기도 있지만, 한의학에는 무엇이 있는가? 비록 선진 의료설비는 없었지만, 옛사람들의 연구로 탄생한 한의학은 지금까지도 분명한 치료효과를 발휘하고 있다. 그 이유가 옛사람들의 '깨달음'에 의지하고 있기 때문일까? 분명 아니다. 한의학에는 분명 어떤 깊은 이치가 담겨있으며, 이 이치는 우리가 한의학을 이해하는 관건이자 한의학의 진정한 실체가 있는 부분이다. 하지만 저자 스스로 이미 이 오묘한 이치를 발견했다고는 감히 말할 수 없다. 그래도 나의 생각이 분명하게 기록되어 더 많은 사람이 한의학을 인식하고 이해해 한의학이 지닌 과학성을 판단할 수 있기를 바란다. 이것이 바로 이 책을 쓴 이유 가운데 하나다.

　몇 년 전 인터넷상에서 저자와 같은 길을 걷는 많은 동지들을 알게 되었고, 그들의

476

격려에 힘입어 한의학에 대한 저자의 인식과 체험을 글로 써 〈중의논단中醫論壇〉에 연재하기 시작했다. 인연이 되려고 했는지, 발표한 저자의 글들이 출판사와 저자를 잇는 교량이 되었고, 처음으로 마음을 가다듬고 내 자신의 생각을 정리하는 계기를 마련해주었다. 저자 또한 이런 시도를 꿈꿔 왔었다. 글을 통해 통속적이고 객관적이고 생동감 넘치지만, 결코 천박하지 않으면서 깊이 있고 상세하게 한의학을 논술하고 싶었다. 이렇게 쓴 글을 통해 한의학을 이해하지 못하는 사람들은 한의학을 이해하고 더 나아가 신뢰할 수 있게 되고, 한의학 전공자와 한의학을 아끼는 사람들은 그 속에서 깨우침을 얻기 바랐다. 저자가 더욱 희망하는 것은 내 글을 통해 더욱 많은 사람들이 건강과 질병치료에 주위를 기울이는 동시에, 다른 무엇보다 생명과학적인 방법에 부합하는 한의학에 더 많은 관심을 가져주는 것이다. 옛사람들은 "가슴에 만 권의 책을 품고, 붓 아래 반 점의 티끌도 없어야 책을 쓸 수 있다."고 했다. 저자 스스로 이런 경지에 이르렀다고는 감히 말할 수 없으나, 이 글을 통해 여러분이 생명과 질병에 대해 사색하고 한의학의 참 모습을 볼 수 있으리라 믿는다. 이것이 바로 이 책을 쓰며 바라던 바다.

책은 다 썼다. 하지만 한의학이 갈 길은 아직도 멀다. 이 책이 현재 한의학이 처한 상황을 철저하게 변화시킬 수 있으리라고는 기대하지 않는다. 하지만 저자는 한의학을 천직으로 알고 한의학이론을 죽을 때까지 지켜나갈 것이다.

이 책에 관심을 기울여주신 친구와 동료, 가족에게 감사드린다. 또 한의학에 대한 저자의 생각과 인식을 책으로 만들 기회를 주신 출판사에도 감사의 인사를 올린다.

항주杭州에서 탕윈唐雲

吉益東洞의 저술 가운데
후대에 가장 많은
영향을 끼친 **책**

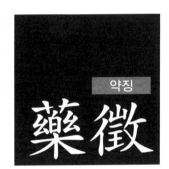

약징

藥徵

《약징》은 일본의학사에서 가장 준열하게 古醫方으로 돌아갈 것을 주장한 한의사 요시마스 토도(吉益東洞)의 대표적인 저작으로 기존 본초학 서적의 틀을 완전히 탈피한 혁신적인 본초서로 평가받는다.

"處方에는 古今이 없다.
오직 실제 效果가 있는 것을 쓸 뿐이다."

이 책은 중국전통의학으로부터 탈피하여 간편하고 실용적인 일본의학을 완성시켰다는 점에서 추앙받으며, 여전히 일본 한방계에 강한 영향을 미치고 있다.

청홍

만화로 읽는
중국전통문화총서

중국전통문화총서 시리즈는 중국의 천재작가 주춘재가 동양의 고전의학을 현대에 맞게 알짜만을 뽑아 만화로 엮었으며, **경희대 한의대 김남일, 정창현, 백유상 교수** 등이 번역하여 출간된 책이다. 이 책은 중국에서 베스트셀러가 되었으며 일본, 싱가포르, 대만 등에서도 번역 출간되어 큰 인기를 얻고 있다.

시리즈(전6권)

청홍

"보고 아는 것을 神이라 한다
(望而知之謂之神)."

望診　황제내경과
서양의학이 만났다

不問診斷

《사기史記》에는 전국시대의 명의名醫 편작扁鵲은 제나라 환후桓侯의 안색을, 한대漢代의 명의名醫 장중경張仲景은 조정의 고관대작 왕중선王仲宣의 안색을 살펴 생사生死를 판단했다는 이야기가 실려 수천 년을 전해 내려온다.

　동서고금을 망라하여 수집한 광범위한 망진 관련 연구의 기초 위에 임상진단을 결합하여 만병에 대한 망진법을 체계적으로 논술하였다. 일반인도 이해하기 쉽도록 200여 장에 달하는 도해를 곁들여 설명을 보충하였으므로 병의 조기진단을 위한 가정의학 백과사전으로서도 손색이 없다. 망진이라는 것이 다분히 주관적 독단으로 떨어질 수 있는 오류가 있음에도 객관적인 임상데이터를 첨부하여 그 한계를 넘어서고 있는 것이 이 책의 장점이다.

청홍

'世界傳統醫學賞' 수상에 빛나는
經絡經穴 최고의 베스트셀러!!

經絡圖解

당대 최고의 醫家들이 집필에 참여한
經絡經穴의 역작

經絡經穴에 관심 있는 모든 이들이 좀 더 용이하게 경락에 접근하고 현실적인 감각과 임상에서의 응용력을 배가할 수 있도록 경락의 모든 것을 총 100장의 立體圖解를 통해 일목요연하고 상세하게 형상화하였다.

"立體解剖의 방식을 운용하여 體表經絡路線 및 內臟과 각 組織器官經絡路線의 분포를 형상화한 것을 비롯하여 奇經八脈 중에 督脈과 任脈의 분포노선이 상세하게 기술되어 있다. 또한 十二經, 奇經八脈, 十二別絡, 十五絡脈, 體表 분포와 경혈분포도 등이 100장의 圖解로 실려 있어 경혈학은 물론 한의학 이론을 심화하고 발전시키는 새로운 계기가 될 것이다."

— 이준무(경락경혈학회 회장·한의학박사)

"《經絡圖解》라는 冊子를 完譯한 것은 鍼灸學界의 學究的 産物로 鍼灸學의 基礎資料가 되어줄 것이며, 臨床에서도 活用할 價値가 充分하다."

— 구본홍(한의학박사·의학박사)

"文獻學的인 관점에서 經絡을 연구함으로써 鍼灸文獻 연구의 길을 넓히고 경락 연구의 깊이를 더하여 교육과 임상에서 독보적인 위치를 차지하게 되었다."

— 왕쉬에타이(王雪苔 국제침구연합회 회장)

청홍

361혈의
출전이 파노라마처럼 펼쳐진다

經穴學

이상룡(한의학 박사. 우석대 한의대 교수)

經絡과 經穴은 생명체가 드러내는
일종의 정보시스템이다

본서는 고전 임상사례와 더불어 의료현장에서 보고된 최근의 다양한 사례를 참작하여 361개 각 혈의 효능을 임상활용도가 높은 순서대로 설명하였다. 또한 모든 경혈의 출전, 혈명의 기원, 취혈(取穴)부위, 관련 근육 및 신경과 혈관, 침구법(鍼灸法), 주치증(主治症) 등을 고대 의서의 이론적 토대 위에 다양한 임상경험을 더하여 구체적으로 설명하였다. 뿐만 아니라 배혈(配穴)을 통해 확장되는 주치증 및 임상에서 다양하게 활용되는 특수혈도 상세하게 풀이했다.

청홍

한의학을 말하다

초판 1쇄 인쇄 | 2009년 9월 14일
초판 1쇄 발행 | 2009년 9월 21일

지은이 | 탕윈唐雲
옮긴이 | 이문호 · 김종석
펴낸이 | 최봉규

책임편집 | 김종석
편집 | 문현묵
마케팅 | 김낙현
경영지원 | 고은미

펴낸곳 | 청홍(지상사)
출판등록 | 제2001-000155호(1999. 1. 27.)
주소 | 서울특별시 강남구 역삼동 730-1 모두빌 502호
전화 | 02)3453-6111
팩스 | 02)3452-1440
이메일 | jhj-9020@hanmail.net

ISBN 978-89-90116-37-6 03510